U0395759

# 实用基础护理学与常见病护理

主编 杨 清 等

上海科学普及出版社

图书在版编目（CIP）数据

实用基础护理学与常见病护理／杨清等主编. —上海：上海科学普及出版社，2024.6
ISBN 978-7-5427-8761-3

Ⅰ.①实… Ⅱ.①杨… Ⅲ.①常见病–护理学 Ⅳ.①R47

中国国家版本馆CIP数据核字（2024）第110632号

统　　筹　张善涛
责任编辑　黄　鑫
整体设计　宗　宁

实用基础护理学与常见病护理
主编　杨　清　等
上海科学普及出版社出版发行
（上海中山北路832号　邮政编码200070）
http://www.pspsh.com

各地新华书店经销　　山东麦德森文化传媒有限公司印刷
开本 787×1092 1/16　印张 23　插页 2　字数 589 000
2024年6月第1版　2024年6月第1次印刷

ISBN 978-7-5427-8761-3　定价：198.00元
本书如有缺页、错装或坏损等严重质量问题
请向工厂联系调换
联系电话：0531-82601513

# 编委会

**主　编**

杨　清　赵培云　李　姗　张晓盈

孟松桃　唐　晶　陈慧敏

**副主编**

王树梅　黄国惠　王　伟　宋爱平

张素梅　胡玉莹

**编　委**（按姓氏笔画排序）

王　伟（山东省第二人民医院）

王树梅（无棣县车王镇便民服务中心）

李　姗（潍坊市人民医院）

杨　清（枣庄市中医医院）

宋爱平（鄄城县人民医院）

张素梅（淄博市中心医院）

张晓盈（无棣县中医院）

陈慧敏（山东省成武县人民医院）

周庆俊（山东省公共卫生临床中心）

孟松桃（山东省菏泽市中医医院）

赵培云（枣庄市妇幼保健院）

胡玉莹（潍坊市人民医院）

唐　晶（德阳市人民医院）

黄国惠（绵阳中心医院）

# 前 言
## FOREWORD

随着国民经济不断发展,护理业务范围不断扩大,护理分工越来越细。加之现代护理学理论发展迅速,基础知识不断更新。这些都对临床护理人员的业务水平提出了更高的要求。临床护理人员不但要有扎实的理论知识,也要具备过硬的实践操作能力。为了进一步满足护理相关专业人员的临床需要,帮助广大临床护理工作人员更好地认识、了解相关疾病,编者在参阅了大量文献的基础上编写了《实用基础护理学与常见病护理》一书。

本书首先对静脉治疗护理技术进行了介绍;然后详细阐述了临床各科室常见病的护理,涵盖了急诊科、呼吸科、内分泌科、感染科、普外科等。针对上述临床科室的常见病,本书对疾病的概述、病因、临床表现、辅助检查、诊断与鉴别诊断等知识进行了简单讲述,对每种疾病的护理诊断、护理评估、护理措施及健康教育等与临床护理密切相关的工作内容进行了系统介绍。本书在反映临床护理工作新理念、新技术的基础上,紧贴护理临床实践,注重系统性、实践性和创新性的有机结合,内容涵盖全面、重点突出,语言表述深入浅出。本书可作为临床护理工作者的参考用书,也可供医学院校师生学习和研究使用。

由于本书内容较多,加之编者的编写水平有限且编写时间仓促,书中难免有不足之处,希望广大读者提出宝贵意见,以期进一步完善。

《实用基础护理学与常见病护理》编委会

2024 年 1 月

# 目 录

CONTENTS

1

# 第一章 静脉治疗护理技术

## 第一节 静 脉 注 射

### 一、目的

(1)所选用药物不宜口服、皮下注射、肌内注射,又需迅速发挥药效时。

(2)注入药物做某些诊断性检查,如对肝、肾、胆囊等造影时需静脉注入造影剂。

### 二、评估

**(一)评估患者**

(1)双人核对医嘱。

(2)核对患者床号、姓名、病历号和腕带(请患者自己说出床号和姓名)。

(3)了解患者病情、意识状态、配合能力、过敏史、用药史。

(4)评估患者穿刺部位的皮肤状况、肢体活动能力、静脉充盈度和管壁弹性。选择合适静脉注射的部位,评估药物对血管的影响程度。

(5)向患者解释静脉注射的目的和方法,告知所注射药物的名称,取得患者配合。

**(二)评估环境**

环境安静整洁,宽敞明亮。

### 三、操作前准备

**(一)人员准备**

仪表整洁,符合要求。洗手、戴口罩。

**(二)物品准备**

1.操作台

治疗单、静脉注射所用药物、注射器。

1

**2.检查**

按要求检查所需用物,符合要求方可使用。

(1)双人核对药物名称、浓度、剂量、有效期、给药途径。

(2)检查药物的质量、标签,液体有无沉淀和变色,有无渗漏、混浊和破损。

(3)检查注射器和无菌棉签的有效期、包装是否紧密无漏气,安尔碘的使用日期是否在有效期内。

**3.配制药液**

(1)安尔碘棉签消毒药物瓶口,掰开安瓿,瓶帽弃于锐器桶内。

(2)打开注射器,将外包装袋置于生活垃圾桶内,固定针头,回抽针栓,检查注射器,取下针帽置于生活垃圾桶内,抽取安瓿内药液,排气,置于无菌盘内。在注射器上贴上患者床号、姓名、药物名称、用药方法的标签。

(3)再次核对空安瓿和药物的名称、浓度、剂量、用药方法和时间。

**4.治疗车上层治疗盘**

治疗盘内放置备用注射器1支、安尔碘、无菌棉签,无菌盘内放置配好的药液、垫巾。以上物品要符合要求,均在有效期内。治疗车下层放置生活垃圾桶、医疗废物桶、锐器桶,含有效氯500 mg/L消毒液桶。

## 四、操作程序

(1)携用物推车至患者床旁,核对床号、姓名、病历号和腕带(请患者自己说出床号和姓名)。

(2)向患者说明静脉注射的方法、配合要点、注射药物的作用和不良反应。

(3)协助患者取舒适体位,充分暴露穿刺部位,放垫巾于穿刺部位下方。

(4)在穿刺部位上方5~6 cm处扎止血带,末端向上,以防污染无菌区。

(5)安尔碘棉签消毒穿刺部位皮肤,以穿刺点为中心向外螺旋式旋转擦拭,直径>5 cm。

(6)再次核对患者床号、姓名和药名。

(7)嘱患者握拳,使静脉充盈,左手拇指固定静脉下端皮肤,右手持注射器与皮肤呈15°~30°自静脉上方或侧方刺入,见回血可再沿静脉进针少许。

(8)保留静脉通路者,安尔碘棉签消毒静脉注射部位三通接口,以接口处为中心向外螺旋式旋转擦拭。

(9)静脉注射过程中,观察局部组织有无肿胀,严防药液渗漏,如出现渗漏立即拔出针头,按压局部,另行穿刺。

(10)拔针后,指导患者按压穿刺点3分钟,勿揉,凝血功能差的患者适当延长按压时间。

(11)再次核对患者床号、姓名和药名。

(12)将止血带与输液垫巾对折取出,输液垫巾置于生活垃圾桶内,止血带放于含有效氯500 mg/L消毒液桶中。整理患者衣物和床单位,观察有无不良反应,并向患者讲明注射后注意事项。快速手消毒剂消毒双手,推车回治疗室,按医疗废物处理原则整理用物。

(13)洗手,在治疗单上签字并记录时间。按护理级别书写护理记录单。

## 五、注意事项

(1)严格执行查对制度,需双人核对医嘱。

（2）严格遵守无菌操作原则。

（3）了解注射目的、药物对血管的影响程度、给药途径、给药时间和药物过敏史。

（4）选择粗直、弹性好、易固定的静脉，避开关节和静脉瓣。常用的穿刺静脉为肘部浅静脉，有贵要静脉、肘正中静脉、头静脉。小儿多采用头皮静脉。

（5）根据患者年龄、病情和药物性质掌握注入药物的速度，并随时听取患者主诉，观察病情变化。必要时使用微量注射泵。

（6）对需要长期注射者，应有计划地由小到大、由远心端到近心端选择静脉。

（7）根据药物特性和患者肝、肾或心脏功能，采用合适的注射速度。随时听取患者主诉，观察体征和其病情变化。

（李　姗）

# 第二节　密闭式静脉输液

## 一、目的

（1）维持水和电解质、酸碱平衡，补充能量和水分。

（2）补充营养，维持热量。

（3）输入药物，达到治疗疾病的目的。

（4）抢救休克，增加循环血量，维持血压。

（5）输入脱水剂，提高血液渗透压，达到减轻脑水肿、降低颅内压、改善中枢神经系统的目的。

## 二、评估

### (一)评估患者

（1）双人核对医嘱。

（2）核对床号、姓名、病历号和腕带（请患者自己说出床号和姓名）。

（3）评估患者穿刺部位皮肤和血管情况，选择合适静脉输注部位；评估药物对血管的影响程度。

（4）告知患者输液目的、方法和输注药物名称。

（5）询问患者是否需要去卫生间。

（6）调整输液架，或备好输液架于床旁，并告知患者下床时注意。

### (二)评估环境

环境安静整洁，宽敞明亮，关闭门窗，室温适宜，隔离帘遮挡。

## 三、操作前准备

### (一)人员准备

仪表整洁，符合要求。洗手、戴口罩。

**(二)物品准备**

操作台上放置输液卡、输液用药物、输液袋、输液器、注射器。治疗车上层放置治疗盘内放备用输液器和头皮针各1套、输液胶贴、配制好的输液、安尔碘、无菌棉签、盛排液用小碗、止血带、输液垫巾、快速手消毒剂。以上物品符合要求,均在有效期内。治疗车下层放置生活垃圾桶、医疗废物桶、锐器桶、含有效氯 500 mg/L 消毒液桶。

(1)双人核对药物名称、浓度、剂量、有效期、给药途径。

(2)检查药物有无破损、沉淀,检查输液袋外包装名称、有效期,液体有无沉淀和变色、有无渗漏、混浊和破损。

(3)检查注射器、输液器、输液胶贴、安尔碘和无菌棉签有效期,包装是否紧密无漏气。

**(三)配制输液**

(1)打开输液袋外包装,外包装置于车下生活垃圾桶内。安尔碘棉签消毒输液袋入液口(加药口),棉签置于医疗废物桶内。

(2)安尔碘棉签消毒药物安瓿,掰开安瓿,瓶帽弃于锐器桶内。

(3)打开注射器,将外包装置于生活垃圾桶内,固定针头,回抽针栓,检查注射器,取下针帽置于生活垃圾桶内,抽取安瓿内药液,将药液自入液口注入输液袋内,拔出注射器,将针头插入锐器桶专用卡槽,卸下针头,注射器置于医疗废物桶内。

(4)再次核对药物名称、剂量,将安瓿置于锐器桶内,将患者姓名、床号、药物名称、剂量、日期抄于输液标签上,在输液袋无字面上贴上输液标签。

(5)打开输液袋出液口,安尔碘棉签消毒输液袋出液口,关闭水止,打开输液器外包装,将输液器顶端针头插入输液袋出液口内至针头根部。

(6)再次核对输液卡和输液标签(药物名称、浓度、剂量、用药方法和途径),在输液卡配药者处记录时间并签字。

## 四、操作程序

**(一)开始输液**

(1)核对患者床号、姓名、病历号和腕带(请患者自己说出床号和姓名)。

(2)将输液袋挂在输液架上,取出输液器,输液器外包装置于生活垃圾桶内,排气管不用时置于锐器桶内;将头皮针与输液器连接处拧紧,打开水止,常规排气过过滤器至输液器头皮针上方,备好输液胶贴于治疗盘内。

(3)协助患者取舒适卧位,充分暴露穿刺部位,放输液垫巾于穿刺部位下方。

(4)取出止血带放于穿刺部位下方,系好止血带,止血带位于穿刺点上方 7.5～10 cm 处。

(5)安尔碘棉签消毒穿刺部位皮肤,以穿刺点为中心向外螺旋式旋转擦拭,直径＞5 cm,撤去头皮针护帽,排净输液器下端气体。

(6)再次核对患者床号、姓名和药名。

(7)嘱患者握拳,使静脉充盈,绷紧皮肤,注射器与皮肤呈 5°～15°进针,见回血后将针头再沿静脉送入少许,松开止血带,松开水止,嘱患者松拳。

(8)护士用拇指固定头皮针翼,首先用胶贴固定头皮针翼,再取一条带无菌敷料的胶贴贴于穿刺点处,第三条胶贴固定过滤器上方的输液器,第四条胶贴固定盘好的头皮针导管。四条胶贴呈平行贴放,不得重叠。再次观察回血,根据患者年龄、病情、药物性质和心肺肾功能调节输液滴速。

（9）再次核对患者床号、姓名和药名。

（10）向患者和家属交代输液中的注意事项，将呼叫器置于患者易取处。

（11）将止血带与输液垫巾对折取出，输液垫巾置于生活垃圾桶内，将止血带浸泡于含有效氯500 mg/L 消毒液中。整理患者衣物和床单位，观察有无输液外渗、堵塞和不良反应，并向患者讲明输液期间的注意事项。

（12）快速手消毒剂消毒双手，推车回治疗室，按医疗废物处理原则处理用物。

（13）洗手，在输液卡上签字并记录时间。按护理级别书写护理记录单。

**（二）停止输液**

（1）遵医嘱停止输液，再次核对患者床号、姓名、病历号和腕带（请患者自己说出床号和姓名）。

（2）协助暴露穿刺部位，依次摘去输液胶贴，贴于输液管上，关闭水止，用带有无菌敷料的胶贴轻轻按压穿刺点上方，快速拔出针头，按压片刻至无出血，取下输液袋，将输液架归位。询问患者有无不适。

（3）携用物回治疗室，将输液袋置于生活垃圾桶内，剪掉输液器针头和头皮针置于锐器桶（利器盒）内，输液器导管置于医疗废物桶内。

（4）洗手，按护理级别书写护理记录单。

## 五、注意事项

（1）根据患者年龄、病情、药物性质调节输液滴速。成人 40～60 滴/分，儿童 20～40 滴/分。年老体弱、婴幼儿、心肺疾病患者速度宜慢；对脱水严重、血容量不足，心肺功能良好者速度可快；一般溶液滴速可稍快，而高渗盐水、含钾药物、升压药宜慢。

（2）对长期输液的患者，应当注意保护和合理使用静脉。

（3）观察患者输液反应，如有发生应及时处理。

（李　　姗）

# 第三节　真空静脉采血

## 一、目的

协助临床诊断疾病，为临床治疗提供依据。

## 二、评估

**（一）评估患者**

（1）核对非条码，双人核对化验单床号、姓名、病历号和检查项目。检查采血管在有效期内，并在采血管上注明患者姓名和病历号。遵医嘱采血。

（2）核对条码，双人核对医嘱，确认采血条形码信息（床号、姓名、病历号和检查项目等）。检查采血管颜色是否与检查项目一致，将条形码贴于采血管上。

(3)核对患者床号、姓名、病历号和腕带(请患者自己说出床号和姓名)。

(4)解释操作目的和方法。

(5)评估患者采血部位皮肤和肢体情况,是否皮肤完好、血管有弹性、肢体活动良好。

(6)根据采血的要求,询问患者是否进食。

**(二)评估环境**

环境安静整洁,宽敞明亮。

## 三、操作前准备

**(一)人员准备**

仪表整洁,符合要求。洗手,戴口罩。

**(二)物品准备**

治疗车上层放置快速手消毒剂、垫巾、止血带、真空采血器2个、治疗盘内放一次性采血针2支、无菌棉签、安尔碘、试管架上放采血管2个、化验单。以上物品符合要求,均在有效期内。治疗车下层放置生活垃圾桶、医疗废物桶、锐器桶、含有效氯500 mL/L消毒液桶。

## 四、操作程序

(1)携用物推车至患者床旁。①非条码:护士须拿化验单与患者核对床号、姓名、病历号和腕带(请患者自己说出床号和姓名)。②条码:护士须拿贴有条形码的采血管与患者核对床号、姓名、病历号和腕带(请患者自己说出床号和姓名)。

(2)协助患者取安全舒适体位,暴露穿刺部位。

(3)穿刺部位下方垫巾,取出止血带垫于穿刺部位下方。

(4)取出干棉签,蘸安尔碘于棉签2/3处,以穿刺点为中心,由内向外环形消毒取血部位皮肤,直径应>5 cm,消毒后的棉签置于医疗废物桶内。

(5)系好止血带,止血带距进针部位7.5～10 cm。

(6)取出真空采血器、一次性采血针,打开采血针套帽,将针旋紧在真空采血器上,并检查连接是否牢固。

(7)取一根干棉签夹于右手中指与环指间备用。

(8)右手持真空采血器,左手将针头套帽和针帽一并置于生活垃圾桶内。嘱患者握拳,核对患者床号和姓名。一手绷紧皮肤,经穿刺点进针刺入血管,左手取下已核对好的采血管,一手固定采血器,一手将采血管推入采血器尾部的套管内,待取足血量,松开止血带,嘱患者松拳,拔出采血管应反复轻柔颠倒8次,直立于血管架上。

(9)取血完毕,左手用干棉签压住皮肤和血管的进针处,拔出针头按压,同时告知患者采血后注意事项。

(10)棉签放于医疗废物桶内,针头直接放入锐器盒内,将采血器浸泡于含有效氯500 mg/L消毒液中。

(11)对折取出止血带与垫巾,垫巾放入生活垃圾桶,将止血带浸泡于含有效氯500 mg/L消毒液中。

(12)协助患者恢复舒适体位,整理床单位,呼叫器放于患者枕边,并做好解释工作。

(13)再次核对患者床号和姓名。①非条码:在化验单上注明采血时间,用化验单将采血管卷好放在血管架上。②条码:将采血管放在血管架上。

(14)快速手消毒剂消毒双手,推车回治疗室,按要求正确处理标本。①非条码:标本及时送检。②条码:及时在电脑上刷条形码,并及时送检。

(15)按医疗废物分类原则处理用物。

(16)洗手,按要求书写护理记录单。

## 五、注意事项

(1)根据检测项目要求,做好患者检测前准备,并于静脉采血前加以询问。如患者检测需要禁食的项目,则应于静脉采血前询问。

(2)用两种以上方法确保患者身份识别的准确。以询问"患者姓名"、核对"患者病历号""年龄"和"出生日期"的方法,避免出现患者姓名中有"同音同字"和"同音不同字"的情况。

(3)将条码沿采血管线贴好,露出无标签的采血管壁,以便观察取血情况。

(4)避免选择"血肿部位""静脉输液同侧"的静脉和"静脉留置管路"处进行采血。

(5)选择穿刺血管时,应避免用力拍打血管或患者反复松紧拳头的动作。

(6)应用消毒剂进行皮肤消毒,待充分干燥后,方可进行静脉穿刺。

(7)消毒皮肤后将止血带系于穿刺点上方 7.5～10 cm 处,止血带原则上使用不超过 1 分钟。

(8)采血针与持针器连接稳妥后,进行静脉穿刺,确定采血针进入静脉后再按顺序连接采血管。

(9)采血管应按美国临床和实验室标准协会(CLSI)推荐顺序依次采集血培养管、蓝色盖管、黑色盖管、黄色盖管、红色盖管、绿色盖管、紫色盖管、灰色盖管。

(10)采血管头盖部分应高于采血管底部分,避免血液逆流;将采血管带有标签的一面向下放置,以便观察采血管内血液收集情况。

(11)当血液停止流入采血管时,方可取下采血管,切不可过早取下。

(12)当同时取多管血时,取下采血管后应立即轻柔颠倒混匀 2 次,然后将下一个采血管推入持针器继续采血,待将血液全部采集完毕后,将全部采血管再轻柔颠倒混匀 6 次。

(13)采血全过程结束后,先取下最后一个采血管再拔针。

(14)采血完毕,如发现血量不足或血量过多时,各采血管之间绝对不允许相互倾倒血液。

(15)如果一次静脉穿刺失败,应先取下采血管,再拔针;同时更换采血针,选取对侧血管重新操作。可指导患者采取"拇指放在手臂上方穿刺点处,其余四指放在手臂下方"的方法进行穿刺点按压,持续 5～10 分钟,勿揉,凝血功能差的患者适当延长按压。

(唐　晶)

# 第四节　密闭式静脉输血

## 一、目的

(1)补充血容量,改善血液循环;补充红细胞,纠正贫血;补充各种凝血因子、血小板,改善凝血功能。

（2）输入新鲜血液,补充抗体和白细胞,增加机体抵抗力。

## 二、评估

### （一）评估患者

（1）双人核对医嘱。

（2）核对患者床号、姓名、病历号和腕带（请患者自己说出床号和姓名）。

（3）评估患者的病情、血型、有无输血史和不良反应。

（4）向患者解释输血目的和过程,所输入血液制品的种类,取得患者配合。

（5）评估患者输血部位的皮肤、血管情况,选择适宜的输注部位。

（6）询问患者是否去卫生间,准备好输液架。

### （二）评估环境

环境安静整洁,宽敞明亮。

## 三、操作前准备

### （一）人员准备

仪表整洁,符合要求。洗手,戴口罩。

### （二）双人核对配血报告单和血袋

姓名、性别、年龄、病历号、门急诊/病室、床号、血型、RH、输血种类、输血量、血袋编号,配血无凝集、无混浊。遵医嘱核对输血用生理盐水。

### （三）物品准备

治疗车上层放置生理盐水、血液袋、配血报告单、输血卡（或输液记录卡）,治疗盘内放安尔碘、无菌棉签、输液胶贴、输血器两套、止血带、输液垫纸、盛排液用小碗、快速手消毒剂。以上物品符合要求,均在有效期内。治疗车下层放置生活垃圾桶、医疗废物桶、锐器桶、含有效氯 500 mg/L 消毒液桶。

### （四）输液器连接血袋

（1）打开生理盐水外包装,打开输液袋出液口封口,取出棉签蘸取安尔碘消毒输液袋出液口。

（2）在输血器包装外关闭水止,打开输血器外包装,将输血器针头插入输液袋出液口,将连接好输血器的输液袋放于治疗盘内,将核对无误的血袋和配血单放于治疗车上,操作者签字并记录时间。

## 四、操作程序

（1）携用物推车至患者床旁,由两名护士共同核对患者床号、姓名、血型、病历号和腕带（请患者自己说出床号和姓名）。

（2）双人共同核对配血单和血袋,姓名、床号、性别、病历号；血型、RH、输血种类、输血量、血袋编号,配血无凝集、无混浊。

（3）将生理盐水挂于输液架上,打开输血器外包装取出输血器,排气管弃于锐器桶内,外包装弃于生活垃圾桶内,拧紧头皮针与输血器连接处,打开水止,常规排气过过滤器至输血器头皮针上方,关闭水止。

(4)协助患者取舒适体位,减少暴露。

(5)备好输液胶贴于治疗盘内,治疗盘边露出少许,便于取用。

(6)协助患者暴露穿刺部位,在穿刺点下方垫巾,止血带放于穿刺部位下方,系好止血带。止血带系于穿刺点上方 7.5～10 cm 处。

(7)取棉签蘸适量安尔碘,以穿刺点为中心向外旋转棉签环形消毒皮肤,直径＞5 cm,棉签用后弃于医疗废物桶内。

(8)再次核对患者床号、姓名和血型。

(9)撤去头皮针护帽,弃于生活垃圾桶内,排净气体,将液体滴入小碗内。

(10)嘱患者握拳,绷紧皮肤进针,见回血后再将针头沿静脉送入少许,松开止血带,嘱患者松拳,松开水止。

(11)以拇指固定头皮针针翼,取一条输液胶贴固定针翼,再取一条带无菌敷料的胶贴贴于穿刺点处,第三条胶贴固定过滤器上方的输血器导管,第四条胶贴固定已盘好的头皮针导管。四条胶贴呈平行贴放,不得重叠。调节滴速＜20 滴/分。

(12)将输液垫纸与止血带对折取出,垫纸弃于生活垃圾桶内,止血带泡入含有效氯 500 mg/L 消毒液桶。

(13)再次观察回血,确保输液通畅。

(14)再次核对患者床号、姓名和血型。

(15)拧开血袋进针口套帽,套帽弃于生活垃圾桶内,取下生理盐水,从生理盐水袋中拔出输血器针头插入血袋的进针口,将血袋挂于输液架上。

(16)告知患者常见输血反应的临床表现有腰酸、背痛、发热、发冷、瘙痒、皮疹等,以及输血部位有异常,及时通知医护人员。

(17)协助患者取舒适体位,将呼叫器放于枕边。

(18)再次核对配血单和血袋(患者床号、姓名和血型)。

(19)再次观察穿刺部位。

(20)快速手消毒剂消毒双手,推车回治疗室,按医疗废物分类处理原则处理用物。

(21)洗手,书写护理记录单,记录输血开始时间。

(22)15 分钟后至患者床旁,观察有无不良反应。若无不良反应,可根据医嘱、患者身体状况、血液成分调节滴速(根据医嘱所需速度,可适当加快)。

(23)洗手,在输液卡上签字并记录时间。书写护理记录单。

## 五、注意事项

(1)在取血和输血过程中,严格执行无菌操作和查对制度。

(2)输血前必须经两人核对无误方可输入。

(3)血液取回后勿振荡、加温,避免血液成分破坏引起不良反应。

(4)输血完毕或输入两份以上供血者的血液时,在两份血液之间输入生理盐水,防止发生反应。

(5)输血袋用后需低温保存 24 小时。

(唐　晶)

# 第五节　外周静脉密闭式留置针穿刺

## 一、目的

(1)输液时间长,输液量较多的患者。

(2)老人、儿童和躁动不安的患者。

(3)输全血或血液制品的患者。

(4)需做糖耐量试验及连续多次采集血标本的患者。

## 二、评估

### (一)评估患者

(1)双人核对医嘱,核对患者床号、姓名、病历号、药物名称、浓度、剂量、给药途径、给药时间和药物过敏史。查看病历,了解患者年龄、病情和用药目的。

(2)携输液卡至患者床旁,核对患者床号、姓名、病历号和腕带(请患者自己说出床号和姓名)。

(3)评估患者的过敏史、既往静脉穿刺史、输注史、治疗周期和药物对血管的影响、配合程度和自理程度、患者局部皮肤的清洁及完整程度。

(4)讲解输液目的和方法,告知所输注药物名称。

(5)询问患者是否需要去卫生间。

(6)调整输液架,或备好输液架置床旁,并告知患者下床时注意。

### (二)评估环境

环境安静整洁,宽敞明亮。

## 三、操作前准备

### (一)人员准备

仪表整洁,符合要求。洗手,戴口罩。

### (二)物品准备

治疗车上层放置治疗盘,内放备用输液器、外周静脉留置针、无针接头、透明贴膜各 2 套、配置好的输液、安尔碘、无菌棉签、盛排液用小碗、止血带、输液垫巾、快速手消毒剂和输液卡。以上物品符合要求,均在有效期内。治疗车下层放置生活垃圾桶、医疗废物桶、锐器桶、含有效氯 500 mg/L 消毒液桶。按要求检查药物有无破损、沉淀,检查输液袋外包装名称、有效期,液体有无沉淀和变色、有无渗漏、混浊及破损。检查输液器、外周静脉留置针、无针接头、透明贴膜、安尔碘及无菌棉签有效期,包装是否紧密无漏气。

## 四、操作程序

### (一)外周静脉留置针的操作

(1)携用物推车至患者床旁,核对床号、姓名、病历号和腕带(请患者自己说出床号和姓名)。

（2）将输液袋挂在输液架上，取出输液器，输液器外包装置于生活垃圾桶内，排气管不用时置于锐器桶内，打开水止，排气至过滤器下方，关闭水止。打开留置针和无针接头外包装，连接至输液器，再次排气至穿刺针上方。打开透明贴膜，准备胶布贴于治疗盘内。

（3）向患者解释操作过程，协助患者取舒适卧位，充分暴露穿刺部位，将输液垫巾放于穿刺部位下方。

（4）取出止血带放于穿刺部位下方，系好止血带，止血带位于穿刺点上方 7.5～10 cm 处。

（5）安尔碘棉签消毒穿刺部位皮肤，以穿刺点为中心向外螺旋式旋转擦拭，并自然待干，消毒面积为 8 cm×8 cm，撤去留置针护帽，排净留置针下端气体。

（6）再次核对患者床号和姓名。

（7）嘱患者握拳，使静脉充盈，绷紧皮肤，以 15°～30°直刺静脉，见回血后再进入少许，推入外套管，撤出针芯，松开止血带，松开水止，嘱患者松拳。

（8）以穿刺点为中心，用透明贴膜固定留置针柄，胶布固定留置针尾部。再次观察回血，调节输液滴速。

（9）再次核对患者床号、姓名和药名。

（10）将止血带与输液垫巾对折取出，输液垫巾置于生活垃圾桶内，止血带放于含有效氯500 mg/L消毒液桶中。整理患者衣物及床单位，观察有无输液外渗、堵塞及不良反应，并向患者讲明输液期间的注意事项（如"您现在感觉怎么样，我已经把滴速调好，请您不要自己调节滴速。""我会定时来巡视病房，如果您有什么不舒服，请您按呼叫器叫我，我将呼叫器放置您枕边，您现在有什么不舒服吗？""谢谢您的配合。"）。

（11）快速手消毒剂消毒双手，注明穿刺日期和时间。推车回治疗室，按医疗废物分类处理原则整理用物。

（12）洗手，在输液卡上签字并记录时间。按护理级别书写护理记录单。

**（二）外周静脉留置针封针**

（1）护士巡视病房时发现患者输液即将走完，评估穿刺点情况。可进行封管。

（2）回治疗室。洗手，戴口罩。

（3）准备用物，治疗车上层放置快速手消毒剂，治疗盘内放置安尔碘、无菌棉签、5 mL 注射器 2 支，配制好的适宜浓度的肝素盐水 1 袋；治疗车下层放置生活垃圾桶、医疗废物桶、锐器桶，按要求检查所需用物。

（4）准备完毕，携输液卡，推车至患者床旁，核对患者信息。

（5）观察输液确认输液完毕，关闭输液器水止，将输液器与无针接头分离。

（6）用安尔碘棉签用力擦拭肝素盐水配液口。

（7）打开 5 mL 注射器，抽取适量肝素盐水，取下注射器针头，置于锐器盒内。

（8）再次核对患者信息，将注射器与无针接头连接，一手固定无针接头，一手脉冲式注入适量肝素盐水，肝素盐水未推尽时，先关闭留置针延长管上的小夹子，再拔出注射器置于黄色垃圾袋中。

（9）再次核对患者信息。

（10）分离输液袋和输液器，输液袋置于黑色垃圾袋中，将输液器毁形处理。

（11）快速手消毒剂消毒双手，整理患者衣物及床单位，讲解输液间歇期留置针注意事项。

（12）快速手消毒剂消毒双手，推车回治疗室，按医疗废物分类处理原则整理用物。

(13)洗手,需要时按护理级别书写护理记录单并签字。

**(三)外周静脉留置针的撤除**

(1)遵医嘱停止输液,再次核对患者腕带、床号和姓名。

(2)向患者解释操作过程,协助患者取舒适体位。

(3)移除固定留置针尾部的胶布,从留置针尾部至穿刺点方向轻轻移除固定留置针的贴膜。

(4)轻轻拔除导管,用无菌棉签按压穿刺点止血。

(5)止血成功后用新的输液贴覆盖伤口。

(6)重新评估患者舒适度,告知患者注意事项。

(7)快速手消毒剂消毒双手,推车回治疗室,按医疗废物分类处理原则整理用物。

(8)按七步洗手法洗手,按护理级别书写护理记录单。

## 五、注意事项

(1)所有导管为一次性物品,禁止重复使用,即使穿刺不成功也不得再次送入血管。

(2)穿刺工具和输液设备最好为螺口连接。

(3)成人应用上肢的背侧和桡侧进行置管,避免使用下肢血管和桡静脉腕关节部位。

(4)置管首选上肢远端部位,再次穿刺应位于前次穿刺点的近心端。

(5)成人外周留置针保留时间 72～96 小时;儿童如无并发症发生,可用至治疗结束。

(6)不得在置有外周静脉留置针的一侧肢体上端用血压袖带和止血带。

(7)固定留置针的透明贴膜应以穿刺点为中心覆盖,胶布不可覆盖穿刺点,以免影响观察。

(8)封管用肝素盐水浓度范围为 $0～10$ U/mL,封管的肝素盐水剂量(至少为最小剂量)为导管管腔容量＋延长装置的 2 倍。

(9)封针时,先夹闭留置针上的小夹子,再拔针,注射器内液体不推尽。

(唐　晶)

# 第六节　经外周静脉置入中心静脉导管技术

## 一、目的

(1)提供中长期静脉输液通道。

(2)减少反复静脉穿刺带来的痛苦,以保护患者外周静脉。

## 二、评估

**(一)评估患者**

(1)双人核对医嘱。

(2)核对患者床号、姓名、病历号和腕带(请患者自己说出床号和姓名)。

(3)评估患者病情、年龄、血管条件、意识状态、治疗需求、心理反应和合作程度,是否需要借助影像技术帮助辨认和选择血管。

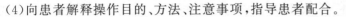

（4）向患者解释操作目的、方法、注意事项，指导患者配合。

**（二）评估环境**

环境安静整洁，宽敞明亮。

### 三、操作前准备

**（一）人员准备**

仪表整洁，符合要求。洗手，戴口罩。

**（二）物品准备**

治疗车上层放置血管超声机（按需）1 台、一次性无菌手术衣 1 件、一次性无菌手套 2 副、一次性防水垫巾 1 个、止血带 1 根、纸尺 1 个、一次性置管包［含自上而下顺序）治疗巾 1 块、治疗碗 1 个（含大棉球 6 个、止血钳或无菌镊 2 件）、大铺巾 1 件、孔巾 1 件、弯盘 1 个（含方纱 4 块、手术剪 1 件、无菌胶贴 3 个、透明敷料 1 个）、PICC 导管（前修剪或后修剪）1 套、无针输液接头］、100 mL 生理盐水 1 袋、250 mL 生理盐水 1 瓶、20 mL 注射器 2 支、10 mL 注射器 1 支、75％乙醇和碘伏（或氯己定）各 1 瓶、棉签 1 包、一次性抗过敏胶布 1 卷、弹力绷带 1 包、快速手消毒剂 1 瓶、肝素盐水（0～10 U/mL）1 袋。以上物品符合要求，均在有效期内。治疗车下层放置医疗废物桶、生活垃圾桶、锐器桶。

### 四、操作程序

（1）携用物推车至患者床旁，核对患者床号、姓名、病历号和腕带（请患者自己说出床号和姓名）。

（2）协助患者摆体位，术肢外展与躯体成 90°。

（3）在穿刺肢体下垫一次性防水垫巾，放置止血带。

（4）选择穿刺部位，静脉选择原则为首选贵要静脉、次选正中静脉、末选头静脉，测量导管置入长度和上臂围。

（5）从预穿刺点沿静脉走向至右胸锁关节，然后向下至第 3 肋间为导管置入长度；在肘窝上方 10 cm 处测量双侧上臂围，快速手消毒剂消毒双手。

（6）打开 PICC 置管包，戴无菌手套。

（7）取无菌治疗巾垫在术肢下，助手将止血带放好。

（8）消毒：以穿刺点为中心，75％乙醇棉球消毒 3 遍、0.5％碘伏棉球消毒三遍（第一遍顺时针、第二遍逆时针、第三遍顺时针），消毒范围上下直径≥20 cm，两侧至臂缘（推荐整臂消毒）。

（9）脱手套，快速手消毒剂消毒双手。

（10）穿无菌手术衣，戴无菌手套。

（11）铺大治疗巾和孔巾，覆盖术肢，暴露穿刺点。

（12）前修剪：助手将 3 支注射器打开放入无菌区内，并协助术者按需抽取 10 mL 肝素盐水 1 支、20 mL 生理盐水 2 支备用，协助术者应用生理盐水冲洗无菌手套并擦干。后修剪：助手将 3 支注射器打开放入无菌区内，并协助术者抽取 10 mL 生理盐水 2 支、20 mL 生理盐水 1 支备用，协助术者应用生理盐水冲洗无菌手套并擦干。助手打开 PICC 导管、穿刺针、输液接头外包装，将其放入无菌区内。

（13）前修剪：应用 20 mL 生理盐水预冲导管、输液接头，检查导管完整性并用生理盐水浸润导管；撤出导丝至比预计长度短 0.5～1 cm 处，按预计导管长度修剪导管。后修剪：应用 20 mL

生理盐水预冲导管、减压套筒、延长管、输液接头,检查导管完整性并用生理盐水浸润导管;应用10 mL生理盐水预冲并连接穿刺针。将预冲好的PICC导管、输液接头、10 mL肝素盐水注射器、弯盘(含纱4块、手术剪1件、无菌胶贴3个、透明敷料1个)置于术者旁无菌区内。

(14)助手位于对侧,在预穿刺部位上方倒扎止血带,嘱患者握拳,使静脉充盈。

(15)前修剪:再次核对后进行穿刺。①取出穿刺针,握住回血腔两侧,去除针帽,转动针芯,以15°～30°实施穿刺。②见回血后降低穿刺角度再进针0.5～1 cm,使导入鞘尖端进入静脉,鞘内可见回血。进一步推进导入鞘,确保导入鞘送入静脉。③从安全型导入鞘中退出穿刺针。④左手示指按压导入鞘前端止血,拇指固定插管鞘,嘱患者松拳,助手协助松止血带,按住白色针尖保护按钮,确认穿刺针回缩至针尖保护套中,将针尖保护套放入指定的锐器收集盒内。鞘下垫无菌纱布。

(16)后修剪:再次核对后进行穿刺。①以15°～30°实施穿刺。②见回血后降低穿刺角度再进针0.5～1 cm,使插管鞘尖端进入静脉,鞘内可见回血。固定钢针,单独向前推进插管鞘,将插管鞘送入静脉。③左手示指按压插管鞘前端止血,拇指固定插管鞘,嘱患者松拳,助手协助松止血带,右手撤出穿刺针,固定好插管鞘,鞘下垫无菌纱布。

(17)前修剪(置入导管):轻轻拿住PICC导管外套将导管送至导入鞘末端,然后将PICC导管沿导入鞘逐渐缓慢匀速送入静脉。同时嘱患者向穿刺侧转头并将下颌贴肩防止导管误入颈静脉。后修剪:将导管自插管鞘内缓慢、匀速送入,同时嘱患者向穿刺侧转头并将下颌贴肩以防止导管误入颈静脉。

(18)前修剪(退出导入鞘):将PICC导管送入静脉至少10～15 cm后,指压导入鞘上端静脉固定导管,上盖无菌纱布,从静脉内退出导入鞘,使其远离穿刺部位。后修剪(拔出插管鞘):送导管至预定长度后,在鞘的末端处静脉压迫止血并固定导管,上盖无菌纱布,然后拔出插管鞘。

(19)前修剪(撕裂并移出导入鞘):撕裂导入鞘并从置管上撤离,同时嘱患者头转向穿刺方向,下颌贴于肩部,将导管送至"0"点位置。后修剪(撤出支撑导丝):将导管与导丝的金属柄分离,左手轻压穿刺点上方保持导管的位置,右手缓慢撤出导丝,去除插管鞘。

(20)前修剪:抽回血(不要将血抽到圆盘内),用20 mL生理盐水脉冲方式冲管。后修剪(修剪导管长度):体外保留导管5 cm,用无菌剪刀垂直剪断导管(注意不要剪出斜面或毛茬)。

(21)前修剪(撤去导引钢丝):一手固定导管圆盘,一手撤去导丝。后修剪(安装减压套筒和延长管):将导管穿过减压套筒与延长管上的金属柄连接,注意一定要推进到底,导管不能起褶,将翼形部分的倒钩和减压套筒上的沟槽对齐,锁定两部分。

(22)前修剪:连接预冲好的输液接头,5 mL肝素盐水正压封管。后修剪:安装输液接头,抽回血(不要将血抽到输液接头内,在透明的延长管处见到回血即可),脉冲方式冲管并正压封管。

(23)无菌方式撤除孔巾,注意不要牵拉导管;用无菌生理盐水纱布清洁穿刺点和周围皮肤的血迹,待干。

(24)固定导管。

(25)前修剪:①穿刺点应用无菌小方纱固定。②贴透明敷料,透明敷料完全覆盖导管和圆盘进行无张力粘贴,按压敷料周边和导管边缘使敷料粘贴牢固。③先以胶带横向固定贴膜下缘,再以胶布蝶形交叉固定导管和透明敷料。

(26)后修剪:①穿刺点应用无菌小方纱固定。②贴透明敷料,透明敷料完全覆盖导管和固定器进行无张力粘贴,按压敷料周边和导管边缘使敷料粘贴牢固。③胶布蝶形交叉固定导管和透明敷料,再以胶带横向固定贴膜下缘。

(27)在透明敷料下方边缘贴上记录穿刺日期、穿刺者姓名的胶带,酌情应用弹力绷带加压包扎固定导管,协助患者取舒适卧位,整理床单位。

(28)脱手套、手术衣。向患者和家属交代导管留置期间注意事项。

(29)快速手消毒剂消毒双手,回治疗室,整理用物,医疗废物分类处理。

(30)在即刻执行单上签名和执行时间。

(31)请医师开 X 线检查的医嘱,确认导管位置与走行。

(32)书写护理记录和导管维护记录单。

## 五、注意事项

(1)临床护士须取得 PICC 置管操作资质认证后,方可进行置管操作。

(2)置管部位皮肤有感染或损伤,有放疗史、血栓形成史、血管外科手术史或接受乳腺癌根治术和腋下淋巴结清扫术后者为禁忌证。

(3)除耐高压导管外禁止使用<10 mL 注射器给药和冲、封管,应使用脉冲方法冲管正压封管。

(4)常规 PICC 导管不能用于高压注射泵推注造影剂,耐高压导管除外。

(5)PICC 置管后 24 小时内更换敷料,并根据使用敷料的种类和贴膜情况决定更换频次;渗血、出汗等导致的敷料潮湿、卷曲、松脱或破损时立即更换。

(唐　晶)

# 第七节　中心静脉导管维护

## 一、目的

减少导管相关性感染的可能并固定 PICC 导管。

## 二、评估

### (一)评估患者

(1)双人核对医嘱。

(2)核对患者床号、姓名、病历号和腕带(请患者自己说出床号和姓名)。

(3)观察穿刺点有无发红、肿胀、渗血和渗液,导管有无移动。

(4)贴膜有无潮湿、脱落、污染,是否过期。

(5)向患者解释操作目的、方法和注意事项并指导患者配合。

### (二)评估环境

环境安静整洁,宽敞明亮,必要时遮挡。

### 三、操作前准备

#### (一)人员准备

仪表整洁,符合要求。洗手、戴口罩。

#### (二)物品准备

治疗车上层放置中心静脉置管换药包 1 个、10 mL 预冲注射器 2 支、无针密闭输液接头 1 个、肝素盐水(0~10 U/mL)1 袋、生理盐水 1 袋、20 mL 注射器 1 支、10 mL 注射器 1 支、无菌纱布 1 包、清洁治疗巾 1 块、医用胶带 1 卷、尺子 1 把、75％乙醇 1 瓶、无菌棉签 1 包、快速手消毒剂 1 瓶、油性签字笔 1 支、治疗盘 1 个,以上物品符合要求,均在有效期内。治疗车下层放置生活垃圾桶、医疗废物桶、锐器桶。

### 四、操作程序

(1)携用物推车至患者床旁,核对患者床号、姓名、病历号和腕带(请患者自己说出床号和姓名)。

(2)查看 PICC 长期护理治疗单,了解置管长度,上臂臂围,近期换药日。

(3)观察穿刺点有无红、肿、渗血和渗液。

(4)观察导管刻度、查看导管有无移动、脱出或进入体内、导管内有无回血。

(5)测量双侧上臂围,测量点为肘上 10 cm。

(6)臂下铺清洁治疗巾。

(7)用乙醇纱布清洁贴膜边缘处皮肤。

(8)快速手消毒剂消毒双手。

(9)用乙醇棉签摩擦式消毒输液接头接口处 3 遍,安装 10 mL 生理盐水注射器,抽回血,脉冲式冲洗导管。

(10)更换输液接头:取下使用中的输液接头,用乙醇棉签消毒 PICC 接口处 3 遍;连接新的输液接头并用 10 mL 肝素盐水脉冲式冲管正压封管,并夹闭输液接头上的小卡子;拧紧输液接头,用抗过敏胶布固定。

(11)以 180°或 0°自上而下移除需要更换的敷料,观察穿刺点有无红肿、渗血、渗液;观察上臂皮肤状况;观察导管体外留置长度,如发现有任何异常立即处理。

(12)快速手消毒剂消毒双手。

(13)按无菌方式打开中心静脉置管换药包,建立无菌区,佩戴无菌手套,合理摆放用物。

(14)以 PICC 穿刺点为中心,使用 75％乙醇棉棒由内向外螺旋式消毒皮肤 3 遍,上下 10 cm,两侧至臂缘,待干,注意乙醇不要消毒针眼。

(15)以 PICC 穿刺点为中心,使用碘伏棉棒(或氯己定棉棒)由内向外螺旋式消毒皮肤 3 遍,上下 10 cm,两侧至臂缘,待干。碘伏消毒范围略小于乙醇消毒范围。

(16)体外导管适当放置,固定 PICC 连接器(巴德导管应正确使用固定翼或思乐扣)。

(17)透明敷料固定导管,无张力粘贴敷料,穿刺点应正对透明敷料中央。

(18)免缝胶带固定贴膜边缘。

(19)免缝胶带再次交叉固定贴膜。

(20)脱去手套,快速手消毒剂消毒双手。

(21)将注明 PICC、维护日期的胶布贴于交叉固定的免缝胶带上。

(22)用高举平台法在导管延长管上用一条胶带予以固定。

(23)使用无菌纱布包裹并固定输液接头。

(24)整理用物、患者衣物和床单位。

(25)将呼叫器放于患者手边,讲解 PICC 注意事项。

(26)快速手消毒剂消毒双手,在 PICC 维护记录单上记录并签字。

(27)推车回治疗室,按医疗废物分类处理原则整理用物。

(28)洗手,书写维护记录并签字。

## 五、注意事项

### (一)评估导管功能
输液治疗前要抽吸回血判断导管的功能。

### (二)冲管
(1)导管置入后、间断输液治疗时,每次输液前后、不同药物输入之间、导管抽血前后、封管前都必须立即冲管。

(2)每次输血、血制品、TPN 等高黏滞性药物后必须立即使用 20 mL 生理盐水脉冲冲管。

(3)治疗间歇期至少每 7 天冲管 1 次。

(4)应用乙醇棉签或棉片用力摩擦消毒接头三遍,使用大于 10 mL 注射器,以脉冲方式注入生理盐水。

### (三)封管
(1)输液完毕或在两次间断的输液之间,冲管后需用封管液封管,维持导管通畅。

(2)使用正压手法进行封管。

(3)根据患者病情和使用导管情况进行评估,应使用 0~10 U/mL 的肝素盐水进行封管。

### (四)更换输液接头
常规至少每 7 天更换 1 次,如输血后、取下后等应立即更换。

### (五)更换敷料
(1)置管后 24 小时第 1 次换药,以后透明贴膜至少每 7 天换药 1 次、纱布或非透明敷料每 4 小时更换;当敷料松动或潮湿时请立即更换。

(2)换药时观察并记录导管刻度,小心拆除原有贴膜,避免牵动导管,严禁导管体外部分移入体内。

(3)换药过程严格无菌操作,消毒皮肤同时注意消毒 PICC 导管。原则上不用脱碘,如需脱碘,须待碘伏完全干燥后再使用乙醇脱碘;将透明贴膜下边缘与 BD 圆盘下缘平齐粘贴固定导管,使导管体外部分置于贴膜的无菌保护下。禁止将胶布直接贴于导管体上。

(4)建议使用无菌透明贴膜固定导管,并将记录换药时间的胶布贴于透明贴膜下边缘交叉固定的胶布上面。

### (六)日常维护
建立置管和维护档案,每班观察导管使用情况并记录,出现并发症及时上报。

### (七)除拆旧思乐扣方法
1.脱离
轻轻打开锁扣,小心从锁扣上移开导管。

2.卸除

将思乐扣固定装置从皮肤上移开。

**（八）使用思乐扣固定法**

皮肤处理、按压、撕开、贴放。

**（九）其他**

(1)消毒皮肤、待干。

(2)导管露出皮肤处逆血管方向摆放弧形(L形或U形)。

(3)在摆放思乐扣处涂抹皮肤保护剂,待干15秒。

(4)按思乐扣上箭头所示方向(箭头应指向穿刺点)摆放思乐扣。

(5)将导管安装思乐扣的立柱上,锁定纽扣。

(6)依次撕除思乐扣的背胶纸,将思乐扣贴在皮肤上。

（唐　晶）

# 第八节　中心静脉导管敷料更换

## 一、目的

减少导管相关性感染的可能并固定导管。

## 二、评估

**（一）评估患者**

(1)双人核对医嘱。

(2)核对患者床号、姓名、病历号和腕带(请患者自己说出床号和姓名)。

(3)观察穿刺点有无发红、肿胀、渗液;导管有无移动。

(4)观察贴膜有无潮湿、脱落、污染,是否到期。

(5)向患者解释操作目的、方法和注意事项并指导患者配合。

**（二）评估环境**

环境安静整洁,宽敞明亮,必要时遮挡。

## 三、操作前准备

**（一）人员准备**

仪表整洁,符合要求。洗手,戴口罩。

**（二）物品准备**

治疗车上层放置治疗盘、清洁手套1双、3M易撕敷料胶带1卷、快速手消毒剂、75%乙醇、氯己定消毒液(首选氯己定,也可选用碘伏)、换药盘(棉球需单独准备)或口护盘、合适的透明敷料1个、无菌手套1双,以上物品符合要求,均在有效期内。治疗车下层放置生活垃圾桶、医疗废物桶、锐器桶。

## 四、操作程序

(1)携用物推车至患者床旁,核对患者床号、姓名、病历号和腕带(请患者自己说出床号和姓名)。

(2)戴清洁手套(建议)并使用乙醇清洁贴膜边缘处皮肤。

(3)撕除旧的敷料。

(4)脱去手套,快速手消毒剂消毒双手。

(5)铺无菌巾,建立无菌区。

(6)打开口护盘或换药盘,倒入氯己定消毒液和75%乙醇,浸湿无菌棉球。将透明敷料、棉签若干、无菌输液贴置入无菌区,戴无菌手套,使用氯己定棉签清理穿刺点处血痂。

(7)以中心静脉导管(CVC)穿刺点为中心,使用75%乙醇棉球由内向外螺旋式消毒至少3次,待干。再使用氯己定棉球消毒3遍,方法同上(建议使用第4个氯己定棉球消毒导管)。

(8)透明敷料固定导管:①拿取透明敷料,移除透明敷料的离型纸。②将透明敷料边框预切口的一边对准延长管方向。③无张力粘贴敷料,注意穿刺点应正对透明敷料中央。④轻捏透明敷料下导管接头突出部位,使透明敷料与接头和皮肤充分粘合。⑤用指腹轻轻按压整片透明敷料,使皮肤与敷料充分接触。⑥从预切口处移除边框,一边移除边框一边按压透明敷料边缘。⑦用第一根输液贴胶带固定导管连接器与透明敷料边缘交界处,第二根输液贴胶带交叉固定于第一根胶带上。⑧在透明敷料的标签纸上标注更换敷料时间,并用标签固定延长管并叠加1/3固定在第2条输液贴胶带上。

(9)用高举平台法将胶带固定在导管的延长管上。

(10)脱手套,洗手。

(11)三通排气方法:①更换输液接头和三通,暂停输液,关闭输液端小卡子,去除旧的三通和输液接头,用乙醇棉签消毒中心静脉导管(CVC)接口处三遍,连接新的输液接头和三通。②连接输液,使用清洁治疗巾包裹三通和输液接头,使其置于清洁环境中。

(12)按医疗废物分类处理废弃物。

(13)严格按照消毒程序进行洗手。

## 五、注意事项

(1)消毒过程严格执行无菌操作。

(2)不要将胶布直接贴在导管上。

(3)穿刺点渗血,敷料受到污染,贴膜潮湿、卷边、松脱等要及时换药。

(4)不必要的三通和正压接头及时撤掉。

(5)各班按时转房检查管路有无打折,接头是否连接紧密。

(6)每班测量管路外露深度。

(唐　晶)

# 第二章　急诊科疾病护理

## 第一节　急性中毒

### 一、一氧化碳中毒

在生产和生活中,含碳的物质不完全燃烧产生一氧化碳(CO),人吸入过量 CO 后可发生急性 CO 中毒。

#### (一)病因和发病机制

1.病因

CO 为无色、无味的气体,气体相对密度 0.967,几乎不溶于水。在工业生产中,合成光气、甲醇等需 CO 作原料;炼钢、炼焦、矿井爆破、瓦斯爆炸等可产生大量 CO,若发生泄漏或通风不良极易发生急性 CO 中毒。在失火现场、室内启动内燃机车或内燃机车通过隧道时排出的尾气,均可使空气中的 CO 达到有害的浓度。在日常生活中,因使用煤炉、燃气热水器及煤气泄漏所发生的急性 CO 中毒,是生活性中毒最常见的原因。

2.发病机制

CO 经呼吸道吸入后,迅速经肺弥散入血,与 Hb 结合成稳定的碳氧血红蛋白(HbCO)。Hb 与 CO 的亲和力较 $O_2$ 大 $200\sim300$ 倍,HbCO 的解离度仅为氧合血红蛋白($HbO_2$)的 1/3 600。HbCO 不能携带 $O_2$ 致低氧血症,还能使 $HbO_2$ 的解离曲线左移,阻碍 $O_2$ 在组织中的释放造成组织缺氧。另外,CO 可与肌球蛋白结合,影响细胞内氧的弥散,损害线粒体功能;还可与线粒体中的细胞色素结合,抑制细胞呼吸。总之,CO 中毒时阻断了氧的吸收、运输和利用,使机体处于严重缺氧状态。

#### (二)临床表现

1.急性中毒

急性 CO 中毒的临床表现与血液中 HbCO 浓度有密切关系,同时也与患者的健康状态如有无心脑血管疾病,以及中毒时体力活动等有关。发病多突然,按中毒的程度分为三级,具体内容如下。

(1)轻度中毒:患者有剧烈头痛、头晕、心悸、乏力、恶心、呕吐、视物不清、感觉迟钝、嗜睡、意识模糊、幻觉、谵妄、惊厥等,口唇黏膜呈樱桃红色。若脱离中毒环境吸入新鲜空气或氧疗,症状很快消失。

(2)中度中毒:患者出现呼吸困难、昏迷,瞳孔对光反射和角膜反射迟钝,腱反射减弱,生命体征可有轻度变化。经氧疗后可以恢复正常且无明显迟发性脑病。

(3)重度中毒:患者呈深昏迷状态或呈去大脑皮质状态。受压部位的皮肤可出现大水疱和红肿;受压肢体肌肉可出现压迫性肌肉坏死(横纹肌溶解症),常有脑水肿、肺水肿、呼吸衰竭、心肌损害、心律失常、休克、急性肾衰竭等并发症。病死率高,幸存者可有不同程度的迟发性脑病。

2.迟发性脑病

重度中毒患者在意识障碍恢复后,有 3%～30% 经 2～60 天的"假愈期",出现迟发性脑病症状。表现为下列之一。①精神意识障碍:痴呆木僵、谵妄状态或去大脑皮质状态等。②锥体外系症状:帕金森病等。③锥体系症状:偏瘫等。④大脑局灶性功能障碍:失语、失明或继发性癫痫等。⑤周围神经症状:感觉或运动功能障碍。

**(三)辅助检查**

血液 HbCO 测定是诊断急性 CO 中毒的标志物,但采血要早,因脱离现场数小时后血液 HbCO 即可降至正常。最好用分光镜检查法,不仅有确诊价值,对临床分型亦有重要参考价值。正常血液 HbCO 含量可为 5%～10%,一般轻度中毒为 10%～20%,中度中毒为 30%～40%,重度中毒为 50% 以上。紧急时或条件不具备时亦可用加碱法(简易法):取患者 1～2 滴血液,用 3～4 mL 蒸馏水稀释后加 10% 氢氧化钠1～2滴混匀,观察颜色变化,正常血液呈绿色;若 HbCO 浓度达 50% 以上时,颜色无变化仍呈淡红色。

**(四)诊断和鉴别诊断**

1.诊断

根据 CO 接触史,突然出现的中枢神经系统症状如头痛、头晕、意识障碍,皮肤黏膜呈樱桃红色等即可做出诊断。职业性中毒多为意外事故,群体性发病,接触史比较明确;疑生活性中毒者应询问发病时的周围环境,如炉火烟囱有无通风不良及同室其他人员的情况等。血液 HbCO 测定可助确诊。

2.鉴别诊断

急性 CO 中毒需与脑血管意外、脑外伤及其他毒物中毒所致的意识障碍相鉴别。根据接触史、皮肤黏膜呈樱桃红色等鉴别不难。必要时测定血液 HbCO。

**(五)治疗**

在中毒现场要立即将患者转移至空气新鲜处,保持呼吸道通畅。临床上治疗急性 CO 中毒,主要措施是积极纠正缺氧和防治脑水肿。

1.纠正缺氧

氧疗是抢救 CO 中毒最主要的措施。吸氧能促进血液 HbCO 的解离,加速 CO 的排出;亦可增加血液中的物理溶解氧。对昏迷或有昏迷史,以及 HbCO>25%、出现明显心血管系统症状的患者,应给予高压氧治疗。高压氧治疗不仅可缩短病程,降低病死率,而且可减少或防止迟发性脑病的发生。

2.防治脑水肿

急性 CO 中毒后 2～4 小时即可出现脑水肿,24～48 小时达高峰。应及早应用脱水剂、利尿

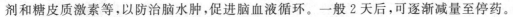

剂和糖皮质激素等,以防治脑水肿,促进脑血液循环。一般2天后,可逐渐减量至停药。

3.对症支持治疗

有惊厥者应积极应用抗惊厥药,如地西泮等,防止惊厥加重缺氧导致病情恶化。高热者应进行物理降温或采用冬眠疗法,注意寻找高热的原因并采取相应的治疗措施。应用改善脑组织代谢的药物,如能量合剂、脑活素等,促进脑细胞的恢复。急性 CO 中毒昏迷者经抢救苏醒后,应绝对卧床休息,加强护理,并密切观察2周,及时发现并治疗迟发性脑病。

(六)护理要点

1.一般护理

(1)将患者放至空气流通处,高流量吸氧或行高压氧治疗。昏迷或烦躁患者应加强保护措施,以免发生坠床、骨折等。

(2)昏迷患者取侧卧位或平卧头偏向一侧,及时清除口腔内分泌物,保持呼吸道通畅,加强皮肤护理,定时翻身、按摩,预防褥疮的发生。

(3)昏迷者暂禁饮食,通过静脉补充营养,必要时鼻饲。神志清醒后鼓励患者进食,多饮水。

2.病情观察与护理

(1)严密观察患者的体温、脉搏、呼吸、血压、尿量,并填写特别记录单,以便及时采取救治措施。高热者可采用物理降温。

(2)发现昏迷的患者,可按昏迷进行护理,注意安全及保持呼吸道的通畅,防止坠床、窒息及吸入性肺炎。昏迷患者清醒后仍需注意观察,以便及时发现再度出现昏迷的先兆症状,予以尽早防治。

(3)注意神经系统的表现及皮肤、肢体受压部位损害情况,如有无急性痴呆性木僵、癫痫、失语、肢体瘫痪、惊厥、震颤麻痹、皮肤水泡、筋膜间隔综合征等。

3.对症护理

(1)重度中毒患者伴有抽搐、呕吐时,应将患者头偏向一侧,及时清除口腔内呕吐物,防止吸入气管。抽搐发作时,应将缠有纱布的压舌板放于上、下臼齿之间,防止舌咬伤,并记录抽搐发作的次数、下臼齿之间,防止舌咬伤,并记录抽搐发作的次数、持续时间、间隔时间等,遵医嘱给予镇静剂,并观察疗效。

(2)由于缺氧患者表现有呼吸困难、胸闷,严重者可出现呼吸衰竭。应严密观察呼吸速率、节律、深浅度的变化,保持呼吸道通畅,正确给氧,必要时行气管插管、呼吸机辅助呼吸,遵医嘱应用呼吸兴奋剂。

(七)健康教育

大力加强一氧化碳的基本知识和防护措施的宣传。工矿车间应认真执行安全操作规程,注意个人防护,普及急救知识。车间定期测定空气中一氧化碳的浓度,检修煤气管道。冬季,及时向居民宣传取暖时不能将煤炉或炭火放在密闭的卧室中;厨房的烟囱必须通畅;装有煤气管道的房间不能做卧室;用煤气热水器者,切勿安装在浴室内,不要用燃烧煤气来取暖。接触一氧化碳的人若有头晕、头痛,要立即离开所在环境,以免中毒加深。

## 二、百草枯中毒

(一)概述

百草枯(paraquat,PQ)又名克芜踪,属于吡啶类除草剂,国内商品为 20% 的百草枯溶液,是目前我国农村使用比较广泛的、毒性最大的除草剂之一,国外报道中毒病死率为 64%,国内有报道病死率高达 95%。

百草枯可经皮肤、呼吸道、消化道吸收,吸收后通过血液循环几乎分布于所有的组织器官,肺中浓度最高,肺纤维化常在第 5~9 天发生,2~3 周达到高峰,最终因肺纤维化呼吸窘迫综合征死亡。中毒机制与超氧离子的产生有关,急性中毒主要以肺水肿、肺出血、肺纤维化和肝、肾损害为主要表现。百草枯吸收后主要蓄积于肺组织,被肺泡Ⅰ、Ⅱ型细胞主动摄取和转运,经线粒体还原酶Ⅱ、细胞色素C还原酶催化,产生超氧化物阴离子、羟自由基过氧化氢等,引起细胞膜脂质过氧化,造成细胞破坏,导致多系统损害。

**(二)护理评估**

(1)评估神志、面色、呼吸、氧饱和度。

(2)询问服用毒物名称、剂量、时间,服毒前后是否饮酒,是否在当地医院洗胃或采取其他抢救措施。

(3)了解患者的生活史、过去史、近期精神状况等。

(4)查看药液是否溅在皮肤上或双眼上。

(5)局部皮肤有否擦伤。

(6)评估患者有无洗胃的禁忌证。

(7)体位、饮食、活动、睡眠状况。

(8)皮肤颜色,尿量、尿色。

(9)心理状况:有无紧张、焦虑等心理反应。

(10)家庭支持和经济状况。

(11)实验室检查:血常规、电解质、肝功能、肾功能。

(12)辅助检查:胸片、CT。

(13)用药的效果及不良反应。

**(三)护理问题/关键点**

舌、口及咽部烧灼疼痛;咳嗽;进行性呼吸困难;发绀;少尿;黄疸;恐惧。

**(四)护理措施**

(1)无心跳呼吸立即给予心肺脑复苏及进一步生命支持;有心跳呼吸,清除口鼻分泌物,保持呼吸道通畅;昏迷患者去枕平卧位,头偏向一侧,并给予持续心电监护、血压、氧饱和度监测。

(2)立即洗胃:患者来院后立即洗胃,洗胃时洗胃液体温度要适宜,适宜温度即可避免促进毒物吸收,又可避免因温度低而使患者发生寒战等不良反应,每次注入量以 200~300 mL 为宜,若大于 500 mL,会促进胃内容物进入肠道,影响洗胃效果。

(3)清除体内尚未吸收的毒物,在尽早洗胃的基础上,口服 20% 甘露醇导泻,口服活性炭吸附毒物。

(4)开通静脉通路,根据患者情况给予胃黏膜保护剂、保肝药物,给予抗氧化剂(维生素C)及抗生素等。尽早应用激素、抗自由基药物,尽早应用大剂量激素可预防肺纤维化的形成。激素应早期、足量、全程。

(5)密切观察病情变化:百草枯中毒后密切观察患者意识状态、瞳孔、心率、心律、血压、脉搏、呼吸、血氧饱和度等情况,发现异常及时报告医师,积极抢救。准确记录尿量,必要时留置尿管,观察尿液性状、颜色,有无肉眼血尿、茶色尿,有无少尿、无尿症状出现。观察呕吐物及大便颜色、性状及量,以判断有无消化道出血,还要防止呕吐物误吸入呼吸道引起窒息。特别注意有无肺损害现象,因百草枯对机体各个组织器官有严重损害,尤以肺损害为主。应密切观察呼吸的频率、节律,有无胸闷、咳嗽及进行性呼吸困难,有无呼吸道梗阻及咯血等。

(6)口腔护理:百草枯具有腐蚀性,口服 2～3 天可出现口腔黏膜、咽喉部糜烂溃疡,舌体、扁桃体肿大疼痛,黏膜脱落易继发感染。在护理过程中要特别注意保持口腔清洁,可用生理盐水及利多卡因溶液交替含漱,随时保持口腔清洁,减少因分泌物渗出引起的粘连、出血、感染。出现腹部疼痛、消化道出血,给予止血药物,并仔细观察大便的颜色、次数和量。

(7)呼吸道护理:由于肺是百草枯毒性作用的靶器官,进入人体的百草枯被组织细胞摄取后在肺内产生氧自由基,造成细胞膜脂质氧化,破坏细胞结构,引起细胞肿胀、变性、坏死,进而导致肺内出血、肺水肿、透明膜变性或纤维细胞增生。肺纤维化多在中毒后 5～9 天发生,2 周或 3 周达高峰。因此,应保持呼吸道通畅,鼓励患者深呼吸,用力咳嗽,积极进行肺功能锻炼,定期进行胸部 X 线检查,发现异常及时处理。

(8)肾功能的监测:百草枯中毒可造成肾小管急性坏死,导致不同程度的肾功能损害。百草枯中毒1～3 天即可出现肾功能损害,在中毒 12 小时,患者即可出现蛋白尿及血尿,甚至出现肾衰竭。尿量是反映肾功能情况最直接的指标,严格记录 24 小时尿量,观察尿量及有无尿频、尿急、尿痛等膀胱刺激症状;根据尿量调整输液量及输液速度,发现少尿或多尿,要及时报告医师,定期做生化、肾功能、尿常规化验。

(9)饮食护理:禁食期过后鼓励患者饮食,早期如牛奶、米汤等,逐渐加入鸡蛋、瘦肉等高蛋白、高维生素、高碳水化合物类食品,如因咽喉部疼痛不能进食时,可于进食前给予利多卡因稀释后含漱,以减轻疼痛,必要时给予鼻饲,以保证营养供给。

(10)基础护理:患者入院后立即脱去污染衣物并清洗皮肤,有呕吐者,随时更换衣服及床单,给患者创造一个整洁、舒适的环境;同时加强营养支持,按医嘱要求完成当日补液量及输入各种药物。

(11)心理护理:服药中毒后给患者造成的身心痛苦及预后的担忧使之产生焦虑、恐惧心理,护理人员应同情、理解患者,给患者讲解治疗措施对抢救生命的重要性,加强心理疏导、安慰。多给予劝导、鼓励,尽可能满足患者的合理要求,帮助患者渡过情绪的低谷,使其能积极配合治疗与护理。

**(五)护理评价**

(1)患者生命体征是否稳定。

(2)洗胃是否彻底。

(3)患者有无并发症发生。

**(六)健康教育**

(1)向患者和家属讲解此病的疗程,让患者和家属积极配合治疗。

(2)普及防毒知识,讲解口服百草枯的毒性和危害性。

(3)定期随访,了解患者的活动能力和生存质量。

## 三、有机磷农药中毒

有机磷杀虫药(OPI)仍是当今农业生产使用最多的农药,品种达百余种,广泛用于杀灭农作物害虫,对人畜均有毒性。大多呈油状或结晶状,通常在酸性环境中稳定,遇碱则易分解,色泽由淡黄至棕色,稍具挥发性且有蒜味。一般难溶于水,也不易溶于多种有机溶剂。但敌百虫例外,不仅溶于水,且在碱性溶液中变为毒性更大的敌敌畏。

**(一)病因和发病机制**

1.病因

(1)生产性中毒:在生产过程中发生泄漏、在产品出料和包装或在事故的抢修过程中,有机磷污染口罩、衣服或破损的手套等,被吸入或经皮肤吸收发生中毒。

(2)使用性中毒:在使用过程中发生的中毒主要是喷施有机磷时,操作不当致药液污染皮肤或被吸入而发生中毒;亦可因在配制过程中用手直接接触原液发生中毒。

(3)生活性中毒:日常生活中发生的中毒主要是由于误服、自服;亦可见于饮用被污染的水或食入被污染的食品;偶见于滥用有机磷治疗头虱等皮肤病者。

2.毒物的吸收和代谢

有机磷经胃肠道、呼吸道和肺、皮肤和黏膜吸收。吸收后迅速分布于全身各组织器官,在脂肪组织中储存。代谢主要在肝脏内进行,一般过程为先氧化后水解,氧化后的产物毒性大多增强,水解后则多被解毒,如对硫磷经肝细胞微粒体的氧化酶系统氧化为对氧磷后,对胆碱酯酶的抑制能力增加 300 倍,然后经水解降低毒性。有机磷排泄较快,一般吸收后 6～12 小时血浓度达高峰,经肾由尿排出,48 小时完全排出体外,体内无蓄积。

3.发病机制

有机磷在机体内通过抑制很多酶的活性而发生毒性作用,但主要是通过亲电子性的磷与胆碱酯酶结合,形成磷酰化胆碱酯酶,抑制 ChE 活性,特别是乙酰胆碱酯酶(AChE)的活性,使 AChE 失去分解乙酰胆碱的能力,乙酰胆碱在生理效应部位积蓄,产生一系列胆碱能神经过度兴奋的表现。

**(二)临床表现**

1.胆碱能危象

有机磷中毒的潜伏期视毒物的品种、摄入途径和吸收剂量而异,口服中毒最短,可在 10 分钟左右发病;经皮肤和呼吸道摄入者较长,一般 2～6 小时。

(1)毒蕈碱样症状:毒蕈碱样症状是因 M-受体兴奋性增高引起的平滑肌痉挛和腺体分泌增加,类似于毒蕈碱中毒。表现为恶心、呕吐、腹痛、腹泻、大小便失禁、多汗、流涎、瞳孔缩小、心率减慢、支气管痉挛和分泌物增多等,严重者出现肺水肿。

(2)烟碱样症状:烟碱样症状是因 N-受体兴奋性增高引起的横纹肌过度兴奋,类似烟碱中毒。表现为包括面、眼睑、舌在内的全身横纹肌肌张力增强、肌纤维震颤、肌束颤动,甚至全身抽搐。而后发生肌力减退和瘫痪,甚至呼吸肌麻痹致呼吸衰竭死亡。

(3)中枢神经系统症状:主要是因中枢神经系统乙酰胆碱蓄积导致中枢神经系统功能紊乱。表现有头晕、头痛、软弱无力、共济失调、意识模糊甚至昏迷等。有机磷中毒的病情分级以临床表现为主。①轻度中毒:出现轻度中枢神经系统和毒蕈碱样症状。②中度中毒:除有轻度中毒表现外,伴有肌颤、大汗淋漓。③重度中毒:有昏迷、抽搐、肺水肿、呼吸肌麻痹等发生者。

2.局部损害

敌敌畏、敌百虫、对硫磷、内吸磷等接触皮肤可引起过敏性皮炎,并可出现水疱和剥脱性皮炎。有机磷滴入眼部可引起结膜充血和瞳孔缩小。

3.中间肌无力综合征

因发生在胆碱能危象控制之后,迟发性神经病变发生之前而命名,多发生在急性中毒后24～96小时,发生率在7％左右。表现为在神志清醒的情况下出现颈、上肢和呼吸肌麻痹,可有眼睑下垂、面瘫、声音嘶哑等脑神经受累的表现。常迅速发展为呼吸衰竭致死。

4.迟发性周围神经病变

少数患者在胆碱能危象控制后2～4周,出现肢体麻木、刺痛、对称性手套或袜套样感觉异常,伴肢体萎缩无力,重者出现轻瘫或全瘫,一般下肢重于上肢。多在6～12个月恢复。

**(三)辅助检查**

全血ChE活力测定是诊断有机磷中毒的特异性指标,对病情判断、疗效判断和预后估计均有重要价值。以正常人全血ChE活力值作为100％,全血ChE活力值在70％～50％为轻度中毒;50％～30％为中度中毒;30％以下为重度中毒。但此酶的活力下降程度并不与病情轻重完全平行,对有机磷中毒的分级应以临床表现为主,全血ChE的活力测定作为参考。

**(四)诊断和鉴别诊断**

1.诊断

根据接触史,临床典型表现如呼出气中有蒜味、大汗淋漓、肌纤维颤动、瞳孔针尖样缩小等,一般即可做出诊断。如测定全血ChE活力降低,更可确诊。

2.鉴别诊断

有机磷中毒需与拟除虫菊类及杀虫脒等其他的常用农药中毒相鉴别,除有机磷外,其他常用的农药中毒呼出气和口腔中无蒜味、全血ChE活力正常等可鉴别。其他如中暑、急性胃肠炎、脑炎等疾病,与有机磷中毒鉴别一般不困难。

**(五)治疗**

1.迅速清除毒物

在生产和使用中发生的中毒要立即离开现场,脱去污染的衣服,用肥皂水或清水彻底清洗污染的皮肤、毛发和指甲,注意不要用温水或酒精擦洗,以免促进毒物的吸收。眼内被污染者要用清水冲洗干净。口服中毒者用清水、2％碳酸氢钠溶液(敌百虫中毒禁用)或1∶5 000高锰酸钾溶液(对硫磷禁用)反复洗胃,直至洗清为止,然后再用硫酸钠20～40 g溶于20 mL水中一次口服导泻,亦可用甘露醇或硫酸镁导泻。

2.促进已吸收毒物的排出

在积极补充液体和电解质的同时,使用利尿剂(如呋塞米)以促进有机磷的排泄。血液净化技术在治疗重度有机磷中毒中具有显著疗效。可选用血液灌流加血液透析,早期反复应用可有效清除血液中和蓄积于组织内释放入血的有机磷,提高治愈率。

3.特效解毒药的应用

(1)抗胆碱药:即阿托品和莨菪碱类药,能与胆碱争夺胆碱能受体,有效阻断毒蕈碱作用和解除呼吸中枢抑制,但对烟碱样症状无效。阿托品的用法见表2-1,用药至毒蕈碱样症状缓解,或临床出现瞳孔较前明显扩大、皮肤干燥、颜面潮红、心率加快等"阿托品化"时,再逐渐延长用药间隔时间或减少用药剂量,直至停药;若用药过程中出现瞳孔扩大、神志模糊、烦躁不安、抽搐、昏迷等,则提示阿托品中毒,应停用。山莨菪碱在解除平滑肌痉挛、减少分泌物等方面优于阿托品且无大脑兴奋作用,推荐使用。

(2)胆碱酯酶复活剂:即肟类化合物,能使被抑制的ChE恢复活性,对减轻或消除烟碱样作用较为明显,但不能使老化的 ChE 恢复活性。中毒 24 小时后,磷酰化的 ChE 老化率达 97%,故宜早用;已复活的 ChE 可被组织释放的有机磷再次抑制,故宜重复使用。常用的 ChE 复活剂有氯解磷定(PAM-Cl)、碘解磷定(PAM-I)及解磷注射液等,用法见表 2-1。

表 2-1　有机磷杀虫剂中毒解毒剂的用法

| 药名 | 轻度中毒 | 中度中毒 | 重度中毒 |
|---|---|---|---|
| 阿托品 | 1.0～2.0 mg 肌内注射,必要时 1～2 小时后重复 1 次 | 2.0～4.0 mg 肌内注射或静脉注射,10～20 分钟重复 1 次 | 5～10 mg 肌内注射或静脉注射,以后每 5～10 分钟 3～5 mg |
| PAM-Cl | 0.25～0.5 g 肌内注射必要时 2 小时后重复 1 次 | 0.5～0.75 g 肌内注射或静脉注射,1～2 小时后重复 1 次,以后每 2 小时重复 1 次 | 0.75～1.0 g 肌内注射或静脉滴注,0.5 小时可重复 1 次,以后每 2 小时重复 1 次 |
| PAM-I | 0.5 g 缓慢静脉注射,必要时 2 小时重复 1 次 | 0.5～1.0 g 缓慢静脉注射,1～2 小时后重复或静脉滴注维持 | 1.0～2.0 g 缓慢静脉注射,0.5 小时后可重复 1 次,以后 0.5 s/h 静脉注射或静脉滴注 |
| 解磷注射液 | 0.5～1 支肌内注射 | 1～2 支肌内注射或静脉注射,1 小时后重复 1 次 | 2～3 支肌内注射或静脉注射,1 小时后重复 1～2 支 |

4.对症治疗

有机磷中毒的主要死亡原因是肺水肿、呼吸肌麻痹、呼吸中枢衰竭、脑水肿等。对症治疗应以维持心肺功能为重点,保持呼吸道通畅,做好心电监护,一旦出现呼吸衰竭,应予以辅助呼吸,直至自主呼吸稳定;脑水肿者,及时应用脱水剂和糖皮质激素。对重度中毒者,症状消失后至少要观察 3～7 天。

**(六)护理要点**

1.一般护理

(1)立即脱去患者污染的衣服并保存。

(2)大量清水或肥皂水冲洗污染皮肤,特别注意毛发、指甲部位。禁用热水或酒精擦洗。腿部污染可用 2% 碳酸氢钠溶液、生理盐水或清水连续冲洗。

(3)口服中毒者要立即用清水、2% 碳酸氢钠(敌百虫忌用)或 1∶5 000 高锰酸钾(硫酸忌用)反复洗胃,直至清洗后无大蒜气味为止。

(4)患者躁动不安,精神运动兴奋时,要及时安好床栏,或用束带等安全保护措施。患者尿失禁时,应留置导尿管,按时排放尿液,冲洗膀胱,以防止尿路感染。

(5)对大小便失禁者,要及时更换污染物,保持患者清洁和床铺清洁干燥。

(6)为患者及时更换体位,按时翻身,按摩受压部位。

(7)及时为患者清除呼吸道分泌物,防止患者发生误吸。

(8)患者情绪稳定后,选择适当时机讲解有机磷类农药的作用,鼓励患者树立信心,认识再发生的危害性,使患者提高自身认识。

2.病情观察与护理

(1)密切观察呼吸情况,及时纠正缺氧。有机磷中毒所致呼吸困难较常见,在抢救过程中应严密观察呼吸情况,若发现痰量增多,应及时吸痰。若发现辅助呼吸肌收缩、呼吸不规则、呼吸表浅等呼吸衰竭先兆征象;患者出现咳嗽、胸闷、咳大量泡沫样痰时,提示有急性肺水肿。均应立即报告医师并按医嘱做好抢救准备,协助医师进行气管内插管或气管切开,用正压人工辅助呼吸,有条件的可选用同步压力控制型呼吸器维持有效呼吸。使用呼吸器进行人工辅助呼吸时,必须有专人在床旁监护,以保持高流量氧气吸入,纠正缺氧。

(2)注意观察血压变化,中毒早期,患者血压多有升高;而到中毒晚期血压则下降,甚至发生休克。恢复期患者血压升高是反跳的先兆。重度中毒患者血压下降是危险征象。因此,应密切观察血压的变化,发现异常应通知医师,并按医嘱采取相应的措施。

(3)注意观察有无喷射样呕吐、头痛、惊厥、抽搐等脑水肿征象,发现后及时报告医师,并按医嘱用20%甘露醇液200～400 mL快速静脉滴注或呋塞米40～60 mg溶于25%葡萄糖液中静脉推注。必要时可重复使用。

(4)注意观察瞳孔变化,多数患者中毒后即出现意识障碍,瞳孔缩小为其特征之一。因此,应注意如瞳孔扩大表示阿托品用量已足,瞳孔再度缩小是病情反复的征象,应通知医师并按医嘱采取治疗措施。

(5)及时测量体温,注意观察体温变化。有机磷农药中毒患者,由于中毒后肌肉震颤和强力收缩而致产热增加,大量使用阿托品可引起散热障碍及可能继发感染,体温升高是常见的。当体温高达38.5 ℃以上时,应给予物理降温,同时应检查瞳孔、肺部啰音、皮肤、神志等变化,以了解是否阿托品化。若已阿托品化,则应报告医师按医嘱减少阿托品用量。若有感染征象,则应按医嘱给予抗感染治疗。

(6)应注意观察有无尿潴留,若有尿潴留则需安置保留导尿管,到患者清醒后即刻拔除。注意呕吐物、粪便的性质和量,必要时留取标本,若发现有出血征象,应报告医师并按医嘱采取相应措施。若出现昏迷,则应按昏迷患者进行护理。

(7)要注意观察药物不良反应及"反跳"现象,使用阿托品过程中应及时、准确记录,用药时间、剂量及效果。严格交接班,严密观察有机磷反跳现象,及时处理。

(8)详细记录出入量,对频繁呕吐或腹泻引起脱水及电解质紊乱者,应及时送验血标本,按医嘱给予补液,严重者应做好输血准备。

(9)对恢复期患者的护理绝对不能放松,尤其是病情观察更应细致。如发现流涎增多、胸闷、冷汗、呼吸困难、瞳孔缩小等"反跳"的早期征象,应立即通知医师并做好抢救准备。对易发生反跳的乐果、氧化乐果、久效磷、敌敌畏等农药中毒的恢复期护理,不能少于7天。最近有人认为恢复期观察应以流涎情况为重点,这可避免有的患者瞳孔变化不准确和正常出汗误诊为反跳的弊端。

3.对症护理

除按中毒的一般护理外,还需针对以下临床表现进行护理。

(1)急性有机磷中毒一旦发生呼吸肌麻痹,多在较短时间内发生呼吸停止,故依病情在继续解毒治疗的基础上,早期气管插管或气管切开,给予呼吸机辅助通气,有助于改善患者的预后。机械通气后应加强呼吸道管理,防止痰栓窒息,定时监测血气分析,保证呼吸机正常运转。加强气道湿化,补充足够的血容量,及时吸痰,按时翻身、拍背,以助排痰。

(2)重度中毒患者会出现休克、脑水肿,甚至心搏骤停,应连接生命体征监护仪密切观察,如有异常及时通知医师作相应处理。

(3)达到阿托品化后患者表现为烦躁、谵语,应加强保护措施,专人看护,固定好各管道,保证其通畅,防止滑脱,禁止用力约束患者的肢体,以免造成骨折。

**（七）健康教育**

（1）普及预防有机磷农药中毒的有关知识，向生产者、使用者特别是农民要广泛宣传各类有机磷农药都可通过皮肤、呼吸道、胃肠道吸收体内，进入体内可致中毒。喷洒农药时应遵守操作规程，加强个人防护，穿长袖衣裤及鞋袜，戴口罩、帽子及手套，下工后用碱水或肥皂洗净手和脸，方能进食、抽烟，污染衣物及时洗净。农药盛具要专用，严禁装食品、牲口饲料等。

生产和加工有机磷化合物的工厂，生产设备应密闭化，并经常进行检修，防止外溢有机磷化合物。工人应定期体检，测定血胆碱酯酶活力，慢性中毒者，全血胆碱酯酶活力尚在60%以下，不宜恢复工作。

（2）患者出院时应向家属交代，患者需要在家休息2～3周，按时服药不可单独外出，以防发生迟发性神经症。急性中毒除个别出现迟发性神经症外，一般无后遗症。

（3）因自杀致中毒者出院时，患者应学会如何应对应激原的方法，争取社会支持。

## 四、急性酒精中毒

急性酒精中毒是由于服用过量的乙醇或酒类饮料引起的中枢神经系统兴奋及抑制状态。绝大多数乙醇在胃、十二指肠和空肠的第一段吸收，十二指肠和空肠为最主要的吸收部位。乙醇进入空胃，通常30～90分钟能完全被吸收入血。乙醇吸收入血后迅速分布于全身各组织和体液，并通过血-脑屏障进入大脑。进入体内的乙醇90%以上都是经肝氧化脱氢分解，最终变成二氧化碳和水。肝代谢主要是依靠肝内的乙醇代谢酶，不同个体酶的水平及活性不同。

**（一）中毒机制**

乙醇的主要毒理作用是抑制中枢神经系统。首先从大脑皮质开始，选择性抑制网状结构上行激动系统，使较低功能失去控制，而呈现一时性兴奋状态，在短时间内自我控制能力减退；然后，皮质下中枢、脊髓和小脑功能受到抑制，出现共济失调等运动障碍，分辨力、记忆力、洞察力、注意力减退甚至消失，视觉、语言、判断力失常；最后抑制延髓血管运动中枢和呼吸中枢，呼吸中枢麻痹是重度酒精中毒者死亡的主要原因。

**（二）护理评估**

1.病史

有大量饮酒或摄入含乙醇的饮料史。

2.临床表现

与乙醇的浓度、饮酒量、饮酒速度和是否空腹有关。急性中毒的主要症状和体征是中枢神经系统抑制、循环系统和呼吸系统功能紊乱。临床大致可分为以下3期。

（1）兴奋期：血乙醇含量在200～990 mg/L，患者出现眩晕和欣快，易感情用事，说话滔滔不绝，言辞动作常粗鲁无理、喜怒无常，不承认自己饮酒过量，自制力很差，有时则寂静入睡。

（2）共济失调期：血乙醇含量达1 000～2 999 mg/L。患者动作笨拙、步态不稳、言语含糊不清、语无伦次，似精神错落。

（3）昏迷期：血乙醇含量达3 000 mg/L以上。患者由兴奋转为抑制，常昏睡不醒、呼吸慢并带鼾声、体温偏低、面色苍白、皮肤发绀、口唇微紫、脉搏细速，常呈休克状态，瞳孔正常或散大，严重者昏迷、抽搐和大小便失禁，最后发生呼吸麻痹致死。

3.辅助检查

（1）乙醇检测：呼气中乙醇浓度与血清乙醇浓度相当。

(2)动脉血气分析:可有轻度代谢性酸中毒。

(3)血清电解质检测:可见低钾血症、低镁血症、低钙血症。

(4)血清葡萄糖检测:可有低血糖症。

(5)心电图检查:可见心律失常和心肌损害。

**(三)病情诊断**

根据患者大量饮酒或摄入含乙醇的饮料史,临床表现为急性中毒的中枢神经抑制症状、呼气中有酒味,参考实验室检查,可作出急性酒精中毒的诊断。

**(四)急救护理**

1.紧急救护

(1)清除毒物:轻度醉酒一般不需作驱毒处理。饮酒量过大者,如神志尚清可予以催吐,但应严防误吸;如神志已模糊者应考虑洗胃。对来诊时已处于严重状态者,应早期进行血液透析治疗。

(2)解除中枢抑制作用:可用内啡肽拮抗药纳洛酮0.4~0.8 mg,静脉注射,可每半小时左右重复注射,多数患者数次应用后可清醒。同时可用10%高渗葡萄糖液500 mL加胰岛素8~16 U静脉滴注,加维生素C、B族维生素,促进乙醇氧化。

2.一般护理

(1)卧床休息:采取侧卧位,以防呕吐致窒息和吸入性肺炎,同时要注意保暖。

(2)加强病情观察:如患者出现昏迷、呼吸慢而不规则、脉搏细弱、皮肤湿冷、大小便失禁、抽搐等异常情况,要及时进行处理。

(3)加强饮食指导:鼓励多饮水,绿豆汤、西瓜汁等都有较好的解酒作用,也可给予浓茶醒酒。

(4)加强药物应用的护理:注意观察用药效果,如吗啡、氯丙嗪等中枢抑制剂,同时做好液体出入量记录。

(5)对症治疗:保持呼吸道通畅、给氧;呼吸中枢抑制时,及时插管,机械辅助呼吸,慎用呼吸兴奋剂;及时解痉镇静,发生抽搐可用地西泮5~10 mg肌内注射或静脉注射,忌用巴比妥类;防止脑水肿、水电解质紊乱和酸碱平衡失调;纠正低血糖;注意防治呼吸道感染和吸入性肺炎。

(6)生活指导:加强酒精中毒引起不良后果的宣传,倡导适量饮酒,严禁嗜酒的生活习惯。

(7)健康指导:加强宣传和教育,尤其是注意防止意外伤害及意外事故的发生。①意外伤害,如醉酒后可因落水、高坠、吸入呕吐物窒息而死;若冬季昏睡倒在室外,则易被冻伤甚至冻死,应予预防并避免。②意外事故,如酒后驾车肇事、打架斗殴、伤人毁物、工伤事故及其他暴力犯罪等,而且必须承担相关法律责任,应予以预防并及时制止。

**五、强酸、强碱中毒**

**(一)疾病概述**

1.病因与发病机制

强酸、强碱为腐蚀性化学物。强酸主要指硫酸、硝酸及盐酸等。急性中毒多为经口误服或意外吸入,皮肤接触或被溅洒,引起局部腐蚀性烧伤,组织蛋白凝固和全身症状。强碱是指氢氧化钠、氢氧化钾、氧化钠和氧化钾等。急性中毒多为误服或意外接触,引起局部组织碱烧伤,与组织蛋白结合形成碱性蛋白盐,使脂肪组织皂化出现全身症状。

2.临床表现

口服中毒者发生口咽、喉头、食管及胃黏膜烧伤,从而出现剧烈灼痛,呕吐血性内容物,并可出现喉头水肿、痉挛、吞咽困难,严重者出现胃穿孔。幸存患者可遗留食管及胃部瘢痕收缩引起的狭窄等。吸入中毒者出现呛咳、咳痰、喉及支气管痉挛,呼吸困难、肺炎及肺水肿等。

3.救治原则

(1)对强酸口服中毒者立即服用氢氧化铝凝胶或7.5%氢氧化镁混悬液,并可服用生蛋清或牛奶,同时加服植物油,严禁洗胃、催吐。对强碱口服中毒者立即用食醋、3%～5%醋酸或5%稀盐酸,大量橘汁或柠檬汁等中和,同时禁用催吐与洗胃。

(2)对强酸吸入中毒者,用2%碳酸氢钠溶液雾化吸入,大量肾上腺皮质激素预防肺水肿,抗生素预防感染。

(3)皮肤接触首先脱掉污染衣物,用大量清水冲洗,对强酸者可用2%碳酸氢钠溶液反复冲洗;对强碱者用2%醋酸溶液湿敷。皮肤损伤时,按烧伤处理。

**(二)护理评估**

1.病史

有强酸强碱类毒物接触史或误服史。

2.症状及体征

皮肤接触强酸强碱类毒物后即发生灼伤、腐蚀、坏死和溃疡形成。严重碱灼伤可引起体液丢失而发生休克。眼部接触强酸强碱类烟雾或蒸气后,可发生眼睑水肿、结膜炎症和水肿、角膜混浊甚至穿孔,严重时可发生全眼炎以致失明。口服强酸强碱后患者口、咽、喉头、食管、胃均有剧烈灼痛,腐蚀性炎症,严重者可发生穿孔。强酸强碱烟雾吸入后,患者发生呛咳、胸闷、呼吸加快。如短时间内吸入高浓度烟雾,可引起肺水肿和喉头痉挛,可迅速因呼吸困难和窒息而死亡。

3.心理-社会评估

尤其对于自杀者应评估自杀原因。

**(三)护理诊断**

1.有窒息的危险

窒息与吸入中毒引起的肺水肿和喉头痉挛有关。

2.有休克的危险

休克与患者碱灼伤引起的体液大量丢失有关。

3.绝望

绝望与导致患者自杀的诱因有关。

4.有感染的危险

感染与患者皮肤灼伤后屏障破坏有关。

5.有再次自杀的危险

再次自杀与导致患者自杀的诱因未解除有关。

**(四)护理目标**

(1)患者未发生窒息或发生窒息能被及时发现并得到妥善处理。

(2)患者发生休克的临床指标得到重点监测,液体补充及时有效。

(3)患者愿意表达内心的感受,再次自杀的危险性减小。

(4)患者未发生感染。

**(五)护理措施**

(1)对强酸、强碱类毒物中毒的患者,清洗毒物时首先以清水为宜,并要求冲洗时间稍长,然后选用合适的中和剂继续冲洗。强酸中毒可用 2%～5% 碳酸氢钠、1% 氨水、肥皂水、石灰水等中和;强碱中毒用 1% 醋酸、3% 硼酸、5% 氯化钠、10% 枸橼酸钠等中和。

(2)口服强酸、强碱的患者禁止洗胃,可给予胃黏膜保护剂缓慢注入胃内,注意用力不要过大,速度不要过快,防止造成穿孔。

(3)严密观察生命体征的变化,准确记录出入液量,谨防休克的发生。

(4)保持呼吸道畅通,防止窒息的发生。

(5)耐心听取患者的诉说,在患者需要时陪伴患者,充分利用患者的社会及家庭支持系统。

**(六)护理评价**

(1)患者是否发生窒息或发生窒息能否被及时发现并得到妥善处理。

(2)患者发生休克的临床指标是否得到重点监测,液体补充是否及时有效。

(3)患者是否愿意表达内心的感受,再次自杀的危险性是否减小。

(4)患者是否发生感染。

(杨 清)

# 第二节 理化因素所致疾病

## 一、中暑

中暑,广义上它类似于热病,泛指高温高湿环境对人体的损伤。按严重程度递增顺序可细分为热昏厥、热痉挛、热衰竭和热射病(heat stroke,也就是狭义的中暑概念)。其他还有先兆中暑、轻症中暑等概念,因较含糊或与许多夏季感染性疾病的早期表现难以鉴别,仅用热昏厥、热痉挛、热衰竭和热射病等诊断已可描述各种中暑类型,故本节不做介绍。

民间喜欢将暑天发生的大部分疾病往中暑上套,事实上很多仅为病毒或细菌感染的早期表现(如感冒、胃肠炎等),需注意鉴别。同时民间还盛传中暑不能静脉补液的谬论,需注意与患者沟通解释。

**(一)病因与发病机制**

下丘脑通过调节渴感、肌张力、血管张力、汗腺来平衡产热与散热。

1.散热受限

散热机制有三种:出汗、传导对流、辐射。辐射为通过红外线散射,正常时占散热的 65%,其与传导对流方式相比优点在于基本不耗能,但在高温环境下失效。而出汗在正常时占散热的 20%,在高温环境下则成为主要散热方式,但需消耗水、电解质与能量,并在高湿环境性能下降,100% 相对湿度时完全失效。

(1)环境因素:高温、高湿环境,如日晒、锅炉房、厚重、不透气的衣物。一般温度大于 32 ℃ 或相对湿度大于 70% 就有可能发生。

(2)自身体温调节功能下降:①自身出汗功能下降。肥胖、皮肤病如痂皮过厚、汗腺缺乏、皮肤血供不足、脱水、低血压、心脏病导致的心排血量下降,如充血性心力衰竭导致皮肤水肿散热不良及老年人或体弱者等。②抑制出汗。酗酒、抗胆碱能药如阿托品等、抗精神病药物、三环抗抑

33

郁药、抗组胺药、单胺氧化酶抑制剂、缩血管药和 β 受体阻滞剂等。③脱水。饮水不足、利尿剂、泻药等。④电解质补充不足。

2.产热过多

强体力活动时多见于青壮年或健康人,或药物如苯环利定、麦角酸二乙酰胺、苯异丙胺、可卡因、麻黄素类和碳酸锂等的使用。

3.脱水、电解质紊乱

中暑时因大量出汗、呼吸道水分蒸发和摄入水分不足造成大量失水,同时电解质丢失。但是往往丢水大于丢钠造成高渗性脱水。不同类型的脱水之间也可相互转化,如若伤员单纯补充饮用淡水会导致低渗性脱水。

(二)不同的中暑类型

1.热昏厥

脑血供不足:皮肤血管扩张及血容量不足导致突然低血压,脑及全身血供不足而意识丧失,多为体力活动后。此时皮肤湿冷,脉弱。收缩压低于 13.3 kPa(100 mmHg)。

2.热痉挛

低钠血症:为大量出汗而脱水、电解质损失,血液浓缩,然后单纯饮淡水导致稀释性低钠血症,引起骨骼肌缓慢的、痛性痉挛、颤搐,一般持续 1～3 分钟。由于体温调节、口渴机制正常,此时血容量尚未明显不足,生命体征一般尚稳定,如体温多正常或稍升高,皮肤多湿冷。

3.热衰竭

脱水、电解质缺乏:脱水、电解质缺乏造成发热、头晕、恶心、头痛、极度乏力,但体温调节系统尚能工作,治疗不及时会转变为热射病。与热射病在表现上的主要区别在于没有严重的中枢神经系统紊乱。此时口渴明显,肛温＞37.8 ℃,皮肤湿,大量出汗,脉细速,可有轻度的中枢神经症状(头痛、乏力、焦虑、感觉错乱、歇斯底里)及高通气(为了排出热量)而导致呼吸性碱中毒。其他症状还有恶心、呕吐、头晕、眼花、低血压等及热晕厥及热痉挛的症状。治疗关键是补液。

4.热射病

体温调节功能失调:为在热衰竭基础上再进一步发展,体温调节功能失调而引起的高热及中枢神经系统症状在内的一系列症状体征,在热衰竭的症状基础上会有典型的热射病三联征:超高热,标志性特点,肛温＞41 ℃。意识改变是标志性特点,神志恍惚并继发突发的癫痫、谵妄或昏迷;无汗,在早期可能有汗,但很快会进展到无汗。除以上 3 点外还有以下表现:血压先升后降,高通气导致呼吸性碱中毒,伴随心、肝、凝血、肾等损伤。热射病可分为两型:经典型以上症状在数天时间内慢慢递增,多见于湿热环境或老年、慢性病伤员,此型无汗;劳累型以上症状可迅速发生,多为青壮年,伴有体力活动,但可能还会继续出汗。治疗关键是降温补液并处理并发症。

(三)现场评估与救护

1.病史、查体

了解发病原因:①环境包括环境温度与湿度、通风情况、持续时间、动作强度、身体状况及个体适应力等。②症状如口干、乏力、恶心、呕吐、头晕、眼花、神志恍惚等。③测量生命体征,如肛温、脉搏和血压等。

2.评估体温

接诊可能为中暑的伤员后首先评估体温,如体温是否39 ℃以上。

若否,并考虑可能为热晕厥时。通过平卧位、降温、补充水分(肠内,必要时静脉)可恢复,必要时需观察监护以发现某些潜在的疾病。

体位治疗:平卧位,可将腿抬高,保证脑血供。

若否,并考虑可能为热痉挛时。通过阴凉处休息、补充含电解质及糖分的饮料可恢复,在恢复工作前一般需休息1～3天并持续补充含钠饮料直到症状完全缓解。同时可通过被动伸展运动、冰敷或按摩来缓解痉挛。

口服补液方法:神志清时,饮用冷的含电解质及糖分的饮料(稀释的果汁、牛奶、市场上卖的运动饮料或稀盐汤等)来补充。

若是,则可能为热衰竭或热射病。

3.评估意识状态

若意识改变,可能为热射病,否则为热衰竭。

若为热衰竭,马上开始静脉补液。

补液方法:严重时需要静脉输液来补充等张盐水,0.9%生理盐水、5%葡萄糖或林格液均可。2～4小时可补充1 000～2 000 mL液体;并根据病情判断脱水的类型,判断后续补液种类。严重的低钠血症可静脉滴注最高3%的高张盐水。有横纹肌溶解风险时可加用甘露醇或碱化尿液,监测出入量,留置导尿管,维持尿量50 mL/h以上,来预防肾衰竭。神志清时也可口服补液。

若为热射病,在气道管理、维持呼吸。维持循环的基础上马上降温到39 ℃(蒸发降温),处理并发症。

评估气道、保持呼吸道通畅,维持呼吸:注意气道的开放,必要时气管插管;置鼻胃管,可用于神志不清时补液及预防误吸。给氧,高流量给氧如100%氧气吸入直到体温降到39 ℃。

降温方法:脱离湿热环境,防止病情加重。置于凉快、通风的地点(室内、树荫下);松开去除衣物,尽量多的暴露皮肤。①蒸发法降温:用冷水(15 ℃)喷到全身,并用大风量风扇对着伤员吹。其他方法还有腋窝、颈部、腹股沟、腘窝等浅表动脉处放置降温物品如冰袋等,以及冷水洗胃或灌肠,但效果不及蒸发法。有条件的使用降温毯。必要时可将身体下巴以下或仅四肢浸入冷水,直到体温降到39 ℃就停止浸泡,这对降温非常有效,但很可能会导致低血压及寒战,甚至可考虑使用肌松药来辅助降温。②寒战的控制:氯丙嗪25～50 mg静脉注射或静脉滴注,或地西泮5～10 mg静脉注射,减少产热,注意血压呼吸监护。目标是迅速(1小时内)控制体温。

非甾体抗炎药应禁用(如阿司匹林、吲哚美辛、对乙酰氨基酚等),因中暑时NSIAD类药已无法通过控制体温调节中枢来达到降温效果,反而会延误其他有效治疗措施的使用。但可考虑使用糖皮质激素。

补液方法:参见热衰竭。但在神志障碍时口服补液要慎用,防止误吸。

**(四)进一步评估与救护**

1.辅助检查

辅助检查主要用来了解电解质及评估脏器损伤。血电解质(热痉挛:低钠;热射病:高钠、低钠、低钾、低钙、低磷均可能)、肾功能(肌酐、尿素氮升高,高尿酸)、血气分析(呼碱、代酸、乳酸酸中毒)、尿常规(比重)、血常规(白细胞计数增多,血小板计数减少)、心肌酶学、转氨酶、出凝血时间(PT延长,DIC)、心电图(心肌缺血,ST-T改变),必要时血培养。评估肾衰竭、心力衰竭、呼吸窘迫、低血压、血液浓缩、电解质平衡、凝血异常的可能。

2.评估脱水的类型

根据病情判断是等渗、高渗还是低渗性脱水。中暑时多为高渗性脱水,但若伤员单纯饮用淡水会导致低渗性脱水。

3.鉴别是否为药物或其他疾病引起

比如恶性综合征,如抗精神病药物引起的高烧、强直及昏迷;恶性高热,如麻醉药引起;血清素综合征,如选择性5羟色胺再吸收抑制剂与单胺氧化酶抑制剂合用引起;抗胆碱能药、三环抗抑郁药、抗组胺药、吸毒、甲亢毒症、持续长时间的癫痫、感染性疾病引起的发热。

4.注意病情进展

热衰竭伤员体温进一步升高并出汗,停止时会转为热射病。

5.各种并发症的处理

呼吸衰竭如低氧、气道阻力增加时若考虑 ARDS,需呼吸机 PEEP 模式支持人工呼吸。监测血容量及心源性休克的可能,血流动力学监测如必要时漂浮导管测肺动脉楔压、中心静脉压等、低血压、心力衰竭时补液、使用血管活性药物如多巴酚丁胺。持续的昏迷癫痫需进一步查头颅 CT、腰穿、气管插管、呼吸机支持。凝血异常如紫癜、鼻出血、呕血或 DIC 等,监测出凝血血小板等,考虑输注血小板及凝血因子,若考虑 DIC 早期给予肝素。少尿、无尿、肌酐升高、肌红蛋白尿等肾衰竭表现。补液维持足够尿量,必要时透析治疗。

若在急性期得到恰当及时治疗,没有意识障碍或血清酶学升高的伤员多数能在 1～2 天恢复。

**(五)健康教育**

最重要的是预防。教育公众,中暑是可预防的。避免长时间暴露于湿热环境,使用遮阳设备,多休息。在进入湿热环境前及期间多饮含电解质及糖分的冷饮如稀释的果汁、市场上卖的运动饮料或 1‰稀盐汤、非碳酸饮料来补充水分电解质。特别是告知一些老年人不要过分限制食盐摄入。避免含咖啡因的饮料,因其会兴奋导致产热增多。教育高危人群:体力劳动者、运动员、老年、幼儿、孕妇、肥胖、糖尿病、酗酒、心脏病等及使用吩噻嗪类、抗胆碱能类等药时的人都是高危人群,不要穿厚重紧身衣物,认识中暑的早期症状体征。告知中暑伤员,曾经中暑过,以后也容易中暑,如对热过敏,起码 4 周内避免再暴露。暑天有条件的使用空调降温。在暑天不能把儿童单独留在车内。

## 二、电击伤

**(一)疾病概论**

当超过一定极量的电流或电能量(静电)通过人体引起组织不同程度损伤或器官功能障碍时,称为电击伤,俗称触电。电流通过中枢神经系统和心脏时,可引起心室颤动或心搏骤停、呼吸抑制,甚至造成死亡(或假死);电流局限于某一肢体时,可造成该肢体致残。

1.病因

电击的常见原因是人体直接接触电源,或在高压电和超高压电场中,电流或静电电荷经空气或其他介质电击人体。电击引起的致伤原因主要为以下几点。

(1)主观因素:不懂用电常识,违章进行用电操作,如在电线上挂晒衣物、违规布线、带电操作等。

(2)客观因素:工作环境差或没有采取必要的安全保护措施。常见的电击多为 110～220 V 交流电所致。如电器漏电、抢救触电者时抢救者用手去拉触电者等;各种灾害,如火灾、水灾、地震、暴风雨等造成电线断裂或高压电源故障,引起电击或雷电引起电击。

2.发病机制

人体本身也有生物电,当外界电流通过人体时,人体便成为电路中导体的一部分。电击对人体的影响取决于电流的性质和频率、强度、电压、接触的部位、接触的时间、接触部位的电阻及通过人体的途径等。

(1)电流的性质和频率:电流分为交流电和直流电,人体对两种电流的耐受程度不同,通常情况下,对人体而言交流电比直流电危险,交流电低频对心脏的损害极强。

(2)电流的强度:电流的强度越大,对人体组织受到的损伤就越大。一般认为 2 mA 以下的电流仅产生轻微的麻木感;50 mA 以上的电流,如通过心脏可引起心室颤动或心搏骤停,还可引起呼吸肌痉挛而致呼吸停止;100 mA 以上的电流通过脑部,可造成意识丧失。

(3)电压的高低:高压电较低压电危险性更大。<36 V 的电压称为安全电压,目前大多家用及工业用电器设备电压≥220 V,如通过心脏能引起心室颤动;1 000 V 以上高压电击时,可以造成呼吸肌麻痹、呼吸停止、心搏骤停。高压电还可引起严重烧伤。

(4)电阻大小:人体可看作为由各种电阻不同的组织组成的导体,电阻越小,通过的电流越大。人体组织电阻由大到小依次为:骨骼、皮肤、脂肪、肌肉、血管和神经。当电流通过血管、神经、肌肉,则造成严重危害。

(5)电流通过的途径与时间:如电流流经心脏,则可引起心室颤动,甚至心搏骤停;如果电流经头部流至足底,多为致命电损伤。

3.临床表现

(1)全身症状:轻度触电者有一时性麻木感,并可伴有心悸、头晕、面色苍白、惊慌、四肢软弱无力;重者可出现抽搐、昏迷或休克,并可出现短暂心室颤动,严重者呼吸、心脏停搏。

(2)局部表现:局部表现主要为电灼伤。低电压的皮肤烧伤较明显,高压放电时,灼伤处可立刻出现焦化或炭化,并伴组织坏死。

(3)体征:轻者无体征,重者有抽搐、昏迷、休克、呼吸及心跳停止等体征。

4.救治原则

(1)立即帮助触电者脱离电源:应立即关闭电闸、切断电路;如不可能关闭电闸断电,则应迅速用木棍、竹竿、皮带等绝缘物品拨开电线或使触电者脱离用电器等。

(2)心肺脑复苏:呼吸停止者,立即进行口对口人工呼吸。也可采用压胸式人工呼吸;心脏停搏者,同时进行心脏按压,如无效可考虑开胸心脏按压;如电流进出口为两上肢,心脏多呈松弛状态,可使用肾上腺素或 10%氯化钙;如电流进出口分别为上下肢,则心脏多呈收缩状态,选用阿托品为宜。同时可应用高渗葡萄糖、甘露醇,以减轻脑水肿。

(3)防治各种并发症:及时发现和处理水、电解质和酸碱平衡紊乱,防治休克、肝肾功能不全等。

(4)局部治疗:保持创面清洁,预防感染,可酌情给予抗生素治疗,并可行破伤风类毒素预防破伤风;清除坏死组织,局部包扎止血、骨折固定,如病变较深,可行外科探查术。

(二)护理评估

1.病史

电击伤发生在人体成为电路回流的一部分或受到附近电弧热效应的影响的情况下,主要包括以下几点。

(1)闪电击伤:闪电时,患者当时所处的位置为附近最高的物体或靠近 1 个高的物体(如 1 棵大树)。

(2)高电压交流电击伤:常于身上有导体接触头顶上方的高压电时(如导电的钓鱼竿),也可见于误入带电导体附近。

(3)低电压交流电击伤:可见于用牙齿咬电线、在自身接地的同时接触带电的用电器或其他带电物品。

(4)直流电击伤:少见,如无意中接触电力火车系统的带电铁轨。

2.症状与体征

(1)电击伤:表现为局部的电灼伤和全身的电休克。临床上可分为3型。①轻型:触电后立即弹离电流,表现为惊慌、呆滞、四肢软弱、心动过速、呼吸急促、局部灼伤疼痛等。②重型:意识障碍、心率增快、节律不整、呼吸不规则,可伴有抽搐、休克,有些患者可出现假死状态。③危重型:昏迷、心跳及呼吸停止、瞳孔扩大。

(2)电热灼伤:损伤主要为电流进口、出口和经过处的组织损伤,触电的皮肤可呈现灰白色或焦黄色。早期可无明显的炎性反应,24~48小时后周围组织开始发红、肿胀等炎症反应,1周左右损伤组织出现坏死、感染,甚至发生败血症。

(3)闪电损伤:被闪电击中后,常出现心跳、呼吸立即停止。皮肤血管收缩,可出现网状图案。

(4)并发症和后遗症:电击伤后24~48小时常出现严重室性心律失常、神经源性肺水肿、胃肠道出血、弥散性血管内凝血等。约半数电击伤者出现单侧或双侧鼓膜破裂。电击数天至数月可出现神经系统病变、视力障碍。孕妇可发生死胎和流产。

3.心理-社会因素

部分患者于电击伤后可出现恐惧、失眠等。

4.辅助检查

(1)常规检查:常规检查可行血、尿常规检查,血、电解质检查,肝、肾功能检查。血清肌酸磷酸激酶(CPK)升高反映肌肉损伤,见于严重的低电压和高电压电击伤。

(2)X线检查:X线检查可了解电击伤后有无骨折、内脏损伤。

(3)心电图检查:心电图可有心肌损害、心律失常,甚至出现心室纤颤及心脏停搏。

(4)脑电图检查:意识障碍者可行脑电图检查,但脑电图检查对于早期治疗方案的制定并不起决定性作用。

(三)护理诊断

1.皮肤完整性受损

皮肤完整性受损与电伤引起的皮肤灼伤有关。

2.意识障碍

意识障碍与电击伤引起的神经系统病变有关。

3.潜在并发症

心律失常与电流流经心脏,引起心电紊乱有关。

(四)护理目标

(1)患者皮肤清洁、干燥,受损皮肤愈合。

(2)患者意识清楚,反应正常,生活自理。

(3)患者心律失常未发生,或发生心律失常后得到及时控制。

（五）护理措施

1.一般护理

（1）迅速将患者脱离电源。

（2）吸氧：对于重症中暑者给予鼻导管吸氧，危重病例行面罩吸氧，必要时给予高压氧治疗。

（3）体位：如患者已昏迷，则应头偏向一侧或颈部伸展，并定时吸痰，保持呼吸道畅通。

（4）迅速建立静脉通道，并保持输液畅通。

2.急救护理

（1）密切观察患者的神志、瞳孔、生命体征、尿量（尿量应维持在 30 mL/h 以上）、颜色、尿相对密度的变化。对于血压下降者，立即抢救，做好特护记录。

（2）心电监护：进行心电监护（包括心律、心率及血氧饱和度等）和中心静脉压监测，应维持48～72 小时。如出现心室纤颤者，及时给予电除颤及用药物配合除颤，并可应用利多卡因、溴苄胺等药物，同时给予保护心肌的药物。

（3）观察电击局部的创面，注意创面的色泽及有无异常分泌物从创口流出，保持创面清洁，定期换药，防治感染。

（4）严密观察电击局部肢体有无肿胀、疼痛、触痛、活动障碍及血运情况，警惕出现局部肢体缺血坏死。如发现异常立即报告医师，及时做出处理。

（5）保护脑组织：在患者头部及颈、腋下、腹股沟等大血管处放置冰袋，将体温降至 32 ℃。可应用甘露醇、高渗葡萄糖、糖皮质激素、纳洛酮等预防和控制脑水肿，给予脑活素、三磷酸腺苷、辅酶 A 等促进脑细胞代谢的药物。

3.心理护理

患者清醒后，精神可能受到极大刺激和创伤，甚至留下遗忘症、惊恐等精神症状，并可出现白内障或视神经萎缩，也可能致残。针对患者的具体情况，护士要给予患者精心的心理护理，培养患者的自理能力，同时做好营养支持，使受到严重损伤机体得以重新康复。

（六）护理评价

（1）患者受伤皮肤无感染，伤口如期愈合。

（2）患者心律失常未发生，或发生心律失常后得到及时控制，生命体征平稳。

（3）患者意识清楚，反应敏捷，恐惧感消失，能认识电击伤的原因，并有预防触电及安全用电的知识。

# 三、冻伤

（一）概述

1.定义

冻伤即冷损失，是指低温作用于机体的局部或全身引起的损伤，部位大多在颜面、耳郭、手、足等处。

2.病因

在寒冷的环境中、长时间在户外，由于环境条件的限制，机体被迫保持固定的体位，或者因受冷、醉酒、患病、年老、体弱、局部血液循环障碍等原因，加之疲劳与饥饿，又遭遇意外低温、寒风和潮湿的作用，在既无御寒条件又无防冻常识的情况下发生。寒冷低温是冻伤最主要的致病原因。

3.发病机制

冻伤的主要发病机制是血液循环障碍和细胞代谢不良。冻伤后组织充血肿胀、渗出等反应是细胞损伤,尤其是血管内皮损伤及血管功能改变的主要表现。当皮肤温度降到 0 ℃以下时,在细胞外间隙冰结晶形成。近年来对冻伤组织内皮细胞损伤研究认为,冰结晶的形成及对毛细血管和小血管,尤其是血管内皮细胞的形态、结构有直接和间接的损伤,可导致血管通透性增加、血液浓缩、血管内皮细胞受损、暴露的基底膜引起血小板黏附和凝集,诱导凝血机制的启动,使冻伤区域血栓形成,血管栓塞导致进行性缺血,毛细血管营养性血流减少,使本已受伤的细胞加快死亡。

4.临床表现

冻伤按损伤范围可分为全身性冻伤和局部性冻伤,按损伤性质可分为冻结性冻伤和非冻结性冻伤。

(1)非冻结性冻伤:长时间暴露于0～10 ℃的低温、潮湿环境所造成的局部损伤,组织不发生冻结性病理改变。包括冻疮、战壕足与浸泡足。冻疮为受冻处暗紫红色隆起的水肿性红斑,边缘呈鲜红色,界限不清,痒感明显,受热后更甚。有的可出现水疱,去除水疱表皮后可见创面发红,有渗液,如并发感染时可形成溃疡。

(2)冻结性冻伤:短时间暴露于极低气温或长时间暴露于 0 ℃以下低温所造成的损伤,组织发生冻结性病理改变。包括局部冻伤和冻僵。

局部冻伤:常发生于颜面、耳郭、手、足等暴露部位。根据损害程度可分为四度,Ⅰ、Ⅱ度主要是组织血液循环障碍,Ⅲ、Ⅳ度常有不同程度的坏死。①Ⅰ度:损伤表皮层,为轻度冻伤,表现为局部红肿、痒感及刺痛等,愈合后不留瘢痕。②Ⅱ度:损伤真皮层,为中度冻伤,表现为局部红肿,有水疱,疼痛但麻木。水疱破后如无感染,一般 2～3 周干枯脱痂,一般不留瘢痕,如并发感染,创面溃烂,愈合后可有瘢痕。③Ⅲ度:损伤达皮肤全层或深达皮下组织,为重度冻伤,表现为局部皮肤和皮下组织坏死,愈合后留有瘢痕。④Ⅳ度:损伤达皮肤、皮下组织,甚至肌肉、骨骼等组织,为极重度冻伤,局部皮肤深紫黑色,皮温降低,剧痛,发生干性坏死,如并发感染将呈湿性坏疽,而导致肢端残缺。

冻僵:常发生在冷水或冰水淹溺,表现为低体温,受伤早期可表现为神经兴奋,排汗停止并出现寒战,随体温持续下降,寒战停止、心动过缓、意识模糊、瞳孔散大,严重者出现昏迷、皮肤苍白或发绀,四肢肌肉和关节僵硬、脉搏和血压测不到、呼吸心跳停止等。

5.现场急救

(1)局部冻伤:①迅速脱离冻伤现场。②保暖。③如没有再冻伤危险时,应积极对冻伤局部进行复温,以防增加组织损伤。④不可摩擦或按摩冻伤局部,以免造成继发性机械损伤,一般可用衣物、软布包裹保护受冻部位。

(2)冻僵:①迅速脱离冻伤现场。②保暖。③积极复温,在伤员的颈部、腋下等置热水袋,一般水温不超过 50 ℃,有条件时可换下伤员的衣裤、鞋袜等。④尽快将患者送至医院,注意在搬动伤员时应保持水平位,动作轻柔。⑤如判断为心搏呼吸骤停时,应立即给予心肺复苏。

6.急诊治疗

(1)局部冻伤。①快速复温是救治冻伤的最好方法。可将冻伤肢体浸泡于 38～42 ℃温水中,至冻伤肢体皮肤转红,尤其是指(趾)甲床潮红、组织变软为止,时间以 30～60 分钟为宜。对于颜面冻伤者,可用温水不断淋洗或湿热敷。复温过程中应注意保持水温,但不可对容器直接加热,以免烫伤。如手套、鞋袜与手足冻在一起时,不可强行分离,应将其浸入温水中复温,严禁火烤、雪搓或按摩患处,如复温过程中出现剧烈疼痛,可适当给予镇静剂。②局部处理:Ⅰ度冻伤,保持创面干燥。Ⅱ度冻伤,复温消毒,清洁布类或纱布包扎。Ⅲ度、Ⅳ度冻伤,保持创面清洁干燥,采用暴露疗法,待坏死组织边界清楚时予以切除。③抗感染:重度冻伤应口服或注射抗生素,并注射破伤风抗毒血清,保守治疗时应严密观察和及时处理气性坏疽等严重并发症。④改善局部微循环:滴注右旋糖酐,必要时可用抗凝剂、溶栓剂或血管扩张剂等。⑤全身支持:加强营养支持,抬高患肢,适当活动或功能锻炼等。

(2)冻僵。①复温:最好是让伤员利用自身产生的热量进行缓慢、逐渐复温,以免快速复温而导致不可逆的低血压。尤其是优先恢复中心温度(即将热量输入伤员体内,先提高内脏的温度),而不能先单纯将四肢复温,以免由于外周血管收缩解除,血压降低,引起"复温休克"。②抗休克:复温过程中易出现低血容量性休克,补液尤为重要,因此,应及时给伤员补充血容量,输入液体以葡萄糖注射液或生理盐水为宜,温度为37～40 ℃。③吸氧:以及时纠正低氧血症。④维持酸碱平衡:及时纠正酸中毒。另外,对于伤者出现高血钾、低血钾或低血糖者应及早纠正。⑤防治并发症:如肺炎、胰腺炎、肝衰竭、肾衰竭等,并预防血栓形成和继发感染。

**(二)护理评估与观察要点**

1.护理评估

(1)一般情况:年龄、性别、婚姻、职业、饮食、睡眠、文化程度及宗教信仰等。

(2)受伤史:了解患者冻伤的原因、冻伤持续时间,开始施救时间,保暖及转运途中情况等。

(3)既往史:了解患者有无呼吸系统疾病、营养不良、接受化疗或应用肾上腺皮质激素等,有无吸烟及酗酒史等。

(4)身体状况:①局部情况:冻伤局部皮肤情况、冻伤类型、分度等。②评估低体温程度,复温效果。③评估患者意识、脉搏、呼吸、血压等,及时判断心搏骤停。④辅助检查:血常规、尿常规、血生化检查、血气分析及影像学检查等。

(5)心理和社会支持情况:评估患者和家属的心理承受能力,对疾病的认识。

(6)危险因素评估:压疮、跌倒、血栓危险因素评估。

(7)并发症的评估:如肺炎、胰腺炎、肝衰竭、肾衰竭、应激性溃疡、感染、心肌梗死、脑血管意外、深部静脉血栓形成、肺不张、肺水肿等。

2.观察要点

(1)现存问题观察:①密切监测体温,一般选择测肛温,另外,应严格掌握复温速度,避免因周围血管迅速扩张导致内脏缺血,或较冷的外周血流入内脏造成内脏进一步降温而致死。②观察肢端血液循环情况。③患者神志、瞳孔、生命体征、血氧饱和度及尿量等变化并详细记录,发现病情变化,及时通知医师,并积极配合医师采取应对措施。

(2)并发症的观察:复温后的主要并发症是肺炎(包括溺水所致的吸入性肺炎)、胰腺炎、肝衰竭、肾衰竭、应激性溃疡等。尤其是复温后几天,甚至几周内,机体的体温调节及其他功能仍可异常,不能准确反映感染或其他疾病的存在,应密切观察,及时对症处理,保护肝、肾、脑功能,预防血栓形成和继发感染。

**(三)急诊救治流程**

冻伤的急诊救治流程详见图2-1。

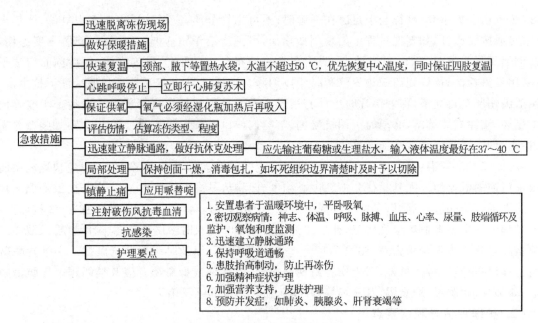

图 2-1 冻伤急诊救治流程

## 四、烧伤

### (一)现场急救

1.及时脱离致伤源

(1)火焰烧伤。①灭火:应尽快离开火区,扑灭身上的火焰;迅速卧地滚动或用衣、被等覆盖灭火;也可跳进附近水池或清河沟内灭火。②煤气泄漏:应立即关闭煤气开关;帮助伤者离开密闭和通风不良现场,避免或减轻吸入性损伤;切忌打火、开灯及敲打玻璃,以防发生爆炸。③汽油烧伤:凝固汽油烧伤应立即用湿布数层或湿被、湿衣物;覆盖创面,使之与空气隔绝,时间要长,以免复燃。④注意事项:火焰烧伤后切忌喊叫、站立奔跑或用手扑打灭火,以防呼吸道和双手烧伤,创面冲洗后不要涂以中药、甲紫、香灰等;有色物质,也不要涂抹牙膏、蛋清、泡菜水等,更不能涂以活血化瘀中药,以免诱发急性肾衰竭。

(2)热液烫伤。①脱离方法:首先帮助伤者迅速脱离致热源。迅速跳入就近冷水池中或剪开被浸湿衣服。若为四肢小面积烧伤,可将患处浸泡在冷水中或用流动自来水冲洗,多需 0.5～1 小时,以减轻疼痛和局部损害。②注意事项:不宜脱衣物,应小心剪开;流动水冲洗时冲力不宜过大。

(3)化学烧伤。①生石灰烧伤:先用干布将生石灰粉末去除干净;再用流动清水冲洗,以防生石灰遇水产热,使创面加深。②沥青烧伤:用水降温后,可用汽油或松节油清洗。③磷烧伤:应立即扑灭火焰,脱去污染的衣服,隔绝空气;先用干布擦掉磷颗粒,可在夜间或暗室内用镊子将颗粒清除,再用大量清水冲洗创面及其周围的正常皮肤,浸入流水中洗刷更好,冲洗至少要半小时以上;冲洗后创面忌暴露和用油质敷料包扎,可用湿布覆盖创面;四肢可用水浸泡,使磷与空气隔绝以防燃烧。④石炭酸烧伤:因石炭酸不溶于水,所以应先用肥皂水冲洗后再用清水冲洗。⑤硫酸烧伤:脱去被污染衣物;防止硫酸烧伤范围扩大;立即用大量流动清水冲洗。⑥注意事项:迅速脱离现场,脱去被化学物质浸渍的衣服,注意保护未被烧伤的部位;无论何种化学物质烧伤均用大量流动清水冲洗2小时以上,禁用中和剂;流动水冲洗强调大量、现场进行;头面部烧伤时,应首先注意眼部,优先予以冲洗,还要注意耳、鼻、口的冲洗,冲洗要彻底,禁用手或手帕揉擦五官。

(4)电烧伤。①电火花、电弧烧伤:立即切断电源,或用不导电的物体拨离电源,呼吸心搏骤停者进行心肺复苏。②电击伤:触电时应立即切断电源,使伤员脱离电源;为争取时间,可利用现场附近的绝缘物品挑开或分离电器、电线。③注意事项:不可用手拉伤员或电器、电线,以免施救者触电;切断电源和灭火后,发现伤员出现昏迷休克、呼吸不规则、呼吸、心跳停止,应立即进行现场抢救;心跳、呼吸恢复后迅速将伤员转送到最近的医疗单位进行处理。

(5)热压伤。

脱离方法:①切断运转机械电源;②降温:可用大量流动冷水冲淋高温机械及受压部位;③想办法尽快解除压力,必要时可拆卸或切割机器。

注意事项:①热压伤一般受伤时间长,应注意安抚患者情绪;②切割机器会产热,应注意局部降温。

2.急救护理措施

(1)判断伤情:①首先检查危及伤员生命的合并伤,如大出血、窒息、开放性气胸、严重中毒、骨折、脑外伤等。②初步估计烧伤面积和深度。③询问受伤经历。

(2)脱离现场:一般伤员经灭火后,应及时脱离现场,转移至安全地带及就近的医疗单元。

(3)补液治疗:①如急救现场不具备输液条件,烧伤后一般可口服烧伤饮料或淡盐水,也要少量多次,如出现腹胀或呕吐,应即停用,切忌大量饮用白开水、饮料、牛奶等不含盐的非电解质液。②烧伤较重者,如条件允许应快速建立静脉通道,给予静脉补液,对于重度烧伤患者应开放两条静脉通道,确保液体按时足量输入。

(4)创面护理:①烧伤急救时,创面仅用清水冲洗,不宜涂敷药物、甲紫、蛋清、中药。②灭火后应开始注意防止创面污染,可用烧伤制式敷料或其他急救包、三角巾等进行包扎,或身边干净床单、衣服等进行简单覆盖创面。③寒冷季节应注意保暖。

(5)疼痛护理:①评估患者疼痛情况。②对轻度烧伤患者,可遵医嘱予以口服止痛片或肌内注射哌替啶。③大面积烧伤患者,由于外周循环差和组织水肿,肌内注射不易吸收,可将哌替啶稀释后静脉缓慢推注。④老人、婴幼儿、合并吸入性损伤或颅脑损伤者禁用哌替啶和吗啡。⑤对所用的药物名称、剂量、给药途径和时间必须详细记录。

(6)心理护理:①与患者及家属交谈,观察中,了解心理需求及心理反应。②针对个体情况进行针对性的心理护理。③介绍治疗疾病相关知识,消除患者不必要的担心。④指导患者自我放松。

3.转送护理措施

(1)现场转送:经现场急救以后,应急送到就近的医院进行抗休克及创面处理。

(2)经初步处理后转送上级医院。

转送禁忌证:①患者休克未得到纠正;②呼吸道烧伤未得到适当处理;③患者有合并伤或并发症,途中有发生危险的可能;④转送距离超过150 km,应特别慎重。

转送时机:①烧伤面积29%以下者,休克发生率低,与入院时间无明显关系,随时转送均可。②烧伤面积30%～49%的患者,最好能在伤后8小时内送到指定的医院,否则最好在当地医院抗休克治疗后再转送,或在转送途中进行补液治疗。③烧伤面积50%～69%的患者,最好能在伤后4小时内送到指定医院,或就地抗休克使患者情况相对稳定后24小时后再转送。④烧伤面积在 70%～100%的患者，在伤后 1～2 小时送到附近医院，否则应在原单位积极抗休克治疗，等休克控制后，于48 小时后再转送。⑤小孩、老年人代偿能力差，休克发生早，面积不大也可发生休克，一般可参照成人转送时机增加一个档次。⑥对每一位烧伤患者，最合适的转送时机应依具体情况(烧伤深度、烧伤面积、吸入性损伤、复合伤、中毒等)及转送条件等综合而定。

(3)转送前的护理：①将伤员姓名、性别、年龄、受伤原因、受伤时间、烧伤面积及病情、处理等基本情况，电话或书面告知接收医院，以便做好急救准备。②建立静脉通道：烧伤面积较大的患者或转送路途较远者，应进行持续性静脉补液。③创面处理：妥善包扎创面，敷料稍厚，吸水性强，短期不至于渗透。④保持呼吸道通畅：头面颈部深度烧伤或伴有吸入性损伤者，估计在转送途中发生呼吸道梗阻的患者，应备氧气袋和气管切开包，亦可先行气管插管或气管切开。⑤安置保留导尿管：烧伤较严重的患者应留置导尿管，以便观察尿量，了解休克情况及调整途中补液速度。⑥处理复合伤：患者若有复合伤或骨折时，应给予提前处理。⑦使用抗生素：一般轻患者遵医嘱口服抗生素，不能口服或估计口服吸收不良时，遵医嘱予以肌内注射或静脉滴入抗生素。

(4)转送途中护理。①选择合适的工具：若汽车长途转送，车速不易太快，力求平稳减少颠簸。若飞机转送患者，起飞和降落时，使头部保持低平位。搬动患者上下楼梯应头向下，以维持脑部的血液供应，在车厢中头部应在车头方向。②严密观察病情变化：密切观察神志、脉搏、呼吸、尿量等，详细记录输液量、尿量和用药的剂量、时间等。头面颈部烧伤未做气管切开或插管的患者，特别应注意观察呼吸的变化。已有气管切开或插管的患者应保持气道通畅。③有效补液：病情较轻的患者，可给少量多次口服烧伤饮料或含盐饮料。严重烧伤患者途中应按计划有效补液。④镇静、止痛：途中要有良好的镇静、镇痛，但应注意防止过量，头面颈烧伤未做气管切开的患者，转送途中禁用冬眠药物。转送途中注意防寒、防暑、防尘、防震，战时则应注意防空。⑤有复合伤或中毒的伤员，应注意全身情况及局部和伤肢包扎固定等，上有止血带的患者，要按时进行松解与处理。⑥达到终点时，陪同的医护人员应向接收单位医师、护士介绍患者病情及治疗经过，并送交各项治疗护理记录单。

4.急诊科救治护理措施

(1)轻、中度烧伤患者的急诊救治护理措施。①了解病史：简要询问患者或现场目击者，以了解受伤原因、受伤时间及环境，与烧伤因子接触的时间，现场处理措施。②判断伤情：初步评估烧伤面积和深度，成人烧伤面积 15%以上、小孩 5%～10%以上或伴有休克者，应建立静脉通道补液；检查有无复合伤或中毒，以便向医师汇报及做应急处理。③饮食护理：视病情需要进食进水；给予静脉补液或口服烧伤饮料或含盐饮料；禁饮大量白开水等其他不含盐的非电解质饮料；无恶心、呕吐者，可酌情进食，先进流质，再半流质，再普食。④药物的护理：评估患者疼痛情况；遵医嘱给予镇痛、镇静药物；破伤风抗毒素(TAT)皮试阴性者遵医嘱给予肌内注射，阳性者做脱敏注射或肌内注射破伤风免疫球蛋白。⑤创面处理：生命体征平稳者，尽早协助医师行清创；根据患者创面情况清创后采取暴露或包扎疗法。⑥未住院患者的健康指导：嘱患者回家后保持创面清洁干燥；可以用红外线仪或其他辅助干燥设备促进创面干燥；肢体受伤患者应予以抬高患肢，减轻肢体肿胀；遵医嘱口服抗生素 3 天，预防和控制创面感染；嘱患者进食营养丰富清淡易消化的食物，禁辛辣刺激性食物；采取包扎疗法的患者，敷料如有浸湿，应及时到门诊换药，3 天后来医院拆除外层包扎敷料，改为半暴露疗法；保持室内清洁，干燥，禁止扫地；如有不适及时就诊，定期门诊随访。

(2)严重烧伤患者的急诊救治护理措施。①了解病史：简要询问患者或现场目击者，了解受伤原因、受伤时间及环境,与烧伤因子接触的时间;了解有无高坠伤、恶心、呕吐、昏迷;了解进饮进食量,呕吐物的量、性状、颜色;了解现场处理措施。②判断伤情:初步评估烧伤面积和深度,以决定输液的量、速度,为抢救做好准备;检查有无复合伤或中毒;检查鼻毛、眉毛、睫毛、头发有无烧焦,有无声嘶等。③迅速建立静脉通道补液:一般可先采取浅表静脉穿刺输液,宜选择粗大血管;对于全身大面积烧伤患者,静脉穿刺困难,可协助医师行静脉切开或深静脉置管。④严密监护:重危患者必要时需行心电监护,中心静脉压监测;监测生命体征、电解质、酸碱度等;准确记录出入量、治疗措施、病情发展等;抽血进行电解质、血常规、凝血常规、血型等检查;有条件者进行血气分析;注意观察有无复合伤、中毒或吸入性损伤;声音嘶哑、呼吸困难患者应给予氧气吸入,及时吸痰,保持气道通畅,必要时配合医师行气管插管或气管切开术;四肢、躯干深度环形烧伤应配合医师行切开减压术。⑤创面护理:保持创面清洁,避免污染;一般在休克控制后、全身情况改善,病情相对平稳后进行创面处理。⑥用药护理:评估患者疼痛情况;必要时在补足血容量的情况下,遵医嘱给予镇痛、镇静药物;对破伤风抗毒素(TAT)皮试阴性者,遵医嘱给予肌内注射,阳性者做脱敏注射或肌内注射破伤风免疫球蛋白;遵医嘱应用抗生素、激素等药物。⑦饮食护理:休克期患者在没有恶心、呕吐的情况下,可适当给予流质饮食;口渴者给予烧伤饮料或含盐液体。⑧办理入院:协助办好入院手续;通知病房接收患者,将患者安置在烧伤重症监护室。

**(二)创面处理**

烧伤创面早期处理的目的是清洁创面,尽量去除污染,防治感染,保护创面。

对于轻度烧伤的病员,早期可采用彻底清创法。清创后,创面根据部位及深度可采用包扎疗法或暴露疗法。

对于重度烧伤患者,根据入院时休克的程度决定清创的时间。一般应该在休克控制后进行清创术。烧伤早期多采用简单清创,基本要求是床旁、无须麻醉、迅速(10～30分钟),尽量减轻对病员的创伤打击。

**(三)烧伤患者的入院早期处理**

1.轻度烧伤或无休克的中度烧伤救治及护理

(1)了解病史询问伤情:①详细了解病史,受伤原因、受伤时间及环境,与烧伤因子接触的时间,烧伤后的处理与经过;②了解患者年龄、职业、体重;③询问药物过敏史及用药史。

(2)清洁卫生:①脱去患者的脏衣服及鞋袜,去掉创面污染的敷料;②头面部烧伤者应剃头及胡须,会阴部烧伤者应剃去阴毛;③安置患者于清洁的病床上,清洁患者未受伤的皮肤。

(3)判断伤情:①估计烧伤面积和深度;②检查有无复合伤或中毒,并判断其严重程度。

(4)药物护理:①未注射破伤风抗毒素者,行破伤风皮试,结果阴性者给予注射,阳性者做脱敏注射或注射破伤风免疫球蛋白;②遵医嘱使用抗生素;③观察药物疗效及不良反应。

(5)静脉补液:根据烧伤面积和深度,遵医嘱建立静脉通道补液。

(6)创面护理:①用红外线仪照射创面,保持创面干燥;②协助医师行清创术。

(7)体位:①根据烧伤的部位和面积采取不同的体位;②颈部烧伤患者,应采取高肩仰卧位,使创面充分暴露;③肢体烧伤患者,应抬高患肢,减轻肿胀;④定时协助床上翻身,防止创面受压,促进创面愈合。

(8)疼痛护理:①提供安静舒适的环境;②评估患者疼痛情况;③遵医嘱给予镇痛药物。

(9)饮食护理:①视病情需要饮水、进食;②可口服烧伤饮料或含盐的饮料,忌口服白开水等不含盐的非电解质饮料;③可酌情进食营养丰富、清淡易消化的食物。

2.严重烧伤患者的救治及护理

(1)严重烧伤救治及护理常规。①了解病史询问伤情:详细了解病史,受伤原因、受伤时间及环境,与烧伤因子接触的时间,烧伤后的处理与经过;询问有无高坠伤、恶心、呕吐、昏迷;询问进饮进食量,呕吐物的量、性状、颜色;了解年龄、职业,测量体重(不能测者要询问伤前体重);询问药物过敏史及用药史。②保持呼吸道通畅:保持呼吸道通畅,怀疑吸入性损伤者取高肩仰卧位;对头面部深度烧伤或有呼吸困难者、声音嘶哑者,给予氧气吸入;备气管切开包及吸痰用物,协助医师行气管切开或气管插管,及时吸出气道分泌物。③检查有无合并伤:有重物压伤及高坠伤史的患者,应检查有无颅脑损伤、内脏破裂、骨折、胸部损伤等;对危及生命的大出血,应立即通知医师,进行紧急抢救措施。④疼痛护理:评估患者疼痛情况;在血容量补足的前提下,必要时遵医嘱给予镇痛药物;提供安静舒适的环境;做好心理护理。⑤严密监护:持续心电监护;监测生命体征、尿量;观察神志、皮肤温度、末梢循环;抽血进行电解质、尿素氮、肌酐、血常规、凝血、血型等检查。⑥安置保留尿管:尿量是反映复苏效果最直接、最可靠的指标之一;留置导尿管,准确记录每小时尿量及 24 小时总量;成人尿量维持在 30～50 mL/h,婴幼儿尿量应维持在 1 mL/(kg·h);严重电烧伤和大面积深度烧伤,有严重血红蛋白尿和肌红蛋白尿者,成人尿量应维持在 50～100 mL/h。⑦药物的护理:遵医嘱行抗生素皮试,静脉滴注抗生素;注射破伤风者,行破伤风皮试,结果阴性者给予注射,阳性者做脱敏注射或注射破伤风免疫球蛋白;遵医嘱应用激素,如地塞米松治疗;遵医嘱应用预防消化道溃疡的药物,如西咪替丁、雷尼替丁、法莫替丁等;观察药物疗效及不良反应。⑧饮食护理:休克期患者在没有恶心、呕吐的情况下,可适当给予流质饮食;口渴者给予烧伤饮料或含盐液体;严重烧伤或进口进食困难者可行管喂或胃肠外营养。⑨创面护理:持续红外线仪照射创面,保持创面干燥;一般在休克控制,病情相对平稳后进行;清创时重新核对烧伤的面积和深度。

(2)严重烧伤患者的补液护理。①建立静脉通道补液:迅速建立有效静脉通道补液,一般先采取表浅静脉穿刺;不宜在环形烧伤肢体的远端进行静脉穿刺;电击伤肢体表浅静脉多已烧毁,故不宜做静脉穿刺;穿刺部位尽量远离创面;对于全身大面积烧伤,表浅静脉穿刺补液困难者,应协助医师行静脉切开或深静脉置管补液。②液体疗法的原则:一般应遵循先晶后胶,先盐后糖,先快后慢的原则;晶体和胶体比例为(1～2)∶1;胶体液以血浆为首选;伤后第一个 24 小时内不宜输全血,合并显性失血者除外;若需用全血,尽量不用库存血;血浆代用品宜限制在 1 500 mL以内,多采用右旋糖酐-40;电解质溶液用0.9％氯化钠溶液、碳酸氢钠等;若非内环境紊乱,一般以补等渗液为主。

(3)液体疗法的监测:①根据烧伤面积及深度,按休克补液计划调整补液量;②监测患者的血压、脉搏、呼吸、尿量、神志、末梢循环等调节补液量。

## 五、淹溺

### (一)概述

淹溺又称溺水,是指人淹没于水中,水和水中污泥、杂草堵塞呼吸道或反射性喉、支气管痉挛引起通气障碍而窒息。如跌入粪池、污水池和化学物品池中,可引起皮肤和黏膜损伤及全身中毒。

1.病因与发病机制

(1)病因:淹溺最常见的原因是溺水,造成淹溺的主要因素包括以下几点。①游泳时或意外事件时落入水中,可发生淹溺。如游泳中换气过度,体内 $CO_2$ 排出过多,引起呼吸性碱中毒,导致手足抽搐;疲劳过度、水温过低等原因可引起腓肠肌痉挛而发生淹溺。②水下作业时潜水用具发生故障,发生潜水病,或潜水时间过长、过度疲劳,而使体内血氧饱和度过低,引起意识障碍而发生淹溺。③人不慎跌入粪池、污水池、化学物质储存池中,造成淹溺,并引起皮肤和黏膜损伤及全身中毒。

(2)发病机制。①人淹没于水中,多因紧张、惊恐、寒冷等因素的强烈刺激,反射性地引起喉头和支气管痉挛,声门紧闭,造成缺氧。②由于缺氧,淹溺者被迫进行深呼吸。吸入的水越多,肺顺应下降越明显,最终出现呼吸衰竭,产生低氧血症、高碳酸血症及呼吸性酸中毒,并可伴有代谢性酸中毒。低氧血症及组织缺氧最终导致肺水肿甚至脑水肿。③如呼吸道吸入淡水,水可迅速经肺泡被吸收入血液循环,使血容量增加,血液稀释而发生血、电解质平衡失常,红细胞破裂引起血管内溶血,血钾浓度增高,血钠、血钙、血氯浓度降低,血浆蛋白减少。如海水进入呼吸道和肺泡,引起血容量减少,造成血液浓缩,血钠、血氯、血钙、血镁浓度增加。高钙血症可引起心动过缓和传导阻滞,甚至心脏停搏;高镁血症可抑制中枢神经和周围神经,扩张血管,而血容量减少又使血压下降,动脉血氧分压降低,机体缺氧,引起脑水肿、代谢性酸中毒,最终导致心力衰竭、循环障碍。两者的病理特点比较见表 2-2。

表 2-2 淡水淹溺与海水淹溺病理特点比较

| 项目 | 淡水淹溺 | 海水淹溺 |
| --- | --- | --- |
| 血液总量 | 增加 | 减少 |
| 血液渗透压 | 降低 | 增加 |
| 电解质变化 | 钾离子增加,钠、钙、镁减少 | 钠、钙、镁、氯增加 |
| 心室纤颤发生率 | 常见 | 少见 |
| 主要死因 | 急性肺水肿、脑水肿、心力衰竭、心室纤颤 | 急性肺水肿、脑水肿、心力衰竭 |

2.临床表现

患者从水中被救上岸后,主要表现:①神志不清;②皮肤发绀、四肢冰冷;③呼吸、心跳微弱或已停止,血压测不到;④口旁、鼻内充满泡沫状液体;⑤胃扩张。

3.救治原则

(1)立即清理口、鼻中的污泥、水草等杂物,保持呼吸道畅通。若呼吸道被水阻塞,要立即取俯卧位,头偏向一侧,腹下垫高,救护者用手按压其背部;或救护者一腿跪地一腿屈膝,将淹溺者腹部置于救护者屈膝的腿上,头部向下并偏向一侧,救护者用手按压其背部,可使呼吸道和胃部的积水倒出;也可将淹溺者扛在救护者的肩上,肩顶住淹溺者的腹部,上下抖动以达到排水的目的。注意排水时间不可过长,倒出口、咽、气管内的水分即可,以免延误抢救的时机。如为海水淹溺,高渗性液体使血浆渗入肺部,此时应取低头仰卧位,以利水分引流。

(2)呼吸、心脏停搏者立即行心肺脑复苏。

(3)输氧:几乎所有的患者都存在低氧血症。可吸入高浓度氧或进行高压氧治疗,如有条件可使用人工呼吸机。

(4)复温:如患者体温过低,根据情况做好体外或体内复温措施。

(5)维持水、电解质平衡:淡水淹溺者,适当限制入水量,并积极补充氯化钠溶液;海水淹溺者,因血容量低,不宜过分限制入水量,并注意补液,纠正低血容量;根据患者病情,酌情补充碳酸氢钠。以纠正代谢性酸中毒。

（6）防治并发症：如肾上腺糖皮质激素可防治肺水肿、脑水肿、ARDS及溶血等。如合并急性肾功能不全、心律失常、心功能不全、DIC等，应及时做出相应处理。

**（二）护理评估**

1.病史

淹溺最常见于儿童、青少年。应详细了解淹水的时间、水温、被救起的方式、现场处理情况等。

2.症状与体征

患者常有意识障碍，牙关紧闭，呼吸、心脏搏动微弱或停止。皮肤黏膜苍白或发绀，四肢发冷，口腔、鼻腔内可充满泡沫、泥沙、水草等，上腹部膨胀、隆起伴胃扩张。复苏过程中可出现各种心律失常、心力衰竭、急性呼吸窘迫综合征、脑水肿、DIC及急性肾衰竭等，病程中常合并肺部感染。淹溺发生在寒冷水中，可出现低温综合征。

3.心理与社会

患者苏醒后，常可出现焦虑、恐惧、失眠，甚至出现短时记忆丧失。

4.辅助检查

（1）血常规检查：淡水淹溺者可出现血红蛋白下降。

（2）血气分析检查：可出现低氧血症、高碳酸血症、呼吸性酸中毒合并代谢性酸中毒。

（3）电解质检查：淡水淹溺者可出现血清钠、血清氯降低，血清钾增高；海水淹溺者，血清钠、血清氯、血清镁、血清钙可增高。

（4）胸部X线检查：可见肺不张或肺水肿，肺野可见大片絮状炎性渗出物。

**（三）护理诊断**

1.液体量过多

液体量过多与淹溺者吸入的水可迅速经肺泡进入血液循环，使血容量增加有关。

2.意识障碍

意识障碍与低氧血症、脑组织缺氧、肺水肿、脑水肿有关。

3.潜在并发症

心脏停搏与心肌严重缺氧、电解质紊乱、心律失常有关。

**（四）护理目标**

（1）清除患者体内过多体液，恢复正常呼吸。

（2）患者意识清楚，反应正常，生活自理。

（3）患者未发生心脏停搏，或心脏停搏经心肺脑复苏后恢复正常。

**（五）护理措施**

1.一般护理

（1）迅速清除呼吸道异物。

（2）吸氧：对于心肺复苏有效者，给予高流量氧气吸入。

（3）迅速建立静脉通道，并保持输液畅通。

（4）加强基础护理：对昏迷患者要注意皮肤护理，定时翻身，以预防压疮；呼吸道分泌物较多者，应吸痰、翻身、拍背，以利排痰；定时清洁口腔。可留置胃管，用于胃肠减压和防止呕吐。

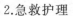

**2.急救护理**

(1)立即行心肺脑复苏,直至出现自主呼吸和心律。如心脏搏动、呼吸未恢复者,继续行人工呼吸和胸外心脏按压,边转运边抢救。

(2)注意患者的神志变化,昏迷患者要观察瞳孔的大小、对光反射,注意有无散大、固定。

(3)监测每小时尿量。出入水量相差过多时应通知医师,便于及时发现肾脏损害和心力衰竭。

(4)严密观察生命体征的变化。随时采取应急措施,做好观察记录。

(5)对于神志已经清醒,肺部检查正常,但还存在缺氧、酸中毒或低温者,应注意保温,并继续留在观察室,以防止病情反复和恶化。对于淹溺的危重患者,呼吸、心脏搏动没有恢复或已恢复但不稳定者,应送重症监护治疗病房(ICU)抢救。对于心电监护的心律、血压、血氧饱和度的变化随时通知医师,及时处理。

(6)对复苏成功者,要观察24～48小时,防止患者出现病情反复。

**3.心理护理**

患者清醒后,精神可能受到极大刺激和创伤,甚至留下遗忘症、惊恐等精神症状。针对患者的具体情况,护士应针对患者的具体情况,给予患者精心的心理护理。培养患者的自理能力,使心理重新康复。

**(六)护理评价**

(1)患者肺水肿消退,呼吸频率、节律正常,低氧血症被纠正。

(2)患者神志清楚,思维敏捷,恐怖心理消除。

(3)未发生心脏停搏,或经复苏术后心律恢复正常,生命体征平稳。

(杨　清)

# 第三节　垂体危象

## 一、概述

垂体危象是在原有垂体功能减退基础上,因腺垂体部分或多种激素分泌不足,在遭遇应激后,或因严重功能减退自发地发生的休克、昏迷和代谢紊乱危急征象,又称为"垂体功能减退危象",如得不到及时救治,常快速危及生命。

## 二、临床表现

多数垂体危象在原发垂体疾病演进数年后发生,少数患者可在腺垂体受损后数天或数周内发生。需要详细的病史和体格检查来综合分析和评估。

### (一)垂体功能减退征象

原发病因可导致腺垂体一种或几种激素分泌功能低下和缺乏,并引起相应靶器官功能减退的临床表现,如面色苍白、怕冷、低体温、消瘦乏力;性器官萎缩、腋毛阴毛脱落、性欲减退和闭经,以及低血糖、电解质紊乱等代谢异常。促性腺激素、生长激素、催乳素缺乏为最早表现,促甲状腺激素缺乏次之,促肾上腺皮质激素缺乏症状一般较后出现。

### (二)垂体危象前期

在诱因的促发下,导致垂体功能减退症状进一步加重,表现为极度乏力、精神萎靡、淡漠嗜睡、缄默懒言,体温正常或高热,收缩压偏低,大多数为 10.7～12.0 kPa(80～90 mmHg),脉压缩小或有直立性低血压,严重的厌食,恶心、频繁呕吐,甚至中腹部腹痛,胃肠道症状持续时间长短不一,长者可为 2～4 周。患者消瘦、无力、精神萎靡。服用安眠药诱发昏迷的患者无上述表现,可直接进入危象期。

### (三)危象期

由于腺垂体受损范围不同,受影响的激素种类和水平不一,随诱发因素不同而表现出不同的临床类型。

1.低血糖型

低血糖型为最多发生的类型。低血糖的发生有快慢两种类型。①缓慢发生低血糖:患者明显嗜睡,烦躁呻吟,神志恍惚,呼叫能应,但答非所问,时有阵发的一过性面、手、腿抽动,有进行性意识障碍,逐渐进入昏迷。②快速发生低血糖:血糖值降低快,有明显交感神经兴奋症状,心慌气喘,恶心,面色苍白,四肢发凉,脉率快,全身大汗,颤抖,抽搐,口吐白沫,持续时间很短,迅速进入昏迷。

2.高热型

因患者多种激素缺乏,主要包括促肾上腺皮质激素和氢化可的松,使机体抵抗力低下,易发生感染,出现高热,体温在 39～40 ℃。

3.低温型

该类患者在冬季多感到神志模糊、嗜睡,逐渐昏迷,体温很低,直肠温度常在 26～30 ℃。

4.循环衰竭型

该类患者表现为烦躁不安、表情淡漠、嗜睡、神志恍惚、晕厥;脉细速、心率快,血压明显下降;四肢冰凉、发绀,迅速进入休克。

5.水中毒型

垂体功能减退患者原本存在排水障碍,一旦水分摄入过多,水潴留,细胞外液稀释至低渗,易引起水中毒。因细胞水肿可导致一系列神经系统症状,如疲乏无力、食欲缺乏、呕吐、精神紊乱、昏迷,抽搐等。此外,出现低血钠及血细胞比容降低。

6.垂体切除后昏迷型

易发生于垂体切除前已有功能低下的部分患者。切除后诱发昏迷的原因可以有因功能低下不能耐受手术严重刺激,或局部损伤,或手术前后的电解质紊乱诱发等。患者表现为术后神志不能恢复,可持续数天至数周不等。

7.混合型

多种突出症状与体征均混合出现,表现较为复杂,容易误诊。

## 三、病因与发病机制

### (一)病因

1.垂体及下丘脑肿瘤

垂体及下丘脑肿瘤是最常见的原发病,包括鞍区肿瘤、垂体腺瘤、颅咽管瘤及各种转移瘤等,涵盖有分泌或无分泌功能垂体肿瘤。许多肿瘤发病隐匿,致使患者常缺少危象前明确颅内肿瘤史。

2.血管因素

血管病理改变或缺陷是发生垂体危象的潜在基础危险因素,如产后大出血引起垂体缺血性坏死的希恩综合征;外科手术或脓毒症休克者,常因全身器官血流灌注不足,继发垂体血管的低灌注、高凝状态、痉挛、血栓形成或闭塞,从而发生腺垂体、垂体柄的供血不足或坏死。糖尿病、外伤性血管损伤也是间接或直接病理因素。

3.感染与浸润性病变

细菌、病毒、真菌、结核等引起的脑炎(脑膜炎)、垂体炎症、脓肿形成。一些全身性疾病的脑部累及或浸润,如白血病、淋巴瘤等血液病,特发性自身免疫性垂体损害等。

4.垂体损伤和切除

垂体损伤和切除多见于颅脑创伤、鞍区或垂体手术、放疗等,均可影响下丘脑和垂体功能。此外,糖皮质激素长期治疗引起的医源性垂体功能减退,如果突然停用激素,极易出现垂体和肾上腺功能不全。

5.诱发因素

垂体危象的诱发因素常见于感染、呕吐、腹泻、脱水、寒冷、饥饿、应用镇静、安眠或麻醉药、胰岛素或口服降血糖药物,垂体功能减退者的药物治疗不合理或突然停药等。

**(二)发生机制**

腺垂体分泌的激素是维持机体正常生长发育、新陈代谢、调节器官组织生理功能所不可缺少的物质。任何原因使下丘脑释放激素分泌减少或释放抑制激素分泌过多,均可使腺垂体激素合成和分泌减少,导致相应的靶腺组织功能减退。而垂体危象的发生常取决于引起垂体功能减退的基础病理损害程度及病程,损害越严重,病程越长,则越容易发生垂体危象。一般情况下,50%以上腺垂体组织破坏后才有临床症状,75%破坏时症状明显,当破坏达95%以上时可有严重垂体功能减退或危象发生。而潜在的功能不全,常在应激期间出现应激激素的分泌不足而诱发危象的发生。引起垂体功能减退机制可能有以下几点:①垂体本身损害致前叶激素分泌减少;②下丘脑病变导致垂体激素释放激素分泌障碍;③下丘脑-垂体之间的分泌途径故障,继发垂体功能减退。

## 四、辅助检查

**(一)腺垂体激素测定**

基础激素水平测定:甲状腺激素、性腺激素、促肾上腺皮质激素和肾上腺皮质激素、生长激素。

**(二)血生化测定**

血糖、电解质、肾功能等;患者可出现低血糖,可低至 1.12 mmol/L(20 mg/dL),50%有低血钠,少数有低血钾,50%以上血尿素氮升高。

## 五、诊断要点

**(一)病因与诱因**

垂体危象的原发病因有先天遗传性如卡尔曼综合征等,垂体瘤包括原发性(鞍内和鞍旁肿瘤)和转移性肿瘤,垂体缺血性坏死,蝶鞍区手术、放疗和创伤,垂体感染和炎症如脑炎、脑膜炎、流行性出血热、梅毒或痢疾等,垂体卒中,垂体浸润,其他如自身免疫性垂体炎、空泡蝶鞍、海绵窦处颈内动脉瘤等;继发性病因有垂体柄破坏如手术、创伤、肿瘤等,下丘脑病变及中枢神经系统疾病等。据估计,50%以上腺垂体组织破坏后才出现症状,75%以上破坏时才有明显的临床症状,破坏达95%以上时,临床症状严重。促性腺激素、生长激素和催乳素缺乏为最早表现;促甲状腺激素缺乏次之;然后可伴有促肾上腺皮质激素缺乏。卡尔曼综合征患者多因围产期大出血休克而致全垂体功能减退症,即所有垂体激素均缺乏,但无占位性病变表现;垂体及鞍旁肿瘤引起者除有垂体功能减退外,还伴有占位性病变的体征。生长激素缺乏在成人表现为胰岛素敏感性增强和低血糖。垂体功能减退主要表现为各靶腺(性腺、甲状腺、肾上腺)功能减退。各种应激如感染、败血症、失水、饥饿、寒冷、急性心肌梗死、脑卒中、手术、外伤、麻醉及使用镇静药、催眠药、降血糖药等均可诱发垂体危象。

### (二)临床表现特点

垂体危象可分为高热型(>40 ℃)、低温型(<30 ℃)、低血糖型、低血压循环衰竭型、水中毒型、混合型等多种亚型,各种类型可伴有相应的症状,突出表现为消化系统、循环系统和神经精神方面的症状,如高热、循环衰竭、休克、恶心、呕吐、头痛、神志不清、谵妄、抽搐、昏迷等严重危象状态。

### (三)诊断注意事项

对于既往病史不清的患者,若出现严重的循环衰竭、低血糖、淡漠、昏迷、难以纠正的低钠血症、高热以及呼吸衰竭,应当考虑垂体危象。应注意与糖尿病低血糖昏迷、黏液水肿昏迷、肾上腺皮质功能减退危象、尿崩症失水或水中毒等鉴别。

## 六、治疗要点

### (一)紧急处理

一经发现有垂体危象或垂体卒中的临床征象,应诊断检查与抢救同时进行,争取时间快速缓解病情。

### (二)快速纠正低血糖

迅速建立静脉通路,给予静脉50%葡萄糖40~100 mL,多数患者可很快恢复,严重者恢复较慢,然后用5%葡萄糖氯化钠注射液静脉滴注,数小时后可再给1次50%葡萄糖注射液静脉注射;或者以10%葡萄糖500~1 000 mL维持,以免再次引起昏迷。若为低血糖型危象昏迷,经过补充葡萄糖可以恢复正常,神志可逐渐从昏迷转为躁动、朦胧直至清醒。

### (三)激素替代治疗

应综合考虑临床发病的轻重缓急、诱发因素、应激程度确定给药剂量,一般每6小时静脉给氢化可的松100 mg。情况危急者,可用50%葡萄糖60 mL加氢化可的松琥珀酸钠100 mg缓慢静脉注射。继后2~3天,根据病情和机体对激素的反应,减量为200~100 mg。1周左右,可视病情稳定情况逐渐减量,视病情缓解可改为口服氢化可的松40 mg或泼尼松10 mg,分2次给药维持。危象期过后,应予适量靶腺激素长期替代治疗。包括肾上腺皮质激素生理维持剂量,甲状腺激素,应从小剂量开始,递增至需要的维持量,可酌情使用性腺激素等。

### (四)维持水、电解质和酸碱平衡

多数患者存在水电解质紊乱,尤其是低钠、水中毒者,应给予及时处理。最初24小时应输入5%葡萄糖氯化钠注射液500~1 500 mL,血钠较低者可适当多补充0.9%氯化钠注射液。液体和电解质的补充应按危象发作前后患者出入量(呕吐、大小便量)及失水体征,结合实验室结果,决定补充量。

**(五)诱因治疗**

休克者应及时选择血管活性药物治疗;对感染者应病灶清除和积极有效的抗感染治疗;低体温者应予保暖;有精神障碍者必要时给予抗精神药物或镇静治疗。慎用或禁用可能诱发危象的镇静、镇痛麻醉类药物等。

**(六)原发垂体疾病治疗**

原发垂体疾病治疗包括内科药物缓解和外科手术干预治疗,如水肿者给予脱水降颅内压治疗;出血者给予止血药物;遇严重颅内压增高、视力减退、昏迷、病情进行性恶化者,应手术干预减压和原发病的外科手术治疗等。

## 七、护理问题

**(一)体温过高**

体温过高与感染有关。

**(二)体温过低**

体温过低与寒冷季节诱发相关。

**(三)有受伤的危险**

有受伤的危险与低血压、昏厥等有关。

**(四)水、电解质及酸碱平衡紊乱**

水、电解质及酸碱平衡紊乱与手术或胃肠道功能紊乱引起失钠脱水有关。

**(五)潜在并发症**

潜在并发症有癫痫,与脑功能受损有关。

## 八、护理措施

(1)低温者注意保暖,增加盖被,加用电热床褥、空调等。

(2)迅速配合医师抢救,准确用药。

(3)监测生命体征,仔细观察病情,详细记录患者意识状态、瞳孔大小、对光反射、角膜反射、眶上压痛反应及神经系统体征的变化。

(4)保持呼吸道通畅,给予氧气吸入。

(5)必要时留置导尿管,准确记录 24 小时出入量。

(6)加强昏迷患者的一般护理,如口腔护理、皮肤护理等。

(7)严禁使用吗啡、氯丙嗪、巴比妥等中枢神经抑制药及麻醉药,以免诱导或加剧昏迷。

(8)慎用胰岛素及各种降血糖药,以免加重低血糖。

(杨　清)

# 第四节　甲状腺危象

## 一、概述

甲状腺危象也称甲亢危象,是甲状腺毒症急性加重的一个综合征,是甲亢患者最严重的并发症,多发生于较重甲亢未治疗或治疗不充分患者,在感染、手术、创伤或突然停药后,出现以高热、大汗、心动过速、心律失常、严重吐泻、意识障碍等为特征的临床综合征。其病死率在20%以上。

## 二、临床表现

### (一)典型的甲状腺危象

临床表现为高热、大汗、心动过速、频繁的呕吐及腹泻、谵妄,甚至昏迷,最后多因休克、呼吸衰竭、循环衰竭及电解质紊乱而死亡。

1.高热

体温急骤升高,高热常在39℃以上,且患者大汗淋漓,虚弱,疲乏,皮肤潮红;继而可汗闭,皮肤苍白和脱水。高热是甲亢危象的特征表现,是与重症甲状腺功能亢进症的重要鉴别点。

2.循环系统

患者出现心悸,窦性或异源性心动过速,常为160次/分以上,且脉压明显增大,血压升高;患者易出现各种心律失常,其中以期前收缩和心房颤动最为多见。另外,较常见的也有心脏增大甚至发生心力衰竭。不少老年人仅有心脏异常,尤以心律失常为突出表现。若患者出现血压下降、心音减弱及心率慢,说明患者心血管处于严重失代偿状态,预示已发生心源性休克。一般来说,合并有心脏病的甲状腺功能亢进患者,容易发生甲亢危象,当发生危象以后,促使心功能进一步恶化。

3.消化系统

食欲极差,恶心,频繁呕吐,腹痛、腹泻明显,恶心和腹痛常是本病早期表现。病后体重锐减,肝可肿大,肝功能不正常,随着病情的进展,肝细胞功能衰竭,出现黄疸,黄疸出现则预示预后不良。

4.中枢神经系统

患者常出现精神障碍、烦躁焦虑,也可有震颤、极度烦躁不安、谵妄、嗜睡,最后陷入昏迷。

5.呼吸系统

潮气量减少,呼吸困难,甚至呼吸衰竭。

6.电解质紊乱

由于进食差,呕吐、腹泻及大量出汗,最终出现电解质紊乱,约半数患者有低钾血症,1/5的患者血钠减低。

### (二)先兆危象

由于危象期病死率很高,常死于休克、心力衰竭,为及时抢救患者,临床提出危象前期或先兆危象的诊断。先兆危象是指以下几点内容。

(1)体温在38~39℃。

(2)心率在120~159次/分,也可有心律失常。

(3)食欲减退,恶心,大便次数增多,多汗。

(4)焦虑、烦躁不安,危象预感。

### (三)不典型甲状腺危象

临床上,有少数患者的临床症状和体征很不典型,突出的特点是表情淡漠,木僵,嗜睡,反射降低,低热,明显乏力,心率减慢,脉压小及恶病质,甲状腺常轻度肿大,最后陷入昏迷,甚至死亡。这种类型临床上称为"淡漠型"甲亢危象,较为罕见。

## 三、病因与发病机制

### (一)病因

**1.内科相关诱因**

内科相关诱因是指由手术以外的诱因而引起的。

(1)感染:是临床上最为常见的危象诱因,约占全部诱因的40%,危象发生一般与感染严重程度成正比,且多发生于感染的高峰阶段。其中以呼吸道感染最为常见,其次是胃肠、胆道和泌尿道感染,少数为败血症、腹膜炎、皮肤感染等。原虫、立克次体、真菌等全身性感染也可诱发。

(2)应激:精神极度紧张、过度疲劳、高温环境、饥饿、药物反应(如过敏、洋地黄中毒等)、心绞痛、心力衰竭、糖尿病酸中毒、低血糖、高钙血症、肺栓塞、脑血管意外,分娩及妊娠高血压综合征等,均可导致甲状腺素突然大量释放,引起甲状腺危象。

(3)不适当停用甲状腺药物:突然停用碘剂,原有的甲亢表现可迅速加重,因为碘化物可以抑制甲状腺激素结合蛋白的水解,使甲状腺激素释放减少。此外细胞内碘化物增加超过临界程度时,可使甲状腺激素的合成受抑制,由于突然停用碘剂,甲状腺滤泡上皮细胞内碘浓度减低,抑制效应消失,甲状腺内原来储存的碘又能合成激素,释入血中的激素使病情迅速加重,而不规则地使用或停用硫脲类抗甲状腺药物也会引起甲亢危象。

(4)精神刺激:精神刺激对诱发甲亢危象有明显作用。甲亢患者受精神刺激时,交感神经-肾上腺兴奋性增强,机体对儿茶酚胺敏感性增强,很容易诱发危象发生。

(5)其他:放射性碘治疗甲亢引起的放射性甲状腺炎、甲状腺活体组织检查,及过多或过重或反复触摸甲状腺,使甲状腺受损,均可引起甲状腺素在短时间内释放入血,引起病情突然加重。

**2.外科相关诱因**

甲状腺功能亢进患者在手术中或手术后4~16小时发生危象者,要考虑危象与手术有关。而危象在16小时以后出现者,需寻找感染病灶或其他原因。

(1)甲状腺功能亢进未被控制而行手术:甲状腺功能亢进患者术前未用抗甲状腺激素药物准备,或准备不充分,或虽用抗甲状腺药,但已经停用过久,手术时甲状腺功能仍处于亢进状态,或用碘剂做术前准备时,用药时间较长,甲状腺又能合成及释放甲状腺激素。

(2)术中释放甲状腺激素:手术本身的应激、手术挤压甲状腺,使大量甲状腺激素释放入血,另外,采用乙醚麻醉时也可使组织内的甲状腺激素进入末梢血中。

### (二)发病机制

甲状腺危象患者血中甲状腺素增加,尤其是具有较强活性的游离的激素增多,临床上使用抗甲状腺药物和碘制剂,闭经配合足量的β-肾上腺素受体阻滞剂,利血平和肾上腺皮质激素治疗,可获得较好的治疗。由此证明甲状腺危象的发病机制不是单一的,而是综合的。其中血中甲状腺素含量的急剧增多,是本危象发病的基本条件和中心环节,由此进一步加重了已经受损的肾上腺皮质及肝脏、心脏功能。加之应激因素引起的血中儿茶酚胺增加,在甲状腺激素增加的基础上,机体对儿茶酚胺的敏感性增强,最终导致机体丧失对甲状腺激素反应的调节能力,从而出现甲状腺危象的各种症状和体征。

### 四、辅助检查

#### (一)甲状腺功能检查

血清 $T_3$、$T_4$、$rT_3$ 升高,$FT_3$ 和 $FT_4$ 增高更明显些,但与无危象甲亢没有划分界限。在甲亢危象患者中甲状腺激素测量结果可以不一致。当检测甲状腺激素水平显著高于正常时,对诊断和判断预后有一定意义。

#### (二)血常规检查

血常规检查无特异改变。如血白细胞总数及中性粒细胞计数明显升高,提示存在感染。

#### (三)电解质检查

由于甲亢危象患者处于明显高代谢状态,高热,呕吐甚至腹泻等因素使多数患者均有脱水及电解质紊乱。其中低钠血症最常见,也可有代谢性酸中毒及低血钾等。

#### (四)心电图检查

心电图检查可显示各种快速心律失常。

### 五、诊断要点

#### (一)引起甲亢危象的诱因

常见诱因有感染(主要有上呼吸道感染、咽炎、气管炎、肺炎;其次是胃肠道和泌尿系统感染)、手术(甲亢病情未被控制而行手术,术中释放甲状腺激素等)、创伤、精神刺激等。

#### (二)临床表现特点

典型甲亢危象的临床表现有高热或过高热、大汗淋漓、心动过速(140 次/分以上)、烦躁、焦虑不安、谵妄、恶心、呕吐及腹泻,严重患者可有心力衰竭、休克及昏迷等。

#### (三)诊断标准与注意事项

任何一个甲状腺毒症的患者,特别是未经正规治疗,或治疗中断及有上述诱因存在时,出现原有的甲亢病情突然明显增重,应考虑有甲亢危象的可能。甲亢病史和一些特殊体征,如突眼、甲状腺肿大或其上伴血管杂音,以及胫骨前黏液性水肿、皮肤有白癜风及杵状指等表现提示存在甲亢可能,对诊断甲亢危象均有帮助。

#### (四)甲亢危象尚无统一的诊断标准

有学者将甲亢危象大体分为两个阶段,即体温低于 39 ℃和脉率在 159 次/分以下,多汗,烦躁,嗜睡,食欲减退,恶心,以及大便次数增多等定为甲亢危象前期;而当患者体温>39 ℃,脉率≥160 次/分,大汗淋漓或躁动,谵妄,昏睡和昏迷,呕吐及腹泻显著增多等,定为甲亢危象。临床高度疑似本症及有危象前兆者,即应按危象处理。

#### (五)少数患者无上述典型表现

多为中老年人,起病缓慢,虚弱乏力,反应迟钝,表情淡漠。多有嗜睡、恶病质、肌肉萎缩、反射减退、体温轻度升高、皮肤干燥冰冷、心率不快或减慢等,最后陷入昏迷,为淡漠型甲亢危象。临床误诊率高,应高度警惕,诊断困难时,注意检查甲状腺激素谱。

### 六、治疗要点

#### (一)降低血液循环中甲状腺激素浓度

(1)使用抗甲状腺药物,如碘制剂、硫脲类药物,用以抑制甲状腺激素的合成和释放。

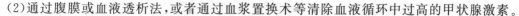

(2)通过腹膜或血液透析法,或者通过血浆置换术等清除血液循环中过高的甲状腺激素。

**(二)降低组织对甲状腺素-儿茶酚胺的反应**

使用β-肾上腺素受体阻断剂和利血平、胍乙啶等抗交感神经药物,阻断周围组织对儿茶酚胺的反应,以减轻周围组织对儿茶酚胺过敏的表现,从而达到控制甲状腺危象的目的。

1.糖皮质激素

尽早补充糖皮质激素,以改善机体反应性,提高应激能力。糖皮质激素还可抑制组织中 $T_4$ 向 $T_3$ 转化作用,与抗甲状腺药物有协同作用,可迅速减轻临床症状。一般选用地塞米松或甲泼尼龙等。

2.低温及人工冬眠

对甲状腺危象患者应尽快采取降温措施,在应用镇静药基础上行物理降温治疗。也可采用人工冬眠加物理降温,通过冬眠及物理降温,将体温控制在 34～33 ℃,持续数天或更长,直至患者病情稳定为止。

3.对症处理

纠正水电解质和酸碱紊乱;及时补充大量维生素和能量;纠正心功能不全、心律失常;如有感染应积极抗感染治疗。

## 七、护理问题

**(一)体温过高**

体温过高与感染有关。

**(二)水、电解质及酸碱平衡紊乱**

水、电解质及酸碱平衡紊乱与进食差,频繁呕吐、腹泻及大量出汗有关。

**(三)活动无耐力**

活动无耐力与蛋白质分解增加、甲亢性心脏病、肌无力等有关。

**(四)有发生昏迷的危险**

有发生昏迷的危险与脑细胞脱水及缺氧有关。

**(五)潜在并发症**

潜在并发症有心力衰竭、心源性休克、肝功能衰竭、呼吸衰竭。

## 八、护理措施

**(一)一般护理**

1.严密观察病情

监测神志、体温、脉搏、呼吸、血压、血氧饱和度等的变化,发现异常及时处理。

2.绝对卧床休息

保持安静舒适和相对恒温的环境。必要时给予吸氧。

3.低温及人工冬眠

遵医嘱尽快采取降温措施,在应用镇静药基础上行物理降温治疗。也可采用人工冬眠加物理降温,将体温控制在 34～33 ℃。

**(二)对症护理**

(1)对于狂躁型的患者,可给予镇静药,如地西泮、氯丙嗪等。切实做好患者的安全护理,必要时给予使用床挡、约束带等保护措施,防止坠床、自伤等发生。

（2）做好生活护理,给予高热量、高蛋白、高维生素饮食,鼓励患者多饮水,每天饮水量不少于2 000 mL。切忌过饱饮食,以防发生心功能不全。

### （三）心理护理

甲状腺危象患者多有不同程度的恐惧、焦虑等不良心理,护士要以耐心细致的工作帮助患者消除恐惧、焦虑心理,树立战胜疾病的信心。

（杨　清）

# 第五节　高血压危象

## 一、概述

广义的高血压危象包括高血压危症和高血压急症,狭义的高血压危象等同于高血压危症。高血压危症是指原发性或继发性高血压患者,在某些诱因作用下,血压突然和显著升高[一般>24.0/16.0 kPa(180/120 mmHg)],同时伴有进行性心、脑、肾等重要靶器官功能不全的表现。高血压危症包括高血压脑病、颅内出血(脑出血和蛛网膜下腔出血)、脑梗死、急性心力衰竭、急性冠状动脉综合征(不稳定型心绞痛、急性非 ST 段抬高和 ST 段抬高心肌梗死)、主动脉夹层、子痫、急性肾小球肾炎、胶原血管病所致肾危象、嗜铬细胞瘤危象及围术期严重高血压等。高血压急症是指血压明显升高但不伴严重临床症状及进行性靶器官损害。

## 二、临床表现

高血压危象在高血压早期与晚期均可发生。主要表现有头痛、烦躁、眩晕、心悸、气急、视物模糊、恶心、呕吐等症状,同时可伴有动脉痉挛和累及靶器官缺血症状。高血压危象的发生常有突发型和慢发型两种。

### （一）突发型高血压危象

突发型高血压危象突然发生,无前驱征象,经过时间只数分钟至 2 小时,发生时,先出现高度兴奋,皮肤变色,由苍白变为块形发红,头痛剧烈,手足抖擞,视物模糊,往往伴有频繁多量的小便,血压显著升高,尤以收缩压为显著,而舒张压升高较小,脉压增大,常见于二期高血压。

### （二）慢发型高血压

慢发型高血压较少见,但却严重,危象逐渐发生,时间长,从数小时到 4 天,患者自觉头重,头痛、恶心、呕吐、无力、神志不清,血压明显升高,发展迅速,尤为舒张压增高,收缩压稍逊,常见于三期高血压。

## 三、病因与发病机制

### （一）病因

（1）缓进型或急进型高血压。

（2）多种肾性高血压,包括肾动脉狭窄、急性和慢性肾小球肾炎、慢性肾盂肾炎、肾脏结缔组织病变所致高血压。

(3)内分泌性高血压,如嗜铬细胞瘤。

(4)妊娠高血压综合征。

(5)急性主动脉夹层动脉瘤和脑出血。

(6)头颅外伤。

## (二)诱因

在上述高血压疾病基础上,如有下列因素出现,高血压患者极易发生高血压危象。

(1)寒冷刺激、精神创伤、外界不良刺激、情绪波动和过度疲劳等。

(2)应用单氨氧化酶抑制剂治疗高血压,并同时食用干酪、扁豆、腌鱼、啤酒和红葡萄酒等一些富含酪氨酸的食物。

(3)应用拟交感神经药物后发生节后交感神经末梢的儿茶酚胺释放。

(4)高血压患者突然停用可乐定等降压药物。

(5)经期和绝经期的内分泌功能紊乱。

## 四、辅助检查

除测量血压外,应仔细检查心血管系统、眼底和神经系统,了解靶器官损害的程度,评估有无继发性高血压。血常规、尿常规、心电图和血生化八项应列为常规检查,依病情选择 X 线、CT、MRI 和心脏彩超等检查。

### (一)实验室检查

尿中出现不同程度的蛋白和红细胞,随病情变化迅速出现氮质血症、低钙血症,重者出现代谢性酸中毒。肌酐和尿素氮增高,血糖可增高。突发性恶性高血压患者,肾衰竭出现早且重。血中游离肾上腺素或去甲肾上腺素水平增高。

### (二)眼底检查

除了慢性小动脉硬化外,急性改变有小血管节段或弥漫性痉挛,血压控制 12 周后视力可完全恢复。视神经盘水肿在血压控制后 2~3 周才能消失,虽可出现视神经萎缩和视力减退,但常无后遗症。

### (三)超声心动图、心电图、胸部 X 线检查

检查可发现高血压心血管并发症的相应改变。

### (四)CT、MRI 检查

头颅 CT、MRI 检查对神经系统并发症有重要的鉴别诊断价值。疑主动脉夹层者行胸部 CT 检查。

## 五、诊断要点

### (一)临床表现特点

高血压危象的临床表现可以因临床类型不同而异,但共同的临床特征是血压急剧升高,患者收缩压≥32.0 kPa(240 mmHg),舒张压≥17.3 kPa(130 mmHg),同时,出现明显的头痛、眩晕、烦躁、恶心、呕吐、心悸、气急和视物模糊等。

### (二)诊断注意事项

临床上,接诊重症高血压患者后,病史询问和体格检查应简单而有重点,目的是尽快鉴别高血压危症和高血压急症。因高血压危症和高血压急症降压治疗的紧迫程度不同,前者需要迅速降低

血压,采用静脉途径给药;后者需要在 24～48 小时降低血压,可使用快速起效的口服降压药。

## 六、治疗要点

高血压危象可危及患者生命,其发生又与血压骤然和严重升高有关,主要治疗措施应该是积极降低血压,使之降至较安全水平,以防止严重并发症的发生。

### (一)选择适当的降压药物

在临床应用时需考虑到药物的药理学和药代动力学作用,对心排血量、全身血管阻力、靶器官灌注等血流动力学的影响,药物的降压速度和降压的目标水平,以及可能发生的不良反应。临床上常用有硝普钠、硝酸甘油、尼卡地平、地尔硫、拉贝洛尔等,一般情况下首选硝普钠。

#### 1.硝普钠

硝普钠可扩张动脉和静脉,降低心脏前后负荷。可适用各种高血压急症,静脉滴注每分钟 10～25 $\mu$g,但需密切观察血压的变化。不良反应比较轻,可有恶心、呕吐、肌肉颤动等,本药不宜长期、大量使用,因长期、大量使用可引起硫氰酸中毒,特别是肾功能不好者。

#### 2.硝酸甘油

硝酸甘油可扩张静脉,选择性扩张冠状动脉和大动脉。主要用于急性心力衰竭或急性冠脉综合征时高血压急症,起效快。密切观察血压情况下,静脉滴注每分钟 5～10 $\mu$g,然后每 5～10 分钟增加滴速至每分钟 20～30 $\mu$g。不良反应有心动过速、面色潮红、头痛、呕吐等。

#### 3.尼卡地平

本药作用快,持续时间短。在降压的同时还可以改善脑血流量,主要用于高血压危象、急性脑血管病时高血压急症。开始静脉滴注 0.5 $\mu$g/(kg·min),逐渐增加剂量至 6 $\mu$g/(kg·min)。不良反应有心动过速、面色潮红等。

#### 4.地尔硫

本药具有降压、改善冠状动脉血流量和控制快速室上性心律失常的作用,主要用于高血压危象、急性冠脉综合征。密切观察血压情况下,每小时 5～15 mg 静脉滴注,根据血压变化调整滴速。不良反应有面色潮红、头痛等。

#### 5.拉贝洛尔

本药起效快,但持续时间长,主要用于妊娠或肾衰竭时高血压急症。开始缓慢静脉注射 50 mg,每隔 15 分钟重复注射 1 次,使用总量不超过 300 mg。不良反应有头晕、直立性低血压、房室传导阻滞等。

### (二)采用正确的给药方法

高血压急症应持续静脉滴注短效降压药物,根据血压水平调整给药速度和剂量。静脉给药 1～2 天,或待血压稳定达标、急性靶器官损害缓解后,可加用口服药物,然后逐渐停用静脉制剂而维持口服药,以使血压长期稳定。降压药剂量起初宜小,逐步增量,经 1～2 周使血压达到正常水平,这样可增加患者对降压治疗的耐受性和顺从性。高血压急症可以应用口服药物,将血压降至目标水平;也可先静脉给药,而后改为口服。

## 七、护理问题

### (一)头痛

头痛与高血压有关。

**(二)有受伤的危险**

有受伤的危险与头晕头痛有关。

**(三)知识缺乏**

知识缺乏指对信息资源不熟悉。

**(四)焦虑**

焦虑与身体和心理上感到威胁有关。

## 八、护理措施

**(一)迅速降低血压**

降压原则为及时降压、速度合理、幅度适当、联合用药尽快使血压下降做到迅速、安全、有效。血压下降程度因人而异,如肾功能正常,无脑血管病或冠心病者则可降至正常。但如患者为 60 岁以上高龄,有冠心病,或血管病,或肾功能不全,血压下降过快过猛可导致冠状动脉或脑动脉供血不足或少尿,其安全的血压水平是 21.3~24.0/13.3~14.7 kPa(160~180/100~110 mmHg)。开始时降压药剂量宜小,使舒张压降至 16.0 kPa(120 mmHg),密切观察是否有神经系统症状、心排血量降低、少尿等现象。然后逐渐增加剂量,使舒张压降至 14.7 kPa(110 mmHg)。1~2 天逐渐降至 13.3 kPa(100 mmHg),应使患者能够耐受血压下降的速度。静脉用药者 1~2 天应加口服降压药,争取短期内停用静脉给药。如一药无效可合并用药以提高疗效,减少不良反应。

**(二)对症治疗**

(1)防止脑水肿高血压脑病时加用脱水剂甘露醇、呋塞米等治疗。脑水肿、惊厥者遵医嘱给予镇静药。使用利尿剂应观察尿量变化,监测电解质。甘露醇应在 20 分钟内滴完,防止药液渗出血管外。

(2)发生心力衰竭时应给予吸氧每分钟 4~6 L,急性肺水肿时 35％乙醇湿化吸氧每分钟 6~8 L。

(3)合并氮质血症者,应予血液透析治疗。

(4)嗜铬细胞瘤合并高血压危象时,由于瘤体分泌大量儿茶酚胺引起血压急剧升高,手术前应选用 α 受体阻滞剂酚妥拉明降低血压。

(5)合并妊娠高血压综合征时早期通过限制活动和盐的摄入足以增加子宫、胎盘和肾的血流。如蛋白尿加重、血压升高、视力下降、尿量减少、体重增加或头痛应住院治疗,尤其是头痛应引起重视,提示可能发生子痫。

(6)恶性高血压往往迅速发生高血压危象,必须积极治疗,根据临床症状的轻重决定降压速度。病情危急的恶性高血压,舒张压高于 20.0 kPa(150 mmHg),需数小时内下降,而处在恶性高血压早期,病情尚不十分危急,血压可在数天内下降,可口服或间断静脉给药。

**(三)病情观察**

1.密切观察病情

严密观察患者的神志、瞳孔、血压、心率、心律、呼吸频率,做好心电、血压监护,如发生血压急剧升高或骤然过低,患者晕厥、剧烈头痛、肢体乏力、恶心、呕吐、视物模糊、神志改变等情况应立即报告医师。

2.用药观察

降压首选硝普钠静脉滴注治疗。应用硝普钠需注意避光使用,调节速度需在严密监测血压的情况下进行,连续使用一般不超过 5 天,以免引起硫氰酸中毒,注意防止药物外渗引起局部组织反应。

(杨 清)

# 第六节 心源性休克

心源性休克是指由于严重的心脏泵功能衰竭或心功能不全导致心排血量减少,各重要器官和周围组织灌注不足而发生的一系列代谢和功能障碍综合征。

## 一、临床表现

多数心源性休克患者,在出现休克之前有相应心脏病史和原发病的各种表现,如急性肌梗死患者可表现严重心肌缺血症状,心电图可能提示急性冠状动脉供血不足,尤其是广泛前壁心肌梗死;急性心肌炎者则可有相应感染史,并有发热、心悸、气短及全身症状,心电图可有严重心律失常;心脏手术后所致的心源性休克,多发生于手术 1 周内。心源性休克的诊断标准如下。

(1)收缩压低于 12.0 kPa(90 mmHg)或原有基础血压降低 4.0 kPa(30 mmHg),非原发性高血压患者一般收缩压小于 10.7 kPa(80 mmHg)。

(2)循环血量减少:①尿量减少,常少于 20 mL/h。②神志障碍、意识模糊、嗜睡、昏迷等。③周围血管收缩,伴四肢厥冷、冷汗,皮肤湿凉、脉搏细弱快速、颜面苍白或发绀等末梢循环衰竭表现。

(3)纠正引起低血压和低心排血量的心外因素(低血容量、心律失常、低氧血症、酸中毒等)后,休克依然存在。

## 二、诊断

(1)有急性心肌梗死、急性心肌炎、原发或继发性心肌病、严重的恶性心律失常、具有心肌毒性的药物中毒、急性心脏压塞及心脏手术等病史。

(2)早期患者烦躁不安、面色苍白,诉口干、出汗,但神志尚清;后逐渐表情淡漠、意识模糊、神志不清直至昏迷。

(3)体检心率逐渐增快,常>120 次/分。收缩压<10.6 kPa(80 mmHg),脉压<2.7 kPa(20 mmHg)严重时血压测不出。脉搏细弱,四肢厥冷,肢端发绀,皮肤出现花斑样改变。心音低纯,严重者呈单音律。尿量<17 mL/h,甚至无尿。休克晚期出现广泛性皮肤、黏膜及内脏出血,即弥散性血管内凝血,以及多器官衰竭。

(4)血流动力学监测提示心脏指数降低、左室舒张末压升高等相应的血流动力学异常。

## 三、检查

(1)血气分析。

(2)弥散性血管内凝血的有关检查。血小板计数及功能检测,出凝血时间,凝血酶原时间,凝血因子Ⅰ,各种凝血因子和纤维蛋白降解产物(FDP)。

(3)必要时做微循环灌注情况检查。

(4)血流动力学监测。

(5)胸部X线片、心电图检查,必要时做动态心电图检查,条件允许时行床旁超声心动图检查。

## 四、治疗

### (一)一般治疗

(1)绝对卧床休息,有效止痛,出急性心肌梗死所致者吗啡3～5 mg或哌替啶50 mg,静脉注射或皮下注射,同时予地西泮(安定)、苯巴比妥(鲁米那)。

(2)建立有效的静脉通道,必要时行深静脉插管。留置导尿管监测尿量。持续心电、血压、血氧饱和度监测。

(3)氧疗:持续吸氧,氧流量一般为4～6 L/min,必要时气管插管或气管切开,人工呼吸机辅助呼吸。

### (二)补充血容量

首选右旋糖酐-40 250～500 mL静脉滴注,或0.9%氯化钠液、平衡液500 mL静脉滴注,最好在血流动力学监护下补液严格控制滴速,前20分钟内快速补液100 mL,如中心静脉压上升不超过0.2 kPa(1.5 mmHg),可继续补液直至休克改善,或输液总量达500～750 mL。无血流动力学监护条件者可参照指标进行判断:诉口渴,外周静脉充盈不良,尿量<30 mL/h,尿比重>1.02,中心静脉压<0.8 kPa(6 mmHg),则表明血容量不足。

### (三)血管活性药物的应用

首选多巴胺或与间羟胺(阿拉明)联用,从2～5 μg/(kg·min)开始渐增剂量,在此基础上根据血流动力学资料选择血管扩张剂:①肺充血而心排血量正常,肺毛细血管嵌顿压>2.4 kPa(18 mmHg),而心脏指数>2.2 L/(min·m²)时,宜选用静脉扩张剂,如硝酸甘油15～30 μg/min静脉滴注或泵入,并可适当利尿。②心排血量低且周围灌注不足,但无肺充血,即心脏指数<2.2 L/(min·m²),肺毛细血管嵌顿压<2.4 kPa(18 mmHg)而肢端湿冷时,宜选用动脉扩张剂,如酚妥拉明100～300 μg/min静脉滴注或泵入,必要时增至1 000～2 000 μg/min。③心排血量低且有肺充血及外周血管痉挛,即心脏指数<2.2 L/(min·m²),肺毛细血管嵌顿压<2.4 kPa(18 mmHg)而肢端湿冷时,宜选用硝普钠,10 μg/min开始,每5分钟增加5～10 μg/min,常用量为40～160 μg/min,也有高达430 μg/min才有效。

### (四)正性肌力药物的应用

1.洋地黄制剂

一般在急性心肌梗死的24小时内,尤其是6小时内应尽量避免使用洋地黄制剂,在经上述处理休克无改善时可酌情使用毛花苷C 0.2～0.4 mg,静脉注射。

2.拟交感胺类药物

对心排血量低,肺毛细血管嵌顿压不高,体循环阻力正常或低下,合并低血压时选用多巴胺,用量同前;而心排血量低,肺毛细血管嵌顿压高,体循环血管阻力和动脉压在正常范围者,宜选用多巴酚丁胺5～10 μg/(kg·min),亦可选用多培沙明0.25～1.0 μg/(kg·min)。

3.双异吡啶类药物

常用氨力农0.5～2 mg/kg,稀释后静脉注射或静脉滴注,或米力农2～8 mg,静脉滴注。

### (五)其他治疗

**1.纠正酸中毒**

常用 5% 碳酸氢钠或摩尔乳酸钠,根据血气分析结果计算补碱量。

**2.激素应用**

早期(休克 4~6 小时)可尽早使用糖皮质激素,如地塞米松(氟美松)10~20 mg 或氢化可的松 100~200 mg,必要时每 4~6 小时重复 1 次,共用 1~3 天,病情改善后迅速停药。

**3.纳洛酮**

首剂 0.4~0.8 mg,静脉注射,必要时在 2 小时后重复 0.4 mg,继以 1.2 mg 置于 500 mL 液体内静脉滴注。

**4.机械性辅助循环**

经上述处理后休克无法纠正者,可考虑主动脉内气囊反搏(IABP)、体外反搏、左室辅助泵等机械性辅助循环。

**5.原发疾病治疗**

如急性心肌梗死患者应尽早进行再灌注治疗,溶栓失败或有禁忌证者应在 IABP 支持下进行急诊冠状动脉成形术;急性心脏压塞者应立即心包穿刺减压;乳头肌断裂或室间隔穿孔者应尽早进行外科手术修补等。

**6.心肌保护**

1,6-二磷酸果糖 5~10 g/d,或磷酸肌酸(护心通)2~4 g/d,酌情使用血管紧张素转换酶抑制剂等。

### (六)防治并发症

**1.呼吸衰竭**

包括持续氧疗,必要时呼气末正压给氧,适当应用呼吸兴奋剂,如尼可刹米(可拉明)0.375 g 或洛贝林(山梗菜碱)3~6 mg 静脉注射;保持呼吸道通畅,定期吸痰,预防感染等。

**2.急性肾衰竭**

注意纠正水、电解质紊乱及酸碱失衡,及时补充血容量,酌情使用利尿剂如呋塞米(速尿)20~40 mg 静脉注射。必要时可进行血液透析、血液滤过或腹膜透析。

**3.保护脑功能**

使用脱水剂及糖皮质激素,合理使用兴奋剂及镇静剂,适当补充促进脑细胞代谢药,如脑活素、胞二磷胆碱、三磷酸腺苷等。

**4.防治弥散性血管内凝血(DIC)**

休克早期应积极应用右旋糖酐-40、阿司匹林(乙酰水杨酸)、双嘧达莫等抗血小板及改善微循环药物,有 DIC 早期指征时应尽早使用肝素抗凝,首剂 3 000~6 000 U 静脉注射,后续以 500~1 000 U/h 静脉滴注,监测凝血时间调整用量,后期适当补充消耗的凝血因子,对有栓塞表现者可酌情使用溶栓药如小剂量尿激酶$[(2.5~5)\times10^5\ U]$或链激酶。

## 五、护理

### (一)急救护理

(1)护理人员熟练掌握常用仪器、抢救器材及药品。

(2)各抢救用物定点放置、定人保管、定量供应、定时核对、定期消毒,使其保持完好备用状态。

（3）患者一旦发生晕厥,应立即就地抢救并通知医师。

（4）应及时给予吸氧,建立静脉通道。

（5）按医嘱准、稳、快地使用各类药物。

（6）若患者出现心搏骤停,立即进行心、肺、脑复苏。

**（二）护理要点**

1.给氧用面罩或鼻导管给氧

面罩要严密,鼻导管吸氧时,导管插入要适宜,调节氧流量 4～6 L/分,每天更换鼻导管一次,以保持导管通畅。如发生急性肺水肿时,立即给患者端坐位,两腿下垂,以减少静脉回流,同时加用 30% 酒精吸氧,降低肺泡表面张力,特别是患者咳大量粉红色泡沫样痰时,应及时用吸引器吸引,保持呼吸道通畅,以免发生窒息。

2.建立静脉输液通道

迅速建立静脉通道。护士应建立静脉通道 1～2 条。在输液时,输液速度应控制,应当根据心率、血压等情况,随时调整输液速度,特别是当液体内有血管活性药物时,更应注意输液通畅,避免管道滑脱、输液外渗。

3.尿量观察

记录单位时间内尿量的观察,是对休克病情变化及治疗有十分重要意义的指标。如果患者 6 小时无尿或每小时少于 20～30 mL,说明肾小球滤过量不足,如无肾实质变说明血容量不足。相反,每小时尿量大于 30 mL,表示微循环功能良好,肾血灌注好,是休克缓解的可靠指标。如果血压回升,而尿量仍很少,考虑发生急性肾衰竭,应及时处理。

4.血压、脉搏、末梢循环的观察

血压变化直接标志着休克的病情变化及预后,因此,在发病几小时内应严密观察血压,15～30 分钟 1 次,待病情稳定后 1～2 小时观察 1 次。若收缩压下降到 10.7 kPa(80 mmHg)以下,脉压小于 2.7 kPa(20 mmHg)或患者原有高血压,血压的数值较原血压下降 2.7～4.0 kPa(20～30 mmHg)以上,要立即通知医师迅速给予处理。

脉搏的快慢取决于心率,其节律是否整齐,也与心搏节律有关,脉搏强弱与心肌收缩力及输出量有关。所以休克时脉搏在某种程度上反映心脏功能,同时,临床上脉搏的变化,往往早于血压变化。

心源性休克由于心排血量减少,末梢循环灌注量减少,血流留滞,末梢发生发绀,尤其以口唇、黏膜及甲床最明显,四肢也因血运障碍而冰冷,皮肤潮湿。这时,即使血压不低,也应按休克处理。当休克逐步好转时,末梢循环得到改善,发绀减轻,四肢转温。所以末梢的变化也是休克病情变化的一个标志。

5.心电监护的护理患者入院后

立即建立心电监护,通过心电监护可及时发现致命的室速或室颤。当患者入院后一般监测 24～48 小时,有条件可直到休克缓解或心律失常纠正。常用标准 Ⅱ 导进行监测,必要时描记心电记录。在监测过程中,要严密观察心律、心率的变化。对于频发室早(每分钟 5 个以上)、多源性室早,室早呈二联律、三联律、室性心动过速、R-on-T、R-on-P(室早落在前一个 P 波或 T 波上)立即报告医师,积极配合抢救,准备各种抗心律失常药,随时做好除颤和起搏的准备,分秒必争,以挽救患者的生命。

最后,还必须做好患者的保温工作,防止呼吸道并发症和预防压疮等方面的基础护理工作。

(杨　清)

# 第七节　消化道出血

## 一、概述

消化道出血是指从食管到肛门之间的消化道的出血。其中,屈氏韧带以近的消化道出血呈上消化道出血;屈氏韧带至回盲部出血为中消化道出血;回盲部以远的消化道出血称下消化道出血。

## 二、临床表现

### (一)呕血与黑便

呕血与黑便是上消化道出血的特征性表现。上消化道出血后均有黑便,但不一定有呕血。一般而言幽门以下出血时常以黑便为主,而幽门以上出血则引起呕血并伴有黑便,幽门以上出血量少者可无呕血。十二指肠出血量多时,部分血液反流至胃内,亦可引起呕血。呕血和黑便的性状,主要决定于出血的部位、出血量及在胃或肠道内停留的时间。若在胃停留的时间长,血液经胃酸作用后变成酸性血红素而呈咖啡色或赤豆色;若出血量大,在胃内停留的时间短,未经胃酸充分混合即呕吐,则为鲜红或暗红色或伴有血块。若在肠道内停留时间长,血中的血红蛋白的铁与肠内硫化物结合生成硫化铁而成柏油样黑色;相反,出血量大,速度快而急,刺激肠蠕动加快则呈鲜红色或暗红色血便,易误诊为中或下消化道出血。有时低位小肠或回盲部出血量少,在肠道停留时间较长,粪便亦可呈黑色,但一般不是柏油状,勿误以为上消化道出血。

### (二)血便和暗红色大便

血便和暗红色大便多为中或下消化道出血的临床表现,一般不伴有呕血。

### (三)失血性周围循环衰竭

急性大量出血时,有效循环血量下降,出现头晕、心悸、恶心、乏力、口渴、晕厥、四肢湿冷、皮肤苍白、烦躁,甚至意识模糊。

### (四)发热

大量出血后,多数患者在 24 小时内常出现低热,一般不超过 38.5 ℃,可持续 3~5 天,随后自行恢复正常。

### (五)氮质血症

氮质血症依发生机制可分为三种:肠源性氮质血症、肾前性氮质血症和肾性氮质血症。

### (六)贫血和血常规变化

(1)大量出血后均有急性失血性贫血,在出血后骨髓有明显代偿性增生,24 小时内网织红细胞计数即见增高,至出血后 4~7 天可为 5%~15%,以后逐渐降至正常。

(2)因失血后的应激反应,白细胞计数可迅速增多,5 小时后可达$(10\sim20)\times10^9/L$。血止后 2~3 天恢复正常(表 2-3)。

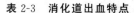

表 2-3　消化道出血特点

| 部位 | 消化道出血特点 |
| --- | --- |
| 上消化道出血 | 1.呕血和(或)黑便<br>2.失血性周围循环衰竭<br>3.贫血和血常规变化<br>4.发热<br>5.氮质血症 |
| 下消化道出血 | 下消化道出血的主要症状是便血 |

## 三、病因与发病机制

### (一)上消化道出血

**1.上消化道疾病**

(1)食管疾病:反流性食管炎、食管憩室炎。

(2)胃、十二指肠疾病:消化性溃疡、急慢性胃炎、胃黏膜脱垂、胃癌、急性胃扩张。

**2.门静脉高压疾病**

门静脉高压引起的食管胃底静脉曲张破裂或门脉高压性胃病。

**3.上消化道邻近器官或组织的疾病**

(1)胆道出血:胆管或胆囊结石、胆道蛔虫病、胆囊或胆管癌等。

(2)胰腺疾病累及十二指肠:胰腺癌、急性胰腺炎并发脓肿溃破。

(3)主动脉瘤破入食管、胃或十二指肠。

(4)纵隔肿瘤或脓肿破入食管。

**4.全身性疾病**

(1)血管性疾病:过敏性紫癜、遗传性出血性毛细血管扩张等。

(2)血液病:血友病、血小板减少性紫癜、白血病、弥散性血管内凝血及其他凝血机制障碍。

(3)尿毒症。

(4)结缔组织病:结节性多动脉炎、系统性红斑狼疮或其他血管炎。

(5)急性感染:流行性出血热、钩端螺旋体病等。

(6)应激相关胃黏膜损伤。

### (二)下消化道出血

**1.肠道原发病**

(1)肿瘤和息肉:肿瘤以癌最为常见,多发生于大肠,其他肿瘤少见,多发生于小肠。息肉多见于大肠,主要是腺瘤性息肉。

(2)炎症性病变:引起出血的感染性肠炎有肠结核、肠伤寒、菌痢等;非特异性肠炎有溃疡性结肠炎、克罗恩病等。

(3)血管病变:如血管瘤、毛细血管扩张症、血管畸形、静脉曲张。

(4)肠壁结构性病变:如憩室、肠重复畸形、肠气囊肿病、肠套叠等。

(5)肛门病变:痔和肛裂。

**2.全身性疾病累及肠道**

白血病和出血性疾病；风湿性疾病如系统性红斑狼疮、结节性多动脉炎、白塞病等；恶性组织细胞病；尿毒症性肠炎。

## 四、辅助检查

### (一)内镜检查

胃镜和结肠镜是诊断上、下消化道出血病因、部位和出血情况的首选检查方法，它不仅能直视病变、取活检，对于出血病灶可进行及时准确的止血治疗。多主张在出血后24～48小时进行检查，称急诊胃镜和结肠镜检查。

### (二)X线钡餐检查

目前已多为胃镜检查所替代。但对经胃镜检查出血原因未明、疑病变在十二指肠降段以下小肠段，则有特殊诊断价值。

### (三)手术探查检查

各种检查不能明确出血灶、持续大出血危及患者生命，必须手术探查。

## 五、诊断要点

根据呕血、黑便、血便和失血性周围循环衰竭的临床表现，呕吐物或黑便隐血试验可呈强阳性，血红蛋白、红细胞计数与血细胞比容下降的实验室证据，可做出消化道出血的诊断。但必须排除消化道以外的出血因素。

(1)呕血与黑便首先应与鼻、咽、喉、口腔等部位出血(如鼻出血、拔牙、扁桃体切除术等)吞下血液或进食禽畜血液所致者区别；口服骨炭、铁或铋剂、某些中药等出现黑色粪便，应与黑便区别。注意病史询问和局部检查即可鉴别。

(2)呕血需与咯血鉴别。此外，少数消化道出血患者首发症状为晕倒、出冷汗、心慌、四肢发冷等休克或休克前期的表现，此时尚未出现呕血或黑便，易被误诊和错诊。因此，凡患者有急性周围循环衰竭，除中毒性休克、过敏性休克、心源性休克或重症急性胰腺炎，以及子宫异位妊娠破裂、自发性或创伤性肝、脾破裂、动脉瘤破裂、胸腔出血等疾病外，还要考虑急性消化性大出血的可能。体检有肠鸣音过度活跃常提示有消化道出血，直肠指检有助于早期诊断。

## 六、治疗要点

急性出血时应行血常规、血型、血生化和出凝血时间等检查，并积极备血。

消化道大出血的诊疗流程：强调行急诊胃镜检查，也就是发病24小时内行胃镜检查，不仅可用于诊断，同时可内镜下治疗。若胃镜下未见引起出血的病变，则应考虑下消化道出血可能。

### (一)一般急救措施

建立可靠的静脉通路，积极扩容，补充血容量。一般情况下，血红蛋白＜60 g/L时需要输血。

### (二)食管静脉曲张破裂出血的治疗

(1)药物治疗：垂体后叶素每分钟0.3～0.4 U持续静脉内滴注，可同时滴注硝酸甘油，协同降低门脉压力，并减少垂体后叶素造成的心肌缺血及缺血性腹痛。止血后垂体后叶素每分钟0.1～0.2 U维持3～6天。生长抑素包括注射用生长抑素250 μg静脉注射后，以每小时250 μg

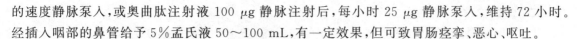

的速度静脉泵入,或奥曲肽注射液 100 μg 静脉注射后,每小时 25 μg 静脉泵入,维持 72 小时。经插入咽部的鼻管给予 5%孟氏液 50~100 mL,有一定效果,但可致胃肠痉挛、恶心、呕吐。

(2)在患者生命体征平稳的情况下行急诊内镜下止血(钳夹、硬化剂注射、套扎)。

(3)急诊手术视患者肝功能情况、医师的经验而定,手术时间越早,术后恢复越好,出血后处理不及时,常继发肝功能恶化、腹水等,在这种情况下应尽可能保守治疗,择期手术,降低手术风险。

(4)经颈静脉肝内门体支架分流术,对于食管静脉曲张出血的疗效尚存争议。

(5)三腔双囊管压迫短期止血率高,但易复发。

(6)治疗肝性脑病、腹水、感染等并发症。

### (三)非食管静脉曲张破裂出血的治疗

1.置入胃管

置入胃管可吸出积血使胃腔回缩止血,并可观察有无活动性出血。口服或灌注止血药:去甲肾上腺素冰盐水(去甲肾上腺素 8 mg+生理盐水 100 mL);凝血酶 6 000~10 000 U+生理盐水 30~40 mL,但是内镜检查前给予凝血酶会干扰内镜可见度,且部分患者不耐受会产生呕吐。

2.药物治疗

药物治疗包括抑制胃酸,法莫替丁 40 mg 静脉注射,每 12 小时 1 次,或奥美拉唑 40 mg 静脉注射,每 12 小时 1 次,或首剂后 8 mg/h 静脉泵入,维持 72 小时;纠正出凝血机制障碍,输新鲜血,成分输血;氨甲苯酸等效果不明确;老年患者静脉慎用酚磺乙胺、氨基己酸等止血药,有引起脑血栓的风险。

3.内镜下止血

内镜下止血包括喷洒止血药物、注射、电凝、微波、止血夹等。

## 七、护理问题

### (一)体液不足

体液不足与呕血,黑便引起体液丢失过多,液体摄入不足有关。

### (二)活动无耐力

活动无耐力与血容量减少有关。

### (三)排便异常

排便异常与上消化道出血有关。

### (四)焦虑

焦虑与环境陌生,健康受到威胁,担心疾病后果有关。

### (五)潜在并发症

潜在并发症有窒息。

## 八、护理措施

### (一)及时补充血容量

迅速建立两条静脉通道,及时补充血容量,抢救治疗开始滴速要快,但也要避免因过多、过快输液、输血引起肺水肿或诱发再出血,从而加重病情。

### (二)体位护理

出血期间绝对卧床休息,采取平卧位,头偏向一侧,防止因呕血引起窒息。

### (三)饮食护理

严重呕血或明显出血时,必须禁食,24小时后如不继续出血,可给少量温热流质易消化的饮食,病情稳定后,指导患者要定时定量,少食多餐,避免进食粗糙、生冷、辛辣等刺激性食物,同时要禁烟、酒、浓茶和咖啡。

### (四)口腔护理

每次呕血后,及时做好口腔护理,减少口腔中的血腥味,以免再次引起恶心、呕吐,同时能增加患者舒适感。

### (五)皮肤护理

保持皮肤清洁及床铺清洁、干燥,呕血、便后及时清洁用物。

### (六)心理护理

患者对疾病缺乏正确认识的前提下,易产生紧张恐惧的情绪而加重出血,尤其反复出血者因反复住院给家庭带来沉重的经济负担,感到前途暗淡,消极悲观,对治疗失去信心。因此做好有效的心理护理尤为重要。医护人员从容的态度,亲切的语言,认真地答疑,果断的决策,沉着、冷静、熟练的操作,可给患者以安全感,解除患者精神紧张及恐惧心理,有益于良好护患关系的建立和进一步治疗的配合。

### (七)用药指导

严格遵医嘱用药,熟练掌握所用药物的药理作用、注意事项及不良反应,如滴注垂体后叶素止血时速度不宜过快,以免引起腹痛、心律失常和诱发心肌梗死等,遵医嘱补钾、输血及其他血液制品。

### (八)三腔双囊管压迫止血的护理

插管前检查有无漏气,插管过程中必须经常观察患者面色、神志。插管后要保持胃气囊压力为 6.7~9.3 kPa(50~70 mmHg),食管气囊压力为 4.7~6.0 kPa(35~45 mmHg),密切观察引流液的颜色和量,置管 24 小时后宜放出气囊气体,以免压迫过久可能导致黏膜坏死,鉴于近年药物治疗和内镜治疗的进步,目前已不推荐气囊压迫作为首选止血措施。

### (九)对症护理

发绀者应吸氧,休克者注意保暖,精神紧张者给予地西泮,肝病者禁用巴比妥类、吩噻嗪类及吗啡。

(杨　清)

# 第八节　急性胰腺炎

## 一、概述

急性胰腺炎是指多种病因引起的胰酶激活,继以胰腺局部炎性反应为主要特征,伴或不伴有其他器官功能改变的疾病。临床以急性上腹痛及血淀粉酶或脂肪酶升高为特点。大多数患者的病程呈自限性,20%～30%的患者临床经过凶险。总体病死率为5%～10%。

## 二、临床表现

### (一)腹痛

95%的急性胰腺炎患者腹痛是首发症状。多数位于中上腹及左上腹部,也可位于右上腹部,并向腰背部放射,进食可加剧疼痛,不能为一般解痉药缓解。水肿型者腹痛一般持续3～5天即缓解。出血坏死型腹痛剧烈,延续时间长,由于腹腔渗液扩散,可弥漫及全腹痛,少数患者尤其是老年体弱者,可仅轻微腹痛或全无疼痛。极少数全无腹痛而突然休克或昏迷。预后极差。

### (二)恶心、呕吐

80%～90%的患者起病后会出现恶心、呕吐、吐出食物或胆汁。少数可吐出蛔虫。呕吐不能使疼痛缓解。

### (三)发热

多数患者有中度以上发热,持续3～5天。发热不退,或逐渐升高,应怀疑有继发感染。如胰腺脓肿或伴有胆道感染。

### (四)黄疸

轻型急性胰腺炎少数可出现轻度梗阻性黄疸。数天内黄疸即消失。若黄疸持续不退并加深,应考虑合并胆道结石。

### (五)低血压或休克

少数急性胰腺炎患者,随着病情加重而出现血压下降乃至休克。多数为出血坏死型胰腺炎。有极少数休克可突然发生,甚至发生猝死。

### (六)体征

急性水肿性胰腺炎腹部体征减轻,多数有上腹压痛,伴肌紧张和反跳痛。可有腹胀和肠鸣音消失。一般无移动性浊音。出血坏死性胰腺炎出现急性腹膜炎体征,伴麻痹性肠梗阻而且有腹胀,肠鸣音弱至消失。可能叩出移动性浊音,腹水常为血性,淀粉酶明显增高。少数重型患者出现两侧肋腹部皮肤蓝-棕色斑(即格雷-特纳征)或脐周蓝-棕色斑(即卡伦征)。起病后2～4周发生胰腺及周围脓肿或假性囊肿时,上腹可能触及肿块。有时可出现左侧或双侧胸腔积液体征。

## 三、病因与发病机制

急性胰腺炎病因较为复杂,在不同的国家和地区,病因也不尽相同,国内外文献报道主要有以下发病原因。

### (一)胆道疾病

大部分急性胰腺炎患者有胆道疾病。胆总管与主胰管有着共同通路,胆道疾病如胆石症、胆道蛔虫症、胆管炎等造成壶腹部狭窄,使共同通路受阻,胆汁和胰液引流不畅,胆汁反流进入胰管,激活胰酶,引起胰腺组织损害。胆道疾病还可能损伤胆总管、壶腹部,造成Oddi括约肌暂时性松弛,使含有肠激酶的十二指肠液反流进入胰管,激活胰酶,引起急性胰腺炎。由胆道疾病所引起的急性胰腺炎称为胆源性胰腺炎。

### (二)酗酒

长期饮酒也是急性胰腺炎发作的常见原因。酒精可引起胃泌素增多,刺激胰液分泌增加;同时还可引起Oddi括约肌痉挛、水肿,造成胰液引流不畅;此外,酒精还对胰腺腺泡细胞有直接损害作用。长期饮酒者在急性胰腺炎第一次发作之前往往已经有未被诊断的慢性胰腺炎存在。

### (三)暴饮暴食

暴饮暴食可使胰液大量分泌,如存在胰管堵塞,则更容易发生急性胰腺炎。

### (四)感染

腮腺炎病毒、肝炎病毒、伤寒沙门菌等感染可累及胰腺,引起急性胰腺炎。这类胰腺炎患者多数病情较轻,随感染痊愈可自行消退。

### (五)外伤和手术

胰腺外伤引起胰腺破裂,胰液外溢,再加外伤后血运变化及感染等可导致急性胰腺炎。胰腺附近手术损伤或内镜逆行胰胆管造影术等可能会并发急性胰腺炎。

### (六)其他

甲状旁腺功能亢进或其他因素引起的高钙血症,可促使胰石形成;药物如噻嗪类利尿剂、雌激素、糖皮质激素等可诱发胰腺炎;情绪激动可能使 Oddi 括约肌痉挛,胰液引流不畅导致胰腺炎;另外还有一些原因不明的胰腺炎称为特发性胰腺炎。

## 四、辅助检查

### (一)血清酶学检查

1.临床意义

强调血清淀粉酶测定的临床意义,尿淀粉酶变化仅作参考。血清淀粉酶在起病后 6～12 小时开始升高,48 小时开始下降,持续 3～5 天。血清淀粉酶超过正常值 3 倍可确诊为本病。

2.血清脂肪酶活性测定

血清脂肪酶常在起病后 24～72 小时开始升高,持续 7～10 天。血清脂肪酶活性测定与血清淀粉酶测定有互补作用,其敏感性和特异性均略优于血清淀粉酶。同样,血清脂肪酶活性与疾病严重程度不呈正相关。部分患者此两种酶可不升高。

### (二)血清标志物检查

(1)C 反应蛋白是组织损伤和炎症的非特异性标志物,有助于评估与监测急性胰腺炎的严重性。发病 72 小时后 C 反应蛋白＞150 mg/L 提示胰腺组织坏死。

(2)动态测定血清 IL-6 水平增高提示预后不良。

### (三)影像学诊断检查

在发病初期 24～48 小时行腹部超声检查,是急性胰腺炎的常规初筛影像学检查,可以初步判断胰腺组织形态学变化,同时有助于判断有无胆道疾病,但受急性胰腺炎时胃肠道积气的影响,对急性胰腺炎不能做出准确判断。推荐 CT 扫描作为诊断急性胰腺炎的标准影像学方法,且发病 1 周左右的增强 CT 诊断价值更高,可有效区分液体积聚和坏死的范围。

## 五、诊断要点

### (一)病因与诱因

在确诊急性胰腺炎基础上,应尽可能明确其病因,并努力去除病因,以防复发。常见病因有胆石症、高甘油三酯血症。胆源性胰腺炎仍是我国急性胰腺炎的主要病因。经临床与影像、生物化学等检查,不能确定病因者称为特发性。

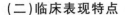

### (二)临床表现特点

(1)腹痛为急性胰腺炎的主要表现和首发症状,突然起病,程度轻重不一,可为钝痛、刀割样痛、钻痛或绞痛,呈持续性,可伴有阵发性腹痛加剧,不能为一般胃肠解痉药缓解,进食可加剧。疼痛部位多在中上腹,可向腰背部呈带状放射,取弯腰抱膝位可减轻疼痛。少数无腹痛。

(2)恶心、呕吐及腹胀:多在起病后出现,有时频繁,吐出食物和胆汁,呕吐后腹痛并不减轻。

(3)发热:发热常源于全身炎症反应综合征(SIRS),多数患者有中度以上发热,持续 3～5 天。

(4)临床体征方面,轻症者仅表现为轻压痛,往往与主诉腹痛程度不十分相符,可有腹胀和肠鸣音减少,无肌紧张和反跳痛。重症者可出现腹膜刺激征、腹水、格雷-特纳征、卡伦征(因胰酶、坏死组织及出血沿腹膜间隙与肌层渗入腹壁下,致两侧肋腹部皮肤呈暗灰蓝色,称格雷-特纳征;可致脐周围皮肤发绀,称卡伦征)。腹部因液体积聚或假性囊肿形成可触及肿块。其他可有相应并发症所具有的体征。

## 六、治疗要点

急性胰腺炎的治疗应根据病因、病情的轻重及分型以选择正确的治疗方法。如胆管结石所致的急性胰腺炎应尽可能早期 ERCP 内镜介入取石或手术治疗,目的是解除胰腺炎的诱因;如胰腺坏死合并感染或出现腹腔间隔室综合征,应该选择外科手术治疗。

### (一)内科治疗

**1.抑制胰液的分泌**

抑制胰液的分泌,可采用以下方法。

(1)禁食及胃肠减压:以减少胰液的分泌。

(2)抑制胃酸分泌:可用 $H_2$ 受体拮抗剂、质子泵抑制剂,通过减少胃酸,从而抑制胰液分泌。

(3)生长抑素及其类似物:为治疗坏死性胰腺炎效果较好的药物,用药发热、腹痛减轻,并可缩短病程,减少并发症,降低病后 24 小时病死率。生长抑素 14 肽(施他宁)首剂 250 $\mu g$ 静脉注射,随后每小时静脉滴注 250 $\mu g$,持续 5～7 天;生长抑素 8 肽(奥曲肽)首剂 100～200 $\mu g$ 静脉注射,继以每小时静脉滴注 25 $\mu g$,持续 5～7 天,注意以上药物在持续静脉滴注期间不可中断。一般水肿型胰腺炎预后良好,不需应用生长抑素及其类似物。

(4)胰酶抑制剂:抑肽酶每次 10 万 U,每天 2 次,静脉滴注 5～8 天;加贝酯 100～200 mg 加入 500 mL 葡萄糖盐水中静脉滴注,每天 1～2 次,氟尿嘧啶 200～500 mg 静脉滴注,每天 1 次。

**2.止痛与镇静**

止痛可用哌替啶肌内注射,忌用吗啡,也可用普鲁卡因溶于葡萄糖生理盐水 500～1 000 mL 静脉滴注,每天 1 次。镇静可用地西泮 10 mg 肌内注射或静脉注射。

**3.抗生素**

本病虽属无菌性炎症,但因易并发感染或属胆源性胰腺炎,可适当选用抗生素治疗。常用者除青霉素、氨苄西林、头孢菌素外,尚可选用氧氟沙星、环丙沙星等,最好能服用甲硝唑,以杀灭厌氧菌。重型急性胰腺炎应预防性使用抗生素治疗,最好选用能透过血-胰屏障的抗生素如喹诺酮类、头孢他啶或碳青霉烯类等。重症患者长期使用广谱抗生素后要特别警惕继发真菌二重感染的可能。

4.纠正水、电解质平衡

一般需每天补液 3 000～4 000 mL,其中糖盐比约 2∶1。丢失电解质应予以及时补充,尤其是钾的补充。对于重型胰腺炎所需补液量可能更大,特别要注意补充胶体。

5.抗休克

除早期应用抑制胰酶活性药物外主要是补充血容量,予以输血、血浆、清蛋白或血浆代用品等,必要时测量中心静脉压,根据压力变化来调整输液量,以保护心肺功能。

6.营养支持治疗

早期患者需要适当的胰腺休息,因此以全肠外营养(TPN)为主,以维持热量及营养供应。恢复肠道运动后,可采用低脂饮食,从流质饮食逐渐过渡到普通饮食。但针对重型胰腺炎患者,病情稳定或得到控制后应尽可能早期予以空肠营养(超过 Treitz 韧带 30 cm 以上),以减少肠道菌群失调、移位及继发感染发生的可能。

7.内镜治疗

急性胆源性胰腺炎现多主张早期内镜下取石和胆管引流。

8.防治并发症

对出现的消化道出血、肾衰竭、ARDS 及高凝状态等应予以及时而恰当的处理。

### (二)外科治疗

急性坏死型胰腺炎经内科积极治疗病情无好转或恶化时,应及时手术治疗;并发腹腔内脓肿或胰腺脓肿者亦应外科手术。目前认为外科手术干预的适应证:①胆源性急性胰腺炎;②胰腺坏死感染或包裹性坏死感染;③腹腔间隔室综合征;④后期并发症,如胰瘘或假性囊肿等。

## 七、护理问题

### (一)疼痛

疼痛与胰腺及周围组织炎症有关。

### (二)有体液不足的危险

有体液不足的危险与呕吐、禁食及感染性休克有关。

### (三)营养失调

低于机体需要量与禁食、炎症渗出、机体消耗大有关。

### (四)体温升高

体温升高与感染及坏死组织吸收有关。

### (五)知识缺乏

缺乏有关疾病方面的知识。

## 八、护理措施

### (一)一般护理

(1)嘱患者卧床休息,保持睡眠及环境安静,以降低代谢率及胰腺、胃肠分泌,增加脏器血流量,促进组织修复和体力恢复,改善病情。

(2)协助患者选择舒适卧位,如弯腰、屈膝仰卧,鼓励患者翻身。因剧痛在床上辗转不宁者,要防止坠床。

(3)严密监测患者生命体征、尿量变化,观察神志变化。

(4)嘱患者卧床休息,保持睡眠及环境安静,以降低代谢率及胰腺、胃肠分泌,增加脏器血流量,促进组织修复和体力恢复,改善病情。

(5)观察患者腹痛的程度和性质,轻者上腹钝痛,能耐受;重者呈绞痛、钻痛或刀割样痛,常呈持续性伴阵发性加剧。疼痛部位通常在中上腹部,如果以胰头部炎症为主,疼痛部位常在中上腹偏右;如以胰体尾炎症为主疼痛部位常在中上腹及左上腹,并向腰背放射。疼痛在弯腰或坐起前倾时减轻。出血坏死型胰腺炎可出现全腹痛、压痛和反跳痛。可用地西泮与哌替啶肌内注射镇痛。一般镇痛药多无效。吗啡不宜应用。

### (二)专科护理

#### 1.胃肠减压的护理

胃肠减压可以引流出胃液,从而减少胰液的分泌,并可减轻呕吐和腹胀。因此急性胰腺炎发作期间,应给予禁食,并留置胃肠减压。留置胃肠减压期间,应保持负压吸引的有效状态。负压一般是$-1.5\sim-1.2$ kPa($-15\sim-12$ cmH$_2$O);各连接部位不能有漏气;妥善固定,防止患者在活动时将胃管拔出;保持胃管通畅,每天应用生理盐水冲洗胃管,每次$30\sim50$ mL;观察胃液的颜色、性质和量并准确记录,急性胰腺炎患者胃液一般呈黄绿色,如合并有应激性溃疡,则呈红色或咖啡色,如果每天引出的胃液量少于100 mL,且患者呕吐、腹痛或腹胀症状不缓解,应怀疑胃管是否堵塞、插入是否太浅等;如果胃液量多,应注意患者电解质变化,过多的胃酸被吸出,可能会出现代谢性碱中毒;此外,每天应给予2次雾化吸入和口腔护理。

#### 2.饮食护理

急性胰腺炎发作期间,应禁食以减少胰酶的分泌。由于禁食、呕吐、胃肠减压和疾病消耗,患者会出现营养状况差,水、电解质紊乱等,因此,护士应观察患者营养状况和水、电解质水平,如每周测体重,观察患者皮肤弹性,准确记录每天出入量、了解电解质检查结果。根据患者的出入量、营养状况和电解质检查的结果,给予静脉营养支持,补充水、电解质、葡萄糖、各种氨基酸、脂肪乳、维生素等。当急性胰腺炎症状消退,可进无脂、低蛋白流质食物如果汁、藕粉、米汤、面汤等;病情进一步好转,进低脂流质饮食,如鸡汤、豆浆、蛋汤等;以后逐渐进低脂半流食,每天$5\sim6$餐;痊愈后,还应严禁暴饮暴食,禁烟酒,忌辛辣食物,脂肪不超过50 g/d,以免复发。护士应向患者及其家属讲解各阶段饮食的内容和意义,并观察患者进食情况;要了解患者家属为患者提供的食物,及时纠正他们对饮食的错误认识。

### (三)用药护理

#### 1.解痉镇痛药

可给予阿托品或山莨菪碱肌内注射$2\sim3$次/天,疼痛剧烈者,可同时加用哌替啶($50\sim100$ mg)。避免使用吗啡,因为吗啡可引起Oddi括约肌痉挛。

#### 2.减少胰腺外分泌药物

(1)抗胆碱药如阿托品、山莨菪碱等:抗胆碱药能够起到减少胰腺分泌的作用,但能引起口干、心率加快等不良反应。青光眼、前列腺肥大和肠麻痹者不宜使用阿托品,因阿托品可加重青光眼和排尿困难的症状,有松弛胃肠道平滑肌的作用。

(2)H$_2$受体拮抗剂如西咪替丁或质子泵抑制剂(奥美拉唑)可以抑制胃酸分泌,使胰液减少;还可预防应激性溃疡的发生。西咪替丁每次$200\sim600$ mg,静脉注射,每天2次;奥美拉唑40 mg静脉注射,每天2次。西咪替丁的不良反应主要表现在消化系统、造血系统、心血管系统、内分泌系统和中枢神经系统等,从而出现腹胀、腹泻口干、白细胞计数减少、血小板计数减少、男性乳房发育、女性溢乳、性欲减退、面色潮红、心率减慢、心律不齐、头晕、头痛等。在治疗急性胰腺炎过程中，用药并非长期大量，因此，很少有上述不良反应发生，但在静脉给药时，偶有血压降低、心搏呼吸停止等，因此，在给药时，速度不宜过快，观察患者的反应，注意有无异常表现和不适主诉等。

（3）生长抑素类似物奥曲肽能抑制各种因素引起的胰酶分泌，减轻 Oddi 括约肌痉挛。首次剂量 100 μg 静脉注射，以后每小时用 250 μg 持续静脉滴注，持续 3～7 天，并应尽早使用。

3.抗菌药物

大多数急性胰腺炎常合并细菌感染，如大肠埃希菌、变形杆菌、肠杆菌、肠球菌感染等，合理使用抗生素可以有效地防止或控制感染。常用的药物有氧氟沙星、环丙沙星、克林霉素、亚胺培南、头孢噻肟钠并联合使用甲硝唑和替硝唑，两者对各种厌氧菌均有强大杀菌作用。

4.抑制胰酶活性药物

常用的有抗胰蛋白酶类药物如抑肽酶，每天 20 万～50 万 U，分两次溶于葡萄糖液中静脉滴注；抗弹力纤维酶（爱普尔）有抑制蛋白酶的作用。用量为 2 万～4 万 U，每天 2 次静脉滴注。该药物可产生抗体，有过敏可能；氟尿嘧啶可抑制 DNA 和 RNA 的合成，减少胰液分泌。用法是氟尿嘧啶 250～500 mg 加入葡萄糖液中，每天 1 次，静脉滴注。

（杨　清）

# 第九节　急　腹　症

## 一、概述

腹痛是指由于各种原因引起的腹腔内外脏器的病变，而表现在腹部的疼痛。可分为急性与慢性腹痛两类。急性腹痛（简称急腹症）是临床最常见的急症之一，其病因复杂，病情多变，涉及学科广，内、外、妇产、儿及传染病等科的疾病均可引起，诊断处理不当，常可造成恶果，因而对急腹症必须尽快做出定位、定性及病因诊断，以防误诊、漏诊及误治，从而改善预后。对生育期女性的急腹症请妇产科医师会诊，以排除妇产科急腹症。

## 二、临床表现

### （一）腹痛的部位

最先发生的部位可能是病变的原发部位。如胃十二指肠溃疡穿孔开始在上腹部痛，当穿孔后消化液流向下腹，此时腹痛扩展至右下腹乃至全腹，易与阑尾炎穿孔相混。急性阑尾炎为转移性腹痛，开始在脐周或上腹部，为炎症刺激性内脏痛，当炎症波及浆膜或阑尾周围壁腹膜时，则表现为右下腹痛。腹痛最明显的部位，常是病变最严重的部位，如有腹膜刺激征，则常提示该部位有腹膜炎。

### （二）腹痛的性质

持续性剧烈钝痛，患者为了减轻腹痛采用侧卧屈膝体位，咳嗽、深呼吸和大声说话均加重疼痛，定位准确，提示该部位壁腹膜炎症刺激——急性腹膜炎。持续性胀痛常为脏腹膜受扩张牵拉所致，按压腹部疼痛加重，如麻痹性肠梗阻、肝脏肿瘤等。阵发性绞痛，为空腔脏器平滑肌阵发性痉挛所致,常提示消化道、胆道或输尿管存在梗阻因素,如机械性肠梗性,胆道结石、蛔虫、肿瘤,输尿管结石等。持续性疼痛阵发性加剧,表现梗阻与炎症并存,常见于绞窄性肠梗阻早期,胆道结石合并胆管炎,胆囊结石合并胆囊炎等。

### (三)腹痛的程度

分轻度(隐痛)、中度和重度(剧痛),表示病变的轻、中、重,但也因个人耐受程度有所差异。

## 三、病因与发病机制

### (一)外科急腹症

1.感染与炎症

急性阑尾炎、急性胆囊炎、急性胆管炎、急性胰腺炎、急性肠憩室炎等。

2.空腔器官穿孔

胃十二指肠溃疡穿孔、胃癌穿孔、伤寒肠穿孔、坏疽性胆囊炎穿孔、腹部外伤致肠破裂等。

3.腹部出血

创伤所致肝、脾破裂或肠系膜血管破裂,自发性肝癌破裂、腹或腰部创伤致腹膜后血肿等。

4.梗阻

胃肠道、胆道、泌尿道梗阻等。

5.绞窄

胃肠道梗阻或卵巢肿瘤扭转致血液循环障碍,甚至缺血坏死,常导致腹膜炎、休克等。

6.血管病变

血管栓塞,如心房颤动、亚急性细菌性心内膜炎、心脏附壁血栓脱落致肠系膜动脉栓塞、肾栓塞等。血栓形成,如急性门静脉炎伴肠系膜静脉血栓形成。动脉瘤破裂,如腹主动脉、肝、肾、脾动脉瘤破裂出血等。

### (二)内科疾病

(1)急性胃肠炎、急性肠系膜淋巴结炎、急性病毒性肝炎、原发性腹膜炎、腹型紫癜、镰状细胞贫血危象、铅中毒、糖尿病、尿毒症。

(2)由于神经牵涉致放射性腹痛,常见有急性肺炎、急性胸膜炎、心绞痛、心肌梗死、肺动脉栓塞。

(3)脊椎增生性骨关节炎,脊柱结核、肿瘤、损伤致脊神经受压迫或刺激等。

### (三)妇产科疾病

急性附件炎、急性盆腔炎、卵巢黄体破裂、卵巢肿瘤扭转、异位妊娠破裂。

## 四、辅助检查

### (一)常规检查

血常规、尿常规、粪常规检查;育龄女性闭经者应查尿妊娠试验。

### (二)生化检查

依病情需要可做血、尿淀粉酶,血钾、钠、氯、钙、血糖、酮体、肝功能、肾功能测定等。

### (三)心电图检查

对40岁以上、既往无胃肠疾病史的急性腹痛患者,应做常规心电图检查。

### (四)X线检查

胸部X线检查有助于肺炎、肺癌、肺脓肿、胸膜炎、气胸、肝或膈下脓肿等诊断;腹部X线检查可显示消化道急性穿孔致膈下游离气体,肠梗阻的梯形液气平面,急性胃扩张,高度鼓肠等。另外,胆道或泌尿道阳性结石等。

### (五)B型超声检查

对肝、胆、胰、脾、肾、输尿管、子宫及其附件、盆腔、腹腔等探查均有较强分辨(实质性、囊性、良性、恶性、积液、结石等)及诊断能力,对胃肠道疾病可提供一定的诊断线索。

### (六)内镜检查

急诊内镜检查(胃、十二指肠、胆道、腹腔及结肠镜检查),对急性腹痛的诊断具有极其重要的意义。可依临床初步拟诊病变部位,选择相应内镜检查,以助诊断及内镜直视下取活检或治疗。

### (七)腹部CT检查

主要检查肝、胆、胰、脾、肾、膀胱、腹腔及盆腔等部位,可诊断其形态、大小、密度、占位性病变(实质性、囊性)、结石及腹腔、盆腔有无积液、肿大淋巴结等。

### (八)诊断性腹腔穿刺术

根据穿刺液性质可确定腹膜炎性质,有无内出血(脏器破裂或异位妊娠劈裂)等。

### (九)阴道后穹穿刺术

主要用于判断异位妊娠破裂出血、盆腔脓肿或盆腔积液。

## 五、诊断要点

急性腹痛的病因繁多。为尽早明确诊断,应在完成病史采集、体格检查和必要的辅助检查之后,对多的资料进行综合分析,做出正确的病因诊断。下述诊断思路,有助于最终确定病因诊断。

### (一)确定是腹腔内病变或腹腔外病变

急性腹痛的诊断,首先要确定是腹腔内病变还是腹腔外病变。

1.腹腔内病变

常有消化道症状如恶心、呕吐、腹痛、腹泻等、腹痛程度不一,多有较明确的诱因。腹部体征依病因而异,一般较明显,腹外与全身性症状轻微或缺乏。

2.腹腔外病变

部分疾病引起的腹痛位于脐上的同侧腹部,可有压痛,但一般无反跳痛及肌紧张,胸部检查可发现有关疾病的心肺体征,胸部X线检查、心电图检查、心肌酶谱检查等有助于诊断。全身性疾病所致的腹痛有原发病的表现,腹痛多由于电解质紊乱、代谢失调或毒素刺激所致,位于全腹或部位多变,一般无腹膜刺激征。

### (二)确定急性腹痛的性质

根据常见的病变性质可将急性腹痛归纳为7类:①炎症性急性腹痛;②穿孔性急性腹痛;③梗阻性急性腹痛;④出血性急性腹痛;⑤损伤性急性腹痛;⑥绞窄与扭转性急性腹痛;⑦功能性紊乱及全身性疾病所致的急性腹痛。

## 六、治疗要点

### (一)治疗原则

对于病情较轻,周身情况好的患者,首选内科治疗而非手术治疗。凡病变严重、病情复杂及周身情况不佳者,均应在经过必要的术前准备后,及时采用手术或其他介入治疗。具体有以下三种情况。

1.感染及中毒症状明显

已有休克或先兆休克表现的急腹症,如各种原因引起的腹膜炎,绞窄性肠梗阻等。

2.难于用非手术疗法治愈者

如各种外疝及先天性畸形所引起的肠梗阻、肿瘤所致的各类急腹症、胆囊结石引起的梗阻性或坏疽性胆囊炎,以及胆总管下端结石引起的梗阻性黄疸及胆道感染等。

3.反复发作者

局部病变虽不严重,但由于反复发作,需经手术切除病变以防止复发者。如复发性阑尾炎、反复发作的胆囊结石等。

**(二)具体措施**

1.液体疗法

应根据病史、体检、化验室检查及出入量记录,对液体及电解质失衡情况做出初步评估,及时补充日需要量及额外丢失量,并继续调整病期失衡量。

2.胃肠减压

进行胃肠减压是治疗重症急腹症的措施之一。

3.抗生素的应用

炎症进展快,病情重,需尽快采取有效措施阻止病情恶化者,可抗生素与中药并用;对于准备进行手术治疗的患者,可早期开始使用抗生素,手术后一般应常规使用。

4.激素及其他药物的应用

在急腹症的治疗中,肾上腺皮质激素主要用于以下情况。

(1)并发感染性休克的炎性急腹症的抢救。

(2)在阑尾脓肿或阑尾炎腹膜炎后期,对于形成的条索及硬结,给予小剂量激素。

(3)对于某些与自身免疫病有关的急腹症,如硬化性胆管炎及克罗恩病等,在急性症状控制后,使用激素以期控制其病情的发展。

# 七、护理问题

**(一)急性疼痛**

急性疼痛与腹腔内器官炎症、扭转、破裂、出血、损伤或手术有关。

**(二)有体液不足的危险**

有体液不足的危险与腹腔内脏破裂出血、腹膜炎症导致的腹腔内液体渗出、呕吐或禁食、胃肠减压等所致的液体丢失有关。

**(三)恐惧焦虑**

恐惧焦虑与未曾经历过此类腹痛有关。

**(四)个人应对能力失调**

个人应对能力失调与缺乏相关的应对知识和方法有关。

**(五)潜在并发症**

潜在并发症有腹腔内残余脓肿、出血和瘘。

## 八、护理措施

### (一)病情观察

严密观察疼痛的变化,了解疼痛的特点,除重视患者主诉外,还应通过观察神志、面容、生命体征等变化,判断疼痛的严重程度。

### (二)体位护理

指导并协助患者采取有利于减轻疼痛的体位,缓解疼痛,减少疲劳感。对于烦躁不安患者,应加强防护安全措施,防止坠床。

### (三)饮食护理

当急性腹痛诊断未明时,最好予以禁食,必要时进行胃肠减压。

### (四)药物护理

指导患者遵医嘱合理应用药物镇痛,应注意严禁在未确诊前随意使用强效镇痛药或激素,以免改变腹痛的临床表现,掩盖症状、体征而延误病情。观察药物治疗的效果及不良反应。

### (五)心理护理

稳定患者情绪,减轻患者的心理负担。保持舒适安静的环境,避免环境对腹痛的刺激,可采取音乐疗法等。

(杨　清)

# 第十节　糖尿病酮症酸中毒

## 一、概述

糖尿病酮症酸中毒是由于胰岛素缺乏,胰岛素拮抗激素增加,引起糖和脂肪代谢紊乱,以高血糖、高酮血症和代谢性酸中毒为主要改变的临床综合征,是最常见的糖尿病急症。

## 二、临床表现

多数患者在发生意识障碍前有糖尿病加重的表现。早期表现为疲乏软弱、四肢无力、极度口渴、多饮多尿。当出现酸中毒时,则表现为食欲减退、恶心、呕吐,常伴有头痛、嗜睡、烦躁、呼吸深快有烂苹果味(丙酮味)。病情进一步发展出现严重失水、尿量减少、皮肤干燥、弹性差、眼球下陷、脉细速、血压下降。晚期各种反射迟钝,甚至消失,昏迷。也有少数患者出现腹痛等急腹症的表现。部分糖尿病患者以糖尿病酮症酸中毒为首发表现。

## 三、病因与发病机制

### (一)病因

任何能引起体内胰岛素绝对或相对不足的因素,都可能引起酮症酸中毒的发生,寻找糖尿病酮症酸中毒的病因在治疗中十分重要。在糖尿病患者中,约80%的糖尿病酮症酸中毒有确切的诱因。常见的诱因有以下几点。

1.感染

感染时常见的诱因,多为急性感染或慢性感染急性发作,有全身性感染、肺炎、败血症、胃肠道急性感染、急性胰腺炎、肾盂肾炎、化脓性皮肤感染等,以呼吸道感染和泌尿道感染最为多见。

2.未得到有效控制的糖尿病

如胰岛素治疗剂量不足或原先使用胰岛素治疗的患者突然中断治疗;对胰岛素产生了抗药性等。

3.妊娠和分娩

尤其妊娠后半期,孕妇对胰岛素的需求量显著增加,有诱发酮症,甚至酮症酸中毒的可能。

4.其他

(1)过多进食含脂肪多的食物、饮酒过度、过度限制进食碳水化合物,致糖原分解增加;或由于胃肠道疾病引起呕吐、腹泻、厌食,导致重度失水和进食不足。

(2)未被诊断治疗的1型糖尿病患者。

(3)急性心肌梗死、心力衰竭、脑血管意外、外伤、手术、麻醉及严重的精神刺激等引起应激状态时。

**(二)发病机制**

有报道指出,糖尿病酮症酸中毒的发病机制与胰岛素及其拮抗激素平衡失调有关。在正常生理情况下,胰岛素与胰高血糖素、肾上腺素、生长激素和皮质醇等拮抗激素能够保持平衡,维持血糖恒定。在某些诱因作用下,这种平衡关系被打破而导致血糖增高,脂肪的动员和分解加速,生成大量酮体,当酮体生成超过组织利用和排泄的速度时,将发展至酮症以至酮症酸中毒。

(1)胰高血糖素具有升血糖作用,它通过与肝细胞膜受体结合,激活依赖 cAMP 蛋白激酶,经一系列反应活化了糖原磷酸化酶,抑制糖原合成酶,促进肝糖原分解,血糖升高。胰高血糖素还可诱导糖、糖异生关键酶的合成,促进丙酮酸、乳酸、氨基酸等非糖物质迅速异生为糖。

(2)肾上腺激素是肾上腺皮质分泌的一种类固醇激素,其升高血糖的主要作用是抑制肌肉及脂肪组织等外周组织从血液中摄取和利用葡萄糖,并能促进肝外组织的蛋白质分解,为肝脏提供糖异生原料。此外,还能诱导肝细胞合成糖异生的关键酶,促进糖异生,从而提高血糖的水平。

(3)生长激素能抵抗胰岛素的作用,可抑制周围组织摄取和利用葡萄糖,从而升高血糖。此外,反调节激素均可调节脂肪代谢,抑制胰腺辅酶 A 羧化酶活性,降低脂肪的合成,促进脂肪的分解,使酮体产生增加。

## 四、辅助检查

**(一)血糖与尿糖**

血糖增高,一般为 16.7~33.3 mmol/L(300~600 mg/dL),有时可达 55.5 mmol/L(1 000 mg/dL)以上。如超过 33.3 mmol/L,应考虑同时伴有高血糖性高渗性综合征(HHS)或有肾功能障碍。尿糖强阳性,当肾糖阈升高时,尿糖减少甚至阴性。可有蛋白尿和管型。

**(二)血酮升高**

血酮>1.0 mmol/L 为高血酮,血酮>3.0 mmol/L 提示可有酸中毒。

**(三)尿酮**

当肾功能正常时,尿酮呈强阳性。肾功能严重损伤时,酮尿减少甚至消失,因此诊断必须依靠血液检查。

### (四)酸碱失衡

糖尿病酮症酸中毒时酸中毒严重程度判断:血 pH<7.3 或血碳酸氢根<15 mmol/L 时为轻度酸中毒,血 pH<7.2 或血碳酸氢根<10 mmol/L 时为中度酸中毒,血 pH<7.1 或血碳酸氢根<5 mmol/L 时为重度酸中毒。

### (五)电解质失调

血钠一般<135 mmol/L,少数正常,偶可升高达 145 mmol/L。血氯降低。血钾初期可正常或偏低,少尿而脱水和酸中毒严重期可升高至 5 mmol/L 以上。血镁、血磷亦可降低。

### (六)血常规

白细胞计数增多,无感染时可达$(15\sim30)\times10^3$/L,尤以中性粒细胞计数增高较显著。血红蛋白、血细胞比容增高,反映脱水和血液浓缩情况。

## 五、诊断要点

### (一)病史与诱因

本症起于糖尿病。以 1 型糖尿病患者多见,2 型糖尿病在一定诱因下也可发生。糖尿病酮症酸中毒最常见的诱因是感染。

### (二)临床表现

患者在出现明显糖尿病酮症酸中毒前,原有糖尿病症状加重,如口渴、多饮、多尿、疲倦加重,并迅速出现食欲缺乏、恶心、呕吐、极度口渴、尿量剧增;常伴有头痛、嗜睡、烦躁、呼吸深快,呼气中含有烂苹果味(丙酮)。后期呈严重失水、尿量减少、皮肤干燥、弹性差、眼球下陷、脉细速、血压下降、四肢厥冷、反射迟钝或消失,终至昏迷。

### (三)实验室检查

见辅助检查。

### (四)诊断注意事项

早期诊断是决定治疗成败的关键。临床上对于原因不明的恶心、呕吐、酸中毒、失水、休克、昏迷的患者,尤其是呼吸有酮味(烂苹果味)、血压低而尿量多者,不论有无糖尿病史,均应想到糖尿病酮症酸中毒的可能性。立即查末梢血糖、血酮、尿糖、尿酮,同时抽血查血糖、血酮、β-羟丁酸、血尿素氮、SCr、电解质、血气分析等以肯定或排除糖尿病酮症酸中毒。

## 六、治疗要点

尽快补液以恢复血容量,纠正失水状态,降低血糖,纠正电解质及酸碱平衡失调,同时积极寻找和消除诱因,尽量防治并发症,降低病死率。

### (一)补液

补液为重症糖尿病酮症酸中毒首要治疗措施,既有利于脱水的纠正,也有助于酮体的消除和血糖的下降。

1.补液总量

一般按患者体重(kg)的 10% 估算,成人糖尿病酮症酸中毒一般失水 4～6 L。

2.补液种类

开始应以 0.9% 氯化钠溶液为主,起始输液时若血糖未严重升高或经治疗血糖下降至 13.9 mmol/L 后,应输入 5% 葡萄糖或糖盐水、糖胰岛素溶液以消除酮体。

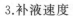

3.补液速度

遵守先快后慢的原则。前 4 小时输入总失水量的 1/3～1/2,在前 12 小时内输入量为 4 000 mL 左右,达输液总量的 2/3。其余部分在 24～28 小时补足。

**(二)胰岛素治疗**

小剂量胰岛素疗法,输注胰岛素每小时 0.1 U/kg,血中浓度可达 120 μU/mL,该浓度可有效地降低血糖,也能对酮体生成产生最大的抑制效应,用药过程中要严密监测血糖和患者的生命体征,尤其是对合并感染或原有胰岛素抵抗的患者。

**(三)纠正电解质及酸碱平衡失调**

通常在经过输液和胰岛素治疗后,酮体水平下降,酸中毒可自行纠正,一般不必补碱。若需要补碱,也不宜过多过快,一般采用等渗碳酸氢钠溶液。

根据血钾和尿量情况补钾:①治疗前血钾低于正常,每小时尿量>40 mL,应立即开始补钾,临床上习惯在前 2～4 小时通过静脉输液每小时补钾 13～20 mmol/L;②在酸中毒纠正后,血钾值仍有继续降低的可能,所以即使血钾正常,也应立即开始补钾;③血钾正常,尿量每小时小于 30 mL 时,暂缓补钾,待尿量增加后再开始补钾;④若血钾高于正常,暂缓补钾。治疗过程中密切监测血钾值和尿量,以调整补钾的量及速度。病情恢复后仍应继续口服钾盐数天。

**(四)对症治疗**

治疗中的注意事项有以下几点。

(1)治疗中胰岛素剂量使用较大,易造成血糖下降速度过快,导致血浆渗透压骤然降低,造成细胞水肿,不利于细胞功能恢复。

(2)密切观察治疗中的病情变化,定时检测生命指标、血糖、渗透压、$CO_2$ 结合力的变化,并及时进行有效的处理。

(3)患者昏迷期要加强临床护理。防治并发症并防止意外的发生。

(4)根据患者的全身状况与血常规,适时给予抗感染治疗。

## 七、护理问题

**(一)有感染的危险**

有感染的危险与血糖增高、脂代谢紊乱、营养不良、微循环障碍等因素有关。

**(二)活动无耐力**

活动无耐力与严重代谢紊乱、蛋白质分解增加有关。

**(三)水、电解质及酸碱平衡失调**

水、电解质及酸碱平衡失调与患者食欲减退、恶心、呕吐有关。

**(四)有发生昏迷的危险**

有发生昏迷的危险与脑细胞脱水及缺氧有关。

**(五)潜在并发症**

潜在并发症有脑水肿。

## 八、护理措施

**(一)应绝对卧床休息**

立即配合抢救治疗,通过补液改善循环血容量和组织灌注,纠正脱水状态是抢救糖尿病酮症酸中毒成功的关键,应迅速建立两条静脉通道,纠正水、电解质及酸碱平衡失调,纠正酮症症状。

### (二)遵医嘱补液

先用等渗盐水溶液迅速补液。当血糖下降接近 15 mmol/L 时,输液可改为 0.25％葡萄糖液及 0.45％低张氯化钠溶液。

### (三)及时、准确应用胰岛素

密切观察胰岛素的进入量,遵循每小时每千克体重 0.1 U 的原则,临床上已普遍使用注射泵较精确地输入胰岛素。在配制的过程中必须用胰岛素注射器抽取,以确保剂量准确;并且应注意胰岛素的类型,用人胰岛素如优泌林或诺和灵时,只有短效常规型能够用于静脉注射,而中效、混合型只能用于皮下注射,这是在临床上容易被忽略的地方。

### (四)严密观察生命体征并记录

因病情重,应及时观察早期变化,以利于采取紧急措施进行抢救。严密观察瞳孔的大小、呼吸的频率和节律,做好血糖、尿糖、血酮体、尿酮体的监测和记录,定时测定电解质、血气分析等各项指标,记录 24 小时出入液量,严密观察有无低血糖症状,严防低血糖发生。

### (五)防治并发症

1.感染

感染是本病的诱因及并发症,应积极地寻找感染源,防治感染。密切观察患者的体温、白细胞计数、静脉穿刺部位和尿及痰的色、质、量等,如有感染应立即报告医师并遵医嘱给予抗生素。

2.心力衰竭

心律失常合并冠状动脉病变的患者,应注意预防因补液过多导致心力衰竭和肺水肿。

3.脑水肿

初期加速、大量的输液能导致水从细胞外转移到细胞内而形成脑水肿,故临床上通常用输液泵来精确输液的速率。护士应密切评估患者是否出现神经或知觉功能下降的症状,如意识状态改变、疼痛不敏感、抽搐等,应立即报告并协助医师进行抢救。

### (六)口腔护理

尤其是昏迷患者,要防治口腔炎症的发生,及时清除口、鼻腔分泌物,以免协助患者翻身时,分泌物逆流入气道或肺内,造成患者呛咳或促进坠积性肺炎的形成。

### (七)皮肤护理

保持皮肤清洁,及时更换汗湿的衣服。保持床单位平整、干燥,定时翻身,避免拖拉动作,预防发生压疮。有效的皮肤护理能减少感染的机会,减轻患者的痛苦。

### (八)饮食护理

糖尿病酮症酸中毒患者应鼓励其多喝水,每天所需的总热量应根据患者的标准体重和劳动强度来计算,按脂肪、蛋白质、碳水化合物的适当比例及患者的口味制订不同食谱,早餐 1/5、中餐 2/5、晚餐 2/5 的热量提供,若昏迷患者不能自主进食,可留置胃管,鼻饲流质饮食。

### (九)心理护理

患者血糖波动受情绪的影响很大,所以保持患者心情愉快,有助于控制血糖。护理工作中要多安慰患者,鼓励其树立信心,经常对患者及家属进行教育,使患者尽量多掌握关于糖尿病的知识,从而避免并发症的发生,提高生活质量。

(杨　清)

# 第十一节　低血糖昏迷

## 一、概述

低血糖昏迷是指当血浆葡萄糖(简称血糖)浓度过低时(低于 2.8 mmol/L),出现交感神经兴奋和脑细胞缺糖的症状,持续严重的低血糖将导致昏迷,称为低血糖昏迷,是糖尿病治疗过程中最常见、也是最重要的并发症之一。随着糖尿病患者日趋增多及人口老龄化,老年低血糖昏迷患者逐年增加,部分患者因就诊早而得到及时治疗,部分患者因发现晚就诊不及时而延误治疗,导致不可逆脑损伤,甚至死亡。

## 二、临床表现

### (一)交感神经兴奋症状

此组症状在血糖下降较快、肾上腺素分泌较多时更为明显,是一种低血糖引起的代偿反应,主要表现为大汗、颤抖、心悸、饥饿、焦虑、紧张、软弱无力及面色苍白、四肢发冷等。

### (二)神经性低血糖症状

即脑功能障碍症状,此组症状在血糖下降较慢而持久者更为常见。临床表现多种多样,主要是中枢神经缺氧、缺糖症状群。主要表现:①大脑皮质受抑制。精神不集中、头晕、迟钝、视物模糊、步态不稳,也可有幻觉、躁动、行为怪异等精神失常表现;②波及皮质下中枢、中脑延髓等。神志不清、躁动不安、可有阵挛性舞蹈性或幼稚性动作、张力性痉挛,锥体束征阳性,乃至昏迷、呼吸浅弱、血压下降、瞳孔缩小。

### (三)混合型表现

混合型表现是指患者既有交感神经兴奋的表现又有中枢神经受抑制的表现,临床上此型更为多见。

## 三、病因与发病机制

### (一)病因

低血糖症是由多种病因所致,具有临床共同特点的综合征。根据发作特点可分为空腹低血糖、餐后低血糖、药物低血糖三类。

1.空腹低血糖

(1)内分泌性:胰岛素或胰岛样物质增加,见于胰岛素瘤或胰外肿瘤。激素缺乏见于生长激素或肾上腺皮质激素缺乏症。

(2)肝源性:因肝脏疾病使肝糖原合成及血糖分解障碍,如肝硬化。

(3)营养障碍:婴儿酮症低血糖、严重营养不良、妊娠后期和尿毒症。

2.餐后低血糖或反应性低血糖

(1)特发性低血糖:临床上最常见,餐后 2～4 小时发作,不治可自行恢复。

(2)早期糖尿病低血糖:糖尿病早期表现之一。

(3)胃大部切除术后低血糖。

(4)其他:半乳糖血症、遗传性果糖不耐受性。

3.药物低血糖

(1)胰岛素应用不当。

(2)其他用药:磺胺类、阿司匹林、乙醇等。

### (二)发病机制

人体内维持血糖的正常有赖于消化道、肝、肾及内分泌腺体等多器官功能的协调一致,通过神经体液调节机制来维持血糖的稳定。低血糖对机体的影响以神经系统为主,尤其是交感神经和脑部。交感神经受低血糖刺激后,儿茶酚胺分泌增多刺激胰高血糖素和血糖水平的增高,又能作用于肾上腺能受体而引起心动过速、烦躁不安、面色苍白、大汗淋漓和血压升高等交感神经兴奋的症状。葡萄糖是脑部尤其是大脑的主要能量来源,脑细胞所需的能量几乎完全直接来自血糖,脑细胞本身没有糖原储备。较长时间的重度低血糖可严重损害脑组织。重度低血糖常伴有脑组织对氧的摄取率下降而对缺氧的耐受性更差,这就更加重了低血糖对脑部的损害。

## 四、辅助检查

### (一)血糖测定

低血糖危象时常低于 2.8 mmol/L(50 mg/dL)。

### (二)其他实验室检查

血浆胰岛素、C 肽、胰岛素原测定等。

## 五、诊断要点

### (一)确定低血糖危象

可依据 Whipple 三联征确定:①低血糖症状;②发作时血糖<2.8 mmol/L(50 mg/dL);③补充葡萄糖后低血糖症状迅速缓解。少数空腹血糖降低不明显或处于非发作期的患者,应多次检测有无空腹或吸收后低血糖,必要时采用48~72小时禁食试验。

### (二)低血糖反应

临床常用的词"低血糖反应"是指由与低血糖相应的症状、体征(主要是交感神经兴奋的表现),但血糖未低于 2.8 mmol/L 的情况,常见于药物治疗的糖尿病患者。"低血糖"则是一个生化诊断,指血糖低于 2.8 mmol/L 的情况,往往伴有临床症状,无症状者称为"无症状低血糖"。部分患者虽然低血糖但无明显症状,常不被察觉,直接进入意识障碍状态者为"未察觉的低血糖症"。

### (三)鉴别诊断

低血糖的症状与体征常为非特异性表现,通常以交感神经兴奋症状为主,易于鉴别,但以脑缺糖而表现为脑功能障碍为主者,可误诊为精神病、神经疾病(癫痫、短暂脑缺血发作)或脑卒中等。

## 六、治疗要点

### (一)常规治疗

最重要的治疗原则是防重于治,提高警惕及时发现,有效治疗。有以下临床表现者应怀疑低血糖存在。

(1)有较为明显的低血糖症状。

(2)有惊厥或发作性神经精神症状。

(3)有不明原因的昏迷。

(4)有发生低血糖的危险者,如胰岛素或口服降血糖药治疗的糖尿病患者,以及酗酒者。

(5)禁食、体力劳动或餐后数小时,出现类似的综合性症状。

**(二)急症处理**

1.升高血糖

(1)葡萄糖:最快速有效的药物,是急症处理的首选。轻者可口服葡萄糖水适量,重者需静脉注射 50％葡萄糖溶液 40～60 mL,并继续静脉滴注 5％～10％的葡萄糖 500～1 000 mL,特别是乙醇和磺脲类药物引起的低血糖可能使昏迷持久,老年人或脑中葡萄糖缺乏时间久者对葡萄糖治疗的反应可能缓慢,应根据病情调整滴速和输液量,直至血糖稳定在正常水平。

(2)使用升糖激素:高血糖素:常用剂量为 0.5～1.0 mg,可皮下、肌内注射或静脉给药。一般20 分钟内生效,但维持时间较短,一般 1～1.5 小时,以后需让患者进食或静脉给予葡萄糖,以防低血糖的复发。

2.糖皮质激素

视病情给予氢化可的松 100 mg 加入 500 mL 葡萄糖中缓慢滴注,一天总量在 200～400 mg。

3.防治脑水肿

一般血糖上升并维持在正常水平 10 分钟后,低血糖样症状可缓解,如果血糖正常达 30 分钟,但昏迷仍持续存在者应考虑有脑水肿的可能,给予脱水药 20％甘露醇静脉滴注,同时要注意水、电解质平衡。

## 七、护理问题

**(一)水、电解质及酸碱平衡紊乱**

水、电解质及酸碱平衡紊乱与恶心、呕吐及大量出汗有关。

**(二)有受伤的危险**

有受伤的危险与视物模糊、软弱无力等有关。

**(三)活动无耐力**

活动无耐力与交感神经兴奋、肾上腺素分泌较多有关。

**(四)有发生脑萎缩的危险**

有发生脑萎缩的危险与长期严重的低血糖可发生脑细胞坏死与液化有关。

**(五)潜在并发症**

潜在并发症有癫痫,与脑功能受损有关。

## 八、护理措施

**(一)严密观察病情**

(1)密切观察患者生命体征及神志变化,昏迷程度,瞳孔有无变化,肢体有无瘫痪,有无脑膜刺激征及抽搐等。详细记录,随时分析,及时通知医师并处理。

(2 凡怀疑低血糖昏迷的患者,应立即做血糖测定,并在治疗过程中动态观察血糖水平。

(3)准确记录 24 小时出入量,观察尿量情况,应特别记录糖类食物、药物的用量及尿糖的排出量。

(4)观察治疗前后的病情变化,评估治疗效果。患者使用胰岛素(如低精蛋白锌胰岛素或精蛋白锌胰岛素)或氯磺丙脲时,可有低血糖反应,为防止患者清醒后再度出现低血糖反应,需要观察 12~48 小时。

**(二)常规护理**

(1)保持呼吸道通畅,患者取平卧位,头偏向一侧,清除口鼻分泌物,防止误吸。准备好吸引器,痰多时应随时吸痰,以免发生窒息。并做好气管插管和使用呼吸机的准备。

(2)氧气吸入。

(3)升高血糖:轻者立即口服糖水适量,重者遵医嘱静脉注射 50%葡萄糖溶液 40~60 mL。

(4)建立静脉通路:给予葡糖糖输入,依据病情遵医嘱给予糖皮质激素治疗;应用脱水药物控制脑水肿;抽搐患者除补糖外,可酌情应用适量镇静药,并保护患者,防止外伤或自伤。

(5)进行口腔护理。去除义齿,每天清洁口腔两次,口腔溃疡可涂溃疡膏。张口呼吸的患者应将沾有水的纱布盖在口鼻上,吸痰时严格执行无菌操作。

(6)保持床单位的清洁干燥、平整;尿失禁的患者留置导尿管,尿管定期开放和更换,诱导自主排尿,清醒后及时拔除,保持会阴部清洁、干燥、防止泌尿系统感染;对大便失禁的患者,及时更换尿垫,做好肛门及会阴部清洁,防止感染及压疮的发生。

**(三)心理护理**

护士要选择适当的语言来安慰患者,耐心解释有关病情变化,以稳定患者情绪,减轻患者痛苦。对于深昏迷的患者,鼓励家属可以适当与患者进行交流,使者始终保持在其熟悉的语言环境中,以配合治疗,早日清醒。

**(杨　清)**

# 第三章 呼吸科疾病护理

## 第一节 呼 吸 衰 竭

呼吸衰竭是指各种原因引起的肺通气和(或)换气功能严重障碍,以致在静息状态下亦不能维持足够的气体交换,导致低氧血症伴(或不伴)高碳酸血症,进而引起一系列病理生理改变和相应临床表现的综合征。

### 一、病因与分类

#### (一)病因

**1.气道阻塞性病变**

气管-支气管的炎症、痉挛、肿瘤、异物、纤维化瘢痕,如慢性阻塞性肺疾病(COPD)、重症哮喘等引起气道阻塞和肺通气不足,或伴有通气/血流比例失调,导致缺氧和 $CO_2$ 潴留,发生呼吸衰竭。

**2.肺组织病变**

各种累及肺泡和(或)肺间质的病变,如肺炎、肺气肿、严重肺结核、弥漫性肺纤维化、肺水肿、硅沉着病等,均致肺泡减少、有效弥散面积减少、肺顺应性减低、通气/血流比例失调,导致缺氧或合并 $CO_2$ 潴留。

**3.肺血管疾病**

肺栓塞、肺血管炎等可引起通气/血流比例失调,或部分静脉血未经过氧合直接流入肺静脉,导致呼吸衰竭。

**4.胸廓与胸膜病变**

胸部外伤造成连枷胸、严重的自发性或外伤性气胸、脊柱畸形、大量胸腔积液或伴有胸膜肥厚与粘连、强直性脊柱炎、类风湿性脊柱炎等,均可影响胸廓活动和肺脏扩张,造成通气减少及吸入气体分布不均,导致呼吸衰竭。

**5.神经肌肉疾病**

脑血管疾病、颅脑外伤、脑炎及镇静催眠剂中毒,可直接或间接抑制呼吸中枢。脊髓颈段或

89

高位胸段损伤(肿瘤或外伤)、脊髓灰质炎、多发性神经炎、重症肌无力、有机磷中毒、破伤风及严重的钾代谢紊乱,均可累及呼吸肌,造成呼吸肌无力、疲劳、麻痹,导致呼吸动力下降而引起肺通气不足。

### (二)分类

在临床实践中,通常按动脉血气分析、发病急缓及病理生理的改变进行分类。

**1.按照动脉血气分析分类**

见表 3-1。

表 3-1　呼吸衰竭分类

| 分类 | $PaO_2$(mmHg) | $PaCO_2$(mmHg) |
|---|---|---|
| 正常 | 80～100 | 35～45 |
| Ⅰ型 | <60 | 正常(低氧血症) |
| Ⅱ型 | <60 | >50 |

(1)Ⅰ型呼吸衰竭:指缺氧性呼吸衰竭,血气分析特点是 $PaO_2$<8.0 kPa(60 mmHg),$PaCO_2$ 降低或正常。主要见于肺换气障碍疾病,如严重肺部感染性疾病、间质性肺疾病、急性肺栓塞等。

(2)Ⅱ型呼吸衰竭:指高碳酸性呼吸衰竭,血气分析特点是 $PaO_2$<8.0 kPa(60 mmHg),同时伴有 $PaCO_2$>6.7 kPa(50 mmHg)。

**2.按照发病急缓分类**

(1)急性呼吸衰竭:由于某些突发的致病因素,如严重肺疾病、创伤、休克、电击、急性气道阻塞等,使肺通气和(或)换气功能迅速出现严重障碍,在短时间内引起呼吸衰竭。

(2)慢性呼吸衰竭:指一些慢性疾病,如 COPD、肺结核、间质性肺疾病、神经肌肉病变等,其中以 COPD 最常见,造成呼吸功能的损害逐渐加重,经过较长时间发展为呼吸衰竭。

**3.按照发病机制分类**

可分为通气性呼吸衰竭和换气性呼吸衰竭,也可分为泵衰竭和肺衰竭。

## 二、临床表现

### (一)呼吸困难

呼吸困难是呼吸衰竭最早出现的症状。多数患者有明显的呼吸困难,可表现为频率、节律和幅度的改变。较早表现为呼吸频率增快,病情加重时出现呼吸困难,辅助呼吸肌活动加强,如三凹征。中枢性疾病或中枢神经抑制性药物所致的呼吸衰竭,表现为呼吸节律改变,如潮式呼吸、比奥呼吸等。

### (二)发绀

发绀是缺氧的典型表现。当动脉血氧饱和度低于 90% 时,可在口唇、指甲出现发绀;严重休克等原因引起末梢循环障碍的患者,即使动脉血氧分压尚正常,也可出现发绀,称作外周性发绀。而真正由于动脉血氧饱和度降低引起的发绀,称作中央性发绀。

### (三)精神神经症状

急性缺氧可出现精神错乱、躁狂、昏迷、抽搐等症状。如合并急性二氧化碳潴留,可出现嗜睡、淡漠、扑翼样震颤,以至呼吸骤停。

**(四)循环系统表现**

多数患者有心动过速；严重低氧血症、酸中毒可引起心肌损害，亦可引起周围循环衰竭、血压下降、心律失常、心搏停止。

**(五)消化和泌尿系统表现**

严重呼吸衰竭对肝功能、肾功能都有影响，部分病例可出现丙氨酸氨基转移酶与血浆尿素氮升高；个别病例可出现尿蛋白、红细胞和管型。因胃肠道黏膜屏障功能损伤，导致胃肠道黏膜充血水肿、糜烂渗血或应激性溃疡，引起上消化道出血。

## 三、诊断要点

除原发病、低氧血症及 $CO_2$ 潴留导致的临床表现外，呼吸衰竭的诊断主要依靠血气分析。而结合肺功能、胸部影像学和纤维支气管镜等检查对于明确呼吸衰竭的原因至为重要。

**(一)动脉血气分析检查**

对于判断呼吸衰竭和酸碱失衡的严重程度及指导治疗具有重要意义。

**(二)肺功能检测检查**

尽管在某些重症患者，肺功能检测受到限制，但通过肺功能的检测能判断通气功能障碍的性质(阻塞性、限制性或混合性)及是否合并有换气功能障碍，并对通气和换气功能障碍的严重程度进行判断。

**(三)胸部影像学检查**

胸部影像学检查包括普通胸部 X 线片、胸部 CT 和放射性核素肺通气/灌注扫描、肺血管造影等。

**(四)纤维支气管镜检查**

对于明确大气道情况和取得病理学证据具有重要意义。

## 四、治疗要点

呼吸衰竭总的治疗原则：加强呼吸支持，包括保持呼吸道通畅、纠正缺氧和改善通气等；呼吸衰竭病因和诱发因素的治疗；加强一般支持治疗和对其他重要脏器功能的监测与支持。

**(一)保持呼吸道通畅**

保持呼吸道通畅的方法见以下内容。

(1)若患者昏迷应使其处于仰卧位，头后仰，托起下颌并将口打开。

(2)清除气道内分泌物及异物。

(3)若以上方法不能奏效，必要时应建立人工气道。人工气道的建立一般有三种方法，即简便人工气道、气管插管及气管切开。

**(二)氧疗**

通过增加吸入氧浓度来纠正患者缺氧状态的治疗方法即为氧疗。确定吸氧浓度的原则是保证 $PaO_2$ 迅速提高到 $8.0\ kPa(60\ mmHg)$ 或血氧饱和度达 $90\%$ 以上的前提下，尽量降低/减少吸氧浓度。

**(三)增加通气量**

增加通气量、改善 $CO_2$ 潴留。

1.呼吸兴奋剂

主要适用于以中枢抑制为主、通气量不足引起的呼吸衰竭,对以肺换气功能障碍为主所导致的呼吸衰竭患者,不宜使用。常用的药物有尼可刹米和洛贝林,用量过大可引起不良反应。

2.机械通气

呼吸衰竭时应用机械通气能维持必要的肺泡通气量,降低 $PaCO_2$,改善肺的气体交换效能;使呼吸肌得以休息,有利于恢复呼吸肌功能。

3.病因治疗

如前所述,引起急性呼吸衰竭的原发病多种多样,在解决呼吸衰竭本身造成危害的前提下,针对不同病因采取适当的治疗措施十分必要,也是治疗呼吸衰竭的根本所在。

4.一般支持疗法

呼吸衰竭患者由于摄入不足或代谢失衡,往往存在营养不良,需保证充足的营养及热量供给。

## 五、护理

### (一)护理评估

评估患者发病缓急,既往有无慢性肺疾病或与肺疾病相关的住院史。任何可能导致呼吸衰竭的情况都应予以评估。评估患者的临床表现,如呼吸困难程度,是否发绀,有无精神神经症状,是否有心动过速,心律失常;是否有消化道出血等;评估有无异常呼吸音,重点评估患者血气分析结果,血电解质检查结果等。此外,应评估患者的心理-社会状况,呼吸衰竭患者常因呼吸困难产生焦虑或恐惧。由于治疗的需要,患者可能需要接受气管插管或气管切开,进行机械通气治疗,因此加重焦虑情绪。各种监测及治疗仪器也可能加重患者的心理负担。因此应了解患者及其家属对治疗的信心和对疾病的认知程度。

### (二)护理措施

1.一般护理

(1)休息与活动:因活动会增加耗氧量,故对明显的低氧血症患者,应限制活动量;活动后不出现呼吸困难、心率增快为宜。协助患者取舒适体位,如半卧位或座位;对呼吸困难明显的患者,嘱其绝对卧床休息。

(2)饮食护理:呼吸衰竭由于呼吸功能增加、发热等因素,导致能量消耗增加,机体代谢处于负平衡。营养支持对于提高呼吸衰竭的抢救成功率及患者生活质量均有重要意义,故抢救时应常规鼻饲高蛋白、高脂肪、低碳水化合物及适量维生素和微量元素的流质饮食,必要时给予静脉高营养。如果可以经口进食,应少食多餐,以提供足够的能量,降低因进食增加的氧消耗。进食时应持续给氧,防止气短和进餐时血氧降低。肠外营养时应注意监测二氧化碳的变换,因为碳水化合物可能会加重高碳酸血症患者的二氧化碳潴留。

2.病情观察

观察患者的呼吸频率、节律和深度,使用辅助呼吸机的情况,呼吸困难的程度。监测生命体征,包括意识状况,重症患者需 24 小时监测血压、心率和呼吸等情况,注意氧饱和度的变化及有无肺性脑病的表现。观察缺氧及二氧化碳潴留的症状和体征,如有无发绀、球结膜水肿、肺部呼吸音及啰音变化;有无心律不齐,有无心力衰竭的症状和体征,尿量及水肿情况。昏迷者应评估瞳孔、肌张力、腱反射及病理反射。及时了解血气分析、尿常规、血电解质等检查结果。在病情观察过程中,有异常情况应及时通知医师。

3.预防受伤

许多因素会导致呼吸衰竭的患者受伤。缺氧和二氧化碳潴留会导致患者意识障碍;气管插管和机械通气可能造成患者气道或肺部的损伤;长期卧床和营养不良可能出现受压部位皮肤的损伤;应用肌肉松弛药物的患者,由于无法自主呼吸、说话和移动,也增加了受伤的危险。

4.用药护理

(1)茶碱类、$\beta_2$受体激动剂:这些药物能松弛支气管平滑肌,减少气道阻力,改善通气功能,缓解呼吸困难。

(2)呼吸兴奋剂:静脉滴注时速度不宜过快,注意观察呼吸频率、节律、神志变化及动脉血气的变化,以便调节剂量。如出现恶心、呕吐、烦躁、面色潮红、皮肤瘙痒等现象,需要减慢滴速。

(3)禁用镇静催眠药物:Ⅱ型呼吸衰竭的患者常因咳嗽、咳痰、呼吸困难而影响睡眠,缺氧及二氧化碳潴留引起烦躁不安,护理人员在执行医嘱时注意加以判断,禁用对呼吸有抑制作用的镇静催眠药物。

5.氧疗的护理

(1)氧疗的方法:包括鼻导管、鼻塞、面罩、气管内和呼吸机等给氧。①鼻导管或鼻塞吸氧时,其优点为简单、方便,不影响患者进食、咳痰;缺点为氧浓度不恒定,易受患者的呼吸影响,高流量时对局部黏膜有刺激,氧流量不能大于 7 L/min。②面罩:主要包括简单面罩、带储气囊无重复呼吸面罩和文丘里面罩,其优点为吸氧浓度相对稳定,可按需要调节,对鼻黏膜刺激小;缺点为在一定程度上影响患者进食及咳嗽,部分患者不能耐受。

(2)氧疗的观察:由于患者对氧疗反应不同,氧疗过程中,应密切观察氧疗效果,如吸氧后呼吸困难缓解、发绀减轻、心率减慢,表示氧疗有效;临床上必须根据患者血气结果及时调节吸氧流量或浓度,以防止发生氧中毒和二氧化碳麻醉;注意保持吸入氧气的湿化,以免干燥的氧气对呼吸道黏膜及气道黏液栓形成;输送氧气的面罩、导管、气管导管应定期更换消毒,防止交叉感染。

6.机械通气的护理

密切监测病情变化,如患者的意识状况、生命体征、准确记录出入量等;掌握呼吸机的参数,及时分析并解除呼吸机报警的原因;加强气道的护理工作,保持呼吸道通畅;预防并及时发现、处理可能的并发症等。

7.心理护理

由于对病情和预后的顾虑,患者往往会产生恐惧、忧郁心理,极易对治疗失去信心;尤其气管插管或气管切开行机械通气的患者,语言表达及沟通障碍,情绪烦躁,痛苦悲观,甚至产生绝望的心理反应,表现为拒绝治疗或对呼吸机产生依赖心理。多与患者交流,评估患者的焦虑程度;鼓励患者说出或写出引起或加剧焦虑的因素,教会患者自我放松等各种缓解焦虑的办法。如采用缓慢缩唇呼吸、渐进性放松和想象疾病已经好转等方法;向患者解释监护仪、各项操作、异常声音和器械的作用。患者对身边事物或事件的了解,有助于缓解焦虑;对于机械通气的患者,要让患者学会应用手势、写字等非语言沟通方式表达需求,以缓解焦虑、恐惧等心理反应,起到增强患者战胜疾病的信心和改善通气效果的作用。对于严重躁动的患者,可按医嘱应用镇静剂和肌肉松弛药避免"人机对抗"。这些药物可以抑制清醒患者的自主呼吸,保证呼吸机采用最适当的通气方式。

**(三)健康指导**

1.疾病知识的介绍

向患者讲解疾病发病机制、发展和转归。语言力求通俗易懂。尤其对一些文化程度不高的老年患者应反复讲解。使患者理解康复保健的意义。

2.保健教育

教会患者缩唇呼吸、腹式呼吸、体位引流、有效咳嗽、咳痰的技术,提高患者的自我保健及护理能力,促进康复,延缓肺功能恶化。教会患者及家属合理使用氧疗,不要自行调大或减小氧流量。

3.用药指导

指导患者遵医嘱用药,熟悉药物的剂量、用法和注意事项。

4.生活指导

指导患者制订合理的活动及休息计划。注意增强体质,避免引起呼吸衰竭的各种诱因,教会患者提高预防呼吸道感染的方法,如冷水洗脸等耐寒训练。加强营养,增强体质。避免吸入刺激性气体,劝告吸烟患者戒烟。避免对机体的不良刺激,如劳累、情绪激动等。尽量减少与呼吸道感染者的接触,少去或不去人群拥挤的地方,避免交叉感染的发生。

5.自我病情监测

学会识别病情变化,如咳嗽加剧、痰液增多、色变黄、呼吸困难加重或神志改变,应及早就医。

**(张素梅)**

# 第二节 慢性阻塞性肺疾病

慢性阻塞性肺疾病(COPD)是一组慢性气道阻塞性疾病的统称,是一种具有气流受限,不完全可逆,呈进行性发展的气道堵塞的疾病。慢性阻塞性肺疾病是呼吸系统的常见病、多发病,而且患病率和死亡率高。慢性阻塞性肺疾病与慢性支气管炎肺气肿密切相关,也包括有慢性支气管阻塞的支气管哮喘及支气管扩张症等疾病。

## 一、病因

确切的病因尚不清楚,但是所有与慢性支气管炎和阻塞性肺气肿发生有关的因素都有可能参与慢性阻塞性肺疾病的发病。目前将已经发现的危险因素分为外因和内因两类。

### (一)外因

1.吸烟

吸烟是目前公认慢性阻塞性肺疾病最重要的危险因素,据流行病学研究显示吸烟人群的肺功能较不吸烟的人群肺功能异常的发生明显增高。

2.吸入职业粉尘和化学物质

如烟雾、变应原、工业废气及室内空气污染,浓度过大或接触时间过长,均可导致慢性阻塞性肺疾病的发生。

3.空气污染

大气中的二氧化硫、二氧化氮、氯气等有害气体均可损伤气道黏膜,使纤毛清除功能下降,黏液分泌增多,为细菌感染创造条件,诱发感染。

4.呼吸道感染

呼吸道感染是 COPD 发生发展的最重要因素之一,长期反复感染可破坏气道正常的防御功

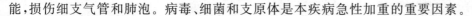

能,损伤细支气管和肺泡。病毒、细菌和支原体是本疾病急性加重的重要因素。

### (二)内因

**1.遗传因素**

流行病学研究结果提示 COPD 易患性与基因有关,涉及多个基因。

**2.气道反应性**

国内外流行病学研究结果表明,气道高反应性增高者其 COPD 的发病率也明显增高,二者关系密切。

**3.肺发育生长不良**

在怀孕期、新生儿期、婴儿期或儿童期由各种原因导致肺发育或生长不良的个体容易在成人之后患 COPD。

**4.各种外界致病因素**

导致易患个体气道、肺实质和肺血管的慢性炎症。

## 二、临床表现

### (一)慢性咳嗽

慢性咳嗽为首发症状,表现为早晨起床后咳嗽明显,睡眠时有阵咳或排痰,白天较轻,少数病例咳嗽不伴有咳痰,但随疾病发展可造成终身不愈。

### (二)咳痰

清晨排痰多为白色黏液或浆液性的泡沫痰,偶有带血丝,急性发作或有细菌感染时痰量增多可有脓性痰。

### (三)气短或呼吸困难

早期出现活动性后气促,如在体力劳动或上楼等活动后,随病情发展严重后可出现日常活动或休息时也感到气短,这是慢性阻塞性肺疾病的标志性症状。

### (四)喘息和胸闷

只有在重度 COPD 患者或者是急性加重时出现喘息,不是 COPD 的特异性症状。

### (五)全身症状

临床中晚期患者有体重下降,食欲减退。合并感染时可咳血痰或咯血。

## 三、治疗要点

### (一)稳定期治疗

**1.教育和劝导患者戒烟**

因职业或环境粉尘、刺激性气体所致者,应脱离污染环境。

**2.支气管舒张药**

支气管舒张药包括短期按需应用以暂时缓解症状,及长期规则应用以减轻症状。

(1)$\beta_2$肾上腺素受体激动剂:主要有沙丁胺醇气雾剂,每次 $100\sim200~\mu g(1\sim2$ 喷),定量吸入,疗效持续 $4\sim5$ 小时,每 24 小时不超过 $8\sim12$ 喷。特布他林气雾剂亦有同样作用。可缓解症状,尚有沙美特罗、福莫特罗等长效 $\beta_2$肾上腺素受体激动剂,每天仅需吸入 2 次。

(2)抗胆碱能药:是 COPD 常用的药物,主要品种为异丙托溴铵气雾剂,定量吸入,起效较沙丁胺醇慢,持续 $6\sim8$ 小时,每天 $3\sim4$ 次。长效抗胆碱药有噻托溴铵选择性作用于 $M_1$、$M_3$ 受体,每次吸入 18 μg,每天 1 次。

(3)茶碱类:茶碱缓释或控释片 0.2 g,每 12 小时 1 次;氨茶碱 0.1 g,每天 3 次。

3.祛痰药

对痰不易咳出者可应用。

4.糖皮质激素

对重度和极重度患者,反复加重的患者。有研究显示长期吸入糖皮质激素与长效 $\beta_2$ 肾上腺素受体激动剂联合制剂,可增加运动耐量、减少急性加重发作频率、提高生活质量,甚至有些患者的肺功能得到改善。目前常用剂型有沙美特罗加氟替卡松、福莫特罗加布地奈德。

5.长期家庭氧疗

长期家庭氧疗(LTOT)对 COPD 慢性呼吸衰竭者可提高生活质量和生存率。对血流动力学、运动能力、肺生理和精神状态均会产生有益的影响。

LTOT 指征:①$PaO_2$≤7.3 kPa(55 mmHg)或 $SaO_2$≤88%,有或没有高碳酸血症。②$PaO_2$ 7.3~8.0 kPa(55~60 mmHg),或 $SaO_2$<89%,并有肺动脉高压、心力衰竭、水肿或红细胞增多症(血细胞比容>0.55)。一般用鼻导管吸氧,氧流量为每分钟 1~2 L,吸氧时间 10~15 h/d。目的是使患者在静息状态下,达到 $PaO_2$≥8.0 kPa(60 mmHg)和(或)使 $SaO_2$ 升至 90%。

**(二)急性加重期治疗**

1.确定病情严重程度

确定急性加重期的原因及病情严重程度,最多见的急性加重原因是细菌或病毒感染。根据病情严重程度决定门诊治疗或者住院治疗。

2.支气管舒张药

有严重喘息症状者可给予较大剂量雾化吸入治疗,如应用沙丁胺醇或异丙托溴铵,通过雾化器给患者吸入治疗以缓解症状。

3.低流量吸氧

发生低氧血症者可鼻导管吸氧,或通过面罩吸氧。鼻导管给氧时,氧浓度估算公式:氧浓度(%)=21+4×氧流量(L/min)。一般吸入氧浓度为 28%~30%,应避免吸入氧浓度过高而引起二氧化碳潴留。

4.抗生素

当患者呼吸困难加重,咳嗽伴痰量增加、有脓性痰时,应根据患者所在地常见病原菌类型及药物敏感情况积极选用抗生素治疗。

5.糖皮质激素

对急性加重期患者可考虑口服泼尼松 30~40 mg/d,也可静脉给予甲泼尼龙 40~80 mg,每天 1 次。连续 5~7 天。

6.祛痰剂

溴己新 8~16 mg,每天 3 次;盐酸氨溴索 30 mg,每天 3 次酌情选用。

## 四、护理

**(一)护理评估**

评估患者既往有无慢性肺疾病或与肺疾病相关的病史;评估患者有无呼吸困难及其程度,是否发绀,有无精神神经症状;评估有无异常呼吸音,重点评估患者血气分析结果等。

**(二)护理措施**

**1.休息与活动**

给予舒适的体位,端坐位或半坐位,有利于呼吸。晚期患者宜采取身体前倾位,使腹肌参与呼吸,视病情安排合适的活动量,活动以不感到疲劳,不加重症状为宜。室内保持合适的温湿度,冬季注意保暖,避免直接吸入冷空气。

**2.保持呼吸道的畅通**

鼓励患者咳嗽,指导患者正确咳嗽,促进排痰。

**3.氧疗护理**

呼吸困难伴低氧血症可采用低流量、低浓度持续给氧,氧流量 $1\sim2$ L/min,避免吸入氧浓度过高而引起二氧化碳潴留。长期的持续低流量吸氧能改善缺氧的症状,还有助于降低肺循环的阻力,减轻肺动脉高压和右心负荷。氧疗有效的指标为患者呼吸困难减轻,呼吸频率减慢,发绀减轻,活动耐力增加。

**4.用药护理**

遵医嘱给予抗感染治疗,有效地控制呼吸道感染;使用支气管舒张药和祛痰药应注意观察用药疗效和不良反应。

**5.饮食护理**

鼓励患者多饮水,给予高热量、高蛋白质、高维生素的流质、半流、软食,少量多餐,少吃产气食品,防止产气影响膈肌运动。

**6.加强心理护理**

护士应聆听患者的叙述,疏导其心理压力,必要时请心理医师协助诊治。

**7.遵医嘱**

按医嘱使用 BIPAP 呼吸机,减轻呼吸肌做功,改善呼吸。

**8.呼吸训练**

(1)腹式呼吸:又称为膈式呼吸训练。吸气时,膈肌收缩下降,腹肌松弛,保证最大吸气量,腹部隆起。呼气时,腹肌收缩帮助膈肌松弛,随腹腔内压增加而上抬,增加呼吸潮气量,腹部塌陷,胸部保持不动。每分钟 $7\sim8$ 次,每次 $10\sim20$ 分钟,每天锻炼 2 次。腹式呼吸需深而缓,可增加潮气量,减少功能残气量,提高肺泡通气量,降低呼吸功耗,缓解呼吸困难症状,改善换气功能。

(2)缩唇腹式呼吸:用鼻吸气,嘴呼气,呼气时嘴唇缩成吹口哨状,吸呼比为1:2或1:3,此方法适用于气道阻力增加的患者。缩唇腹式呼吸是结合腹式呼吸及缩唇呼吸,即将双手分别置于前胸部及上腹部,用鼻缓慢吸气,膈肌松弛,腹部的手有向上抬起的感觉,而胸部的手原位不动;呼气时缩唇,口唇缩成吹口哨状,使气体通过缩窄的口型缓缓呼出,腹肌收缩,腹部的手有下降感,吸气与呼气时间比为1:2或1:3尽量做到深吸慢呼,缩唇程度以不感到费力为适度,每天分钟 $7\sim8$ 次,每次 $5\sim15$ 分钟,每天 2 次。呼吸功能锻炼可增强膈肌力量,减少气道阻力或无效腔,增加肺泡通气量,提高潮气量,是预防肺部感染的理想措施之一。

**(张素梅)**

# 第三节 恶性胸腔积液

胸腔积液中和(或)壁层胸膜发现肿瘤细胞是肿瘤播散的征象,表明疾病进展和预后险恶。恶性胸腔积液又称肿瘤性胸腔积液,是由于肺或其他部位的恶性肿瘤直接侵犯胸膜或经淋巴、血行转移到胸膜所引起的液体积聚在胸膜间隙里,最常见于肺癌、乳腺癌和淋巴瘤。一旦确诊为恶性胸腔积液,患者的平均生存期为 3～12 个月。患者的生存期与基础疾病有关,肺癌合并胸腔积液生存期相对较短,卵巢癌合并胸腔积液生存期相对较长,来源不明的恶性胸腔积液生存期居中。既往有研究认为乳腺癌合并胸腔积液生存期为 5～6 个月,而最近的研究提示其生存期最长达 15 个月,既往研究认为乳腺癌合并胸腔积液的中位生存期为 11 个月。

## 一、胸膜腔的解剖学

胸膜是一种浆膜,胸膜腔是由脏层、壁层胸膜在肺根处相互转折移行所形成的一个密闭的潜在的腔隙,左右各一,互不相通,腔内有少量浆液,可减少呼吸时的摩擦,腔内为负压,有利于肺的扩张及静脉血与淋巴液的回流。

## 二、病理生理

正常情况下,成人胸膜腔 24 小时能产生 100～200 mL 胸液,由壁层胸膜滤出,再经壁层胸膜的小孔重吸收,而脏层胸膜对胸液的形成和重吸收作用很小。胸腔内液体的产生和吸收处于动态平衡状态,任何病理原因加速其产生或减少其吸收,就出现胸腔积液。胸腔积液循环主要推动力为胸膜毛细血管内和胸膜腔内的静水压、胶体渗透压及胸膜腔内的负压和淋巴回流的通畅性。正常人胸膜腔内负压平均为 $-0.5$ kPa($-5$ cmH$_2$O),胸液蛋白含量很少,约为 $1.7\%$,所具有的胶体渗透压为 0.8 kPa(8 cmH$_2$O)。正常人胸膜腔内仅含少量(5～15 mL)液体,以减少呼吸时壁层胸膜和脏层胸膜之间的相互摩擦。

## 三、病因与发病机制

### (一)病因

恶性胸腔积液占全部胸腔积液的 $38\%\sim53\%$,肺癌是男性恶性胸腔积液最常见的原因,乳腺癌仍然是女性恶性胸腔积液最常见的原因。肺癌和乳腺癌占所有恶性胸腔积液原发基础病因的 $50\%\sim65\%$。淋巴瘤、泌尿生殖系统肿瘤和消化系统肿瘤占 $25\%$,原发病因不明的恶性胸腔积液占 $7\%\sim15\%$。而胸膜转移性肿瘤和胸膜弥漫性恶性间皮瘤是产生恶性胸腔积液的主要原因。

### (二)发病机制

(1)淋巴系统引流障碍是肿瘤性胸腔积液产生的主要机制,肿瘤堵塞胸膜表面的淋巴管或在淋巴管内形成肿瘤细胞栓塞、纵隔淋巴结转移,均可引起胸腔内液体的重吸收障碍,导致胸腔积液。

(2)胸膜转移性肿瘤破坏毛细血管从而导致液体或血液漏出,进入胸膜腔,常引起血性胸腔积液。

（3）胸膜上的肿瘤组织生长过快，细胞容易脱落，进入胸膜腔的肿瘤细胞由于缺乏血运而坏死分解，肿瘤细胞内蛋白进入胸腔，使胸膜腔内的胶体透压增高，产生胸腔积液。

（4）各种原因引起的胸膜渗透性增加、胸膜腔内压降低、胸膜毛细血管静水压增高，以及相关疾病的并发症与治疗的不良反应，如肺栓塞、低蛋白血症、胸腔或纵隔放射治疗（简称放疗）后均可产生胸腔渗出性积液。

## 四、临床表现

### （一）症状

大约 25％的胸腔积液患者临床上无明显症状，绝大多数患者主要表现为进行性加重的呼吸困难、胸痛和干咳。呼吸困难是最常见的症状，与胸壁顺应性下降、同侧膈肌运动受抑、纵隔移位以及肺容积下降有关。呼吸困难的程度与胸腔积液量的多少、胸液形成的速度和患者本身的肺功能状态有关。胸痛相对少见，通常与恶性肿瘤细胞壁层胸膜种植转移、肋骨和其他肋间结构转移有关。全身症状包括体质量减轻、乏力、食欲缺乏。心慌在迅速产生大量胸腔积液时多见，不能平卧，向一侧卧位，即患侧卧位。

### （二）体征

恶性胸腔积液患者的体征与其胸腔积液的量密切相关。少量积液时，仅见患侧呼吸运动减弱；大量积液时，患者表现为呼吸浅快、呼吸运动受限、肋间隙饱满、气管及心脏向健侧移位、积液区叩诊为浊音、呼吸音消失。另外还可表现为恶病质、杵状指、发绀。

## 五、诊断方法

### （一）影像学检查

采用胸部 X 线检查，主要判断有无胸腔积液和量的多少。

### （二）胸液检查

依据色泽、性状、比重、黏蛋白定性试验、细胞计数分类、涂片查病原菌、糖、蛋白测定等可初步判断是渗出液或漏出液。

### （三）超声波探查检查

超声波探查能较准确选定穿刺部位，对诊断、鉴别诊断有帮助。

### （四）胸膜活检检查

经上述各种检查难以明确诊断时可行胸膜活检。

### （五）CT、MRI 检查

CT、MRI 检查对胸膜间皮瘤引起的胸腔积液有诊断价值。

## 六、治疗方法

### （一）原发病治疗

正确诊断恶性肿瘤及组织类型，及时进行合理有效治疗，对缓解症状、减轻痛苦、提高患者生存质量、延长生命有重要意义。全身化疗对于部分小细胞肺癌所致胸腔积液有一定疗效。纵隔淋巴结有转移者可行局部放疗。

**(二)胸腔穿刺治疗**

胸腔穿刺操作简单,能暂时缓解临床症状,但是96％患者的癌性胸腔积液在1个月内再发,平均再发时间为4.2天。反复穿刺,可能导致大量蛋白质丢失引起低蛋白血症,并由此引起血浆胶体渗透压降低,加速胸腔液体的产生。

1.目的

胸腔穿刺的目的是为了抽取胸腔积液送检,以明确胸腔积液的性质,有助于诊断;排除胸腔积液和积气,以缓解压迫症状,避免胸膜粘连增厚;胸腔内注射药物,辅助治疗。

2.禁忌证

胸腔穿刺的禁忌证:①穿刺部位有炎症、肿瘤、外伤。②有严重出血倾向、自发性气胸、大咯血、严重肺结核和肺气肿等。

3.穿刺部位

先进行胸部叩诊,选择实音明显的部位进行穿刺,可结合X线及B超定位。穿刺点可用甲紫在皮肤上做标记。常选择的穿刺部位有肩胛下角线7～9肋间、腋后线7～8肋间、腋中线6～7肋间、腋前线5～6肋间。气胸者取锁骨中线第2肋间隙进针。

**(三)胸膜腔闭式插管引流治疗**

胸膜腔闭式插管引流(胸腔闭式引流术)治疗是目前临床上治疗恶性胸腔积液的主要方法,胸膜腔内置入中心静脉导管可持续引流、操作简单、安全可靠且引流彻底,可迅速减轻症状,使预期生存期短、行为状态差的患者避免住院治疗,适用于体质衰弱及终末期患者。对大量胸腔积液者应梯度式增量引流,首次引流不超过1.5 L,以后每隔2小时引流,每次引流量不超过1.5 L,如患者出现胸部不适、持续咳嗽或血管迷走神经表现应停止引流。复张性肺水肿较严重,但相对少见,其产生机制为缺氧肺的再灌注损伤、肺毛细血管通透性增高及局部中性粒细胞趋化因子如白细胞介素8(IL-8)产生增多等。优点如下。

(1)操作简便,疗效好,留置导管可随时开启和关闭,并能达到较好的引流效果。

(2)中心静脉导管组织相容性好,对胸膜刺激小,创伤小,不需要反复穿刺。

(3)用途广,可以分次引流,注入药物或冲洗。

(4)置管后患者活动不受限制,提高了舒适度和生活质量。

**(四)长期门诊留置胸腔引流管**

长期门诊留置胸腔引流管适用于反复发作、有症状的恶性胸腔积液患者,可以置入隧道式胸腔引流管,外源性物质(硅胶)能够刺激胸腔内发生炎症反应,形成自发性胸膜硬化粘连,与之连接的真空吸引装置反复引流积液可促进肺复张,使胸腔闭塞,多数患者经过一定时期的引流可以撤除导管。

**(五)胸膜切除术**

有报道采用胸膜切除术治疗恶性胸腔积液,开放性胸膜切除术是一种侵入性手术,具有较高的病死率,并发症包括脓胸、出血、呼吸衰竭、循环衰竭,手术病死率为10％～19％。有少量研究报道了电视胸腔镜下胸膜切除术用于治疗胸膜间皮瘤。由于证据不足尚不推荐胸膜切除术作为胸膜固定术、留置胸腔引流管引流术之外的用于治疗复发性恶性胸腔积液或萎陷肺的另一种治疗措施。

**(六)胸腔内注药**

待引流管中没有过多的引流液(<250 mL/d)引流出,即可通过胸腔内注入抗肿瘤药物、免

疫抑制剂、胸膜粘连剂等可消除胸腔积液、闭合胸膜腔,防止胸液积聚,以缓解症状,注药后 24～48 小时进行胸部 X 线检查,显示胸腔积液消散、肺完全复张即可拔除引流管。

### (七)胸腔内灌注硬化剂

在引流管引流同时给予胸腔内灌注硬化剂,以预防胸腔积液复发,除非肺组织已经明显萎陷。胸膜固定术的机制在于硬化剂诱发胸膜炎症反应并使局部纤维素沉积,激活局部凝血反应促进脏层胸膜与壁层胸膜粘连。滑石粉是用于胸膜固定术的最有效的硬化剂,博来霉素是另一种备选硬化剂具有一定的有效率。有学者称胸腔镜下喷洒滑石粉胸膜固定术可能是最佳的胸膜固定方式。

## 七、护理

### (一)胸腔闭式引流术配合与护理

1.用物准备

中心静脉导管复合包一套、皮肤消毒液、无菌棉签、2%利多卡因 5 mL×1 支、一次性引流袋及接头、3M 透明敷贴 2～3 张、安全型别针、皮筋及铁钩各一个。备好必要的抢救物品及药品,如氧气、肾上腺素等。

2.穿刺术前准备

(1)核对患者床号、姓名。

(2)告知患者穿刺的目的、术前注意事项,做好心理护理,消除患者心理压力。

(3)协助患者做好 B 超定位及测定出凝血功能。

(4)病情许可情况下将患者安置于专用治疗室内。

3.穿刺中配合与护理

(1)根据病情,协助患者取坐位面向椅背,两前臂置于椅背上,前额伏于前臂上。不能起床者可取半坐位,患侧前臂上举抱于枕部。

(2)协助医师消毒穿刺部位皮肤。

(3)检查中心静脉导盘和穿刺包等无菌物品的有效期,逐一打开。

(4)协助医师抽取利多卡因作穿刺点局部麻醉。

(5)穿刺针头进入胸腔后,嘱患者切勿深呼吸和咳嗽,以免针头刺伤肺组织,如有不适可举手示意。

(6)穿刺过程中要密切观察患者有无头晕、面色苍白、出冷汗、心悸、胸部剧痛、刺激性咳嗽等胸膜反应的表现。一旦发生立即停止抽液、配合医师做好处理。

(7)协助医师留取标本,及时送检。

(8)用敷贴妥善固定微管,接引流袋。

(9)护送患者到病房,告知术后有关注意事项。

### (二)胸腔微管留置的护理

1.一般护理

嘱患者卧床休息,取半卧位,以利引流和呼吸。遵医嘱合理用氧。密切观察生命体征变化,如有异常及时通知医师。指导患者进食高热量、高蛋白、高维生素、易消化的食物以增强营养;第一次放液量不超过 1 000 mL,过快、过多抽液可使胸腔压力骤降,发生肺水肿或循环障碍。

2.导管护理

(1)妥善固定导管,防止发生导管脱落、扭曲、受压、阻塞等情况,保持引流通畅。

(2)引流袋不可超过胸腔高度,以免倒流。

(3)班班床边交班,观察并正确记录导管插入深度、引流液色、质、量的情况,如有异常及时告知医师。脱出的导管,不可回插。

(4)保持置管周围皮肤的清洁干燥。3M透明敷贴每周更换2次,敷贴潮湿或卷边时应及时更换。

(5)每天更换引流袋,严格执行无菌操作,防止逆行感染。

(6)指导患者进行深呼吸及有效咳嗽,促进肺扩张。

### (三)胸腔注药和胸膜固定术的护理

胸膜固定术可使患者产生不适和焦虑,可以应用镇静剂利于缓解焦虑和不适并诱导记忆缺失。镇静在胸膜固定术之前进行,同时持续监测脉搏,并预备复苏设备随时可用于抢救。

胸痛和发热是胸腔注药和胸膜固定术的两个最常见的不良反应。胸腔内注入局麻药可减轻疼痛,利多卡因是最常见的用于胸腔内局麻的药物,其具有起效快的特点,因此可在灌注硬化剂前即时给药。利多卡因的推荐用量3 mg/kg,最大剂量为250 mg。注药后夹管24小时再行引流。

1.抗肿瘤药物

近年来由于新药、新疗法不断涌现,非抗癌硬化剂已少用,以注入化疗药为主。

(1)顺铂(DDP):为广谱周期性非特异性抗癌药物,通过胸腔内给药不需经肝脏活化,局部药物浓度高,杀死癌细胞效果好,对胸膜还具有硬化作用,可减少胸液继续渗出。顺铂按 $50 \text{ mg/m}^2$ 并用生理盐水 40 mL 稀释后注入胸腔,每周 1 次。单用顺铂有效率为 52.3%,注药后嘱患者多饮温开水,以减少药物对肾脏的毒性。观察患者有无恶心、呕吐等消化道症状,必要时遵医嘱用药。

(2)卡铂(CBP):为第二代铂类化合物,其生化特征与顺铂(DDP)相似,主要毒副作用为白细胞和血小板计数下降,肾毒性、耳毒性、神经毒性尤其是胃肠道反应明显低于DDP。无需水化,易吸收。

2.生物反应调节剂

(1)天地欣(香菇多糖):通过促进肿瘤组织内免疫细胞功能,间接产生抗肿瘤作用;促进局部产生化学性胸膜炎,使胸膜粘连、胸膜腔闭塞,达到控制胸腔积液的作用。毒副作用比抗肿瘤药物小,适用于年老体弱、全身情况较差的患者胸腔内局部治疗。

(2)恩格菲、高聚生(高聚金葡素):是从低毒高聚集价的金葡素代谢产物中提取的一种活性物质。能增强 NK 细胞、T 细胞活性,增强淋巴细胞转化率,从而提高机体的免疫功能,直接杀灭胸腔积液中及转移到胸膜的恶性肿瘤细胞,不损伤正常细胞,并能修复损伤的细胞,总有效率87%。

(3)新德路生(IL-2):是一种淋巴因子,可使细胞毒性 T 细胞、自然杀伤细胞和淋巴因子活化的杀伤细胞增殖,使其杀伤活性增强。还可以使体内的免疫效应细胞扩增而杀伤肿瘤细胞。现为临床上常用胸腔内注射药物。常用剂量在 100 万~200 万 U,每周 1~2 次,2~4 周为 1 个疗程。其治疗癌性胸腔积液有效率为 70%~90%。

生物免疫制剂的最大不良反应是发热,对血常规及肝功能、肾功能无明显影响,也有少数患者出现胸痛和变态反应,经对症处理后均可缓解。注药后需密切观察体温波动情况,可遵医嘱注药前先使用退热药,并嘱患者多饮水。

(张素梅)

# 第四节　特发性肺间质纤维化

## 一、概述

特发性肺间质纤维化(IPF)是病因未明的慢性进展性纤维化型间质性肺炎的一种特殊类型,多发于 60～70 岁老年人,小于 50 岁罕见,男性多于女性。多有吸烟史。病变局限于肺部,组织病理学和(或)影像学表现具有寻常型间质性肺炎(UIP)的特征。诊断 IPF 需要排除其他各种间质性肺炎,包括其他类型的特发性间质性肺炎(IIP)及与环境暴露、药物或系统性疾病相关的间质性肺疾病。

## 二、IPF 诊断标准

### (一)IPF 的临床表现

IPF 主要表现为慢性劳力性呼吸困难,伴咳嗽。查体可见杵状指,肺底部可闻及爆裂音。

### (二)IPF 的临床诊断标准

诊断 IPF 需要符合以下几点内容。

(1)排除其他已知病因的 ILD。例如,家庭和职业环境暴露、结缔组织病和药物。

(2)未行外科肺活检的患者,HRCT 呈现 UIP 型表现。UIP 的典型 HRCT 表现:①病变主要位于胸膜下和肺基底部;可见异常的网格影;蜂窝样改变,伴或不伴牵张性支气管扩张。②病变完全符合 UIP(病变主要分布于上、中肺;病变主要沿支气管血管束分布;广泛磨玻璃影;双侧上肺为主的大量微结节;双侧、多发、远离蜂窝肺区域的散在的囊泡影;弥漫的马赛克征/气体陷闭;支气管肺叶/肺段实变)。

(3)接受外科肺活检的患者,HRCT 和肺活检组织病理类型符合特定的组合。

### (三)IPF 的急性加重

每年 5%～10% 的 IPF 患者会发生急性呼吸功能恶化,这些急性发作可继发于一些常见的临床状况,如肺炎、肺栓塞、气胸或心力衰竭。在没有明确诱因下,这种急性呼吸功能恶化被称为"IPF 急性加重"。其急性加重的原因尚不清楚。

### (四)IPF 急性加重的诊断标准

IPF 急性加重的诊断标准为 1 个月内出现不能解释的呼吸困难加重;存在低氧血症的客观证据;影像学表现为新近出现的肺部浸润影;除外其他诊断(如感染、肺栓塞、气胸或心力衰竭)。急性加重可在 IPF 病程的任何时候发生,有时还可是本病的首发症状;临床表现主要为咳嗽加重,发热,伴或不伴有痰量增加。

IPF 急性加重的组织学表现为急性或机化性弥漫性肺泡损伤(DAD),少数病例表现为远离纤维化区域的相对正常肺组织内的机化性肺炎。

### 三、治疗

#### (一)临床治疗

药物治疗根据现有文献,目前尚无治疗 IPF 的有效药物,但一些临床药物试验的结果提示某些药物可能对 IPF 患者有益。

(1)除非患者有其他疾病需要,否则不推荐使用华法林进行抗凝治疗。

(2)不推荐接受酪氨酸激酶抑制剂伊马替尼治疗 IPF。

(3)不推荐泼尼松＋硫唑嘌呤＋N-乙酰半胱氨酸联合治疗。

(4)无论 IPF 患者是否合并 pH,均不推荐使用选择性内皮素受体阻滞剂安贝生坦治疗。

(5)在一定条件下建议可以使用酪氨酸激酶抑制剂尼达尼布治疗 IPF。

(6)在一定条件下建议可以使用吡非尼酮治疗 IPF。

(7)在一定条件下建议可以使用常规抑酸药物治疗 IPF。

(8)不推荐应用磷酸二酯酶 5 抑制剂西地那非治疗 IPF。

(9)一般不推荐应用内皮素受体 A 和 B 双重拮抗剂波生坦或马西替坦治疗 IPF。

(10)一般不建议应用 N-乙酰半胱氨酸单药治疗 IPF。

(11)对于 IPF 患者应该接受双侧肺移植还是单侧肺移植现在尚无定论。

#### (二)个体化决策

临床医师面临的 IPF 治疗应强调个体化决策,应全面评估有条件推荐的治疗措施,最终谨慎地决定其实际应用所可能取得的净效益。药物之间联合、序贯或辅助治疗方案尚未进行研究。其他的治疗措施,如急性加重的处理、肺康复治疗、氧疗、机械通气治疗、姑息治疗等,以及未来出现的新证据,可能在不远的将来为委员会分析归总并制订出新的推荐意见。

### 四、规范化沟通

(1)疾病概述:IPF 是一种慢性进展性纤维化型间质性肺炎,病变局限于肺部,原因不明确,因此称为特发性的肺间质性肺炎纤维化。

(2)诊断:这种疾病其实是在发现肺部有纤维化后,胸部高分辨率 CT 显示典型的 IPF 特点,同时也排除了多种有明确原因的肺间质疾病后进行的临床诊断,一般都不再进行肺组织活检。因为从获益风险比来说,活检可能得不偿失。

(3)目前该病的诊治方法根据患者的具体情况,可以采取药物治疗、肺康复治疗、氧疗、机械通气治疗、姑息治疗等方式。

(4)患者符合 IPF 的临床表现和诊断标准,虽然未进行肺部活检,但在临床上 IPF 诊断成立(或已经进行了肺活检,诊断明确)。同一患者不同肺段获取的肺活检标本可以有不一致的组织病理学表现,因此对疑诊的 IPF 患者进行肺活检时,应该进行多个肺叶取样。但是 IPF 患者往往生理状况很差或有严重并存疾病,进行外科肺活检的风险可能会超过确诊 IPF 的益处,因此外科肺活检率并不高。目前 IPF 诊断多为临床结合影像诊断。

(5)根据国际国内上针对 IPF 的治疗指南,目前 IPF 的治疗方法主要是采用药物治疗,可能有效的药物包括尼达尼布、吡非尼酮和抑酸剂。肺纤维化合并感染可能需要抗感染治疗,合并呼吸衰竭需要吸氧,至终末期肺需要机械通气、肺移植等。

(6)转归:IPF 是致死性肺疾病,自然病程各异并很难预测,大多数患者的肺功能在数年内逐渐恶化,而少数患者肺功能可维持稳定或快速恶化,一些患者可以在相对稳定的情况下出现急性加重。

## 五、护理与康复

### (一)病情观察

观察生命体征,咳嗽、咳痰、发绀、呼吸困难的程度,营养状况,评估患者自理能力、活动能力,监测动脉血气。

### (二)饮食护理

饮食以清淡、易消化、高热量、高蛋白、高维生素、富含钙食物为主,少食多餐。

### (三)休息和体位

协助患者取舒适卧位,活动量以不出现呼吸困难、心率增快为宜;呼吸困难明显的患者,绝对卧床休息。

### (四)用药护理

遵医嘱应用抗生素、激素、免疫抑制剂、祛痰药物。

### (五)安全护理

悬挂小心跌倒、小心坠床警示牌,床挡保护,必要时使用约束带。

### (六)氧疗

呼吸困难伴低氧血症者,给予氧疗,严重者做好机械通气的准备。

### (七)心理护理

关心安慰患者,减轻心理压力,提高治疗的依从性,增加战胜疾病的信心。

### (八)健康指导

1.疾病预防

戒烟,避免吸入粉尘和刺激气体,避免和呼吸道感染患者接触,避免受凉感冒,合理饮食,适度活动。

2.康复锻炼

制订个体化的锻炼计划,在空气新鲜、流通、舒适的环境步行、慢跑、气功锻炼。

3.心理指导

引导患者以积极的心态对待疾病,学会分散注意力,缓解焦虑、紧张的情绪。

### (九)家庭护理

1.复查时间

遵医嘱复查,注意携带胸部影像资料、肺功能结果及出院小结。

2.饮食指导

出院后应制订高热量、高维生素、高蛋白、易消化、富含钙的饮食计划。避免进食产气食物,如汽水、啤酒、豆类、马铃薯等。避免易引起便秘的食物,如油煎食物、干果、坚果等。

3.休息指导

合理休息,视病情安排适当的活动,以不感到疲劳、不加重症状为宜。

4.运动指导

依据病情进行制订并执行步行、慢跑、气功等个体化锻炼。

**5.疾病知识指导**

吸烟者要戒烟。呼吸道疾病流行期间,尽量避免到人群密集的公共场所。室内保持合适的温湿度,冬季注意保暖,避免直接吸入冷空气,夏天避免直吹空调。潮湿、大风、严寒气候、雾霾天气时避免室外活动,如无法避免外出则应佩戴口罩。据气候变化及时增减衣物,避免受凉感冒。

**6.用药指导**

口服药物的用法及用量,遵医嘱使用。指导患者监测药物的不良反应,如血糖升高、应激性溃疡、感染、骨质疏松、股骨头坏死、水肿等,如有不适,及时就诊。

**7.家庭氧疗**

了解氧疗的注意事项,注意用氧安全。家庭氧疗的有效指标为呼吸困难减轻、呼吸频率减慢、发绀减轻、心率减慢、活动耐力增加。

**8.随诊**

呼吸困难、咳嗽、咳痰、发热等症状加重时,及时携带原有病历资料就诊。

（张素梅）

# 第五节　社区获得性肺炎

## 一、概述

社区获得性肺炎(CAP)是指在医院外罹患的感染性肺实质(含肺泡壁,即广义上的肺间质)炎症,包括具有明确潜伏期的病原体感染在入院后于潜伏期内发病的肺炎。

## 二、诊断

### (一)诊断标准

**1.发病环境**

在社区发病。

**2.肺炎相关临床表现**

(1)新近出现的咳嗽、咳痰或原有呼吸道疾病加重,伴或不伴脓痰、胸痛、呼吸困难、咯血。

(2)发热。

(3)肺实变体征和(或)闻及湿啰音。

(4)外周血白细胞计数$>10\times10^9$/L 或小于 $4\times10^9$/L,伴或不伴细胞核左移。

**3.胸部影像学检查**

显示新出现的斑片状浸润影、叶/段实变影、磨玻璃影或间质性改变,伴或不伴胸腔积液。

符合 1、3 及 2 中的任何一项,并除外肺结核、肺部肿瘤、非感染性肺间质性疾病、肺水肿、肺不张、肺栓塞、肺嗜酸性粒细胞浸润症及肺血管炎等后,可建立临床诊断。

### (二)严重程度评估与住院标准

**1.CURB-65 标准**

常采用 CURB-65 标准,共 5 项标准,满足 1 项得 1 分,内容:①意识障碍;②尿素氮

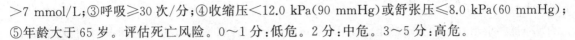

≥7 mmol/L；③呼吸≥30 次/分；④收缩压<12.0 kPa(90 mmHg)或舒张压≤8.0 kPa(60 mmHg)；⑤年龄大于 65 岁。评估死亡风险。0～1 分：低危。2 分：中危。3～5 分：高危。

2.评估住院标准

评分 0～1 分：原则上门诊治疗即可。2 分：建议住院或在严格随访下的院外治疗。3～5 分：应住院治疗。但任何评分系统应结合患者年龄、基础疾病、社会经济状况，胃肠功能及治疗依从性等综合判断。

**(三)重症 CAP 诊断标准**

符合以下 1 项主要标准或≥3 项次要标准者可诊断重症肺炎，需密切观察，积极救治，有条件住 ICU 治疗。

1.主要标准

(1)需要气管插管性机械通气治疗。

(2)脓毒症休克经积极液体复苏后仍需要血管活性药物治疗。

2.次要标准

(1)呼吸频率≥30 次/分。

(2)氧合指数≤33.3 kPa(250 mmHg)。

(3)多肺叶浸润。

(4)意识障碍和(或)定向障碍。

(5)血尿素氮≥7.14 mmol/L。

(6)收缩压<12.0 kPa(90 mmHg)需要积极的液体复苏。

## 三、治疗

**(一)CAP 经验性抗感染治疗**

(1)首剂抗感染药物争取在诊断 CAP 后尽早使用，但需要注意的是，正确诊断是前提，不能为了追求"早"而忽略必要的鉴别诊断。

(2)对于门诊轻症 CAP 患者，尽量使用生物利用度好的口服抗感染药物治疗。建议口服阿莫西林或阿莫西林/克拉维酸钾治疗；青年无基础疾病患者或考虑支原体、衣原体感染患者可口服多西环素/米诺环素，或呼吸喹诺酮类。

(3)对于需住院治疗的 CAP 患者推荐单用 β-内酰胺类或联合多西环素、米诺环素/大环内酯类或单用呼吸喹诺酮类。

(4)对于需入住 ICU 的无基础病青壮年患重症 CAP 患者，推荐青霉素类/酶抑制剂复合物、第三代头孢菌素、厄他培南联合大环内酯类或单用呼吸喹诺酮类静脉治疗，而老年或有基础病者推荐联合用药。

(5)对有误吸风险的 CAP 患者优先选择氨苄西林/舒巴坦、阿莫西林/克拉维酸、莫西沙星、碳青霉烯类等有抗厌氧菌活性的药物，或联合甲硝唑、克林霉素等。

(6)年龄≥65 岁或有基础疾病的住院 CAP 患者要考虑肠杆菌科细菌感染的可能。此类患者应进一步评估产 ESBL 菌感染风险，高风险患者经验性治疗可选择头霉素类、哌拉西林/他唑巴坦、头孢哌酮/舒巴坦或厄他培南等。

(7)在流感流行季节，对于怀疑病毒感染的 CAP 患者，推荐常规进行流感病毒抗原或者核酸检查，并应积极应用神经氨酸酶抑制剂抗病毒治疗，不必等病原学检查结果，即使发病时间超过

48 小时也推荐应用。

(8)抗感染治疗一般可于热退 2～3 天且主要呼吸道症状明显改善后停药,但疗程应视病情严重程度、缓解速度、并发症及不同病原体而异,不必以肺部阴影吸收程度作为停用药物的指征。通常轻、中度 CAP 疗程 5～7 天,重症及伴有肺外并发症患者可适当延长感染疗程。非典型病原体疗程延长至 10～14 天;金黄色葡萄球菌、铜绿假单胞菌、克雷伯杆菌或厌氧菌等容易导致肺组织坏死,抗菌药物疗程可延长至 14～21 天。

### (二)氧疗和辅助呼吸

住院患者应监测血氧,出现低氧血症者推荐鼻导管或面罩吸氧以维持血氧饱和度在 90% 以上。对于急性呼吸衰竭,尤其合并 COPD 者,建议采用无创通气(NIV)。存在 ARDS 者建议气管插管后采取小潮气量机械通气,重症 CAP 合并 ARDS 常规机械通气不能有效改善时,可考虑 ECMO。

### (三)糖皮质激素

糖皮质激素可以降低合并感染性休克 CAP 患者的病死率,推荐琥珀酸氢化可的松 200 mg/d,感染性休克纠正后应及时停药,用药一般不超过 7 天。糖皮质激素对不合并感染性休克的其他重症 CAP 患者的益处并不确定。此外,全身应用糖皮质激素可能导致需要胰岛素干预的高血糖发生。

### (四)初始治疗后的评价

1.临床表现

临床表现包括呼吸道及全身症状、体征。

2.生命体征

生命体征包括一般情况、意识、体温、呼吸频率、心率和血压等。

3.实验室检查

实验室检查包括血常规、血生化、血气分析、C 反应蛋白、降钙素原等指标。建议住院患者72 小时后重复 C 反应蛋白、降钙素原和血常规检查,有助于区分治疗失败与治疗反应慢的患者,重症患者应严密监测。

4.微生物学指标

可重复进行常规微生物学检查,必要时采取分子生物和血清学等方法,积极获取病原学证据。

5.胸部影像学

临床症状明显的患者不推荐常规复查胸部影像;症状或体征持续存在或恶化时,应复查胸部X 线片或胸部 CT 确定肺部病灶变化。

### (五)初始治疗有效的定义及处理

1.初始治疗有效的定义

经治疗后达到临床稳定,可以认为初始治疗有效的。临床稳定标准需符合 5 项指标:①体温≤37.8 ℃;②心率≤100 次/分;③呼吸频率≤24 次/分;④收缩压≥12.0 kPa(90 mmHg);⑤氧饱和度≥90%[或者动脉氧分压≥8.0 kPa(60 mmHg),吸空气条件下]。

2.初始治疗有效的处理

经初始治疗后,症状明显改善者可继续原有抗感染药物治疗;对达到临床稳定且能接受口服药物治疗的患者,改用同类或抗菌谱相近、对致病菌敏感的制剂进行序贯治疗。

**（六）出院标准**

患者诊断明确，经有效治疗后病情明显好转，体温正常超过 24 小时且满足临床稳定的其他 4 项指标，可以转为口服药物治疗，无须进一步处理的并发症，无精神障碍等情况时，可以考虑出院。

## 四、规范化沟通

**（一）概述**

肺炎非常常见的一种急性感染性疾病，发病人群没有差别，主要和近期内劳累、醉酒、生活不规律等有关。

**（二）诊断标准**

肺炎诊断相对简单，有肺部症状、体征和胸部 X 线或 CT 就可确诊，但是明确病原学需要进一步检查。

**（三）目前该病的诊治方法**

CAP 经验性抗感染治疗：首剂抗感染药物争取在诊断 CAP 后尽早使用。通常轻、中度 CAP 疗程 5～7 天，重症及伴有肺外并发症患者可适当延长感染疗程。非典型病原体疗程延长至 10～14 天；金黄色葡萄球菌、铜绿假单胞菌、克雷伯杆菌或厌氧菌等容易导致肺组织坏死，抗菌药物疗程可延长至 14～21 天。出现缺氧意味着病情较重，可能需要吸氧甚至机械通气。个别时候使用一点糖皮质激素。

**（四）患者符合肺炎的临床症状**

体征和胸部影像学检查，已经除外其他疾病。诊断明确后向患者家属交代病情。肺炎是呼吸系统最常见疾病之一，国际上人群的年发病率为 5/1 000～11/1 000，其中大于 65 岁的人群发病率远高于普通人群。大多肺炎患者经积极治疗可治愈，但对于本病患者，治疗过程中可能合并呼吸衰竭、痰窒息、肺性脑病、急性胃黏膜病变、弥散性血管内凝血等并发症，如有此类并发症，可能治疗费用高、时间长、预后差。

根据国际国内上针对肺炎的治疗指南，目前肺炎的治疗方法主要是采用敏感抗生素尽早地开始抗感染治疗，同时根据病情吸氧、机械通气、祛痰等治疗，适当应用免疫治疗、营养支持，注意并发症的预防和治疗，呼吸衰竭加重情况下可能需要无创/有创机械通气。

**（五）转归**

大部分患者会较快痊愈，只有比较少的一些重症肺炎会发展到呼吸衰竭，需进行机械通气，可能会危及生命。

## 五、护理与康复

**（一）病情观察**

注意观察患者神志、体温、呼吸、脉搏、血压、尿量；观察痰液的颜色、性状和量；观察有无呼吸困难及发绀，遵医嘱给予氧气吸入。

**（二）饮食护理**

饮食上给予高热量、高维生素、高蛋白、易消化饮食。

**（三）休息和体位**

保证休息，减少氧耗；指导或协助患者采取合适体位，以利于痰液引流或增加肺通气量。

**（四）用药护理**

遵医嘱应用抗生素，祛痰药物。

**（五）安全护理**

悬挂防坠床警示牌，床挡保护，必要时使用约束带。

**（六）氧疗**

维持血氧饱和度在 90％以上，改善缺氧状况。

**（七）有效咳嗽**

指导患者有效咳嗽。

**（八）心理护理**

加强与患者沟通，增加战胜疾病的信心。

**（九）健康指导**

1.疾病预防

戒烟，避免酗酒，避免受凉感冒；保证充足营养。

2.康复锻炼

在空气新鲜、安静的环境锻炼，进行有效咳嗽和咳痰。

3.心理指导

引导患者予以积极的心态对待疾病，学会分散注意力，缓解焦虑、紧张的情绪。

**（十）家庭护理**

1.复查时间

遵医嘱按时复查，注意携带胸部影像资料及出院小结。

2.饮食指导

出院后应制订高热量、高维生素、高蛋白、易消化饮食。避免进食产气食物，如汽水、啤酒、豆类、马铃薯等。避免易引起便秘的食物，如油煎食物、干果、坚果等。

3.休息指导

合理休息，视病情安排适当的活动，以不感到疲劳、不加重症状为宜。

4.运动指导

依据病情进行步行、慢跑等个体化锻炼。

5.疾病知识指导

吸烟者要戒烟。呼吸道疾病流行期间，尽量避免到人群密集的公共场所。室内保持合适的温湿度，冬季注意保暖，避免直接吸入冷空气，夏天避免直吹空调。潮湿、大风、严寒气候、雾霾天气时避免室外活动，如无法避免外出则应佩戴口罩。据气候变化及时增减衣物，避免受凉感冒。

6.用药指导

口服药物的用法及用量要遵医嘱使用。

7.随诊

告知患者咳嗽、咳痰、发热等症状加重或不缓解时，及时携带原有病历资料就诊。

（周庆俊）

# 第四章　内分泌科疾病护理

## 第一节　糖　尿　病

糖尿病是一常见的代谢内分泌疾病,可分为原发性和继发性两类。原发者简称糖尿病,其基本病理生理改变为胰岛素分泌绝对或相对不足,从而引起糖、脂肪和蛋白质代谢紊乱。临床以血糖升高、糖耐量降低和尿糖及多尿、多饮、多食和消瘦为特点。长期血糖控制不良可并发血管、神经、眼、心脏和肾脏等慢性并发症,急性并发症中以酮症酸中毒和高渗非酮性昏迷最多见和最严重。糖尿病的患病率在国内为 300 万,占总人口的2％～3.6％,居世界第二位。继发性糖尿病又称症状性糖尿病,大多继发于拮抗胰岛素的内分泌疾病。

### 一、病因

本病病因至今未明,目前认为与下列因素有关。

#### (一)遗传因素

遗传因素在糖尿病发病中的重要作用较为肯定,但遗传方式不清。糖尿病患者,尤其成年发病的糖尿病患者有明显的遗传因素已在家系调查中得到证实。同卵孪生子,一个发现糖尿病,另一个发病的机会就很大。

#### (二)病毒感染

尤以柯萨奇病毒 $B_4$、巨细胞病毒、心肌炎、腮腺炎、脑膜炎病毒感染后,导致胰岛 β 细胞破坏致糖尿病。幼年型发病的糖尿病患者与病毒感染致胰岛功能减退关系更为密切。

#### (三)自身免疫紊乱

糖尿病患者常发现同时并发其他自身免疫病,如甲亢、慢性淋巴细胞性甲状腺炎等。此外,在部分糖尿病患者血清中可发现抗胰岛细胞的抗体。

#### (四)胰高血糖素过多

胰岛细胞分泌胰高血糖素,其分泌受胰岛素和生长激素抑制因子的抑制。糖尿病患者常发现胰高血糖素水平增高,故认为糖尿病除有胰岛素相对或绝对不足外,还有胰高血糖素的分泌增多。

**（五）其他因素**

现公认的现代生活方式、摄入的热量过高而体力活动减少导致肥胖、紧张的生活工作节奏、社会、精神等应激增加等都与糖尿病的发病有密切的关系。

## 二、糖尿病的分类

**（一）Ⅰ型糖尿病**

Ⅰ型糖尿病其特征为起病较急，三多一少症状典型，有酮症倾向，体内胰岛素绝对缺乏，故必须用胰岛素治疗，多为幼年发病。多伴特异性免疫或自身免疫反应，血中抗胰岛细胞抗体阳性。

**（二）Ⅱ型糖尿病**

Ⅱ型糖尿病多为成年起病，症状不典型，发病前常有肥胖，病情进展缓慢。对口服降糖药反应好，但后期可因胰岛β细胞功能衰竭而需胰岛素治疗。本型中有部分糖尿病患者幼年起病、肥胖、有明显遗传倾向，无须胰岛素治疗，称为幼年起病的成年型糖尿病（MODY）。Ⅱ型糖尿病中体重超过理想体重的20％为肥胖型，余为非肥胖型。

**（三）其他类型（继发性糖尿病）**

（1）因胰腺损伤、胰腺炎、肿瘤、外伤、手术等损伤了胰岛，引起糖尿病。

（2）内分泌疾病引起的糖尿病：如继发于皮质醇增多征、肢端肥大症、嗜铬细胞瘤、甲状腺功能亢进症等，升糖激素分泌过多。

（3）药物或化学物质损伤了胰岛β细胞引起糖尿病。

（4）胰岛素受体异常。

（5）某些遗传性综合征伴发的糖尿病。

（6）葡萄糖耐量异常：一般无自觉症状，多见于肥胖者。葡萄糖耐量显示血糖水平高于正常人，但低于糖尿病的诊断标准。有报道，对这部分人跟踪观察，其中50％最终转化为糖尿病。部分经控制饮食减轻体重，可使糖耐量恢复正常。

（7）妊娠期糖尿病（GDM）：指妊娠期发生的糖尿病或糖耐量异常。多数患者分娩后，糖耐量可恢复正常，约1/3患者以后可转化为真性糖尿病。

## 三、临床表现

**（一）代谢紊乱综合征**

1.Ⅰ型糖尿病

Ⅰ型糖尿病以青少年多见，起病急，症状有口渴、多饮、多尿、多食、善饥、乏力，组织修复力和抵抗力降低，生长发育障碍等，易发生酮症酸中毒。

2.Ⅱ型糖尿病

40岁以上，体型肥胖的患者多发。症状较轻，有些患者空腹血糖正常，仅进食后出现高血糖，尿糖阳性。部分患者饭后胰岛素分泌持续增加，3小时后甚至引起低血糖。在急性应激情况下，患者亦可能发生酮症酸中毒。

**（二）糖尿病慢性病变**

1.大血管病变

大、中动脉粥样硬化主要侵犯主动脉、冠状动脉、大脑动脉、肾动脉和肢体外周动脉，引起冠心病（心肌梗死）、脑血栓形成、肾动脉硬化、肢体动脉硬化等。患病年龄较轻，病情进展也较快。

冠心病和脑血管意外的患病率较非糖尿病者高 2~3 倍,是近代糖尿病的主要死因。肢体外周动脉硬化常以下肢动脉病变为主,表现为下肢疼痛、感觉异常和间歇性跛行等症状,严重者可导致肢端坏疽,糖尿病者肢端坏疽的发生率约为正常人的 70 倍,我国少见。心脏微血管病变及心肌代谢紊乱,可导致心肌广泛损害,称为糖尿病性心肌病。其主要表现为心律失常、心力衰竭、猝死。

2.糖尿病性肾病变

糖尿病史超过 10 年者合并肾脏病变较常见,主要表现在糖尿病性微血管病变,毛细血管间肾小球硬化症,肾动脉硬化和慢性肾盂肾炎。毛细血管间肾小球硬化症表现为蛋白尿、水肿、高血压,肾功能逐渐减退至衰竭,Ⅰ型糖尿病患者约 40% 死于肾衰竭。

3.眼部病变

糖尿病患者眼部表现较多,血糖增高可使晶体和眼液(房水和玻璃体)中葡萄糖浓度也相应增高,临床表现为视觉模糊、调节功能减低、近视、玻璃体混浊和白内障。最常见的是糖尿病视网膜病变。糖尿病病史超过 10~15 年,半数以上患者出现这些并发症,并可有小静脉扩张、水肿、渗出、微血管病变,严重者可导致失明。

4.神经病变

神经病变最常见的是周围神经病变,病程在 10 年以上者 90% 以上均出现。临床表现为对称性长袜形感觉异常,轻者为对称性麻木、触觉过敏、蚁行感。典型症状是针刺样或烧灼样疼痛,卧床休息时明显,活动时可稍减轻,以致患者不能安宁,触觉和痛觉在晚期减退是患者肢端易受创伤的原因。亦可有运动神经受累、肌张力低下、肌力减弱、肌萎缩等晚期运动神经损害的表现。自主神经损害表现为直立性低血压、瞳孔小而不规则、光反射消失、泌汗异常、心动过速、胃肠功能失调、胃张力降低、胃内容物滞留、便秘与腹泻交替、排尿异常、尿潴留、尿失禁、性功能减退、阳痿等。

5.皮肤及其他病变

皮肤感染极为常见,如疖、痈、毛囊炎。真菌感染多见于足部感染,阴道炎、肛门周围脓肿。

## 四、实验室检查

(1)空腹尿糖、餐后 2 小时尿糖阳性。

(2)空腹血糖>7 mmol/L,餐后 2 小时血糖>11.1 mmol/L。

(3)血糖、尿糖检查不能确定糖尿病诊断时,可做口服葡萄糖耐量试验,如糖耐量减低,又能排除非糖尿病所致的糖耐量降低的因素,则有助于糖尿病的诊断。

(4)血浆胰岛素水平:胰岛素依赖型者,空腹胰岛素水平低于正常值。

## 五、护理观察要点

### (一)病情判断

糖尿病患者入院后首先要明确患者是属于哪一型的,是Ⅰ型还是Ⅱ型。病情的轻重、有无并发症,包括急性和慢性并发症。对于合并急性并发症如糖尿病酮症酸中毒,高渗非酮性昏迷等应迅速抢救,做好给氧、输液、定时检测血糖、血气分析、血电解质及尿糖、尿酮体等检查准备。

### (二)胰岛素相对或绝对不足所致代谢紊乱症群观察

(1)葡萄糖利用障碍:由于肝糖原合成降低,分解加速,糖异生增加,临床出现明显高血糖和尿糖,口渴、多饮、多尿,善饥多食症状加剧。

(2)蛋白质分解代谢加速,导致负氮平衡,患者表现为体重下降、乏力,组织修复和抵抗力降低,儿童则出现发育障碍、延迟。

(3)脂肪动用增加,血游离脂肪酸浓度增高,酮体的生成超过组织排泄速度,可发展为酮症及酮症酸中毒。脂肪代谢紊乱可导致动脉粥样硬化,影响眼底动脉、脑动脉、冠状动脉、肾动脉及下肢动脉,发生相应的病变如心肌梗死、脑血栓形成、肾动脉硬化、肢端坏死等。

**(三)其他糖尿病慢性病变观察**

神经系统症状、视力障碍、皮肤变化,有无创伤、感染等。

**(四)生化检验**

尿糖、血糖、糖化血红蛋白、血脂、肝功能、肾功能、血电解质、血气分析等。

**(五)糖尿病酮症酸中毒观察**

1.诱因

常见的诱因是感染、胰岛素中断或减量过多、饮食不当、外伤、手术、分娩、情绪压力、过度疲劳等,对胰岛素的需要量增加。

2.症状

症状有烦渴、多尿、消瘦、软弱加重,逐渐出现恶心、呕吐、脱水,甚至少尿、肌肉疼痛、痉挛。亦可有不明原因的腹部疼痛,中枢神经系统有头痛、幻觉、嗜睡,甚至昏迷。

3.体征

(1)有脱水征:皮肤干燥,缺乏弹性、眼球下陷。

(2)库斯莫尔呼吸:呼吸深快和节律不整,呼气有酮味(烂苹果味)。

(3)循环衰竭表现:脉细速、四肢厥冷、血压下降甚至休克。

(4)各种反射迟钝、消失,嗜睡甚至昏迷。

4.实验室改变

血糖显著升高＞16.7 mmol/L,血酮增高,二氧化碳结合力降低、尿糖及尿酮体呈强阳性反应,血白细胞计数增高。酸中毒失代偿期血 pH＜7.35,动脉 $HCO_3^-$ 低于 15 mmol/L,剩余碱负值增大,血 $K^+$、$Na^+$、$Cl^-$ 降低。

**(六)低血糖观察**

1.常见原因

糖尿病患者过多使用胰岛素,口服降糖药物,进食减少,或活动量增加而未增加食物的摄入。

2.症状

头晕、眼花、饥饿感、软弱无力、颤抖、出冷汗、心悸、脉快、严重者出现精神、神经症状甚至昏迷。

3.体征

面色苍白、四肢湿冷、心率加快、初期血压上升后期下降,共济失调,定向障碍甚至昏迷。

4.实验室改变

血糖＜2.78 mmol/L。

**(七)高渗非酮性糖尿病昏迷的观察**

1.诱因

最常见于50～70岁老年糖尿病患者,常突然发作。感染、急性胃肠炎、胰腺炎、脑血管意外、严重肾脏疾病、血液透析治疗、手术及服用加重糖尿病的某些药物：如可的松、免疫抑制剂、噻嗪类利尿剂，在病程早期因误诊而输入葡萄糖液，口服大量糖水、牛奶，诱发或促使病情发展恶化，出现高渗非酮性糖尿病昏迷。

**2.症状**

多尿、多饮、发热、食欲减退、恶心、失水、嗜睡、幻觉、上肢震颤、最后陷入昏迷。

**3.体征**

失水及休克体征。

**4.实验室改变**

血糖高于＞33.0 mmol/L、高血浆渗透压＞350 mmol/L，高钠血症＞155 mmol/L和氮质血症，血酮、尿酮阴性或轻度增高。

## 六、检查护理

### (一)血糖

关于血糖的监测目前国内大多地区一直用静脉抽取血浆（或离心取血清）测血糖，这对于病情轻，血糖控制满意者，只需数周观察一次血糖者仍是目前常用方法。但这种方法不可能自我监测。近年来袖珍式快速毛细血管血糖计的应用日渐趋普遍，用这种方法就可能由患者自己操作，进行监测。这种测定仪器体积较小，可随身携带，取手指血或耳垂血，只需一滴血，滴在血糖试纸条的有试剂部分，袖珍血糖计的种类很多，从操作来说大致可分两类：一类是要抹去血液的，另一类则不必抹去血液。约1分钟即可得到血糖结果。血糖监测的频度应该根据病情而定。袖珍血糖计只要操作正确，即可反映血糖水平，但操作不符合要求，如对于要抹去血液的血糖计，如血液抹得不干净、血量不足、计时不准确等可造成误差。国外医院内设有专门的DM教员，由高级护师担任，指导患者正确的使用方法、如何校正血糖计、更换电池等。

**1.空腹血糖**

空腹血糖一般指过夜空腹8小时以上，于晨6～8时采血测得的血糖。反映了无糖负荷时体内的基础血糖水平。测定结果可受到前1天晚餐进食量及成分、夜间睡眠情况、情绪变化等因素的影响。故于测试前晚应避免进食过量或含油脂过高的食物，在保证睡眠及情绪稳定时检测。一般从肘静脉取血，止血带压迫时间不宜过长，应在几秒内抽出血液，以免血糖数值不准确。采血后立即送检。正常人空腹血糖为3.8～6.1 mmol/L，如空腹血糖大于7 mmol/L，提示胰岛分泌能力减少3/4。

**2.餐后2小时血糖**

餐后2小时血糖指进餐后2小时所采取的血糖。有标准餐或随意餐2种进餐方式。标准餐是指按统一规定的碳水化合物含量所进的饮食，如100 g或75 g葡萄糖或100 g馒头等；随意餐多指患者平时常规早餐，包括早餐前、后常规服用的药物，为平常治疗效果的1个观察指标。均反映了定量糖负荷后机体的耐受情况。正常人餐后2小时血糖应小于7 mmol/L。

**3.即刻血糖**

根据病情观察需要所选择的时间采血测定血糖，反映了所要观察时的血糖水平。

**4.口服葡萄糖耐量试验（OGTT）**

观察空腹及葡萄糖负荷后各时点血糖的动态变化，了解机体对葡萄糖的利用和耐受情况，是诊断糖尿病和糖耐量低减的重要检查。①方法：空腹过夜10小时以上，于晨6～8时抽血测定空腹血糖,抽血后即饮用含 75 g 葡萄糖的溶液(75 g 葡萄糖溶于 250～300 mL,20～30 ℃的温开水中,3～5 分钟饮完),于饮葡萄糖水后 1 小时、2 小时分别采血测定血糖。②判断标准:成人服 75 g 葡萄糖后 2 小时血糖≥11.1 mmol/L 可诊断为糖尿病。血糖在 7～11.1 mmol/L 为葡萄糖耐量低减(IGT)。

要熟知本试验方法,并注意以下影响因素。①饮食因素:试验前 3 天要求饮食中含糖量每天不少于200 g。②剧烈体力活动:在服糖前剧烈体力活动可使血糖升高,服糖后剧烈活动可致低血糖反应。③精神因素:情绪剧烈变化可使血糖升高。④药物因素影响:如避孕药、普萘洛尔等应在试验前 3 天停药。此外,采血时间要准确,要及时观察患者的反应。

5.馒头餐试验

原理同 OGTT。本试验主要是对已明确诊断的糖尿病患者,须了解其对定量糖负荷后的耐受程度时选用。也可适用于不适应口服葡萄糖液的患者。准备 100 g 的馒头一个,其中含碳化合物的量约等于75 g 葡萄糖;抽取空腹血后食用,10 分钟内吃完,从吃第 1 口开始计算时间,分别是于食后 1 小时、2 小时采血测定血糖。结果判断同 OGTT。

(二)尿糖

检查尿糖是诊断糖尿病最简单的方法,正常人每天仅有极少量葡萄糖从尿中排出(小于 100 mg/d),一般检测方法不能测出。如果每天尿中排糖量大于 150 mg,则可测出。但除葡萄糖外,果糖、乳糖或尿中一些还原性物质(如吗啡、水杨酸类、水合氯醛、氨基比林、尿酸等)都可发生尿糖阳性。尿糖含量的多少除反映血糖水平外,还受到肾糖阈的影响,故对尿糖结果的判定要综合分析。下面是临床常用的尿糖测定的方法。

1.定性测定

定性测定为较粗糙的尿糖测定方法,依尿糖含量的高低,分为 5 个等级(表 4-1)。因检测方便,易为患者接受。常用班氏试剂检测法:试管内滴班氏试剂 20 滴加尿液 2 滴煮沸冷却,观察尿液的颜色以判断结果。近年来尿糖试纸亦广泛应用,为患者提供了方便。根据临床需要,常用以下几种测定形式。

表 4-1　尿糖定性结果

| 颜色 | 定性 | 定量(g/dL) |
|------|------|-----------|
| 蓝色 | 0 | 0 |
| 绿色 | +< | 0.5 |
| 黄色 | ++ | 0.5～1 |
| 橘红 | +++ | 1～2 |
| 砖红 | ++++ | >2 |

2.随机尿糖测定

随机尿糖测定常作为粗筛检查。随机留取尿液测定尿糖,其结果反映测定前末次排尿后至测定时这一段时间所排尿中的含糖量。

3.次尿糖测定

次尿糖测定也称即刻尿糖测定。方法是准备测定前先将膀胱内原有尿液排尽,适量(200 mL)饮水,30 分钟后再留尿测定尿糖,此结果反映了测定当时尿中含糖量,常作为了解餐前血糖水平的间接指标。常用于新入院或首次使用胰岛素的患者、糖尿病酮症酸中毒患者抢救时,可根据三餐前及睡前 4 次尿糖定性结果,推测患者即时血糖水平,以利随时调整胰岛素的用量。

**4.分段尿糖测定**

将 1 天(24 小时)按 3 餐、睡眠分为 4 个阶段,测定每个阶段尿中的排糖情况及尿量,间接了解机体在3 餐进餐后及夜间空腹状态下的血糖变化情况,作为调整饮食及治疗药物用量的观察指标。方法为按四段时间分别收集各阶段时间内的全部尿液,测量各段尿量并记录,分别留取四段尿标本 10 mL 测定尿糖。第1 段:早餐后至午餐前(上午 7～11 时);第 2 段:午餐后至晚餐前(上午 11 时～下午 5 时);第 3 段:晚餐后至睡前(下午 5 时～晚上 10 时);第 4 段:入睡后至次日早餐前(晚上 10 时～次日上午 7 时)。

**5.尿糖定量测定**

尿糖定量测定指单位时间内排出尿糖的定量测定。通常计算 24 小时尿的排糖量。此项检查是对糖尿病患者病情及治疗效果观察的一个重要指标。方法:留取 24 小时全部尿液收集于一个储尿器内,测量总量并记录,留取 10 mL 送检,余尿弃之。或从已留取的四段尿标本中用滴管依各段尿量按比例(50 mL 取 1 滴)吸取尿液,混匀送检即可。经葡萄糖氧化酶法测定每100 mL尿液中含糖量,结果乘以全天尿量(mL 数),再除以 100,即为检查日 24 小时排糖总量。

## 七、饮食治疗护理

饮食治疗是糖尿病治疗中最基本的措施。通过饮食控制,减轻胰岛 β 细胞负担,以求恢复或部分恢复胰岛的分泌功能,对于年老肥胖者饮食治疗常常是主要或单一的治疗方法。

**(一)饮食细算法**

1.计算出患者的理想体重

身高(cm)－105＝体重(kg)。

2.饮食总热量的估计

根据理想体重和工作性质,估计每天所需总热量。

儿童、孕妇、乳母、营养不良及消瘦者、伴有消耗性疾病者应酌情增加;肥胖者酌减,使患者体重逐渐下降到正常体重±5％。

3.食物中糖、蛋白质、脂肪的分配比例

蛋白质按成人每天每千克体重$(1～1.5)\times10^{-3}$kg 计算,脂肪约每天每千克体重$(0.6～1)\times10^{-3}$kg,从总热量中减去蛋白质和脂肪所供热量,余则为糖所提供的热量。总体来说:糖类约占饮食总热量的50％～60％,蛋白质约占 12％～15％,脂肪约占 30％。但近来有实验证明,在总热量不变的情况下,增加糖供热量的比例,即糖类占热量的 60％～65％,对糖尿病的控制有利。此外,在糖类食物中,以高纤维碳水化合物更为有利。

4.热量分布

三餐热量分布约 1/5、2/5、2/5 或 1/3、1/3、1/3,亦可按饮食习惯和病情予以调整,如可以分为 1/7、2/7、3/7、4/7 四餐等。

**(二)饮食粗算法**

(1)肥胖患者,每天主食 4～6 两(200～300 g),副食中蛋白质为 30～60 g,脂肪 25 g。

(2)体重在正常范围者:轻体力劳动每天主食 250～400 g,重体力劳动,每天主食 400～500 g。

### (三)注意事项

(1)首先向患者阐明饮食治疗的目的和要求,使患者自觉遵守医嘱按规定进食。

(2)应严格定时进食,对于使用胰岛素治疗的患者,尤应注意。如因故不能进食,餐前应暂停注射胰岛素,注射胰岛素后,要定时进食。

(3)除三餐主食外,糖尿病患者应严格限制食用糖和糕点甜食。水果含糖量多,病情控制不好时应禁止食用;病情控制较好,可少量食用。医护人员应劝说患者亲友不送其他食物,并要检查每次进餐情况,核对数量是否符合要求,患者是否按量进食。

(4)患者喜食甜食时,一般食用糖精或木糖醇或其他代糖品。

(5)控制饮食的关键在于控制总热量。在治疗开始,患者会因饮食控制而出现易饥的感觉,此时可增加蔬菜,豆制品等副食。在蔬菜中碳水化合物含量少于 5% 的有南瓜、青蒜、小白菜、油菜、菠菜、西红柿、冬瓜、黄瓜、芹菜、大白菜、茄子、卷心菜、茭白、韭菜、丝瓜、倭瓜等。豆制品含碳水化合物为 1%～3% 的有豆浆,豆腐,含 4%～6% 的有豆腐干等均可食用。

(6)在总热量不变的原则下,凡增加一种食物应同时相应减去其他食物,以保证平衡。指导患者熟悉并灵活掌握食品热量交换表。

(7)定期测量体重,一般每周 1 次,如体重改变 >2 kg,应报告医师。定期监测血糖、尿糖变化,观察饮食控制效果。

(8)当患者腹泻或饮食锐减时,要警惕腹泻诱发的糖尿病急性并发症,同时也应注意有无电解质失衡,必要时给予输液以免过度脱水。

## 八、运动疗法护理

### (一)运动的目的

运动能促进血液循环中的葡萄糖与游离脂肪酸的利用,降低血糖、甘油三酯,增加人体对胰岛素的敏感性,使胰岛素与受体的结合率增加。尤其对肥胖的糖尿病患者,运动既可减轻体重,降低血压,又能改善机体的异常代谢状况,改善血液循环与肌肉张力,增强体力,同时还能减轻患者的压力和紧张性。

### (二)运动方式

最好做有氧运动,如散步、跑步、骑自行车、做广播操、游泳、爬山、打太极拳、打羽毛球、滑冰、划船等。其中步行安全简便,容易坚持,可作为首选的锻炼方式。如步行 30 分钟约消耗能量 0.4 J,如每天坚持步行 30 分钟,1 年内可减轻体重 4 kg。骑自行车每小时消耗 1.2 J,游泳每小时消耗 1.2 J,跳舞每小时消耗 1.21 J,球类活动每小时消耗 1.6～2.0 J。

### (三)运动时间的选择

Ⅱ型患者运动时肌肉利用葡萄糖增多、血糖明显下降,但不易出现低血糖。因此,Ⅱ型患者什么时候进行运动无严格限制。Ⅰ型患者在餐后 0.5～1.5 小时运动较为合适,可使血糖下降。

### (四)注意事项

(1)在运动前,首先请医师评估糖尿病的控制情况,有无增殖性视网膜病变、肾病和心血管病变。有微血管病变的糖尿病患者,在运动时最大心率应限制在同年龄正常人最大心率的 80%～85%,血压升高不要超过 26.6/13.8 kPa,晚期病变者,应限于快步走路或轻体力活动。

(2)采用适中的运动量,逐渐增加,循序渐进。

(3)不在胰岛素作用高峰时间运动,以免发生低血糖。

(4)运动肢体注射胰岛素,可使胰岛素吸收加快,应予注意。

(5)注意运动诱发的迟发性低血糖,可在运动停止后数小时发生。

(6)制定运动计划,持之以恒,不要随便中断,但要避免过度运动,反而使病情加重。

## 九、口服降糖药物治疗护理

口服降糖药主要有磺脲类和双胍类,是治疗大多数Ⅱ型的有效药物。

### (一)磺脲类

磺脲类包括D860、优降糖、达美康、美吡哒、克糖利、糖适平等餐前服用。

1.作用机制

作用机制主要是刺激胰岛β细胞释放胰岛素,还可以减少肝糖原输出,增加周围组织对糖的利用。

2.适应证与禁忌证

只适用于胰岛β细胞有分泌胰岛素功能者。①Ⅱ型的轻、中度患者。②单纯饮食治疗无效的Ⅱ型。③Ⅰ型和重度糖尿病、有酮症史或出现严重的并发症及肝、肾疾病和对磺脲类药物过敏者均不宜使用。

3.服药观察事项

(1)磺脲类药物,尤其是优降糖,用药剂量过大时,可发生低血糖反应,甚至低血糖昏迷,如果患者伴有肝、肾功能不全或同时服用一些可以延长磺脲类药物作用时间的药物,如普萘洛尔、苯妥英钠、水杨酸制剂等都可能促进低血糖反应出现。

(2)胃肠道反应,如恶心、厌食、腹泻等。出现这些不良反应时,服用制酸剂可以使症状减轻。

(3)出现较少的不良反应如变态反应,表现为皮肤红斑、荨麻疹。

(4)发生粒细胞计数减少,血小板计数减少、全血细胞计数减少和溶血性贫血。这些症状常出现在用药6周后,出现这些症状或不良反应时,应及时停药和予以相应处理。

### (二)双胍类

常用药物有降糖片(二甲双胍)。降糖灵现已少用。

1.作用机制

双胍类降糖药可增加外周组织对葡萄糖的利用,减少糖原异生,使肝糖原输出下降,也可通过抑制肠道吸收葡萄糖、氨基酸、脂肪、胆固醇来发挥作用。

2.适应证

(1)主要用于治疗Ⅱ型肥胖者经饮食控制失败者。

(2)肥胖需减重但又难控制饮食者。

(3)Ⅰ型用胰岛素后血糖不稳定者可加服降糖片。

(4)已试用磺脲类药物或已加用运动治疗失效时。

3.禁忌证

(1)凡肝肾功能不好、低血容量等用此药物易引发乳酸性酸中毒。

(2)Ⅰ型糖尿病者不能单用此药。

(3)有严重糖尿病并发症。

4.服药观察事项

服用本药易发生胃肠道反应,因有效剂量与发生不良反应剂量很接近,常见胃肠症状有厌食、恶心、呕吐、腹胀、腹泻等；多发生在用药 1～2 天，易致体重下降，故消瘦者慎用。双胍类药物可抑制维生素 $B_{12}$ 吸收，导致维生素 $B_{12}$ 缺乏；可引起乳酸性酸中毒；长期服用可致嗜睡、头昏、倦怠、乏力。

### 十、胰岛素治疗护理

胰岛素能加速糖利用，抑制糖原异生以降低血糖，并改善脂肪和蛋白质代谢，目前使用的胰岛素制剂是从家畜(牛、猪)或鱼的胰腺制取，现已有人工基因重组合成的人胰岛素也常用，如诺和灵、优泌林等。因胰岛素是一种蛋白质，口服后易被消化酶破坏而失效，故需用注射法给药。

**(一)适应证**

胰岛素治疗的适应证：①Ⅰ型患者。②重型消瘦型。③糖尿病急性并发症或有严重心、肾、眼并发症的糖尿病。④饮食控制或口服降糖药不能控制病情时。⑤外科大手术前后。⑥妊娠期、分娩期。

**(二)制剂类型**

可分为速(短)效、中效和长效三种。三种均可经皮下或肌内注射，而仅短效胰岛素可作静脉注射用。

**(三)注意事项**

(1)胰岛素的保存：长效及中效胰岛素在 5 ℃可放置 3 年效价不变，而普通胰岛素(RI)在 5 ℃放置 3 个月后效价稍减。一般而言，中效及长效胰岛素比 RI 稳定。胰岛素在使用时放在室温中 1 个月效价不会改变。胰岛素不能冰冻，温度太低可使胰岛素变性。在使用前应注意观察，如发现有异样或结成小粒的情况应弃之不用。

(2)注射胰岛素剂量需准确，用 1 mL 注射器抽吸。要注意剂量换算，有的胰岛素 1 mL 内含 40 U，也有含 80 U、100 U 的，必须分清，注意不要把 U 误认为 mL。

(3)使用时注意胰岛素的有效期，一般各种胰岛素出厂后有效期多为 1～2 年，过期胰岛素影响效价。

(4)用具和消毒：1 mL 玻璃注射器及针头用高压蒸气消毒最理想，在家庭中可采用 75% 乙醇浸泡法，每周用水煮沸 15 分钟。现多采用一次性注射器、笔式胰岛素注射器等。

(5)混合胰岛素的抽吸：普通胰岛素(RI)和鱼精蛋白锌胰岛素(PZI)同时注射时要先抽 RI 后抽 PZI 并充分混匀，因为 RI 是酸性，其溶液不含酸碱缓冲液，而 PZI 则含缓冲液，若先抽 PZI 则可能使 RI 因 pH 改变而变性，反之，如果把小量 RI 混至 PZI 中，因 PZI 有缓冲液，对 pH 的影响不大。另外 RI 与 PZI 混合后，在混合液中 RI 的含量减少，而 PZI 含量增加，这是因为 PZI 里面所含鱼精蛋白锌只有一部分和胰岛素结合，一部分没有结合，当 RI 与其混合后，没有结合的一部分能和加入的 RI 结合，使其变成 PZI。大约 1 U 可结合 0.5 U，也有人认为可以结合 1 U。

(6)注射部位的选择与轮替：胰岛素采用皮下注射法，宜选择皮肤疏松部位，如上臂三角肌、臀大肌、股部、腹部等，若患者自己注射以股部和腹部最方便。注射部位要有计划地轮替进行(左肩→右肩→左股→右股→左臀→右臀→腹部→左肩)；针眼之间应间隔 1.5～2 cm，1 周内不要在同一部位注射 2 次。以免形成局部硬结，影响药物的吸收及疗效。

(7)经常运动的部位会造成胰岛素吸收太快，应避免注射。吸收速度依注射部位而定，如普通胰岛素(RI)注射于三角肌后吸收速度快于大腿前侧，大腿、腹部注射又快于臀部。

(8)餐前 1 小时注射胰岛素，严格要求患者按时就餐，注射时间与进餐时间要密切配合好，防止低血糖反应的发生。

（9）各种原因引起的食欲减退、进食量少或因胃肠道疾病呕吐、腹泻、而未及时减少胰岛素用量，都可引起低血糖，因此注射前要注意患者的病情变化，询问进食情况，如有异常，及时报告医师做相应处理。

（10）如从动物胰岛素改换成人胰岛素，则应减少剂量，大约减少 1/4 剂量。

**（四）不良反应观察**

1.低血糖反应

低血糖反应是最常见不良反应，其反应有饥饿、头晕、软弱、心悸、出汗、脉速等，重者晕厥、昏迷、癫痫等，轻者进食饼干、糖水，重者静脉注射 50％的葡萄糖 20～40 mL。

2.变态反应

极少数人有，如荨麻疹、血管神经性水肿、紫癜等。可用抗组织胺类药物，重者需调换胰岛素剂型，或采用脱敏疗法。

3.胰岛素性水肿

胰岛素性水肿多发生在糖尿病控制不良、糖代谢显著失调经胰岛素治疗迅速得到控制时出现。表现为下肢轻度水肿直至全身性水肿，可自然消退。处理方法主要给患者低盐饮食、限制水的摄入，必要时给予利尿剂。

4.局部反应

注射部位红肿、发痒、硬结、皮下脂肪萎缩等，多见于小儿与青年。预防可采用高纯度胰岛素制剂，注射部位轮替、胰岛素深部注射法。

## 十一、慢性并发症的护理

**（一）感染的预防护理**

糖尿病患者因三大代谢紊乱，机体抵抗力下降，易发生各种感染，因此，需采取以下护理措施。

（1）加强皮肤护理：因高血糖及维生素 B 代谢紊乱，可致皮肤干燥、发痒；在酮症酸中毒时酮体自汗腺排出可刺激皮肤而致瘙痒。故须勤沐浴，以减轻刺痒，避免因皮肤抓伤而引起感染，皮肤干燥者可涂擦羊毛脂保护。

（2）女患者因尿糖刺激，外阴常瘙痒，必须每晚用温水清洗，尿后可用 4％硼酸液冲洗。

（3）对皮肤感觉障碍者，应避免强烈刺激。避免用热水袋保暖，防止烫伤。

（4）每晚用温水泡脚，水温不宜过热，防止烫伤。穿宽松柔软鞋袜，修剪趾甲勿损伤皮肤，以免发生皮肤感染，形成糖尿病足。

（5）保持口腔卫生，坚持早晚刷牙，饭后漱口，酮症酸中毒患者口腔有烂苹果味，必须加强口腔护理。

（6）嘱患者预防呼吸系统感染，及时增减衣服，注意保暖，已有感染时，应及时治疗，预防并发肺炎。

（7）根据细菌感染的病变部位，进行针对性观察护理。如泌尿道感染时，要注意有无排尿困难、尿少、尿频、尿痛等症状，注意尿标本的收集，保持外阴部清洁；皮肤化脓感染时进行清洁换药。

**(二)糖尿病肾脏病变的护理**

除积极控制高血糖外,主要是限制患者活动,给予低盐高蛋白饮食,对应用激素的患者,注意观察用药效果和不良反应。一旦出现肾衰竭,则需限制蛋白。由于肾衰竭,胰岛素灭活减弱,一些应用胰岛素治疗的患者,常因胰岛素未能及时调整而产生低血糖反应,甚至发生低血糖昏迷。

**(三)神经病变的护理**

(1)密切观察病情,及早控制高血糖,以减轻或预防神经病变。

(2)对于因周围神经损害而剧烈疼痛者除用止痛剂及大量维生素 $B_1$ 外,要进行局部按摩和理疗,以改善血液循环。对于那些痛觉异常过敏,不能接触皮肤,甚至接触被服亦难忍受者,要注意室内保暖,用支撑架支撑被褥,以避免接触引起的剧痛,并注意安慰患者,解除其烦恼。教会患者每天检查足部,预防糖尿病足的发生。

(3)如出现五更泻或膀胱收缩无力等自主神经症状,要注意勤换内裤、被褥,做好肛周清洁护理,防止损伤肛周皮肤。

(4)对膀胱收缩无力者,鼓励患者定时自行解小便和按压下腹部尽量排出残余尿,并要训练患者白天每 2~3 小时排尿 1 次,以弥补排尿感缺乏造成的不足。尿潴留明显须导尿时应严格无菌技术操作,采用闭式引流,每天用 1:5 000 呋喃西林液冲洗膀胱,病情允许时尽早拔尿管。

(5)脑神经损害者,依不同病变部位采取不同的措施,如面神经损害影响眼睛不能闭合时,应注意保护眼睛,定期涂眼膏、戴眼罩。第Ⅸ、Ⅹ对脑神经损害进食困难者,应鼻饲流质饮食、维持营养,并防止吸入性肺炎、口腔炎及化脓性腮腺炎的发生。

**(四)糖尿病足的护理**

1.原因

因糖尿病引起神经功能缺损及循环障碍,引起下肢及足部缺血、疼痛、麻木、感觉异常。40 岁以上糖尿病患者或糖尿病病史 10 年以上者,糖尿病足的发病率明显增高。

2.糖尿病足的危险信号

(1)吸烟者,因为吸烟可使循环障碍加重。

(2)末梢神经感觉丧失及末梢动脉搏动减弱或消失者。

(3)足的畸形如高足弓爪形趾者。

(4)有足部溃疡甲沟炎、甲癣、红肿、水疱或截肢史者。

3.护理措施

(1)每天查足部是否有水泡、裂口、擦伤以及其他异常改变。如发现有皮肤发红、肿胀或脓肿等感染征象时,应立即到医院治疗。

(2)每天晚上用温水(低于 40 ℃)及软皂洗足,用柔软而吸水性强的毛巾,轻柔地将脚擦干。然后用羊毛脂或植物油涂抹并按摩足部皮肤,以保护皮肤的柔软性,防止干燥。

(3)如为汗脚者,可放少许滑石粉于趾间、鞋里及袜中。

(4)勿赤足行走,以免足部受伤。

(5)严禁用强烈的消毒药物如碘酒等,避免使用侵蚀性药物抹擦鸡眼和胼胝。

(6)为防止烫伤足,慎用热水袋、电热毯及其他热源温暖足部。可通过多穿袜子、穿护脚套等保暖。但不要有松紧带,以免妨碍血液循环。

(7)足部变形者应选择质地柔软、透气性好,鞋头宽大的运动鞋或软底布鞋。

(8)每天做小腿和足部运动,以改善血液循环。

(9)若趾甲干脆,可用1%的硼砂温水浸泡半小时,以软化趾甲。

(10)指导患者每天检查并按摩双脚,注意足部皮肤颜色、完整性、表面温度及感染征象等。

### 十二、急性并发症抢救护理

**(一)酮症酸中毒的护理**

(1)按糖尿病及昏迷护理常规。

(2)密切观察 T、P、R、BP、神志及全身症状,尤其要注意呼吸的气味,深度和频度的改变。

(3)留好标本提供诊治依据:尽快留取好血糖、钾、钠、氯、$CO_2$ 结合力,肾功能、动脉血气分析、尿酮体等标本,及时送检。切勿在输液肢体抽取血标本,以免影响化验结果。

(4)患者入院后立即建立两条静脉通道,一条通道用以输入胰岛素,另一条通道主要用于大量补液及输入抗生素和碱性液体、电解质,以维持水电解质及酸碱平衡。

(5)采用小剂量胰岛素疗法,按胰岛素 4～10 U/h,如 24 U 胰岛素加入 1 000 mL 生理盐水中静脉滴注,调整好输液速度 250 mL/h,70 滴/分左右,最好使用输液泵调节。

(6)禁食,待神志清醒后改为糖尿病半流质饮食或普食。

(7)做好基础护理,预防皮肤、口腔、黏膜、肺部及泌尿系统感染等并发症。

**(二)低血糖的护理**

(1)首先了解胰岛素治疗情况,根据低血糖临床表现做出正确判断(与低血糖昏迷鉴别)。

(2)立即测定血糖浓度。

(3)休息与补糖:低血糖发作时卧床休息,轻者食用少量馒头、饼干等食物,重者(血糖低于 2.7 mmol/L)立即口服或静脉注射 50%葡萄糖 40～60 mL。

(4)心理护理:对神志清楚者,给予精神安慰,嘱其勿紧张,主动配合治疗。

**(三)高渗非酮性昏迷的护理**

(1)按糖尿病及昏迷护理常规。

(2)严密观察患者神志、精神、体温、脉搏、呼吸、血压、瞳孔等变化。

(3)入院后立即采集血糖、乳酸、$CO_2$ 结合力、血 pH、$K^+$、$Na^+$、$Cl^-$ 及血、尿渗透压标本送检,并注意观察其结果,及时提供诊断治疗依据。

(4)立即建立静脉通道,做好补液护理,补液内容应依据所测得的血生化指标参数,正确选择输液种类。无血压下降者遵医嘱静脉滴注低渗盐水(0.45%～0.6%),输入时速度宜慢,慎防发生静脉内溶血及血压下降,注意观察血压、血钠、血糖情况。小剂量应用胰岛素,在血糖稳步下降的同时,严密观察患者有无低血糖的症状,一旦发现及时与医师联系进行处理。补钾时,注意液体勿渗出血管外,以免血管周围组织坏死。

(5)按昏迷护理常规,做好基础护理。

(陈慧敏)

# 第二节　痛　风

痛风是由于单钠尿酸盐沉积在骨关节、肾脏和皮下等部位,引发的急、慢性炎症与组织损伤,与嘌呤代谢紊乱和(或)尿酸排泄减少所导致的高尿酸血症直接相关。其临床特点为高尿酸血症、反复发作的痛风性急性关节炎、间质性肾炎和痛风石形成,严重者可导致关节畸形及功能障碍,常伴有尿酸性尿路结石。根据病因可分为原发性及继发性两大类,其中原发性痛风占绝大多数。

### 一、病因与发病机制

由于地域、民族、饮食习惯的不同,高尿酸血症的发病率也明显不同。其中原发性痛风属遗传性疾病,由先天性嘌呤代谢障碍所致,多数有阳性家族史。继发性痛风可由肾病、血液病、药物及高嘌呤食物等多种原因引起。

#### (一)高尿酸血症的形成

痛风的生化标志是高尿酸血症。尿酸是嘌呤代谢的终产物,血尿酸的平衡取决于嘌呤的生成和排泄。高尿酸血症的形成原因:①尿酸生成过多:当嘌呤核苷酸代谢酶缺陷和(或)功能异常时,引起嘌呤合成增加,尿酸升高,这类患者在原发性痛风中不足 20%。②肾对尿酸排泄减少:这是引起高尿酸血症的重要因素,在原发性痛风中 80%～90%的个体有尿酸排泄障碍。事实上尿酸的排泄减少和生成增加常是伴发的。

#### (二)痛风的发生

高尿酸血症只有 5%～15%发生痛风,部分患者的高尿酸血症可持续终身但却无痛风性关节炎发作。当血尿酸浓度过高或在酸性环境下,尿酸可析出结晶,沉积在骨关节、肾脏及皮下组织等,引起痛风性关节炎、痛风肾及痛风石等。

### 二、临床表现

痛风多见于 40 岁以上的男性,女性多在绝经期后发病,近年发病有年轻化趋势,常有家族遗传史。

#### (一)无症状期

本期突出的特点为仅有血尿酸持续性或波动性升高,无任何临床表现。一般从无症状的高尿酸血症发展至临床痛风需要数年,有些甚至可以终身不出现症状。

#### (二)急性关节炎期

急性关节炎期常于夜间突然起病,并可因疼痛而惊醒。初次发病往往为单一关节受累,继而累及多个关节。以第一跖趾关节为好发部位,其次为足、踝、跟、膝、腕、指和肘。症状一般在数小时内进展至高峰,受累关节及周围软组织呈暗红色,明显肿胀,局部发热,疼痛剧烈,常有关节活动受限,大关节受累时伴有关节腔积液。可伴有体温升高、头痛等症状。

#### (三)痛风石及慢性关节炎期

痛风石是痛风的特征性临床表现,典型部位在耳郭,也可见于反复发作的关节周围。外观为大小不一、隆起的黄白色赘生物,表面菲薄,破溃后排出白色豆渣样尿酸盐结晶,很少引起继发感染。关节内大量沉积的痛风石可导致骨质破坏、关节周围组织纤维化及继发退行性改变等,临床表现为持续的关节肿痛、畸形、关节功能障碍等。

#### (四)肾脏改变

肾脏改变主要表现在两个方面。

1.痛风性肾病

早期表现为尿浓缩功能下降,可出现夜尿增多、低分子蛋白尿和镜下血尿等。晚期发展为慢性肾功能不全、高血压、水肿、贫血等。少数患者表现为急性肾衰竭,出现少尿甚至无尿,尿中可见大量尿酸晶体。

2.尿酸性肾石病

有 10%～25% 的痛风患者出现肾尿酸结石。较小者呈细小泥沙样结石并可随尿液排出,较大的结石常引起肾绞痛、血尿、排尿困难及肾盂肾炎等。

## 三、辅助检查

### (一)尿尿酸测定

经过 5 天限制嘌呤饮食后,24 小时尿尿酸排泄量超过 3.57 mmol(600 mg),即可认为尿酸生成增多。

### (二)血尿酸测定

男性血尿酸正常值为 208～416 $\mu$mol/L;女性为 149～358 $\mu$mol/L,绝经后接近男性。男性及绝经期后女性血尿酸＞420 $\mu$mol/L,绝经前女性＞350 $\mu$mol/L,可诊断为高尿酸血症。

### (三)滑囊液或痛风石内容物检查

偏振光显微镜下可见双折光的针形尿酸盐结晶。

### (四)X 线检查

急性关节炎期可见非特异性软组织肿胀;慢性关节炎期可见软骨缘破坏,关节面不规则,特征性变化为穿凿样、虫蚀样圆形或弧形的骨质透亮缺损。

### (五)CT 与 MRI

CT 扫描受损部位可见不均匀的斑点状高密度痛风石影像;MRI 的 $T_1$ 和 $T_2$ 加权图像呈斑点状低信号。

## 四、治疗要点

痛风防治原则:控制高尿酸血症,预防尿酸盐沉积;控制急性关节炎发作;预防尿酸结石形成和肾功能损害。

### (一)无症状期的处理

一般无须药物治疗,积极寻找病因及相关因素。如一些利尿药、体重增加、饮酒、高血压、血脂异常等。适当调整生活方式,以减低血尿酸水平。此期的患者需定期监测血尿酸水平。

### (二)急性关节炎期的治疗

此期治疗目的是迅速终止关节炎发作。

1.非甾体抗炎药

非甾体抗炎药为急性痛风关节炎的一线药物,代表药物有吲哚美辛、双氯芬酸、依托考昔。

2.秋水仙碱

秋水仙碱为痛风急性关节炎期治疗的传统药物,其机制是抑制致炎因子释放,对控制痛风急性发作具有非常显著的疗效,但不良反应较大。

3.糖皮质激素

上述两类药无效或禁忌时用,一般尽量不用。

### (三)间歇期及慢性关节炎期的治疗

主要治疗目的是降低血尿酸水平。抑制尿酸合成的药物有别嘌醇;促进尿酸排泄的药物有丙磺舒、磺吡酮、苯溴马隆等;碱性药物有碳酸氢钠,目的是碱化尿液。

### (四)继发性痛风的治疗

除治疗原发病外,对于痛风的治疗原则同前面阐述。

## 五、护理措施

### (一)一般护理

改变生活方式,饮食应以低嘌呤食物为主,鼓励多饮水,每天饮水量至少在 1 500 mL,最好>2 000 mL。限制烟酒,坚持运动和控制体重等。

### (二)病情观察

观察关节疼痛的部位、性质、间隔时间等。观察受累关节红肿热痛的变化和功能障碍。观察有无过度疲劳、受凉、潮湿、饮酒、饱餐、精神紧张、关节扭伤等诱发因素。有无痛风石体征,结石的部位,有无溃破,有无症状。观察药物疗效及不良反应,及时反馈给医师,调整用药。卧床患者做好口腔、皮肤护理,预防压疮发生。观察患者体温的变化,有无发热。监测血尿酸、尿尿酸、肾功能的变化。

### (三)关节疼痛的护理

急性发作时应卧床休息,抬高患肢,避免受累关节负重。也可在病床上安放支架支托盖被,减少患部受压。也可给予25%硫酸镁于受累关节处湿敷,消除关节的肿胀和疼痛。如痛风石溃破,则要注意保持受损部位的清洁,避免发生感染。

### (四)用药护理

指导患者正确用药,观察药物的疗效,及时发现不良反应并反馈给医师,给予处理。

1.秋水仙碱

口服给药常有胃肠道反应,若患者一开始口服即出现恶心、呕吐、水样腹泻等严重的消化道反应,可静脉给药。但是静脉给药可能发生严重的不良反应,如肝损害、骨髓抑制、弥散性血管内凝血(DIC)、脱发、肾衰竭、癫痫样发作甚至死亡。应用时要密切观察患者状态,一旦出现不良反应立即停药。此外静脉给药时要特别注意切勿外漏,以免引起组织坏死。

2.非甾体抗炎药

要注意有无活动性消化道溃疡或消化道出血的发生。

3.别嘌醇

除有可能出现皮疹、发热、胃肠道反应外,还可能出现肝损害、骨髓抑制等,要密切关注。对于肾功能不全者,使用别嘌醇宜减量。

4.丙磺舒、磺吡酮、苯溴马隆

可能出现皮疹、发热、胃肠道反应等。

5.糖皮质激素

要观察其疗效,是否出现"反跳"现象。

### (五)健康指导

给予患者健康指导及心理指导,讲解疾病相关知识,提高患者防病治病的意识,提高治疗依从性。

(1)培养良好的生活习惯,肥胖的患者要减轻体重,避免劳累、受凉、感染、外伤等诱发因素。

(2)限制进食高嘌呤食物,多饮水,尤其是碱性水,多食碱性食物,有助于尿酸的排出。

(3)适度活动与保护关节:急性期避免运动。运动后疼痛超过1小时,则暂时停止此项运动。不要长时间持续进行重体力劳动或工作,可选择交替完成轻、重不同的工作。不时改变姿势,使受累关节保持舒适,若局部红肿,应尽可能避免活动。

(4)促进局部血液循环,可通过局部按摩、泡热水澡等促进局部血液循环,避免尿酸盐结晶形成。

(5)自我观察病情,如经常用手触摸耳郭及手足关节,检查是否有痛风石形成。

(6)定期复查血尿酸及门诊随访。

(陈慧敏)

# 第三节　腺垂体功能减退症

腺垂体功能减退症是由多种病因引起一种或多种腺垂体激素减少或缺乏所致的一系列临床综合征。腺垂体功能减退症可原发于垂体病变,或继发于下丘脑病变,表现为甲状腺、肾上腺、性腺等功能减退症和(或)蝶鞍区占位性病变。由于病因多,涉及的激素种类和数量多,故临床症状变化大,但补充所缺乏激素治疗后症状可快速缓解。

## 一、病因与发病机制

### (一)垂体瘤
成人最常见的原因,大都属于良性肿瘤。肿瘤可分为功能性和无功能性。腺瘤增大可压迫正常垂体组织,引起垂体功能减退或功能亢进,并与腺垂体功能减退症同时存在。

### (二)下丘脑病变
如肿瘤、炎症、浸润性病变(如淋巴瘤、白血病等)、肉芽肿(如结节病)等,可直接破坏下丘脑神经内分泌细胞,使释放激素分泌减少。

### (三)垂体缺血性坏死
妊娠期垂体呈生理性肥大,血供丰富,若围产期前置胎盘、胎盘早期剥离、胎盘滞留、子宫收缩无力等引起大出血、休克、血栓形成,可使腺垂体大部分缺血坏死和纤维化,致腺垂体功能低下,临床称为希恩综合征。糖尿病血管病变使垂体供血障碍也可导致垂体缺血性坏死。

### (四)蝶鞍区手术、放疗和创伤
垂体瘤切除、术后放疗及乳腺癌做垂体切除治疗等,均可导致垂体损伤。颅底骨折可损毁垂体柄和垂体门静脉血液供应。鼻咽癌放疗也可损坏下丘脑和垂体,引起腺垂体功能减退。

### (五)感染和炎症
细菌、病毒、真菌等感染引起的脑炎、脑膜炎、流行性出血热、梅毒或疟疾等均可损伤下丘脑和垂体。

### (六)糖皮质激素长期治疗
可抑制下丘脑-垂体-肾上腺皮质轴,突然停用糖皮质激素后可出现医源性腺垂体功能减退,表现为肾上腺皮质功能减退。

### (七)先天遗传性

腺垂体激素合成障碍可有基因遗传缺陷,转录因子突变可见于特发性垂体单一或多激素缺乏症患者。

### (八)垂体卒中

垂体瘤内突然出血,瘤体骤然增大,压迫正常垂体组织和邻近视神经束,可出现急症危象。

### (九)其他

自身免疫性垂体炎、空泡蝶鞍、颞动脉炎、海绵窦处颈内动脉瘤均可引起腺垂体功能减退。

## 二、临床表现

垂体组织破坏达 95% 临床表现为重度,75% 临床表现为中度,破坏 60% 为轻度,破坏 50% 以下者不出现功能减退症状。促性腺激素、生长激素(GH)和催乳素(PRL)缺乏为最早表现;促甲状腺激素(TSH)缺乏次之;然后可伴有促皮质素(ACTH)缺乏。希恩综合征患者往往因围产期大出血休克而有全垂体功能减退症,即垂体激素均缺乏,但无占位性病变发现。腺垂体功能减退主要表现为相应靶腺(性腺、甲状腺、肾上腺)功能减退。

### (一)靶腺功能减退表现

1.性腺(卵巢、睾丸)功能减退

性腺(卵巢、睾丸)功能减退常最早出现。女性多数有产后大出血、休克、昏迷病史,表现为产后无乳、绝经、乳房萎缩、性欲减退、不育、性交痛、阴道炎等。查体见阴道分泌物减少,外阴、子宫和阴道萎缩,毛发脱落,尤以阴毛、腋毛为甚。成年男子表现为性欲减退、勃起功能障碍、无男性气质等,查体见肌力减弱、皮脂分泌减少、睾丸松软缩小、胡须稀少、骨质疏松等。

2.甲状腺功能减退

甲状腺功能减退表现与原发性甲状腺功能减退症相似,但通常无甲状腺肿。

3.肾上腺功能减退

肾上腺功能减退表现与原发性慢性肾上腺皮质功能减退症相似,所不同的是本病由于缺乏黑素细胞刺激素,故皮肤色素减退,表现为面色苍白、乳晕色素浅淡,而原发性慢性肾上腺功能减退症则表现为皮肤色素加深。

4.生长激素不足

成人一般无特殊症状,儿童出现生长障碍,表现为侏儒症。

### (二)垂体内或其附近肿瘤压迫症群

最常见的为头痛及视神经交叉受损引起的偏盲甚至失明。

### (三)垂体功能减退性危象

在全垂体功能减退症基础上,各种应激如感染、败血症、腹泻、呕吐、失水、饥饿、寒冷、急性心肌梗死、脑血管意外、手术、外伤、麻醉及使用镇静药、安眠药、降糖药等均可诱发垂体功能减退性危象(简称垂体危象)。临床表现:①高热型(体温>40 ℃)。②低温型(体温<30 ℃)。③低血糖型。④低血压、循环虚脱型。⑤水中毒型。⑥混合型。各种类型可伴有相应的症状,突出表现为消化系统、循环系统和神经精神方面的症状,如高热、循环衰竭、休克、恶心、呕吐、头痛、神志不清、谵妄、抽搐、昏迷等严重垂危状态。

## 三、辅助检查

### (一)性腺功能测定

女性有血雌二醇水平降低,没有排卵及基础体温改变,阴道涂片未见雌激素作用的周期性改变;男性见血睾酮水平降低或正常低值,精液检查精子数量减少,形态改变,活动度差,精液量少。

### (二)甲状腺功能测定

游离 $T_4$、血清总 $T_4$ 均降低,而游离 $T_3$、总 $T_3$ 可正常或降低。

### (三)肾上腺皮质功能测定

24 小时尿 17-羟皮质类固醇及游离皮质醇输出量减少;血浆皮质醇浓度降低,但节律正常;葡萄糖耐量试验显示血糖曲线低平。

### (四)腺垂体分泌激素测定

如 FSH、LH、TSH、ACTH、GH、PRL 均减少。

### (五)腺垂体内分泌细胞的储备功能测定

可采用 TRH、PRL 和 LRH 兴奋试验。胰岛素低血糖激发试验忌用于老年人、冠心病、惊厥和黏液性水肿的患者。

### (六)其他检查

通过 X 线、CT、MRI 无创检查来了解、辨别病变部位、大小、性质及其对邻近组织的侵犯程度。肝、骨髓和淋巴结等活检,可用于判断原发性疾病的原因。

## 四、诊断要点

本病诊断须根据病史、症状、体征,结合实验室检查和影像学发现进行全面分析,排除其他影响因素和疾病后才能明确。

## 五、治疗

### (一)病因治疗

肿瘤患者可通过手术、放疗或化疗等措施缓解症状,对于鞍区占位性病变,首先必须解除压迫及破坏作用,减轻和缓解颅内高压症状;出血、休克而引起的缺血性垂体坏死,预防是关键,应加强产妇围产期的监护。

### (二)靶腺激素替代治疗

需长期甚至终身维持治疗。

1.糖皮质激素

为预防肾上腺危象发生,应先补糖皮质激素。常用氢化可的松,20～30 mg/d,服用方法按照生理分泌节律为宜,剂量根据病情变化做相应调整。

2.甲状腺激素

常用左甲状腺素 50～150 $\mu$g/d,或甲状腺干粉片 40～120 mg/d。对于冠心病、老年人、骨密度低的患者,用药从最小剂量开始缓慢递增剂量,防止诱发危象。

3.性激素

育龄女性病情较轻者可采用人工月经周期治疗,维持第二性征和性功能;男性患者可用丙酸睾酮治疗,以改善性功能与性生活。

### 六、护理诊断

#### (一)性功能障碍

性功能障碍与促性腺激素分泌不足有关。

#### (二)自我形象紊乱

自我形象紊乱与身体外观改变有关。

#### (三)体温过低

体温过低与继发性甲状腺功能减退有关。

#### (四)潜在并发症

垂体危象。

### 七、护理措施

#### (一)安全与舒适管理

根据自身体力情况安排适当的活动量,保持情绪稳定,注意生活规律,避免感染、饥饿、寒冷、手术、外伤、过劳等诱因。更换体位时注意动作易缓慢,以免发生晕厥。

#### (二)疾病监测

1.常规监测

观察有无视力障碍,脑神经压迫症状及颅内压增高征象。

2.并发症监测

严密观察患者生命体征、意识、瞳孔变化,一旦出现低血糖、低血压、高热或体温过低、谵妄、恶心、呕吐、抽搐甚至昏迷等垂体危象的表现,立即通知医师并配合抢救。

#### (三)对症护理

对于性功能障碍的患者,应安排恰当的时间与患者沟通,了解患者目前的性功能、性活动与性生活情况。向患者解释疾病及药物对性功能的影响,为患者提供信息咨询服务的途径,如专业医师、心理咨询师、性咨询门诊等。鼓励患者与配偶交流感受,共同参加性健康教育及阅读有关性健康教育的材料。女性患者若存在性交痛,推荐使用润滑剂。

#### (四)用药护理

向患者介绍口服药物的名称、剂量、用法、剂量不足和过量的表现;服甲状腺激素应观察心率、心律、体温及体重的变化;嘱患者避免服用镇静剂、麻醉剂等药物。应用激素替代疗法的患者,应使其认识到长期坚持按量服药的重要性和随意停药的危险性。严重水中毒水肿明显者,应用利尿剂应注意观察药物治疗效果,加强皮肤护理,防止擦伤,皮肤干燥者涂以油剂。

#### (五)垂体危象护理

急救配合:立即建立静脉通路,维持输液通畅,保证药物、液体输入;保持呼吸道通畅,氧气吸入;做好对症护理,低温者可用热水袋或电热毯保暖,但要注意防止烫伤;高热者应进行降温处理,如乙醇擦浴、冰敷或遵医嘱用药。加强基础护理,如口腔护理、皮肤护理,防止感染。

#### (六)健康指导

1.预防疾病

保持皮肤清洁,注意个人卫生,督促患者勤换衣、勤洗澡。保持口腔清洁,避免到人多拥挤的公共场所。鼓励患者活动,减少皮肤感染和皮肤完整性受损的机会;告知患者要注意休息,保持心情愉快,避免精神刺激和情绪激动。

2.管理疾病

指导患者定期复查,发现病情加重或有变化时及时就诊。嘱患者外出时随身携带识别卡,以便发生意外时能及时救治。

3.康复指导

遵医嘱定时、定量服用激素,勿随意停药。若需要生育者,可在医师指导下使用性激素替代疗法,以期精子(卵子)生成。

(陈慧敏)

# 第四节 甲状腺功能亢进症

甲状腺功能亢进症(简称甲亢)指由多种病因导致的甲状腺激素(TH)分泌过多,引起各系统兴奋性增高和代谢亢进为主要表现的一组临床综合征。其中以毒性弥漫性甲状腺肿最多见。

## 一、病因

### (一)遗传因素

弥漫性毒性甲状腺肿是器官特异性自身免疫病之一,有显著的遗传倾向。

### (二)免疫因素

弥漫性毒性甲状腺肿的体液免疫研究较为深入。最明显的体液免疫特征为血清中存在甲状腺细胞促甲状腺激素(TSH)受体抗体。即甲状腺细胞增生,TH 合成及分泌增加。

### (三)环境因素

环境因素对本病的发生、发展有重要影响,如细菌感染、性激素、应激等,可能是该病发生和恶化的重要诱因。

## 二、临床表现

### (一)一般临床表现

1.甲状腺激素分泌过多综合征

(1)高代谢综合征:多汗怕热、疲乏无力、体重锐减、低热和皮肤温暖潮湿。

(2)精神神经系统:焦躁易怒、神经过敏、紧张忧虑、多言好动、失眠不安、思想不集中和记忆力减退等。

(3)心血管系统:心悸、胸闷、气短,严重者可发生甲亢性心脏病。

(4)消化系统:常表现为食欲亢进,多食消瘦。重者可有肝功能异常,偶有黄疸。

(5)肌肉骨骼系统:部分患者有甲亢性肌病、肌无力和周期性瘫痪。

(6)生殖系统:女性月经常有减少或闭经。男性有勃起功能障碍,偶有乳腺发育。

(7)内分泌系统:早期血促肾上腺皮质激素(ACTH)及 24 小时尿 17-羟皮质类固醇升高,继而受过高 $T_3$、$T_4$ 抑制而下降。

(8)造血系统:血淋巴细胞计数升高,白细胞计数偏低,血容量增大,可伴紫癜或贫血,血小板寿命缩短。

2.甲状腺肿

(1)弥漫性、对称性甲状腺肿大。

(2)质地不等、无压痛。

(3)肿大程度与甲亢轻重无明显关系。

(4)甲状腺上下可触及震颤,闻及血管杂音,为诊断本病的重要体征。

3.眼征

(1)单纯性突眼:眼球轻度突出,瞬目减少,眼裂增宽。

(2)浸润性突眼:眼球突出明显,眼睑肿胀,眼球活动受限,结膜充血水肿,严重者眼睑闭合不全、眼球固定、角膜外露而形成角膜溃疡、全眼炎,甚至失明。

(二)特殊临床表现

(1)甲亢危象:①高热(40 ℃以上);②心率快(>140 次/分);③烦躁不安、呼吸急促、大汗、恶心、呕吐和腹泻等,严重者可出现心力衰竭、休克及昏迷。

(2)甲状腺毒症性心脏病主要表现为心排血量增加、心动过速、心房颤动和心力衰竭。

(3)淡漠型甲状腺功能亢进症:①多见于老年患者,起病隐袭;②明显消瘦、乏力、头晕、淡漠、昏厥等;③厌食、腹泻等消化系统症状。

(4)$T_3$型甲状腺毒症多见于碘缺乏地区和老年人,实验室检查:血清总三碘甲腺原氨酸($TT_3$)与游离三碘甲腺原氨酸($FT_3$)均增高,而血清总甲状腺素($TT_4$)、血清游离甲状腺素($FT_4$)正常。

(5)亚临床型甲状腺功能亢进症血清 $FT_3$、$FT_4$ 正常,促甲状腺激素(TSH)降低。

(6)妊娠期甲状腺功能亢进症:①妊娠期甲状腺激素结合球蛋白增高,引起 $TT_4$ 和 $TT_3$ 增高。②一过性甲状腺毒症。③新生儿甲状腺功能亢进症。④产后由于免疫抑制的解除,弥漫性毒性甲状腺肿易于发生,称为产后弥漫性毒性甲状腺肿。

(7)胫前黏液性水肿多发生在胫骨前下 1/3 部位,也见于足背、踝关节、肩部、手背或手术瘢痕处,偶见于面部,皮损大多为对称性。

(8)Graves 眼病(甲状腺相关性眼病)。

## 三、辅助检查

### (一)实验室检查

检测血清游离甲状腺素($FT_4$)、游离三碘甲腺原氨酸($FT_3$)和促甲状腺激素(TSH)。

### (二)影像学及其他检查

放射性核素扫描、CT 检查、B 超检查、MRI 检查等有助于甲状腺、异位甲状腺肿和球后病变性质的诊断,可根据需要选用。

## 四、治疗

### (一)抗甲状腺药物

口服抗甲状腺药物是治疗甲亢的基础措施,也是手术和$^{131}$I治疗前的准备阶段。常用的抗甲状腺药物包括硫脲类(丙硫氧嘧啶、甲硫氧嘧啶等)和咪唑类(甲巯咪唑、卡比马唑等)。

## （二）$^{131}$I治疗甲亢

目的是破坏甲状腺组织,减少甲状腺激素产生。该方法简单、经济,治愈率高,尚无致畸、致癌、不良反应增加的报道。

## （三）手术治疗

通常采取甲状腺次全切术,两侧各留下 2～3 g 甲状腺组织。

# 五、护理评估

## （一）病史

详细询问过去健康情况,有无甲亢家族史,有无病毒感染,应激因素,诱发因素,生活方式,饮食习惯,排便情况;查询上次住院的情况,药物使用情况,以及出院后病情控制情况;询问最近有无疲乏无力、怕热多汗、大量进食却容易饥饿、甲状腺肿大、眼部不适、高热的症状。

## （二）身体状况

评估生命体征的变化,包括体温是否升高,脉搏是否加快,脉压是否增大等;情绪是否发生变化;有无体重下降,是否贫血。观察和测量突眼度;观察甲状腺肿大的程度,是否对称,有无血管杂音等。

## （三）心理-社会评估

询问对甲状腺疾病知识的了解情况,患病后对日常生活的影响,是否有情绪上的变化,如急躁易怒,易与身边的人发生冲突或矛盾;了解所在社区的医疗保健服务情况。

# 六、护理措施

## （一）饮食护理

（1）给予高蛋白、高维生素、矿物质丰富、高热量饮食。

（2）适量增加奶类、蛋类、瘦肉类等优质蛋白以纠正体内的负氮平衡,多摄取新鲜蔬菜和水果。

（3）多饮水,保证每天 2 000～3 000 mL,以补充腹泻、出汗等所丢失的水分。若患者并发心脏疾病应避免大量饮水,以预防水肿和心力衰竭的发生。

（4）为避免引起患者精神兴奋,不宜摄入刺激性的食物及饮料,如浓茶、咖啡等。

（5）为减少排便次数,不宜摄入过多的粗纤维食物。

（6）限制含碘丰富的食物,不宜食海带、紫菜等海产品,慎食卷心菜、甘蓝等易致甲状腺肿的食物。

## （二）用药护理

（1）指导患者正确用药,不可自行减量或停药。

（2）观察药物不良反应:①粒细胞缺乏症多发生在用药后 2～3 个月。定期复查血常规,如血白细胞计数低于 $3×10^9$/L 或中性粒细胞计数低于 $1.5×10^9$/L,应考虑停药,并给予升白药物。②如伴咽痛、发热、皮疹等症状须立即停药。③药疹较常见,可用抗组胺药控制,不必停药,发生严重皮疹时应立即停药,以免发生剥脱性皮炎。④发生肝坏死、中毒性肝炎、精神病、狼疮样综合征、胆汁淤滞综合征、味觉丧失等应立即停药进行治疗。

## （三）休息与活动

评估患者目前的活动情况,与患者共同制订日常活动计划。不宜剧烈活动,活动时以不感疲劳为好,适当休息,保证充足睡眠,防止病情加重。如有心力衰竭或严重感染者应严格卧床休息。

**（四）环境**

保持病室安静,避免嘈杂,限制探视时间,告知家属不宜提供兴奋、刺激的信息,以减少患者激动、易怒的精神症状。甲亢患者因怕热多汗,应安排通风良好的环境,夏天使用空调,保持室温凉爽而恒定。

**（五）生活护理**

协助患者完成日常的生活护理,如洗漱、进餐、如厕等。对大量出汗的患者,加强皮肤护理,应随时更换浸湿的衣服及床单,防止受凉。

**（六）心理护理**

耐心细致地解释病情,提高患者对疾病的认知水平,让患者及其家属了解其情绪、性格改变是暂时的,可因治疗而得到改善,鼓励患者表达内心感受,理解和同情患者,建立互信关系。与患者共同探讨控制情绪和减轻压力的方法,指导和帮助患者正确处理生活中的突发事件。

**（七）病情观察**

观察患者精神状态和手指震颤情况,注意有无焦虑、烦躁、心悸等甲亢加重的表现,必要时使用镇静剂。

**（八）眼部护理**

采取保护措施,预防眼睛受到刺激和伤害。外出戴深色眼镜,减少光线、灰尘和异物的侵害。经常用眼药水湿润眼睛,避免过度干燥;睡前涂抗生素眼膏,眼睑不能闭合者用无菌纱布或眼罩覆盖双眼。指导患者当眼睛有异物感、刺痛或流泪时,勿用手直接揉眼睛。睡眠或休息时,抬高头部,使眶内液回流减少,减轻球后水肿。

**（九）健康指导**

1.疾病知识指导

为患者讲解有关甲亢的疾病知识,指导患者注意加强自我保护,上衣领宜宽松,避免压迫甲状腺,严禁用手挤压甲状腺以免 TH 分泌过多,加重病情。对有生育需要的女性患者,应告知其妊娠可加重甲亢,宜治愈后再妊娠。育龄女性在[131]I治疗后的 6 个月内应当避孕。妊娠期间监测胎儿发育。鼓励患者保持身心愉快,避免精神刺激或过度劳累,建立和谐的人际关系和良好的社会支持系统。

2.患者用药指导

坚持遵医嘱按剂量、按疗程服药,不可随意减量或停药。对妊娠期甲亢患者,应指导其避免各种对母亲及胎儿造成影响的因素,宜选用抗甲状腺药物治疗,禁用[131]I 治疗,慎用普萘洛尔。产后如需继续服药,则不宜哺乳。

3.定期监测及复查

指导患者服用抗甲状腺药物,开始 3 个月,每周检查血常规 1 次,每隔 1～2 个月做甲状腺功能测定,每天清晨卧床时自测脉搏,定期测量体重。脉搏减慢、体重增加是治疗有效的标志。若出现高热、恶心、呕吐、不明原因腹泻、突眼加重等症状,警惕甲状腺危象可能,应及时就诊。指导患者出院后定期复查甲状腺功能、甲状腺彩超等。

（陈慧敏）

# 第五节 甲状腺功能减退症

甲状腺功能减退症(简称甲减)是由各种原因导致的甲状腺激素合成和分泌减少(低甲状腺激素血症),或组织利用不足(甲状腺激素抵抗)而引起的全身性低代谢并伴各系统功能减退的综合征。其病理征表现为黏液性水肿。起病于胎儿或新生儿的甲减称为呆小病,常伴有智力障碍和发育迟缓。起病于成人者称成年型甲减。本节主要介绍成年型甲减。

## 一、病因

### (一)自身免疫损伤
常见于自身免疫性甲状腺炎引起 TH 合成和分泌减少。

### (二)甲状腺破坏
甲状腺切除术后、$^{131}$I 治疗后导致的甲状腺功能减退。

### (三)中枢性甲减
由垂体外照射、垂体大腺瘤、颅咽管瘤及产后大出血引起的促甲状腺激素释放激素(TRH)和促甲状腺激素(TSH)产生和分泌减少所致。

### (四)碘过量
可引起具有潜在性甲状腺疾病者发生甲减,也可诱发和加重自身免疫性甲状腺炎。

### (五)抗甲状腺药物使用
硫脲类药物、锂盐等可抑制 TH 合成。

## 二、临床表现

甲减多病程较长、病情轻或早期可无症状,其临床表现与甲状腺激素缺乏的程度有关。

### (一)一般表现

1.基础代谢率降低

体温偏低、怕冷,易疲倦、无力,水肿、体重增加,反应迟钝、健忘、嗜睡等。

2.黏液性水肿面容

面部虚肿、面色苍白或呈姜黄色,部分患者鼻唇增厚、表情淡漠、声音低哑、说话慢且发音不清。

3.皮肤及附属结构

皮肤苍白、干燥、粗糙少光泽,肢体凉。少数病例出现胫前黏液性水肿。指甲生长缓慢、厚脆,表面常有裂纹,毛发稀疏干燥、眉毛外 1/3 脱落。

### (二)各系统表现

1.心血管系统

主要表现为心肌收缩力减弱、心动过缓、心排血量降低。久病者由于胆固醇增高,易并发冠心病,10%的患者伴发高血压。

2.消化系统

主要表现为便秘、腹胀、畏食等,严重者可出现麻痹性肠梗阻或黏液水肿性巨结肠。

3.内分泌生殖系统

主要表现为性欲减退,女性常有月经过多或闭经情况。

4.肌肉与关节

主要表现为肌肉乏力,暂时性肌强直、痉挛和疼痛等。

5.血液系统

主要表现为贫血。

6.黏液水肿性昏迷

主要表现为低体温($<35$ ℃)、嗜睡、呼吸减慢、心动过缓、血压下降、四肢肌肉松弛、腱反射减弱或消失、血压明显降低,甚至发生昏迷、休克而危及生命。

## 三、辅助检查

### (一)实验室检查

血常规检查、血生化检查、尿常规检查、甲状腺功能检查。

### (二)影像学及其他检查

颈部 B 超检查、心电图检查、胸部 X 线检查、头 MRI 检查、头 CT 检查。

## 四、治疗

### (一)替代治疗

首选左甲状腺素钠片口服。替代治疗时,需从最小剂量开始用药,之后根据 TSH 目标调整剂量,逐渐纠正甲减而不产生明显不良反应,使血 TSH 和 TH 水平恒定在正常范围内。

### (二)对症治疗

有贫血者补充铁剂、维生素 $B_{12}$、叶酸等。胃酸分泌过少者补充稀盐酸,与 TH 合用疗效好。

### (三)亚临床甲减的处理

亚临床甲减引起的血脂异常可导致动脉粥样硬化,部分亚临床甲减也可发展为临床甲减。目前认为只要患者有高胆固醇血症、血清 TSH$>10$ mU/L,就需要给予左甲状腺素钠片进行替代治疗。

### (四)黏液性水肿昏迷的治疗

(1)立即静脉补充 TH,清醒后改口服维持治疗。

(2)保持呼吸道通畅,吸氧,同时给予保暖。

(3)糖皮质激素持续静脉滴注,待患者清醒后逐渐减量、停药。根据需要补液。

(4)祛除诱因,治疗原发病。

## 五、护理评估

### (一)病史

(1)详细了解患者患病的起始时间,有无诱因,发病的缓急,主要症状及其特点。

(2)评估患者有无进食异常或营养异常,有无排泄功能异常和体力减退等。

(3)评估患者有无失眠、瞌睡、记忆力下降、注意力不集中、畏寒、手足搐搦、四肢感觉异常或麻痹等症状。

(4)评估患者既往检查情况,是否遵从医嘱治疗,用药及治疗效果。

(5)询问患者家族有无类似疾病发生。

### (二)身体状况

(1)观察有无体温降低、脉搏减慢等体征。

(2)观察患者有无记忆力减退、反应迟钝和表情淡漠等表现。

(3)观察患者皮肤有无干燥发凉、粗糙脱屑、毛发脱落和黏液性水肿等表现。

(4)有无畏食、腹胀和便秘等。

(5)有无肌肉乏力、暂时性肌强直、痉挛、疼痛等表现,有无关节病变。

(6)有无心肌收缩力减弱、心动过缓、心排血量下降等表现。

### (三)心理-社会状况

(1)评估患者患病后的精神、心理变化。

(2)评估疾病对患者日常生活、学习或工作、家庭的影响,是否适应角色的转变。

(3)评估患者对疾病的认知程度。

(4)评估社会支持系统,如家庭成员、经济状况等能否满足患者的医疗护理需求。

## 六、护理措施

### (一)心理护理

多与患者接触交流,鼓励患者表达其感受,交谈时语言温和,耐心倾听,消除患者的陌生感和紧张感。耐心向患者解释病情,消除紧张和顾虑,保持一个健康的心态,积极面对疾病,使其积极配合治疗,树立信心。

### (二)饮食护理

给予高维生素、高蛋白、低钠、低脂饮食。宜进食粗纤维食物,促进排便。桥本甲状腺炎所致的甲减应避免摄取含碘食物和药物,以免诱发严重的黏液性水肿。

### (三)低体温护理

(1)保持室内空气新鲜,每天通风,调节室温在 22~24 ℃,注意保暖。可通过添加衣服、包裹毛毯,睡眠时加盖棉被,冬季外出时戴手套、穿棉鞋,以避免着凉。

(2)注意监测生命体征变化,观察有无体温过低、心律失常等表现,并给予及时处理。

### (四)便秘护理

指导患者每天定时排便,养成规律的排便习惯。适当地按摩腹部,多进食富含粗纤维的蔬菜、水果、全麦制品。根据患者病情、年龄进行适度的运动,如慢走、慢跑,促进胃肠蠕动。

### (五)用药护理

通常需要终身服药,从小剂量开始,逐渐加量至达到完全替代剂量。空腹或餐前 30 分钟口服,一般与其他药物分开服用。如用泻剂,观察排便的次数、量,有无腹痛、腹胀等麻痹性肠梗阻的表现。

### (六)黏液水肿昏迷的护理

(1)应立即建立静脉通路,给予急救药物。

(2)保持呼吸道通畅,给予吸氧,必要时配合气管插管术或气管切开术。

(3)监测生命体征和动脉血气分析的变化,记录 24 小时出入液量。

（4）给予保暖，避免局部热敷，以免烫伤和加重循环不良。

**（七）健康指导**

1.疾病知识指导

讲解疾病发生原因及注意事项，如地方性缺碘者可采用碘化盐。药物引起者应调整剂量或停药。注意个人卫生，注意保暖，避免在人群集中的地方停留时间过长，预防感染和创伤。慎用催眠、镇静、止痛等药物。

2.饮食原则

遵循高蛋白、高维生素、低钠、低脂肪的饮食原则。

3.药物指导

向其解释终身坚持服药的必要性。不可随意停药或更改剂量，否则可能导致心血管疾病，如心肌缺血、心肌梗死或充血性心力衰竭。替代治疗效果最佳的指标为血 TSH 恒定在正常范围内，长期行替代治疗者宜每 6～12 个月检测 1 次。对有心脏病、高血压、肾炎的患者，注意剂量的调整。服用利尿药时，指导患者记录 24 小时出入量。

4.病情观察

观察患者的症状和体征改善情况，如出现明显的药物不良反应或并发症，应及时给予处置。讲解黏液性水肿昏迷发生的原因及表现，若出现低血压、心动过缓、体温＜35 ℃等，应及时就医。指导患者自我监测甲状腺激素服用过量的症状，如出现多食消瘦、脉搏＞100 次/分、心律失常、体重减轻、发热、大汗、情绪激动等情况，及时报告医师。指导患者定期复查肝肾功能、甲状腺功能、血常规、心电图等。

5.定期复查甲状腺功能

药物治疗开始后 4～8 周或剂量调整后检测 TSH，TSH 恢复正常后每 6～12 个月检查 1 次甲状腺功能。监测体重，以了解病情控制情况，及时调整用药剂量。

**（陈慧敏）**

# 第六节　皮质醇增多症

皮质醇增多症又称库欣综合征，是由各种病因造成肾上腺皮质分泌过多糖皮质激素（主要是类固醇皮质激素）所致病症的总称。本病多见于女性，男女之比为 1∶（2～3），以 20～40 岁居多，约占 2/3。

## 一、病因与发病机制

**（一）依赖促肾上腺皮质激素的皮质醇增多症**

1.皮质醇增多症

皮质醇增多症最常见，指垂体促肾上腺皮质激素分泌过多，伴肾上腺皮质增生。

2.异位促肾上腺皮质激素综合征

异位促肾上腺皮质激素综合征指垂体以外肿瘤分泌大量促肾上腺皮质激素，刺激肾上腺皮质增生，分泌过量的皮质醇。

**（二）不依赖促肾上腺皮质激素的皮质醇增多症**

不依赖促肾上腺皮质激素的皮质醇增多症主要包括肾上腺皮质腺瘤、肾上腺皮质癌、不依赖促肾上腺皮质激素的双侧肾上腺小结节性增生、不依赖促肾上腺皮质激素的双侧肾上腺大结节性增生。

## 二、临床表现

**（一）身体特征**

向心性肥胖、满月脸、多血质外貌面圆而成暗红色，胸、腹、颈、背部脂肪甚厚。

**（二）全身肌肉及神经系统**

全身肌肉及神经系统出现肌无力，下蹲后起立困难。患者常有不同程度的精神、情绪变化。

**（三）皮肤表现**

皮肤薄，微血管脆性增加，下腹两侧、大腿外侧等处可出现紫红色条纹。

**（四）代谢障碍**

葡萄糖耐量减低，部分患者出现类固醇性糖尿病。

**（五）对感染抵抗力减弱**

长期皮质醇分泌增多使免疫功能下降，感染多见。

**（六）心血管表现**

高血压常见，且常伴有动脉硬化和肾小球动脉硬化。长期高血压可并发左心室肥大、心力衰竭和脑血管意外。

**（七）性功能障碍**

女性患者大多出现月经不调，男性患者可出现性欲减退等。

## 三、辅助检查

**（一）皮质醇测定检查**

血浆皮质醇水平升高而昼夜节律消失，24 小时尿 17-羟类固醇皮质升高。

**（二）地塞米松抑制试验检查**

各型皮质醇增多症都不能被小剂量地塞米松抑制。能被大剂量地塞米松抑制者，病变大多为垂体性；不能被大剂量地塞米松抑制者，可能为原发性肾上腺皮质肿瘤或异位促肾上腺皮质激素综合征。

**（三）促肾上腺皮质激素兴奋试验检查**

垂体性皮质醇增多症和异位促肾上腺皮质激素综合征者常有反应，原发性肾上腺皮质肿瘤者多数无反应。

**（四）影像学检查**

肾上腺 B 超检查、CT、MRI 等，可显示病变部位的影像学改变。

## 四、治疗要点

**（一）手术治疗**

垂体瘤切除术、肾上腺皮质肿瘤切除手术。

**（二）放疗**

放疗用于轻型病例的治疗或手术后的辅助治疗。

### (三)药物治疗

(1)影响神经递质的药物,如溴隐亭、赛庚啶、丙戊酸钠等。

(2)皮质醇合成抑制剂,如米托坦、美替拉酮、氨鲁米特、酮康唑等。

## 五、护理措施

### (一)一般护理

**1.饮食护理**

(1)给予低钠、高钾、高蛋白、低碳水化合物、低热量的食物,预防和控制水肿。

(2)鼓励患者多食柑橘类、香蕉、南瓜等含钾高的食物。

(3)鼓励患者进食富含钙及维生素 D 的食物,如牛奶、虾皮等。

**2.休息与体位**

合理的休息可避免水肿加重。平卧时可适当抬高双下肢,有利于静脉回流。

**3.运动**

鼓励患者适当活动,但要避免剧烈运动,变换体位时动作宜轻柔,防止因跌倒或碰撞引起骨折。

### (二)病情观察

(1)监测患者水肿情况,每天测量体重,记录 24 小时液体出入量,监测电解质浓度和心电图变化。

(2)密切观察生命体征,定期监测血常规,注意有无感染征象。

(3)观察患者有无关节痛及腰背痛等情况,及时告知医师,必要时使用助行器辅助行动。

(4)注意患者精神、情绪的变化,观察睡眠情况。

### (三)预防感染的护理

(1)保持病室环境清洁,温度、湿度适宜,避免患者暴露在污染的环境中,减少感染机会。

(2)严格执行无菌操作,尽量减少侵入性治疗措施以降低感染和交叉感染的危险。

(3)协助患者做好个人卫生,避免皮肤擦伤和感染。长期卧床者,定时翻身,防止出现压疮。做好口腔护理,防止出现口腔感染。

### (四)用药护理

**1.应用利尿剂的护理**

水肿严重时,遵医嘱给予利尿剂,注意观察水肿消退情况及不良反应,如出现心律失常、恶心、呕吐、腹胀等低钾症状和体征时,及时处理。

**2.糖皮质激素替代治疗的护理**

指导患者坚持服药,不宜中断,防止肾上腺危象发生。服药过程中注意监测血压、电解质的变化。

**3.服用阻断皮质醇生成药物的护理**

注意观察药物的不良反应,如低血压、头晕、嗜睡、口干、恶心、呕吐、头痛、腹泻、皮疹等症状,定期复查肝功能等。

### (五)心理护理

(1)皮质醇增多症患者因外貌形象改变,易缺乏自尊,产生焦虑、烦躁心理,护士应多与患者沟通和交流,沟通时语言亲切、态度温和,鼓励患者表达其感受,耐心倾听,指导患者正确应对焦虑等不良情绪。

（2）指导患者家属对其提供有效的心理、情感支持,尽量避免干扰患者情绪的情况发生。

**（六）健康指导**

（1）指导患者正确用药并掌握药物疗效和不良反应的观察,告知激素替代治疗的患者,遵医嘱正确服药,不可擅自停药,否则会引起肾上腺危象。

（2）指导患者日常生活中预防感染的措施:如减少去公共场所,寒冷天气注意保暖,防止感冒等。

（3）指导家属为患者提供安全、舒适的环境,移除环境中不必要的家具或摆设,浴室应铺上防滑垫,防止患者跌倒。

（4）告知患者定期门诊复查。如发生虚弱、头晕、发热、恶心、呕吐等应立即就诊。

（张晓盈）

# 第七节 肥 胖 症

肥胖症指体内脂肪堆积过多和(或)分布异常、体重增加,是包括遗传和环境因素在内的多种因素相互作用所引起的慢性代谢性疾病。肥胖症分单纯性肥胖症和继发性肥胖症两大类。临床上无明显内分泌及代谢性病因所致的肥胖症,称单纯性肥胖症。若作为某些疾病的临床表现之一,称为继发性肥胖症,约占肥胖症的1%。

## 一、病因与发病机制

病因未明,被认为是包括遗传和环境因素在内的多种因素相互作用的结果。总的来说,脂肪的积聚是由于摄入的能量超过消耗的能量。

**（一）遗传因素**

肥胖症有家族聚集倾向,但遗传基础未明,也不能排除共同饮食、活动习惯的影响。

**（二）中枢神经系统**

体重受神经系统和内分泌系统双重调节,最终影响能量摄取和消耗的效应器官而发挥作用。

**（三）内分泌系统**

肥胖症患者均存在血中胰岛素升高,高胰岛素血症可引起多食和肥胖。

**（四）环境因素**

通过饮食习惯和生活方式的改变,如坐位生活方式、体育运动少、体力活动不足使能量消耗减少、进食多、喜甜食或油腻食物,使摄入能量增多。

**（五）其他因素**

1.与棕色脂肪组织(BAT)功能异常有关

可能由于棕色脂肪组织产热代谢功能低下,使能量消耗减少。

2.肥胖症与生长因素有关

幼年起病者多为增生型或增生肥大型,肥胖程度较重,且不易控制;成年起病者多为肥大型。

3.调定点说

肥胖者的调定点较高,具体机制仍未明了。

## 二、临床表现

肥胖症可见于任何年龄,女性较多见。多有进食过多和(或)运动不足,肥胖家族史。引起肥胖症的病因不同,其临床表现也不相同。

### (一)体型变化

脂肪堆积是肥胖的基本表现。脂肪组织分布存在性别差异,通常男性型主要分布在腰部以上,以颈项部、躯干部为主,称为苹果型。女性型主要分布在腰部以下,以下腹部、臀部、大腿部为主,称为梨型。

### (二)心血管疾病

肥胖患者血容量、心排血量均较非肥胖者增加而加重心脏负担,引起左心室肥厚、扩大;心肌脂肪沉积导致心肌劳损,易发生心力衰竭。由于静脉回流障碍,患者易发生下肢静脉曲张、栓塞性静脉炎和静脉血栓形成。

### (三)内分泌与代谢紊乱

常有高胰岛素血症、动脉粥样硬化、冠心病等,且糖尿病发生率明显高于非肥胖者。

### (四)消化系统疾病

胆石症、胆囊炎发病率高,慢性消化不良、脂肪肝、轻至中度肝功能异常较常见。

### (五)呼吸系统疾病

由于胸壁肥厚,腹部脂肪堆积,使腹内压增高、横膈升高而降低肺活量,引起呼吸困难。严重者导致缺氧、发绀、高碳酸血症,可发生肺动脉高压和心力衰竭。还可引起睡眠呼吸暂停综合征及睡眠窒息。

### (六)其他

恶性肿瘤发生率升高,如女性子宫内膜癌、乳腺癌;男性结肠癌、直肠癌、前列腺癌发生率均升高。因长期负重易发生腰背及关节疼痛。皮肤皱褶易发生皮炎、擦烂、并发化脓性或真菌感染。

## 三、辅助检查

肥胖症的评估包括测量身体肥胖程度、体脂总量和脂肪分布,其中后者对预测心血管疾病危险性更为准确。常用测量方法如下。

### (一)体质指数(BMI)

测量身体肥胖程度,BMI=体重(kg)/身长(m)$^2$,是诊断肥胖症最重要的指标。我国成年人BMI值≥24为超重,≥28为肥胖。

### (二)腰围(WC)

目前认为测定腰围更为简单可靠,是诊断腹部脂肪积聚最重要的临床指标。WHO建议男性WC>94 cm、女性 WC>80 cm为肥胖。中国肥胖问题工作组建议,我国成年男性 WC≥85 cm、女性 WC≥80 cm为腹部脂肪积蓄的诊断界限。

### (三)腰臀比(WHR)

反映脂肪分布。腰围测量髂前上棘和第12肋下缘连线的中点水平,臀围测量环绕臀部的骨

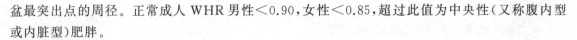

盆最突出点的周径。正常成人 WHR 男性＜0.90，女性＜0.85，超过此值为中央性(又称腹内型或内脏型)肥胖。

### (四)CT 或 MRI

计算皮下脂肪厚度或内脏脂肪量。

### (五)其他

身体密度测量法、生物电阻抗测定法、双能 X 线(DEXA)吸收法测定体脂总量等。

## 四、诊断要点

目前国内外尚未统一。根据病史、临床表现和判断指标即可诊断。在确定肥胖后，应鉴别单纯性或继发性肥胖症，并注意肥胖症并非单纯体重增加。

## 五、治疗

治疗要点：减少热量摄取、增加热量消耗。

### (一)行为治疗

教育患者采取健康的生活方式，改变饮食和运动习惯，并自觉地长期坚持。

### (二)营养治疗

控制总进食量，采用低热量、低脂肪饮食。对肥胖患者应制订能为之接受、长期坚持下去的个体化饮食方案，使体重逐渐减轻到适当水平，再继续维持。

### (三)体力活动和体育运动

体力活动和体育运动与医学营养治疗相结合，并长期坚持，尽量创造多活动的机会、减少静坐时间，鼓励多步行。运动方式和运动量应适合患者具体情况，注意循序渐进，有心血管并发症和肺功能不好的患者必须更为慎重。

### (四)药物治疗

长期用药可能产生药物不良反应及耐药性，因而选择药物必须十分慎重，减重药物应根据患者个体情况在医师指导下应用。

### (五)外科治疗

外科治疗仅用于重度肥胖、减重失败、又有能通过体重减轻而改善的严重并发症者。对伴有糖尿病、高血压和心肺功能疾病的患者应给予相应监测和处理。可选择使用吸脂术、切脂术和各种减少食物吸收的手术，如空肠回肠分流术、胃气囊术、小胃手术或垂直结扎胃成形术等。

### (六)继发性肥胖

应针对病因进行治疗。

## 六、护理诊断

### (一)营养失调

高于机体需要量与能量摄入和消耗失衡有关。

### (二)身体形象紊乱

身体形象紊乱与肥胖对身体外形的影响有关。

（三）有感染的危险

有感染的危险与机体抵抗力下降有关。

## 七、护理措施

### （一）安全与舒适管理

肥胖症患者的体育锻炼应长期坚持,并提倡进行有氧运动,包括散步、慢跑、游泳、跳舞、太极拳、球类活动等,运动方式根据年龄、性别、体力、病情及有无并发症等情况确定。

1.评估患者的运动能力和喜好

帮助患者制定每天活动计划并鼓励实施,避免运动过度和过猛。

2.指导患者固定每天运动的时间

每次运动 30～60 分钟,包括前后 10 分钟的热身及整理运动,持续运动 20 分钟左右。如出现头昏、眩晕、胸闷或胸痛、呼吸困难、恶心、丧失肌肉控制能力等应停止活动。

### （二）饮食护理

1.评估

评估患者肥胖症的发病原因,仔细询问患者单位时间内体重增加的情况,饮食习惯,了解患者每天进餐量及次数,进食后感觉和消化吸收情况,排便习惯。有无气急、行动困难、腰痛、便秘、怕热、多汗、头晕、心悸等伴随症状及其程度。是否存在影响摄食行为的精神心理因素。

2.制定饮食计划和目标

与患者共同制定适宜的饮食计划和减轻体重的具体目标,饮食计划应为患者能接受并长期坚持的个体化方案,护士应监督和检查计划执行情况,使体重逐渐减轻(每周降低 0.5～1.0 kg)直到理想水平并保持。

(1)热量的摄入:采用低热量、低脂肪饮食,控制每天总热量的摄入。

(2)采用混合的平衡饮食,合理分配营养比例,进食平衡饮食:饮食中蛋白质占总热量的 15%～20%,碳水化合物占 50%～55%,脂肪占 30% 以下。

(3)合理搭配饮食:饮食包含适量优质蛋白质、复合糖类(如谷类)、足量的新鲜蔬菜(400～500 g/d)和水果(100～200 g/d)、适量维生素及微量营养素。

(4)养成良好的饮食习惯:少食多餐、细嚼慢咽、蒸煮替代煎炸、粗细搭配、少脂肪多蔬菜、多饮水、停止夜食及饮酒、控制情绪化饮食。

### （三）疾病监测

定期评估患者营养状况和体重的控制情况,观察生命体征、睡眠、皮肤状况,动态观察实验室有关检查的变化。注意热量摄入过低可引起衰弱、脱发、抑郁甚至心律失常,应严密观察并及时按医嘱处理。对于焦虑的患者,应观察焦虑感减轻的程度,有无焦虑的行为和语言表现;对于活动无耐力的患者,应观察活动耐力是否逐渐增加,能否耐受日常活动和一般性运动。

### （四）用药护理

对使用药物辅助减肥者,应指导患者正确服用,并观察和处理药物的不良反应。

(1)服用西布曲明患者可出现头痛、口干、畏食、失眠、便秘、心率加快,血压轻度升高等不良反应,故禁用于冠心病、充血性心力衰竭、心律失常和脑卒中的患者。

(2)奥利司他主要不良反应为胃肠胀气、大便次数增多和脂肪便。由于粪便中含有脂肪多而呈烂便、脂肪泻、恶臭,肛门常有脂滴溢出而容易污染内裤,应指导患者及时更换,并注意肛周皮肤护理。

**（五）心理护理**

鼓励患者表达自己的感受；与患者讨论疾病的治疗及预后，增加战胜疾病的信心；鼓励患者自身修饰；加强自身修养，提高自身的内在气质；及时发现患者情绪问题，及时疏导，严重者建议心理专科治疗。

**（六）健康指导**

1.预防疾病

加强患者的健康教育，特别是有肥胖家族史的儿童，妇女产后及绝经期，男性中年以上或病后恢复期尤应注意。说明肥胖对健康的危害，使其了解肥胖症与心血管疾病、高血压、糖尿病、血脂异常等密切相关。告知肥胖患者体重减轻 5%～10%，就能明显改善以上与肥胖相关的心血管病危险因素及并发症。

2.管理疾病

向患者宣讲饮食、运动对减轻体重及健康的重要性，指导患者坚持运动，并养成良好的进食习惯。

3.康复指导

运动要循序渐进并持之以恒，避免运动过度或过猛，避免单独运动；患者运动期间，不要过于严格控制饮食；运动时注意安全，运动时有家属陪伴。

（黄国惠）

# 第八节　高脂血症

高脂血症是指脂质代谢或运转异常而使血浆中一种或几种脂质高于正常的一类疾病。由于血脂在血液中是以脂蛋白的形式进行运转的，因此高脂血症实际上也可认为是高脂蛋白血症。老年人高脂血症的发病率明显高于年轻人。血浆低密度脂蛋白（LDL）、血清总胆固醇（TC）、高密度脂蛋白（HDL）与临床心血管病事件发生密切相关。

## 一、护理评估

**（一）健康史**

（1）询问患者病史，主要是引起高脂血症的相关疾病，如有无糖尿病、甲状腺功能减退症、肾病综合征、透析、肾移植、胆道阻塞等。

（2）询问患者有无高脂饮食、嗜好油炸食物、酗酒、运动少等不良生活和饮食习惯。

**（二）临床表现**

患者血脂中一项或多项脂质检测指标超过正常值范围。此外，部分患者的临床特征是眼睑黄斑瘤、肌腱黄色瘤及皮下结节状黄色瘤（好发于肘、膝、臀部）。易伴发动脉粥样硬化、肥胖或糖尿病。少数患者有肝、脾大。此外，患者常有眩晕、心悸、胸闷、健忘、肢体麻木等自觉症状，但多数患者虽血脂高而无任何自觉症状。

**(三)实验室及其他检查**

**1.血脂**

常规检查血浆 TC 和 TG 的水平。我国血清 TC 的理想范围是低于 5.20 mmol/L,5.23～5.69 mmol/L 为边缘升高,高于 5.72 mmol/L 为升高。TG 的合适范围是低于 1.70 mmol/L,高于 1.70 mmol/L 为升高。

**2.脂蛋白**

正常值 LDL<3.12 mmol/L,3.15～3.61 mmol/L 为边缘升高,>3.64 mmol/L 为升高;正常 HDL≥1.04 mmol/L,<0.91 mmol/L 为减低。

**(四)心理-社会状况**

了解老年患者对高脂血症的认识和患病的态度,以及治疗的需求。

## 二、主要护理诊断

**(一)活动无耐力**

活动无耐力与肥胖导致体力下降有关。

**(二)知识缺乏**

患者缺乏高脂血症的有关知识。

**(三)个人应对无效**

个人应对无效与不良饮食习惯有关。

## 三、护理目标

(1)患者体重接近或恢复正常。

(2)患者血脂指标恢复正常或趋于正常。

(3)患者自觉饮食习惯得到纠正。

## 四、主要护理措施

**1.建立良好的生活习惯**

(1)饮食:由于降血脂药物的不良反应及考虑治疗费用,并且大部分人经过饮食控制可以使血脂水平有所下降,故提倡首先采用饮食治疗。饮食控制应长期坚持地进行。膳食宜清淡、低脂肪。烹调食用油用植物油,每天低于 25 g。少吃动物脂肪、内脏、甜食、油炸食品及含热量较高的食品,宜多吃新鲜蔬菜和水果,少饮酒、不吸烟。设计饮食治疗方案时应仔细斟酌膳食,尽可能与患者的生活习惯相吻合。以便使患者可接受而又不影响营养需要的最低程度。主食每天不要超过 300 g 可适当饮绿茶,以利降低血脂。

(2)休息:生活要有规律,注意劳逸结合,保证充足睡眠。

(3)运动:鼓励老年人进行适当的体育锻炼,如散步、慢跑、太极拳、门球等,不仅能增加脂肪的消耗、减轻体重,而且可减轻高脂血症。活动量应根据患者的心脑功能、生活习惯和身体状况而定,提倡循序渐进,不宜剧烈运动。运动后个人最大心率的 80%,若经过饮食和调节生活方式达半年以上,血脂仍未降至正常水平,则可考虑使用药物治疗。

**2.用药护理**

对饮食治疗无效,或有冠心病、动脉粥样硬化等危险因素的患者应考虑药物治疗。治疗前应向患者进行药物治疗目的、药物的作用与不良反应等方面的详细指导,以利长期合作。向患者详述服药的剂量和时间,并定期随诊,监测血脂水平。常用的调节血脂药有以下几种。

(1)羟甲基戊二酰辅酶 A:主要能抑制胆固醇的生物合成。

(2)贝特类:此类药不良反应较轻微,主要有恶心、呕吐、腹泻等胃肠道症状。肝肾功能不全者忌用。

(3)胆酸螯合树脂质:此类药阻止胆酸或胆固醇从肠道吸收,使其随粪便排出。不良反应有胀气、恶心、呕吐、便秘,并干扰叶酸、地高辛、甲状腺素及脂溶性维生素的吸收。

(4)烟酸:有明显的调脂作用。主要不良反应有面部潮红、瘙痒、胃肠道症状。

3.心理护理

主动关心患者,耐心解答其各种问题,使患者明了本病经过合理的药物和非药物治疗病情可控制,解除患者思想顾虑,使其保持乐观情绪,树立战胜疾病的信心,并长期坚持治疗,以利控制病情。

## 五、健康教育

(1)向患者及其家属讲解老年高脂血症的有关知识,使其明了糖尿病、肾病综合征和甲减等可引起高脂血症,积极治疗原发病。

(2)引导患者及其家属建立健康的生活方式,坚持低脂肪、低胆固醇、低糖、清淡的饮食原则,控制体重;生活规律,坚持运动,劳逸结合;戒烟、戒酒。

(3)嘱咐患者严格遵医嘱服药,定期监测血脂、肾功能等。

(陈慧敏)

# 第九节　尿　崩　症

尿崩症(DI)是指精氨酸加压素(AVP)[又称抗利尿激素(ADH)],严重缺乏或部分缺乏(称中枢性尿崩症),以及肾脏对 AVP 不敏感,致肾远曲小管和集合管对水的重吸收减少(称肾性尿崩症),从而引起多尿、烦渴、多饮与低密度尿为特征的一组综合征。正常人每天尿量仅 1.5 L左右。任何情况使 ADH 分泌不足或不能释放,或肾脏对 ADH 不反应都可使尿液无法浓缩而有多尿,随之有多饮。尿崩症可发生于任何年龄,但以青少年为多见。男性多于女性,男女之比为 2:1。

## 一、病因分类

### (一)中枢性尿崩症

任何导致 AVP 合成、分泌与释放受损的情况都可引起本症的发生,中枢性尿崩症的病因有原发性、继发性与遗传性 3 种。

1.原发性

病因不明者占 1/3~1/2。此型患者的下丘脑视上核与室旁核内神经元数目减少,Nissl 颗粒耗尽。AVP 合成酶缺陷,神经垂体缩小。

2.继发性

中枢性尿崩症可继发于下列原因导致的下丘脑-神经垂体损害,如颅脑外伤或手术后、肿瘤等;感染性疾病,如结核、梅毒、脑炎等;浸润性疾病,如结节病、肉芽肿病;脑血管病变,如血管瘤;自身免疫病,有人发现患者血中存在针对下丘脑 AVP 细胞的自身抗体;Sheehan 综合征等。

3.遗传性

一般症状轻,可无明显多饮多尿。临床症状包括尿崩症、糖尿病、视神经萎缩和耳聋,是一种常染色体隐性遗传疾病,常为家族性,患者从小多尿,本症可能因为渗透压感受器缺陷所致。

### (二)肾性尿崩症

肾脏对 AVP 产生反应的各个环节受到损害导致肾性尿崩症,病因有遗传性与继发性两种。

1.遗传性

呈 X 连锁隐性遗传方式,由女性遗传,男性发病,多为家族性。近年已把肾性尿崩症基因即 G 蛋白耦联的 AVP-V2R 基因精确定位于 X 染色体长臂端粒 Xq28 带上。

2.继发性

肾性尿崩症可继发于多种疾病导致的肾小管损害,如慢性肾盂肾炎、阻塞性尿路疾病、肾小管性酸中毒、肾小管坏死、淀粉样变、骨髓瘤、肾脏移植与氮质血症。代谢紊乱如低钾血症、高钙血症也可导致肾性尿崩症。多种药物可致肾性尿崩症,如庆大霉素、头孢唑林、诺氟沙星、阿米卡星、链霉素、大剂量地塞米松、过期四环素、碳酸锂等。应用碳酸锂的患者中 20%～40% 可致肾性尿崩症,其机制可能是锂盐导致了细胞 cAMP 生成障碍,干扰肾脏对水的重吸收。

## 二、诊断要点

### (一)临床特征

(1)大量低密度尿,尿量超过 3 L/d。

(2)因鞍区肿瘤过大或向外扩展者,常有蝶鞍周围神经组织受压表现,如视力减退、视野缺失。

(3)有渴觉障碍者,可出现脱水、高钠血症、高渗状态、发热、抽搐等,甚至脑血管意外。

### (二)实验室检查

(1)尿渗透压:50～200 mOsm/L,明显低于血浆渗透压,血浆渗透压可高于 300 mOsm/L (正常参考值为 280～295 mOsm/L)。

(2)血浆抗利尿激素值:降低(正常基础值为 1～1.5 pg/mL),尤其是禁水和滴注高渗盐水时仍不能升高,提示垂体抗利尿激素储备能力降低。

(3)禁水试验:最常用的诊断垂体性尿崩症的功能试验。

方法:试验前测体重、血压、尿量、尿密度、尿渗透压。以后每 2 小时排尿,测尿量、尿密度、尿渗透压、体重、血压等,至尿量无变化、尿密度及尿渗透压持续两次不再上升为止。抽血测定血浆渗透压,并皮下注射抗利尿激素(水剂)5 U,每小时再收集尿量,测尿密度、尿渗透压 1～2 次。一般需禁水 8 小时以上。如有血压下降、体重减轻 3 kg 以上时,应终止试验。

## 三、鉴别要点

### (一)精神性多饮多尿

有精神刺激史,主要表现为烦渴、多饮、多尿、低密度尿,与尿崩症极相似,但 AVP 并不缺乏,禁水试验后尿量减少,尿密度增高,尿渗透压上升,注射加压素后尿渗透压和尿密度变化不明显。

### (二)糖尿病多饮多尿

糖尿病为高渗性利尿,尿糖阳性,尿密度高,血糖高。

### (三)高钙血症

甲旁亢危象时血钙增高。尿钙增高,肾小管对抗利尿激素反应下降,产生多饮多尿,亦是高渗利尿,尿密度增高。

### (四)其他

如慢性肾功能不全、肾上腺皮质功能减退。

## 四、治疗

### (一)中枢性尿崩症

1.病因治疗

针对各种不同的病因积极治疗有关疾病,以改善继发于此类疾病的尿崩症病情。

2.药物治疗

轻度尿崩症患者仅需多饮水,如长期多尿,每天尿量大于 4 000 mL 时因可能造成肾脏损害而致肾性尿崩症,需要药物治疗。

(1)抗利尿激素制剂。①1-脱氨-8-右旋精氨酸血管升压素(DDAVP):为目前治疗尿崩症的首选药物,可由鼻黏膜吸入,每天 2 次,每次 $10\sim20~\mu g$(儿童患者为每次 5 $\mu g$,每天 1 次),肌内注射制剂每毫升含 4 $\mu g$,每天 $1\sim2$ 次,每次 $1\sim4~\mu g$(儿童患者每次 $0.2\sim1~\mu g$)。②鞣酸升压素油剂注射液:每毫升油剂注射液含 5 U,从 0.1 mL 开始肌内注射,必要时可加至 $0.2\sim0.5$ mL。疗效持续 $5\sim7$ 天。长期应用 2 年左右可因产生抗体而减效,过量则可引起水潴留,导致水中毒。故因视病情从小剂量开始,逐渐调整用药剂量与间隔时间。③粉剂升压素:每次吸入 $20\sim50$ mg,每 $4\sim6$ 小时 1 次。长期应用可致萎缩性鼻炎,影响吸收或过敏而引起支气管痉挛,疗效亦减弱。④赖氨酸血管升压素粉剂:人工合成粉剂,由鼻黏膜吸入,疗效持续 $3\sim5$ 小时,每天吸入 $2\sim3$ 次。长期应用亦可发生萎缩性鼻炎。⑤神经垂体后叶素水剂:每次 $5\sim10~\mu g$,每天 $2\sim3$ 次,皮下注射。作用时间短,适用于一般尿崩症,注射后有头痛、恶心、呕吐及腹痛不适等症状,故多数患者不能坚持用药。⑥抗利尿素纸片:每片含 AVP 10 $\mu g$,可于白天或睡前舌下含化,使用方便,有一定的疗效。⑦神经垂体后叶素喷雾剂:赖氨酸血管升压素与精氨酸血管升压素均有此制剂,疗效与粉剂相当,久用亦可致萎缩性鼻炎。

(2)口服治疗尿崩症药物。①氢氯噻嗪:小儿每天 2 mg/kg,成人每次 25 mg,每天 3 次,或 50 mg,每天 2 次,服药过程中应限制钠盐摄入,同时应补充钾(每天 60 mg 氯化钾)。②氯磺丙脲:每次 $0.125\sim0.25$ g,每天 $1\sim2$ 次,一般每天剂量不超过 0.5 g。服药 24 小时后开始起作用,4 天后出现最大作用,单次服药 72 小时后恢复疗前情况。③氯贝丁酯:用量为每次 $0.5\sim0.75$ g,每天 3 次,$24\sim48$ 小时迅速起效,可使尿量下降,尿渗透压上升。④卡马西平:抗癫痫药物,其抗尿崩作用机制大致同氯磺丙脲,用量每次 0.2 g,每天 $2\sim3$ 次,作用迅速,尿量可减至 $2\,000\sim3\,000$ mL,不良反应为头痛、恶心、疲乏、眩晕、肝损害与白细胞减低等。⑤吲达帕胺:利尿、降压药物,其抗尿崩作用机制可能类似于氢氯噻嗪。用量为每次 $2.5\sim5$ mg,每天 $1\sim2$ 次。用药期间应监测血钾变化。

## （二）肾性尿崩症

由药物引起的或代谢紊乱所致的肾性尿崩症，只要停用药物，纠正代谢紊乱，就可以恢复正常。如果为家族性的，治疗相对困难，可限制钠盐摄入，应用噻嗪类利尿剂、前列腺素合成酶抑制剂（如吲哚美辛），上述治疗可将尿量减少80％。

## 五、护理措施

### （一）病情观察

（1）准确记录患者尿量、尿比重、饮水量，观察液体出入量是否平衡，以及体重变化。

（2）观察饮食情况，如食欲缺乏以及便秘、发热、皮肤干燥、倦怠、睡眠不佳等症状。

（3）观察脱水症状，如头痛、恶心、呕吐、胸闷、虚脱、昏迷。

### （二）对症护理

（1）对于多尿、多饮者应给予扶助与预防脱水，根据患者的需要供应水。

（2）测尿量、饮水量、体重，从而监测液体出入量，正确记录，并观察尿色、尿比重及电解质、血渗透压情况。

（3）患者因夜间多尿而失眠、疲劳及精神焦虑等，应给予护理照料。

（4）注意患者出现的脱水症状，一旦发现要尽早补液。

（5）保持皮肤、黏膜的清洁。

（6）有便秘倾向者及早预防。

（7）药物治疗及检查时，应注意观察疗效及不良反应，嘱患者准确用药。

### （三）一般护理

（1）患者夜间多尿，白天容易疲倦，要注意保持安静舒适的环境。

（2）在患者身边经常备足温开水。

（3）定时测血压、体温、脉搏、呼吸及体重，以了解病情变化。

### （四）健康指导

（1）患者由于多尿、多饮，要嘱患者在身边备足温开水。

（2）注意预防感染，尽量休息，适当活动。

（3）指导患者记录尿量及体重变化。

（4）准确遵医嘱给药，不得自行停药。

（5）门诊定期随访。

（陈慧敏）

# 第十节　骨质疏松症

骨质疏松症（OP）是一种以骨量降低和骨组织微结构破坏为特征，导致骨脆性增加和易于骨折的代谢性疾病。本病各年龄段均可发病，但常见于老年人，尤其是绝经后女性，其发病居所有代谢性骨病的首位。

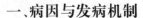

### 一、病因与发病机制

正常成熟骨的代谢主要以骨重建形式进行。凡使骨吸收增加和(或)骨形成减少的因素都会导致骨丢失和骨质量下降,脆性增加,直至发生骨折。

**(一)骨吸收及其影响因素**

**1.妊娠和哺乳**

妊娠和哺乳期间,饮食含钙量不足,易导致母体骨质疏松。

**2.性激素缺乏**

雌激素缺乏使破骨细胞功能增强,骨丢失加速,这是绝经后骨质疏松症的主要病因。而雄激素缺乏在老年性 OP 的发病率中起重要作用。

**3.活性维生素 D 缺乏和 PTH 升高**

由于高龄和肾功能减退等原因致肠钙吸收和激素 $1,25(OH)_2D_3$ 生成减少,PTH 呈代偿性分泌增多,加强了破骨细胞介导的骨吸收过程。

**4.细胞因子表达紊乱**

骨组织的 IL-1、IL-6 和 TNF 升高,导致破骨细胞活性增强和骨吸收增加。

**(二)骨形成及其影响因素**

**1.遗传因素**

青春发育期是人体骨量增加最快的时期,约在 30 岁达到峰值骨量(PBM)。遗传因素决定了 $70\%\sim80\%$ 的 PBM。

**2.钙摄入量**

钙是骨质中最基本的矿物质成分,当钙摄入量不足时,可造成峰值骨量下降。

**3.生活方式和生活环境**

活动过少或过度运动均容易发生骨质疏松症。高龄、吸烟、酗酒、长期卧床、长期服用糖皮质激素、光照减少、钙和维生素 D 摄入不足等均为骨质疏松症的易发因素。

**4.骨重建功能衰退**

骨重建功能衰退可能是老年性 OP 的重要发病原因,成骨细胞的功能与活性缺陷导致骨形成不足和骨丢失量增多。

### 二、临床表现

**(一)骨痛和肌无力**

轻者无症状,较重者常诉腰背部疼痛、乏力或全身骨痛。骨痛通常为弥漫性,无固定部位,检查不能发现压痛区(点)。常于劳累或活动后加重,负重能力下降或不能负重。

**(二)骨折**

骨折是骨质疏松症最常见和最严重的并发症,常因轻微活动、创伤、弯腰、负重、挤压或跌倒后发生骨折。多发部位为脊柱、髋部和前臂。椎体骨折多见于绝经后骨质疏松,可引起驼背和身高变矮。

**(三)并发症**

驼背和胸廓畸形者常伴胸闷、气短、呼吸困难,甚至发绀等表现。髋部骨折者常因感染、心血管病或慢性衰竭而死亡;幸存者生活自理能力下降或丧失,需长期卧床,从而加重骨丢失,使骨折极难愈合。

## 三、辅助检查

### (一)骨量的测定检查
单光子吸收测定法、双能 X 线吸收测定法、定量 CT 和超声检查。

### (二)骨转换的生化测定检查
1.与骨吸收有关的生化指标

空腹尿钙或 24 小时尿钙排量测定是反映骨吸收状态最简易的方法。

2.与骨形成有关的生化指标

血清碱性磷酸酶、血清 I 型前胶原羧基前肽和血骨钙素。

### (三)骨形态计算和微损伤分析检查
该检查主要用于探讨 OP 的早期形态与功能变化。

### (四)X 线检查
X 线检查操作简单,较易普及。

## 四、治疗要点

### (一)一般治疗
1.适当运动

适当的运动对预防跌倒、减少骨折的发生有好处,运动的类型、方式和量应根据患者的具体情况而定。

2.合理膳食

补给足够的蛋白质有助于 OP 的治疗,多进食富含异黄酮类食物,如大豆等。少饮酒、咖啡和浓茶,不吸烟。

3.补充钙剂和维生素 D

不论何种 OP 均应补充适量钙剂,使每天元素钙的总摄入量达 $800 \sim 1\,200$ mg。除增加饮食钙含量外,可补充碳酸钙、葡萄糖酸钙、枸橼酸钙等制剂,同时补充维生素 D $400 \sim 600$ IU/d。

### (二)特殊治疗
1.性激素补充疗法

雌激素是女性绝经后骨质疏松症的首选用药。雄激素则可用于男性老年患者。

2.应用抑制骨吸收药物

二膦酸盐能抑制破骨细胞生成和骨吸收,增加骨密度,缓解骨痛。常用制剂有依替膦酸二钠、帕米膦酸钠和阿伦膦酸钠。

3.介入治疗

介入治疗又称椎体成形术,是一种脊柱微创手术。适用于有疼痛症状的新鲜或陈旧性骨质疏松性椎体压缩性骨折。

### (三)对症治疗
有疼痛者可给予适量非甾体抗炎药,如阿司匹林或吲哚美辛;发生骨折或遇顽固性疼痛时,可应用降钙素制剂。骨畸形者应局部固定或采用其他矫形措施以防止畸形加剧。骨折者应给予牵引、固定、复位或手术治疗,同时应尽早辅以物理康复治疗。

## 五、护理措施

### (一)饮食护理

(1)指导患者摄入充足的富含钙食物,如牛奶、小鱼和海带。蛋白质的摄入也应保证,但动物蛋白不宜过多,可多摄入植物蛋白,如豆制品。

(2)应增加富含维生素 D、维生素 A、维生素 C 及含铁的食物,以利于钙的吸收。

(3)戒烟酒,少饮碳酸饮料,少吃糖及食盐。

### (二)疼痛的护理

1.休息

使用硬板床,卧床休息数天到 1 周,可缓解疼痛。

2.对症护理

(1)使用骨科辅助物,必要时使用背架、紧身衣等,以限制脊柱的活动度和给予脊柱支持,从而减轻疼痛。

(2)物理疗法:对疼痛部位给予湿热敷,可促进血液循环,减轻肌肉痉挛,缓解疼痛。给予局部肌肉按摩,以减少因肌肉僵直所引发的疼痛。也可用各种物理治疗仪达到消炎和镇痛效果。

3.用药护理

正确评估疼痛程度,遵医嘱用药,并观察药物的效果和不良反应。

### (三)药物护理

(1)服用钙剂时要增加饮水量,以增加尿量,减少泌尿系统结石形成的机会。空腹服用效果最好,服用维生素 D 时,不可同时进食绿叶蔬菜,以免形成钙螯合物而减少钙的吸收。

(2)性激素必须在医师的指导下使用,剂量要准确,并要与钙剂、维生素 D 同时服用。服用雌激素应定期进行妇科检查和乳腺检查,反复阴道出血应减少用量,甚至停药。服用雄激素应定期监测肝功能。

(3)服用二膦酸盐时,应晨起空腹服用,同时饮清水 $200\sim300$ mL,服药后至少半小时内不能进食或喝饮料,也不能平卧,应采取立位或坐位,以减轻对食管的刺激。同时,应嘱患者不要咀嚼或吮吸药片,以防发生口咽部溃疡。如果出现咽下困难、吞咽痛或胸骨后疼痛,警惕可能发生了食管炎、食管溃疡和食管糜烂情况,应立即停止用药。

(4)服用降钙素应注意观察不良反应,如食欲缺乏、恶心、颜面潮红等。

(5)镇痛药物如吲哚美辛、阿司匹林等应餐后服用,以减轻胃肠道反应。

### (四)预防跌倒的护理

(1)保证住院环境安全:如走廊、厕所有扶手,病房和浴室地面干燥,灯光明暗适宜,过道避免有障碍物等。

(2)生活护理:指导患者维持良好姿势,且在改变体位时动作应缓慢,必要时建议患者使用手杖或助行器,以增加其活动时的稳定性;将日常用物放于患者随手可及处;鞋子大小适中,衣服穿着合适,有利于活动。

(3)加强巡视,防止意外发生。

(4)对使用利尿剂和镇静药的患者,应密切观察,防止其因频繁如厕或精神恍惚而发生意外。

### (五)心理护理

骨质疏松症患者由于疼痛及害怕骨折,常不敢运动而影响日常生活;当发生骨折时,需限制活动,不仅患者本身需要角色适应,其家属亦要面对此情境。因此,护士要协助患者及家属适应其角色,尽量避免对患者康复治疗不利的心理因素。

**(六)健康指导**

1.用药指导

嘱患者按时服用各种药物,学会自我监测药物不良反应。

2.预防跌倒

加强预防跌倒的宣传教育和保护措施,如家庭、公共场所防滑、防绊、防碰撞措施。

3.疾病预防

指导青少年合理的生活方式和饮食习惯,其中运动、充足的钙摄入较为可行有效。成年后的预防主要是尽量延缓骨丢失的速度和程度,除一般运动、生活指导外,绝经后骨质疏松症患者应早期补充雌激素或雄、孕激素合剂。

4.适当运动

运动要循序渐进、持之以恒、因人而异。指导患者进行步行、游泳、慢跑、骑自行车等运动,应避免剧烈、有危险的运动。老年人规律的户外活动有助于全身肌肉和关节运动的协调性和平衡性,对预防跌倒、减少骨折的发生很有好处。

(黄国惠)

# 第十一节　代谢综合征

## 一、概述

代谢综合征(MS)是一组以肥胖、高血糖(糖尿病或糖调节受损)、血脂异常[指高甘油三酯血症和(或)低高密度脂蛋白胆固醇血症]及高血压等聚集发病,严重影响机体健康的临床综合征,是一组在代谢上相互关联的危险因素的组合,这些因素直接促进了动脉粥样硬化性心血管疾病的发生,也增加了发生2型糖尿病的风险。

## 二、护理评估

**(一)病因评估**

MS的基本病因和发病机制尚未完全阐明。MS的发生是在复杂的遗传与环境因素互相作用下的结果。目前一般认为,胰岛素抵抗是MS的中心环节,而肥胖,特别是中心性肥胖,与胰岛素抵抗的发生密切相关。一方面胰岛素抵抗和高胰岛素血症与MS多种疾病的发生机制有关,另一方面胰岛素抵抗的发生机制又与肥胖及MS的病理变化有关,互为因果。

(1)询问有无家族史。

(2)询问饮食、运动习惯、营养状况。儿童和青少年要了解生长发育情况。进食过多、体力活动减少导致的肥胖是导致代谢综合征的主要环境因素。

**(二)相关因素评估**

(1)年龄、性别。流行病学调查显示,MS患病率随年龄增长而增高,65岁以下男性明显高于女性,65岁以上女性高于男性。

(2)既往治疗方案和效果、目前治疗情况包括药物、饮食和运动。

**(三)症状评估**

MS的临床表现即它所包含各个疾病及其并发症、伴发病的临床表现,这些疾病可同时或先后出现在同一患者。各疾病的临床表现,如肥胖症、血脂异常、糖尿病、高血压、冠心病、脑卒中等。

1.肥胖症症状

轻度肥胖症多无症状,中重度肥胖症可引起气急、关节痛、肌肉酸痛、体力活动减少及焦虑、忧郁等。

2.血脂异常临床表现

血脂异常临床表现主要包括黄色瘤、早发性角膜环和脂血症眼底改变及动脉粥样硬化。

**(四)体格检查**

(1)身高、体重、体重指数(BMI)、腰围、腹围。

(2)血压。

(3)CT或MRI计算皮下脂肪厚度和内脏脂肪量。

(4)相关疾病的临床体征。

**(五)实验室检查**

临床诊断MS的诊断标准尚未完全统一。中华医学会糖尿病学分会建议MS的诊断标准为具备以下4组组成成分中的3项或全部者。

(1)超重和(或)肥胖:BMI$\geq$25.0(kg/m$^2$)。

(2)高血糖:静脉空腹血糖$\geq$6.1 mmol/L(100 mg/dL)和(或)餐后2小时静脉血糖$\geq$7.8 mmol/L(140 mg/dL)和(或)已确诊为糖尿病并治疗者。

(3)高血压:收缩压/舒张压$\geq$18.7/12.0 kPa(140/90 mmHg)和(或)已确认为高血压并治疗者。

(4)血脂紊乱:空腹血TG$\geq$1.7 mmol/L(150 mg/dL)和(或)空腹血HdL-C<0.9 mmol/L(35 mg/dL)(男)或<1.0 mmol/L(39 mg/dL)(女)。

**(六)心理-社会评估**

评估患者及家属对代谢综合征的认知程度,有无接受过相关知识的教育,患者有无焦虑或恐惧等心理,了解患者家庭经济情况和社会支持情况。

## 三、护理诊断

**(一)营养失调**

高于机体需要量与糖、脂肪、蛋白质代谢紊乱有关。

**(二)知识缺乏**

缺乏代谢综合征相关知识。

**(三)自我形象紊乱**

自我形象紊乱与肥胖有关。

## 四、预期目标

(1)患者能建立合理的膳食习惯。

（2）患者能坚持适量的运动。

（3）患者体重增加能得到有效控制或达到正常范围。

## 五、护理措施

### （一）饮食护理

应摄入低盐低脂、粗纤维、富含维生素的食物，控制总热量。按照糖尿病饮食原则计算每天所需总热量，控制总热量的摄入，合理均衡分配各种营养物质，饮食清淡规律。根据体重情况适当减少总能量的摄入尤其是超重和肥胖者。戒烟限酒，减少心血管事件的危险因素。

### （二）运动护理

鼓励患者积极参加运动，增加活动量，以消耗能量，但要注意逐步增加活动量，不可操之过急。

### （三）药物护理

指导患者遵医嘱合理选用减重药物、降压药物、调脂药物和改善胰岛素敏感性的药物。按时按剂量服药，不可随意增量或减量。观察药物的疗效及不良反应。

### （四）对症护理

患者有气急、心悸、水肿、高血压、高血糖等情况时对症护理。

### （五）心理护理

根据不同年龄、性别、家族史等因素进行交谈，倾听患者述说，进行适当的分析解释，消除患者的自卑感和紧张心理，从而正确对待目前存在的问题，积极配合治疗。

## 六、疾病自我管理与健康行为促进

### （一）基本知识健康教育和健康促进

1.健康教育目标

指导患者理解代谢综合征的诱因。

2.健康促进和健康行为

防止 MS 应采取综合措施，以改善胰岛素敏感性为基础，针对 MS 各个组分分别治疗，肥胖症、糖耐量减低和糖尿病、血脂异常、高血压等务必控制达标，注重减轻体重和全面防治心血管病等多重代谢危险因素。

### （二）预防知识健康教育和健康促进

1.健康教育目标

以针对改善胰岛素抵抗为基础的全面防治心血管危险因素的综合防治。

2.健康促进和健康行为

以饮食控制及运动疗法作为长期干预的基础措施，降低血糖，纠正血脂紊乱。

### （三）治疗知识健康教育和健康促进

1.健康教育目标

指导患者通过饮食、运动或药物治疗来减轻体重，使肥胖患者尽可能达到标准体重，从而降低心血管疾病的死亡率，提高生活质量。

2.健康促进和健康行为

（1）合理饮食结构：饮食应低脂、低热量、少盐、粗纤维、富含维生素。根据理想体重和运动量合理分配每天摄入热量,计算每天总热量,算出糖、蛋白质、脂肪的比例,饥饿时可给低热量的蔬菜如芹菜、冬瓜、黄瓜、南瓜等,以增加饱食感。限制糖类食品的摄入,但也要防止热量摄入不足时发生酮症的危险。少食油炸食品,烹饪尽量采取蒸、煮、拌的方式,少食动物油。

(2)适当运动:运动在代谢综合征治疗中占有重要的地位,鼓励患者积极参加运动,增加活动量,以消耗能量,但要注意逐渐增加活动量,不可操之过急。可应根据患者身体状况制订合理的运动量、运动强度、运动方式。老年患者宜采取:散步、慢跑、骑自行车、做广播操、打太极拳、爬山等低强度有氧运动,使患者逐渐把体重降至正常范围。高血压患者运动时避免屏气、用力地运动方式,改变体位时动作要慢,以免发生直立性低血压。糖尿病患者不宜空腹运动,应在进食后60分钟开始运动,外出运动应随身携带病情卡,写清姓名、年龄、家庭住址、电话号码等以备急用。

**(四)心理教育**

1.健康教育目标

帮助消除患者的自卑感和紧张心理,从而正确对待目前存在的问题,积极配合治疗。

2.健康促进和健康行为

根据不同年龄、性别、家族史等因素进行交谈,倾听患者述说,进行适当的分析解释,帮助其树立战胜疾病信心,积极配合治疗。

**(陈慧敏)**

# 第五章　感染科疾病护理

## 第一节　流行性乙型脑炎

### 一、概述

　　流行性乙型脑炎是由乙型脑炎病毒引起的脑实质炎症为主要病变的中枢神经系统急性传染病。本病经蚊叮咬传播,常流行于夏秋季,主要分布于亚洲,是人畜共患的自然疫源性疾病,人与许多动物(猪、马、羊、鸡、鸭、鹅等)都可成为本病的传染源,人被乙脑病毒感染后,可出现短暂的病毒血症,但病毒数量少、且持续时间短,所以不是本病的主要传染源。猪的感染率高,感染后病毒数量多,病毒血症期长,且饲养面广,更新率快,因此猪是本病主要的传染源。病毒通常在蚊-猪-蚊等动物间循环。一般在人类流行前1～2个月,先在家禽中流行。该病临床上以高热、意识障碍、抽搐、病理反射及脑膜刺激征为特征,严重者可有呼吸衰竭,病死率高,部分患者可留有严重后遗症。目前尚无特效的抗病毒治疗药物,应采取积极的对症和支持治疗,维持体内水和电解质平衡,密切观察病情变化,重点处理好高热、抽搐、脑水肿和呼吸衰竭等危重症状,降低病死率和减少后遗症的发生。

### 二、护理

#### (一)一般护理

1.病室环境

　　病房使用防蚊设备,隔离至体温正常。保持病室环境安静,光线柔和、温湿度适宜、通风良好,防止声音、强光刺激。

2.对症护理

　　(1)高热:应以物理降温为主,药物降温为辅。物理降温包括冰敷额部、枕部和体表大血管部位,如腋下、颈部及腹股沟等处。药物降温应适当小剂量应用退热药,防止用药量过大致大量出汗而引起循环衰竭。注意降温不易过快过猛。

　　(2)意识障碍:加床挡防止坠床,必要时予以约束。

（3）惊厥或抽搐：是病情严重的表现，严重者可发生全身强直性抽搐，均伴有意识障碍。积极去除诱因，高热所致以降温为主；呼吸道分泌物多者，给予吸痰，保持呼吸道通畅，并给予吸氧，取侧卧位，头偏向一侧；舌后坠阻塞呼吸道，使用舌钳拉出后坠舌体，并使用简易口咽通气道；脑实质炎症所致使用地西泮、水合氯醛及苯巴比妥钠等镇静药物；脑水肿所致者予以脱水治疗。为避免诱发惊厥和抽搐发生，各种治疗护理尽量集中进行。

3.加强患者生活护理

做好眼、鼻、口腔、皮肤清洁护理，定时翻身、拍背、体位引流、吸痰，防止肺部感染和压疮发生，保持二便通畅。

**（二）饮食护理**

保持充足水分，1 000～2 000 mL/d，早期清淡流质饮食，恢复期予以高蛋白、高维生素、高热量饮食，昏迷及吞咽困难者予以鼻饲流质饮食，并做好留置胃管的护理。

**（三）用药护理**

按医嘱正确给药，评估用药效果。

(1)重型患者静脉补液，但不宜过多，以免加重脑水肿。

(2)持续高热伴反复抽搐患者采用亚冬眠疗法，具有降温、镇静、止痉作用。该类药物可抑制呼吸中枢及咳嗽反射，故用药过程中，应避免搬动患者，保持呼吸道通畅，密切观察生命体征变化。

(3)脑水肿患者遵医嘱早期足量使用20％甘露醇静脉滴注，应注意15～30分钟滴入，并详细记录出入量。

(4)脑实质炎症使用地西泮等镇静药物治疗时，应密切观察呼吸节律及频率变化。

(5)血管扩张剂可改善微循环、减轻脑水肿、解除脑血管痉挛和兴奋呼吸中枢。常用药物有东莨菪碱、阿托品、酚妥拉明等，密切观察用药反应。

**（四）并发症护理**

常见并发症有支气管肺炎、肺不张、败血症、尿路感染及压疮等，加强护理，定期翻身、拍背，严格执行消毒隔离措施。

**（五）病情观察**

(1)密切观察患者体温、脉搏、呼吸、血压变化，高热持续时间。

(2)密切观察患者意识障碍程度、持续时间长短。

(3)密切观察患者有无惊厥、抽搐等，发作次数、发作持续时间、抽搐部位和方式。

(4)密切观察患者有无呼吸衰竭、颅内高压及脑疝等表现。观察呼吸频率、节律、幅度的改变，观察瞳孔大小、对光反射等。

**（六）健康指导**

(1)疾病预防指导：加强对家畜的管理，人畜居住地分开，应消灭蚊滋生地，灭过冬蚊和早春蚊。

(2)保护易感人群：对初次进入流行区人员进行疫苗接种。

(3)向患者和(或)家属提供保护性护理及日常生活护理相关知识，提高患者生活质量。

(4)恢复期患者仍有瘫痪、失语、痴呆等神经精神症状者，鼓励患者坚持康复训练和治疗，指导家属相应的护理措施及康复疗法，如语言、智力、吞咽和肢体功能锻炼，还可结合理疗、推拿按摩、高压氧及中药等治疗，使残疾降到最低程度。

（王　伟）

# 第二节　甲型 H1N1 流感

## 一、概述

### (一)概念

2009 年 3 月,墨西哥暴发"人感染猪流感"疫情,造成人员死亡。随后,全球范围内暴发此疫情。普通猪流感是一种人畜共患传染性疾病,指发生于猪群的流感,通常人很少感染,患者大多数与病猪有直接接触史。研究发现,此次疫情是由新型猪源性甲型 H1N1 流感病毒引起的一种急性呼吸道传染病,其病原为变异后的新型甲型 H1N1 流感病毒,该毒株包含猪流感、禽流感和人流感 3 种流感病毒的基因片段,主要通过直接或间接接触、呼吸道等途径在人间传播。临床主要表现为流感样症状,多数患者临床表现较轻,少数患者病情重,进展迅速,可出现病毒性肺炎,合并呼吸衰竭、多脏器功能损伤,严重者可以导致死亡。由于人群普遍对该病毒没有天然免疫力,导致 2009 年甲型 H1N1 流感在全球范围内传播。2009 年 4 月 30 日,卫健委宣布将"甲型 H1N1 流感"纳入《中华人民共和国传染病防治法》规定的乙类传染病,依照甲类传染病采取预防、控制措施。

### (二)病原学

引起流行性感冒的主要病原体是流感病毒,属于正黏病毒科,流感病毒属。流感病毒具有包膜和分节段的单股负链 RNA,自外而内分为包膜、基质蛋白及核心三部分。根据基质蛋白抗原、基因特性和病毒颗粒核蛋白的不同,分为甲(A)、乙(B)、丙(C)三型。甲型流感可导致部分地区季节性流行,甚至能引起世界性暴发性大流行。

甲型 H1N1 流感病毒属正黏病毒科甲型流感病毒属的单链 RNA 病毒,根据病毒表面的糖蛋白血凝素和神经氨酸酶的不同抗原特性可将甲型流感病毒分为多个亚型。HA 的作用像一把钥匙,帮助病毒打开宿主细胞的大门;NA 的作用是破坏细胞的受体,使病毒在宿主体内自由传播。这两种酶有高度的变异性,迄今为止已确定的甲型流感病毒都是根据 16 种 HA(H1～16)和 9 种 NA(N1～9)的排列组合从而命名各种亚型,如 H1N1、H1N2、H5N1 等。其中 HA1～3 型能够导致人类流感的大流行。由于大多数 H1N1 病毒株普遍存在于猪这种宿主体内,因此疾病暴发前期曾一度被世界卫生组织命名为"猪流感"。

甲型流感病毒表面 H 抗原具有高度易变性,因此,人类无法对该流感获得持久免疫力。流感病毒抗原性变异有抗原转变、抗原漂移两种形式,前者只在甲型流感病毒中发生。不同种属动物甲型流感病毒或不同亚型甲型流感病毒的核酸序列发生基因重排,形成重排病毒,即出现新毒株。由于病毒的抗原发生转变,人群对该病毒普遍缺乏免疫力,导致流感暴发或大流行。

典型的甲型 H1N1 流感病毒颗粒呈球状,直径为 80～120 nm,有囊膜。脂质囊膜上有许多放射状排列的突起糖蛋白(刺突),刺突分别是红细胞血凝素(HA)、神经氨酸酶(NA)和基质蛋白 M2,长度约为 10～14 nm。基质蛋白(M1)位于病毒包膜内部。病毒颗粒内为核衣壳,呈螺旋状对称,直径为 10 nm,包含 RNA 片段、聚合酶蛋白(PB1、PB2、PA),一些酶(包括糖蛋白血凝素、神经氨酸酶、离子通道蛋白 M2 及聚合酶蛋白)在病毒的整个生命周期中起着至关重要的作用。

甲型 H1N1 流感病毒为单股负链 RNA 病毒,基因组约为 13.6 kb,由大小不等的 8 个独立 RNA 片段组成,分别编码 10 种蛋白:NA、HA、PA(RNA 聚合酶亚基 PA)、PB1(RNA 聚合酶亚基 PB1)、PB2(RNA 聚合酶亚基 PB2)、M(基质蛋白,包括 M1 和 M2,由同一 RNA 片段编码)、NS(非结构蛋白,包括 N1 和 N2,由同一 RNA 片段编码)、NP(核蛋白)。甲型 H1N1 流感病毒由猪流感、禽流感和人流感 3 种流感病毒的基因片段组成,是猪流感病毒的一种新型变异株。

甲型 H1N1 流感病毒对热敏感,56 ℃条件下 30 分钟可灭活。对紫外线敏感,但用紫外线灭活猪流感病毒能引起病毒的多重复活。猪流感病毒为有囊膜病毒,对乙醇、碘伏、碘酊氯仿、丙酮等有机溶剂均敏感。

### (三)流行病学

#### 1.概述

全球历史上曾有多次流感大流行,发病率高,人群普遍对其易感,全球人群感染率为 5%~20%,病死率 0.1%。20 世纪共发生 5 次流感大流行,分别于 1900 年、1918 年、1957 年、1968 年和 1977 年,其中以 1918 年西班牙的大流感(H1N1)最严重,全球约 5 亿人感染,病死率为 2.5%。尽管在 2010 年 8 月份,世界卫生组织宣布甲型 H1N1 流感大流行期已经结束,但甲型 H1N1 流感在世界各地均存在随时卷土重来之势。

甲型 H1N1 流感的传播方式主要为呼吸道传播,其传播途径多,速度快,容易在人员密集、空气不流通的场所生存和传播,并随着人员的流动把流感病毒传播到四面八方而造成流行。当一种新的流感病毒在人类引起大规模流行后,感染过或注射过疫苗的人就对这种病毒有了一定的抵抗力,再次流行时传播和感染强度会大大减弱。同样,甲型 H1N1 流感已逐渐转变为季节性流感,并成为流感主导毒株。其流行特点是流行强度和流行范围较小,重症病例发生率较低。

#### 2.传染源

传染源主要为甲型 H1N1 流感患者和无症状感染者。虽然猪体内已发现甲型 H1N1 流感病毒,但目前尚无证据表明动物为传染源。

甲型 H1N1 流感患者的传染期是出现症状前 1 天至发病后 7 天,或至症状消失后 24 小时(以两者之间较长者为准)。年幼儿童、免疫力低下者或者重患者的传染期可能更长。部分人虽携带病毒而自身可不发病,但仍可传染他人。

#### 3.传播途径

甲型 H1N1 流感病毒主要通过感染者打喷嚏或咳嗽等飞沫或气溶胶经呼吸道传播,也可通过口腔、鼻腔、眼睛等处黏膜直接或间接接触传播。接触患者的呼吸道分泌物、体液和被病毒污染的物品亦可能造成传播。此外,要考虑到粪口传播,因为许多患者有腹泻症状,可能存在粪便排毒。人类不会通过接触猪肉类或者食用猪肉类产品感染甲型 H1N1 流感。

#### 4.易感人群

人群普遍易感,无特异免疫力,9~19 岁年龄发病率高,短期内学校可发生聚集性病例。以下人群为感染甲型 H1N1 流感病毒的高危患者:①妊娠期妇女。②肥胖者(体重指数≥40 危险度高,体重指数在 30~39 可能是高危因素)。③年龄<5 岁的儿童(年龄<2 岁更易发生严重并发症)。④年龄>65 岁的老年人。⑤伴有以下疾病或状况者:慢性呼吸系统疾病、心血管系统疾病(高血压除外)、肾病、肝病、血液系统疾病、神经系统及神经肌肉疾病、代谢及内分泌系统疾病、免疫功能抑制(包括应用免疫抑制剂或 HIV 感染等致免疫功能低下)、19 岁以下长期服用阿司匹林者。以上人群如出现流感相关症状,较易发展为重症病例,应当给予高度重视,应尽早进行甲型 H1N1 流感病毒核酸检测及其他必要检查。

**(四)发病机制与相关病理生理**

甲型 H1N1 流感是一种流感病毒急性感染,发病机制既与病毒复制并直接造成细胞损伤和死亡有关,也与机体和病毒的免疫作用有关。病理发现主要来自尸体解剖,主要的病例改变为支气管和肺泡上皮细胞损伤,肺泡腔渗出、水肿,肺泡积血,中性粒细胞、淋巴细胞及单核样细胞浸润,部分肺组织形成以中性粒细胞浸润为主的脓肿灶。其他病理改变包括肺血栓形成和嗜血现象。

**(五)临床特点**

甲型 H1N1 流感是一种自限性的呼吸系统疾病,临床表现与季节性流感相似。大部分患者临床表现比较轻微,但具有高危因素的患者容易发展为重症甚至死亡。潜伏期一般为 1~7 天,多为 1~3 天,比普通流感、禽流感潜伏期长。

大多数病例有典型的流感样症状,表现为发热、咳嗽、咽痛和流鼻涕。8%~32%病例不发热。全身症状多见,如乏力、肌肉酸痛、头痛。恶心、呕吐和腹泻等消化道症状比季节性流感多见。严重症状包括气短、呼吸困难、长时间发热、神志改变、咯血、脱水症状、呼吸道症状缓解后再次加重。重症病毒性肺炎急性进展很常见,多出现起病后 4~5 天,可导致严重低氧血症、急性呼吸窘迫综合征(ARDS)、休克、急性肾衰竭。合并 ARDS 的重症患者可以出现肺栓塞。14%~15%甲型 H1N1 流感表现为 COPD 或哮喘急性加重,或其他基础病急性加重。少见的临床综合征包括病毒性脑炎或脑病,出现意识不清、癫痫、躁动等神经系统症状;及急性病毒性心肌炎。新生儿和婴儿典型流感样症状少见,但可表现为呼吸暂停、低热、呼吸急促、发绀、嗜睡、喂养困难和脱水。儿童病例易出现喘息,部分儿童病例出现中枢神经系统损害。妊娠中晚期妇女感染甲型 H1N1 流感后较多表现为气促,易发生肺炎、呼吸衰竭等。妊娠期妇女感染甲型 H1N1 流感后可导致流产、早产、胎儿宫内窘迫、胎死宫内等不良妊娠结局。

**(六)辅助检查**

1.血常规检查

白细胞总数一般正常,重症病例可表现为淋巴细胞计数降低。部分儿童重症病例可出现白细胞总数升高。

2.血生化检查

部分病例出现低钾血症,少数病例肌酸激酶、天门冬氨酸氨基转移酶、丙氨酸氨基转移酶、乳酸脱氢酶升高。

3.病原学检查

(1)病毒核酸检测:以 RT-PCR(最好采用 real-time RT-PCR)法检测呼吸道标本(咽拭子、鼻拭子、鼻咽或气管抽取物、痰)中的甲型 H1N1 流感病毒核酸,结果可呈阳性。

(2)病毒分离:呼吸道标本中可分离出甲型 H1N1 流感病毒。

(3)血清抗体检查:动态检测双份血清甲型 H1N1 流感病毒特异性抗体水平呈 4 倍或 4 倍以上升高。

4.胸部影像学检查

甲型 H1N1 流感肺炎在胸部 X 线片和 CT 的基本影像表现为肺内片状影,为肺实变或磨玻璃密度,可合并网、线状和小结节影。片状影为局限性或多发、弥漫性分布,病变在双侧肺较多见。可合并胸腔积液。发生急性呼吸窘迫综合征时病变进展迅速,双肺有弥漫分布的片状影像。儿童病例肺炎出现较早,病变多为多发及弥漫分布,动态变化快,合并胸腔积液较多见。

### (七)诊断

甲型 H1N1 流感的临床表现与季节性流感相同,因此,除流感病毒外,多种细菌、病毒、支原体、衣原体等亦可引起类似症状,包括呼吸道合胞病毒、副流感病毒、鼻病毒、腺病毒、冠状病毒、嗜肺军团菌感染等。临床表现均为不同程度的发热、咳嗽、咳痰、胸闷、气促、乏力、头痛和肌痛等,统称为流感样疾病。甲型 H1N1 流感病毒虽然是一种新型病毒,但是患者感染这种病毒后的症状表现却与上述疾病从临床表现上无法进行区分,很难从症状上判断是否感染了甲型 H1N1 流感。因此,最终确诊需要依据特异性的实验室检查,如血清学检查、核酸检测和病原体分离。

根据卫健委甲型 H1N1 流感诊疗方案,本病的诊断主要结合流行病学史、临床表现和病原学检查,早发现、早诊断是防控与治疗的关键。

1.疑似病例

符合下列情况之一即可诊断为疑似病例。符合下述 3 种情况,在条件允许的情况下,可安排甲型 H1N1 流感病原学检查。

(1)发病前 7 天内与传染期的甲型 H1N1 流感疑似或确诊病例有密切接触,并出现流感样临床表现。密切接触是指在无有效防护的条件下照顾感染期甲型 H1N1 流感患者;与患者共同生活,暴露于同一环境;或直接接触过患者的气道分泌物、体液等。

(2)发病前 7 天内曾到过甲型 H1N1 流感流行(出现病毒的持续人间传播和基于社区水平的流行和暴发)的国家或地区,出现流感样临床表现。

(3)出现流感样临床表现,甲型 H1N1 流感病毒检测阳性,但未进一步排除既往已存在的亚型。

2.临床诊断病例

仅限于以下情况作出临床诊断:同一起甲型 H1N1 流感暴发疫情中,未经实验室确诊的流感样症状病例,在排除其他致流感样症状疾病时,可诊断为临床诊断病例。在条件允许的情况下,临床诊断病例可安排病原学检查。

甲型 H1N1 流感暴发是指一个地区或单位短时间内出现异常增多的流感样病例,经实验室检测确认为甲型 H1N1 流感疫情。

3.确诊病例

出现流感样临床表现,同时有以下一种或几种实验室检测结果即可确诊。

(1)甲型 H1N1 流感病毒核酸检测阳性(可采用 real-time RT-PCR 和 RT-PCR 方法)。

(2)血清甲型 H1N1 流感病毒的特异性中和抗体水平呈 4 倍或 4 倍以上升高。

(3)分离到甲型 H1N1 流感病毒。

4.重症与危重病例诊断

(1)重症病例:出现以下情况之一者为重症病例。①持续高热＞3 天,伴有剧烈咳嗽,咳脓痰、血痰,或胸痛。②呼吸频率快,呼吸困难,口唇发绀。③神志改变,反应迟钝、嗜睡、躁动、惊厥等。④严重呕吐、腹泻,出现脱水表现。⑤影像学检查有肺炎征象。⑥肌酸激酶(CK)、肌酸激酶 M 同工酶(CK-MB)等心肌酶水平迅速增高。⑦原有基础疾病明显加重。

(2)危重病例:出现以下情况之一者为危重病例。①呼吸衰竭。②感染中毒性休克。③多脏器功能不全。④出现其他需进行监护治疗的严重临床情况。

**(八)治疗原则**

**1.一般治疗**

休息,多饮水,密切观察病情变化;对高热病例可给予退热治疗。

**2.抗病毒治疗**

此种甲型 H1N1 流感病毒目前对神经氨酸酶抑制剂奥司他韦、扎那米韦敏感,对金刚烷胺和金刚乙胺耐药。①奥司他韦:成人用量为 75 mg,每天 2 次,疗程为 5 天。对于危重或重症病例,奥司他韦剂量可酌情加至 150 mg,每天 2 次。对于病情迁延病例,可适当延长用药时间。1 岁及以上年龄的儿童患者应根据体重给药,体重不足 15 kg 者,予 30 mg,每天 2 次;体重 15~23 kg 者,予 45 mg,每天 2 次;体重 24~40 kg 者,予 60 mg,每天 2 次;体重大于 40 kg 者,予 75 mg,每天 2 次。对于儿童危重症病例,奥司他韦剂量可酌情加量。②扎那米韦:用于成人及 5 岁以上儿童。成人用量为 10 mg 吸入,每天 2 次,疗程为 5 天。5 岁及以上儿童用法同成人。

对于临床症状较轻且无并发症的甲型 H1N1 流感病例,无须积极应用神经氨酸酶抑制剂。感染甲型 H1N1 流感的高危人群应及时给予神经氨酸酶抑制剂进行抗病毒治疗。开始给药时间应尽可能在发病 48 小时以内(以 36 小时内为最佳),不一定等待病毒核酸检测结果,即可开始抗病毒治疗。孕妇在出现流感样症状之后,宜尽早给予神经氨酸酶抑制剂治疗。对于就诊时即病情严重、病情呈进行性加重的病例,须及时用药,即使发病已超过 48 小时,亦应使用。

**3.其他治疗**

(1)如出现低氧血症或呼吸衰竭,应及时给予相应的治疗措施,包括氧疗或机械通气等。

(2)合并休克时给予相应抗休克治疗。

(3)出现其他脏器功能损害时,给予相应支持治疗。

(4)出现继发感染时,给予相应抗感染治疗。

(5)妊娠期的甲型 H1N1 流感危重病例,应结合患者的病情严重程度、并发症发生情况、妊娠周数及患者和家属的意愿等因素,考虑终止妊娠的时机和分娩方式。

(6)对危重病例,也可以考虑使用甲型 H1N1 流感近期康复者恢复期血浆或疫苗接种者免疫血浆进行治疗。对发病 1 周内的危重病例,在保证医疗安全的前提下,宜早期使用。推荐用法:一般成人100~200 mL,儿童酌情减量,静脉输入。必要时可重复使用。使用过程中,注意变态反应。

**(九)预防**

目前中国甲型 H1N1 流感虽处于低发期,但国外有些国家仍然处在高发状态,形势依然严峻,不能掉以轻心。控制人感染甲型 H1N1 流感病毒,其关键在于预防。

**1.控制传染源**

积极监测疫情变化。一旦监测发现甲型 H1N1 流感患者,立即按照有关规定对疫源地彻底消毒。对确诊病例、疑似病例进行住院观察、预防隔离治疗。对与患者有密切接触者进行登记,给予为期 7 天的医学观察和随访,并限制活动范围,做到早发现、早报告、早诊断、早治疗。

**2.切断传播途径**

消毒是切断传播途径控制甲型 H1N1 流感病毒感染的重要措施之一。

(1)彻底消毒感染者工作及居住环境,对病死者的废弃物应立即就地销毁或深埋。

(2)收治患者的门诊和病房按照禽流感、SARS 标准做好隔离消毒:①医务人员要增强自我防护意识,进行标准防护。首先要勤洗手,养成良好的个人卫生习惯,用快速手消毒液消毒。进入污染区要穿隔离衣、戴口罩、帽子、手套,必要时戴目镜,学会正确穿脱隔离衣。②用过的体温计用 75%乙醇浸泡 15 分钟,干燥保存;血压器、听诊器每次使用前后用 75%乙醇擦拭消毒;隔离衣、压舌板使用一次性用品,保证不被交叉感染。③保持室内空气清新流通,对诊室、病房、教室、宿舍等公共场合进行空气消毒,采用循环紫外线空气消毒器,用乳酸 2～4 mL/100 m² 或者过氧乙酸 2～4 g/m³ 熏蒸,或用 1%～2%漂白粉或含氯消毒液喷洒。④防止患者排泄物及血液污染院内环境、医疗用品,一旦污染需用 0.2%～0.4%的 84 消毒液擦拭消毒,清洗干净,干燥保管。⑤所用抹布、拖布清洁区、污染区分开使用,以及时更换,经常用 0.2%的 84 消毒液擦拭桌子表面、门把手等物体表面,感染性垃圾用黄色塑料袋分装,专人焚烧处理。

(3)患者的标本按照不明原因肺炎病例要求进行运送和处理。

3.保护健康人群

(1)保持室内空气流通,每天开窗通风 2 次,每次 30 分钟。注意家庭环境卫生,保持室内及周围环境清洁。

(2)避免接触生猪或前往有猪的场所;避免到人多拥挤或通风不良的公共场所,接触流感样症状(发热、咳嗽、流涕)或肺炎等呼吸道患者,特别是儿童、老年人、体弱者和慢性病患者。

(3)养成良好的个人卫生习惯,经常使用肥皂和清水洗手,尤其在咳嗽或打喷嚏时,应用使纸巾、手帕遮住口鼻,然后将纸巾丢进垃圾桶;打喷嚏、咳嗽和擦鼻子后要洗手,必要时应用乙醇类洗手液;接触呼吸道感染者及其呼吸道分泌物后要立即洗手,接触确诊或疑似患者时要戴口罩。

(4)保持良好的饮食习惯,注意多喝水,营养充分,不吸烟,不酗酒。保证充足睡眠,勤于锻炼,减少压力。

(5)如出现流感样症状(发热、咳嗽、流涕等),应及时到医院检查治疗,不要擅自购买和服用药物,并向当地卫生机构和检验部门说明。确诊为流感者应主动与健康人隔离,尽量不要去公共场所,防止传染他人。

(6)对健康人群进行甲型 H1N1 流感疫苗预防接种。疫苗能增加人群的免疫力和降低病毒的复制能力,减慢感染扩散,降低流行峰值的高度,是个人预防的重要措施。儿童免疫接种达到 70%的覆盖率即能有效地减轻流感在儿童中的流行,并能降低与其接触的社区人群的感染率。灭活流感疫苗(TIV)和减毒活疫苗(LAIV)是目前批准使用的甲型 H1N1 流感疫苗。美国推荐用常规 TIV 预防接种 6～59 个月的儿童,鼻喷剂 LAIV 只推荐在 5 岁以上儿童中使用。人群大规模接种流感疫苗可能会发生严重不良反应,必须引起高度重视。

## 二、护理评估

### (一)流行病学评估

1.可能的传播途径

甲型 H1N1 流感病毒可通过感染者咳嗽和打喷嚏等传播,接触受感染的生猪、接触被人感染甲型 H1N1 流感病毒污染的环境、与感染甲型 H1N1 流感病毒的人发生接触。

2.传染源

甲型 H1N1 流感患者为主要传染源。虽然猪体内已发现甲型 H1N1 流感病毒,但目前尚无证据表明动物为传染源。

3.易感人群

老人和儿童、从疫区归来人员、甲型 H1N1 流感病毒实验室研究人员、体弱多病者易感。

**(二)健康史评估**

(1)了解患者的年龄、性别、身高、体重、营养状况等。

(2)询问患者起病的时间,起病急缓程度,有无发热、咳嗽、喉痛、头痛等全身症状。有无腹泻、呕吐肌肉痛等;询问患者既往治疗史,效果如何,服用过何种药物,服药的时间、剂量、疗效如何,有无不良反应。

(3)询问患者是否与猪流感患者有过密切接触。

**(三)身体评估**

(1)评估患者的体温、血压、脉搏;监测并记录体温的变化;评估患者的全身状况,有无身体疼痛、头痛、疼痛持续时间、头痛的性质,有无呕吐、腹泻,眼睛是否发红;进行体格检查。

(2)评估患者有无潜在并发症,如严重肺炎、急性呼吸窘迫综合征、肺出血、胸腔积液、全血细胞减少、肾衰竭、败血症、休克及 Reye 综合征等。

**(四)心理-社会评估**

由于患者对疾病缺乏认识,对隔离制度的不理解,容易产生恐惧、焦虑的心理,评估患者的精神状态,心理状况;评估其家庭支持系统对患者的关心和态度,对消毒隔离的认识。

**(五)辅助检查结果评估**

1.外周血常规

白细胞总数一般不高或降低。

2.病原学检查

(1)病毒核酸检测:以 RT-PCR 法检测呼吸道标本中的甲型 H1N1 流感病毒核酸,结果可呈阳性。

(2)病毒分离:呼吸道标本中可分离出甲型 H1N1 流感病毒。合并病毒性肺炎时肺组织中亦可分离出该病毒。

3.血清学检查

动态检测血清甲型 H1N1 流感病毒特异性中和抗体水平呈 4 倍或 4 倍以上升高。

4.影像学检查

可根据病情行胸部影像学等检查。合并肺炎时肺内可见斑片状炎性浸润影。

## 三、护理诊断(问题)

**(一)体温过高**

体温过高与病毒血症有关。

**(二)焦虑**

焦虑与知识缺乏、隔离治疗等有关。

**(三)潜在并发症**

潜在并发症如肺炎、急性呼吸窘迫综合征、肺出血、胸腔积液等。

**(四)有传播感染的危险**

传播感染与病原体播散有关。

### 四、护理措施

#### (一)隔离要求

**1.疑似病例**

疑似病例安排单间病室隔离观察,不可多人同室。

**2.确诊病例**

确诊病例由定点医院收治。收入甲型 H1N1 流感病房,可多人同室。

**3.孕产期妇女感染甲型 H1N1 流感**

孕妇感染甲型 H1N1 流感进展较快,较易发展为重症病例,应密切监测病情,必要时住院诊治,由包括产科专家在内的多学科专家组会诊,对孕产妇的全身状况及胎儿宫内安危状况进行综合评估,并进行相应的处理。如果孕妇在妇幼保健专科医院进行产前检查,建议转诊至综合医院处理。接受孕产期妇女甲型 H1N1 流感转诊病例的医院必须具备救治危重新生儿的能力。孕产期妇女辅助检查应根据孕产期情况进行产科常规项目检查。孕妇行胸部影像学检查时注意做好对胎儿的防护。

(1)待产期的甲型 H1N1 流感病例应在通风良好的房间单独隔离。

(2)分娩期的甲型 H1N1 流感病例应戴口罩,防止新生儿感染甲型 H1N1 流感。分娩过程中加强监护,并使患者保持乐观情绪。与患者有接触的医务人员和其他人员均应戴防护面罩和手套,穿隔离衣。使用隔离分娩室或专用手术间,术后终末消毒。在产后立即隔离患甲型 H1N1 流感的产妇和新生儿,可降低新生儿感染的风险。新生儿应立即转移至距离产妇 2 米外的辐射台上,体温稳定后立即洗澡。

(3)患甲型 H1N1 流感的产妇产后应与新生儿暂时隔离,直至满足以下全部条件:①服用抗病毒药物 48 小时后。②在不使用退烧药的情况下 24 小时没有发热症状。③无咳嗽、咳痰。满足上述条件的产妇,可直接进行母乳喂养。在哺乳前应先戴口罩,用清水和肥皂洗手,并采取其他防止飞沫传播的措施。在发病后 7 天之内,或症状好转 24 小时内都应采取上述措施。鼓励产后母乳喂养,母乳中的保护性抗体可帮助婴儿抵抗感染。为避免母乳喂养过程中母婴的密切接触,隔离期间可将母乳吸出,由他人代为喂养。

(4)甲型 H1N1 流感的患者分娩的新生儿属于高暴露人群,按高危儿处理,注意观察有无感染征象,并与其他新生儿隔离。

(5)曾患甲型 H1N1 流感的产妇出院时,应告知产妇、亲属和其他看护人预防甲型 H1N1 流感和其他病毒感染的方法,并指导如何监测产妇及婴儿的症状和体征。出院后加强产后访视和新生儿访视,鼓励产妇继续母乳喂养。

#### (二)常规护理

实行严密隔离制度,嘱患者多卧床休息,多饮水,进食清淡、易消化、富含营养的食物。

#### (三)病情观察

严密监测患者的生命体征,记录患者体温、血压、心率的变化,记录出入量;评估患者的精神状态,意识情况;观察患者有无呼吸困难、少尿等症状,若有,提示有并发症的发生,以及时通知医师,配合治疗。

#### (四)用药护理

人类已研制出的所有流感疫苗对于猪流感都无效,但人感染猪流感是可防、可控、可治的。

及早应用抗病毒药物,在进行常规抗病毒治疗的过程中,观察药物的疗效及不良反应,鼓励患者坚持治疗。为防止细菌感染的发生,可应用抗生素。

**(五)心理护理**

由于患者对甲型流感的认识不足,对隔离制度的不理解,容易产生焦虑、恐惧、孤独感;护理工作人员应热心的与患者交流,回答患者提出的问题,向患者及家属讲解此病的传播途径,隔离的意义,鼓励患者配合治疗,树立与疾病作斗争的信心,争取早日的康复。

**(六)健康教育**

(1)勤洗手,养成良好的个人卫生习惯。

(2)睡眠充足,多喝水,保持身体健康。

(3)应保持室内通风,少去人多不通风的场所。

(4)做饭时生熟分开很重要,猪肉烹饪至 71 ℃以上,以完全杀死猪流感病毒。

(5)避免接触生猪或前往有猪的场所。

(6)咳嗽或打喷嚏时用纸巾遮住口鼻,如无纸巾不宜用手,而是用肘部遮住口鼻。

(7)常备治疗感冒的药物,一旦出现流感样症状(发热、咳嗽、流涕等),应尽早服药对症治疗,并尽快就医,不要上班或上学,尽量减少与他人接触的机会。

(8)避免接触出现流感样症状的患者。

**(七)出院标准**

根据卫健委甲型 H1N1 流感诊疗方案,达到以下标准可以出院。

(1)体温正常 3 天,其他流感样症状基本消失,临床情况稳定,可以出院。

(2)因基础疾病或并发症较重,需较长时间住院治疗的甲型 H1N1 流感病例,在咽拭子甲型 H1N1 流感病毒核酸检测转为阴性后,可从隔离病房转至相应病房做进一步治疗。

## 五、护理效果评估

(1)患者体温逐渐恢复正常。

(2)患者能自我调节情绪,焦虑减轻。

(3)患者遵守隔离制度,坚持合理用药。

(4)患者无并发症的发生。

(5)住院期间没有新的感染病例。

(王 伟)

# 第三节 肺 结 核

肺结核是结核分枝杆菌入侵机体后在一定条件下引发的肺部慢性感染性疾病,其中痰排菌者为传染性肺结核病。

## 一、病因与发病机制

### (一)病原

结核菌称抗酸杆菌,经革兰染色后,结核菌多呈弱阳性反应。

### (二)流行病学

开放性肺结核患者的排菌为主要传染源,呼吸道传播为主要途径。

### (三)发病机制

当微小飞沫核(每颗粒含结核菌 1～3 条)进入肺泡后,结核菌为肺泡巨噬细胞吞噬。因菌量、毒力和巨噬细胞的酶及杀菌素含量不同,被吞噬的结核菌的命运有所不同。经过 2～4 周,机体产生两种形式的免疫反应,即细胞介导免疫(CMI)和迟发性变态(DTH)反应,构成对结核病发病和预后具有决定性影响的两大因素。

## 二、临床表现

### (一)症状

#### 1.全身症状

发热,多为长期午后低热,可伴倦怠、乏力、夜间盗汗。当病灶急剧进展扩散时则出现高热,呈稽留热型或弛张热型,可有畏寒。另外,可有食欲减退、体重减轻、妇女月经不调、易激惹、心悸、面颊潮红等轻度毒性和自主神经功能紊乱现象。

#### 2.呼吸系统症状

可干咳或伴咳少量黏液痰,继发感染时咳脓痰,咯血,胸痛,气急。

### (二)体征

取决于病变性质、部位、范围或程度。病灶以渗出为主或干酪性肺炎且病变范围较广时,出现实变体征,叩诊浊音,听诊闻及支气管呼吸音和细湿啰音。继发性肺结核在肩胛间区闻及细湿性啰音提示有极大诊断价值。空洞性肺结核位置表浅而引流支气管通畅时有支气管呼吸音或伴湿啰音;巨大空洞可出现带金属调空瓮音。慢性纤维空洞性肺结核的体征有胸廓塌陷、气管和纵隔移位,叩诊浊音,听诊呼吸音降低或有湿啰音及肺气肿体征。粟粒性肺结核肺部体征很少,偶可并发 ARDS。

### (三)临床分型

(1)原发性肺结核(1 型):吸入感染的结核菌在肺部形成渗出性炎症病灶,多发生在上叶底部、中叶或下叶上部(肺通气较大部位),引起淋巴管炎和淋巴结炎。从 X 线表现分为原发复合征和胸内淋巴结核两个亚型,而临床上则分为隐匿型和典型原发性肺结核。

(2)血型播散性肺结核(2 型):多由原发性肺结核发展而来,但成人更多见的是由继发于肺或肺外结核病灶(如泌尿生殖道的干酪样病灶)溃破到血管引起。根据结核菌侵入血液循环的途径、数量、次数、间隔时间和机体反应的不同分为急性、亚急性和慢性 3 种类型。

(3)继发性肺结核(Ⅲ型):临床上又分为浸润性和慢性纤维空洞性肺结核,结核球及干酪性肺炎属于浸润性肺结核。浸润性肺结核是原发感染经血行播散(隐性菌血症)而潜伏在肺内的结核菌,绝大多数逐渐死亡。只有当人体免疫力下降时原先潜伏在病灶内的结核菌开始有机会重新繁殖,引起以渗出和细胞浸润为主、伴有不同程度的干酪样病灶。而慢性纤维空洞性肺结核为继发性进展未得到及时合理治疗、反复恶化的晚期结果。

（4）结核性胸膜炎（Ⅳ型）。

（5）肺外结核（Ⅴ型）：按病变部位及其脏器命名，如骨结核、结核性脑膜炎、肾结核等。

## 三、辅助检查

### (一)胸部 X 线检查

胸部 X 线检查可早期发现病灶，并可对病灶部位、范围、性质、发展情况和治疗效果做出判断。常见的 X 线表现有纤维钙化的硬结病灶（斑点、条索、结节状，密度较高，边缘清晰），浸润性病灶（云雾状、密度较淡、边缘模糊），干酪性病灶（密度较高、浓密不一）和空洞（有环形边界的透光区）。胸部 CT 检查对于发现微小或隐蔽性病变，了解病变范围及组成，有重要意义。

### (二)痰结核菌检查

痰结核菌检查为确诊肺结核最特异性方法。

1.厚涂片抗酸染色镜检

快速简便，阳性率高，假阳性少，目前普遍推荐。

2.结核菌培养

结核菌生长缓慢，使用改良罗氏培养液，一般需 4~8 周始能报告。

3.聚合酶链反应（PCR）方法

使标本中所含微量结核菌 DNA 得到扩增，用电泳法检出。特异性强，快速、简便，还可作菌型鉴定，但时有假阳性或假阴性。

### (三)结核菌素试验

结核菌素是结核菌的代谢产物，主要成分为结核蛋白，是从液体培养液生长的人型结核菌提炼出来的。旧结素（OT）抗原不纯，可引起非特异性反应。纯蛋白衍生物（PPD）优于 OT，但 PPD 的抗原仍然比较复杂。流行病学调查和临床一般均以 5 U 为标准剂量。结果判断以 72 小时局部肿结直径大小为依据，见表 5-1。PPD 0.1 mL 为 5 U，用于临床诊断，硬结平均直径≥5 mm 为阳性反应。

表 5-1　OT 试验结果判断

| 局部肿结直径 | 结果及临床意义 |
| --- | --- |
| ≤4 mm | 阴性（－） |
| 5~9 mm | 弱阳性（提示结核菌或非结核性分枝杆菌感染）（＋） |
| 10~19 mm | 阳性反应（＋＋） |
| ≥20 mm 或虽然水疱不超过此直径但有水疱、坏死 | 强阳性反应（＋＋＋） |

## 四、诊断要点

痰结核菌检查是诊断肺结核的主要依据，也是考核疗效、随访病情的重要指标。肺结核患者咳痰有时呈间歇排菌，故常需连续多次查痰方能确诊。

## 五、鉴别诊断

### (一)伤寒

患者可表现为高热，表情淡漠，皮疹，相对缓脉，肝脾大，白细胞计数降低。在疾病早期与急性血行播散型肺结核很难鉴别。加以近来血肥达反应阳性率下降,不典型临床表现增多,更给诊断带来困难。

### (二)肺泡细胞癌和转移性肺癌

患者可表现为两肺粟粒状结节,但分布不均,肺尖部一般不受累。此外,肺泡细胞癌常有某一部位特别浓集,而转移性肺癌的结节以下肺阴影明显,均有助鉴别。

### (三)肺含铁血黄素沉积症

以咯血为主要症状,两肺结节以下肺野为多,除非合并感染,一般无高热,继发性者可有心脏病和肺部淤血的临床和 X 线表现。

### (四)肺尘埃沉着病

高热等临床表现和胸部 X 线也不支持该病诊断。

## 六、治疗

抗结核化学药物治疗对结核病的控制起着决定性的作用,合理的化疗可使病灶全部灭菌、痊愈。传统的休息和营养疗法都只起辅助作用。

### (一)抗结核药物

一般可分为抗结核药物(即一线药物)及次要抗结核药物(即二线抗结核药物,复治用药)两大类,随着耐多药结核病的增多,还有新药类。

(1)基本抗结核药物:WHO 所用的基本药物有异烟肼(INH,H)、利福平(RFP,R)、吡嗪酰胺(PZA,Z)、链霉素(SM,S)、乙胺丁醇(E)及氨硫脲(TBI,T)。

(2)次要抗结核药物:包括卡那霉素(KM)、阿米卡星(AK)、卷曲霉素(CPM,c)、对氨柳酸(PAS)、乙硫异烟胺(ETH)、丙硫异烟胺(PTH)、环丝胺酸(CS)。

### (二)化疗原则

结核病化疗需要从结核菌、抗结核药物和宿主三者关系的诸多因素加以考虑。现代化疗的目标:①杀菌以控制疾病,临床细菌学转阴。②防治耐药以保持药效。③灭菌以杜绝或防止复发。鉴于结核菌的生物学特性、抗结核药的作用特点及两者相互作用的特有规律,抗结核化疗必须掌握和贯彻正确的原则,即早期、联合、规则、足量、全程,尤以联合、规则用药和完成计划疗程最为重要。

## 七、护理评估

### (一)健康史

评估时,要仔细询问了解患者的年龄,机体免疫情况、既往健康状况等,特别要注意询问接触史和预防接种史。原发性肺结核多见于儿童或边远山区、农村初次进城的成人,而浸润性肺结核多见于成人。年老体弱、营养不良、糖尿病、硅肺及有免疫缺陷或使用免疫抑制剂等使机体全身/局部抵抗力下降时易感染发病,或引起原已稳定的病灶重新活动。应了解既往有无淋巴结炎、胸膜炎、咯血或肺结核病史;是否进行过正规的抗结核化学治疗,疗效如何;有无与确诊的肺结核患者特别是痰菌阳性的患者接触,是否按常规接种过卡介苗等。

### (二)身体状况

1.主要症状

(1)全身中毒症状:多数患者起病缓慢,常有午后低热、盗汗、乏力、食欲缺乏、体重下降等。

当肺部病变急剧进展播散时,可有不规则高热,女性患者可有月经失调或闭经等自主神经功能紊乱的症状。

(2)呼吸道症状:①咳嗽、咳痰。一般为干咳或带少量黏液痰,继发感染时痰液呈黏液脓性且量增多。②咯血。约 1/3 患者有不同程度的咯血。根据咯血量的多少可分为:少量咯血,24 小时咯血量在 100 mL 以内或仅痰中带血,主要因炎症病变的毛细血管扩张引起;中等量咯血,24 小时咯血量在 100~500 mL,可因小血管损伤或来自空洞的血管瘤破裂;大量出血,24 小时咯血量在 500 mL 以上,或一次咯血量大于 300 mL,大咯血时可发生失血性休克,有时血块阻塞大气道可引起窒息。③胸痛。因炎症波及壁层胸膜,可有相应部位胸痛,且随呼吸和咳嗽而加重。④呼吸困难。慢性重症肺结核时,呼吸功能减退,常出现渐进性呼吸困难,甚至发绀,如并发气胸或大量胸腔积液可急剧出现呼吸困难。

2.护理体检

早期病灶小或位于肺组织深部一般无明显体征。病变范围较大时,患侧呼吸运动减弱,叩诊浊音,可闻及支气管呼吸音或湿啰音。锁骨上下、肩胛区于咳嗽后可闻及湿啰音,对肺结核的诊断具有重要参考意义。病变广泛纤维化或胸膜增厚粘连时,可发现患侧胸廓塌陷、肋间隙变窄、气管向病侧移位,健侧有代偿性肺气肿。

3.临床类型

绝大多数人因机体免疫功能健全,感染结核菌后并不发病,称为结核感染。根据感染结核菌的来源,可分为原发性肺结核和继发性肺结核。原发性肺结核即初次感染所致的肺结核,多见于儿童;继发性肺结核多数为内源性感染,即潜伏在体内的结核菌在机体免疫力下降时,重新活动、再次繁殖而发病,也可因外源性感染(再感染)而发病。此时,机体已有相当的免疫力,结核菌一般不侵犯局部淋巴结,血行播散也少见,但肺内局部变态反应剧烈,容易发生干酪样坏死和形成空洞。临床上将肺结核分为五个类型。

(1)Ⅰ型:原发性肺结核。即初次感染所致的肺结核,多见于儿童或边远山区、农村初次进城的成人。症状轻、病程短,主要表现为微热、咳嗽、食欲缺乏、体重减轻等,数周好转。绝大多数患病儿童和青少年,病灶逐渐自行吸收或钙化,少数肺门淋巴结炎可经久不愈,甚至蔓延至附近纵隔淋巴结。肺部原发病灶的少量结核菌常可进入血循环播散到身体各脏器,因人体抵抗力强,仅产生肺尖等部位的孤立性病灶而逐渐愈合。但由于病灶内的结核菌可存活数年,当机体抵抗力下降时,可潜伏再发而发展为继发性肺结核。X线表现为原发病灶-淋巴管炎-淋巴结炎三者组成的哑铃状双极征象。

(2)Ⅱ型:血行播散性肺结核。包括急性、慢性或亚急性血行播散性肺结核。儿童多由原发性肺结核发展而来,成人多继发于肺或肺外结核病灶破溃至血管而引起。急性血行播散性肺结核儿童多见,当机体免疫力下降时,结核菌一次性或短期大量进入血液循环引起肺内广泛播散,常伴结核性脑膜炎和其他脏器结核。发病急剧,全身中毒症状严重,胸部 X 线片见粟粒样大小的病灶,其分布和密度十分均匀。慢性或亚急性血行播散性肺结核为少量结核菌在较长时间内反复多次进入血流形成肺部播散。由于机体免疫力较强,病灶多以增殖为主,因此病情发展较缓慢,病程长,全身毒血症状轻,有些患者常无自觉症状,偶尔在X线检查时才被发现,X线可见两中上肺野粟粒状阴影,病灶可融合,密度不一,大小不等。

(3)Ⅲ型:浸润型肺结核。本型为临床上最常见的继发性肺结核,多见于成人。当人体免疫力下降时,潜伏在肺部病灶内的结核菌重新繁殖,引起以渗出和细胞浸润为主的肺部病变,可伴有不同程度的干酪样坏死。症状随病灶性质、范围及机体反应性而不同,轻者可无明显症状,或仅有低热、盗汗等;重者可有明显全身毒血症状和呼吸道症状,如发热、咳嗽、咳痰、咯血及呼吸困难等。胸部 X 线片表现多种多样,多在肺尖、锁骨下区或下叶背段出现片状、絮状阴影,边缘较模糊。

(4)Ⅳ型:慢性纤维空洞性肺结核。由于浸润型肺结核未及时发现或治疗不及时、不彻底,或由于病情随机体免疫力的高低波动,病灶吸收、修复与恶化交替出现而导致空洞长期不愈、病灶出现广泛纤维化。本型病程长,患者可出现慢性咳嗽、咳痰、反复咯血和呼吸困难,严重者可发生呼吸困难。X 线可见一侧或两侧有单个或多个厚壁空洞,伴有支气管播散病灶及明显的胸膜增厚,肺门向上牵拉,纵隔向患侧移位,肺纹理呈垂柳状,健侧呈代偿性肺气肿。

(5)Ⅴ型:结核性胸膜炎。当机体处于高敏状态时,结核菌侵入胸膜腔可引起渗出性胸膜炎。除全身中毒症状外,有胸痛和呼吸困难。早期出现局限性胸膜摩擦音,随着积液增多出现胸腔积液体征。X 线检查可见中下肺野呈现一片均匀致密影,上缘呈外高内低凹面向上的弧形曲线。

4.并发症

有自发性气胸、脓气胸、支气管扩张、肺心病等。结核菌随血行播散可并发脑膜、心包、泌尿生殖系统及骨结核。

**(三)实验室及其他检查**

1.结核菌检查

痰中找到结核菌是确诊肺结核的主要依据。可直接涂片、厚涂片、荧光显微镜检查等,能快速找到结核菌。必要时留取 24 小时痰做浓缩细菌检查,应连续多次送检。痰菌阳性,说明病灶是开放性的,具有较强的传染性。如临床上高度怀疑肺结核,而细菌涂片检查又连续多次阴性者,宜取痰液标本进行细菌培养,不但可以提高阳性率,还可以鉴定菌型,做药物敏感试验。聚合酶链反应(PCR)法检查阳性率高,标本中有少量细菌即可获得阳性结果。

2.影像学检查

胸部 X 线检查不但可早期发现肺结核,而且对确定病灶部位、范围、性质、了解其演变过程及考核治疗效果都具有重要价值。胸部 CT 检查能发现微小或隐蔽性病变,有助于了解病变范围及组成,为早期诊断提供依据。

3.结核菌素(简称结素)试验

旧结素(OT)是结核菌的代谢产物,主要成分为结核蛋白,因抗原不纯可引起非特异性反应。目前多采用结素的纯蛋白衍生物(纯结素,PPD),通常取 1:2 000 结素稀释液 0.1 mL(5 U)在前臂掌侧作皮内注射,注射后 48~72 小时测皮肤硬结直径,如<5 mm 为阴性(-),5~9 mm 为弱阳性(+),10~19 mm 为阳性(++),20 mm 以上或局部有水泡、坏死为强阳性(+++)。结核菌素试验主要用于流行病学调查。我国城市中成年居民结核菌感染率高,用 5 U 结素进行试验,阳性仅表示有结核菌感染;但如果用 1 U 结核菌素试验呈强阳性,则常提示体内有活动性结核病灶。结核菌素试验对婴幼儿的诊断价值比成人高,因年龄越小,自然感染率越低。结核菌素试验阴性除表明机体尚未感染结核菌外,还可见于:①结核菌感染尚未达到4~8 周。②应用糖皮质激素、免疫抑制剂、营养不良及年老体弱者。③严重结核病和危重患者。

4.其他检查

慢性重症肺结核的外周血常规可有继发性贫血,活动性肺结核红细胞沉降率增快,胸腔积液检查呈渗出性改变,必要时还可采用纤维支气管镜和浅表淋巴结活检作鉴别诊断。

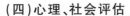

**（四）心理、社会评估**

肺结核临床上多呈慢性经过，病程较长，同时因具有传染性，活动期需隔离治疗，导致患者较长时间不能与家人、朋友密切接触，情感交流受到影响，加上疾病带来的痛苦，因此患者常感到孤独、抑郁。因担心疾病传染给家人、同事或害怕家人和同事因自己感染肺结核遭受嫌弃，多数患者在患病期间十分关注亲友、同事对其的态度，对人际交往有自卑、紧张、恐惧心理。当出现咯血或大咯血时，患者会因此感到心情焦虑、紧张、恐惧，无所适从，从而导致出血的加重。恢复期，由于症状改善，一般情况好转，患者有时会对自己的疾病掉以轻心，不注意休息、不遵守医嘱，从而引起疾病反复，变成慢性或加重病情。本病住院及抗结核化疗时间均较长、医疗费用较高加上病后需休养较长的时间，需要一定的营养支持，给家庭带来一定的经济负担。

## 八、护理措施

**（一）合理安排患者的休息和活动**

（1）制定合理的休息与活动计划。护理人员应向患者及家属解释导致乏力的原因、休息的重要性，以取得患者的合作，并根据患者的具体情况与患者及家属共同制订休息和活动计划。

（2）督促患者严格执行休息与活动计划，并根据患者体能恢复情况及时加以调整。活动性肺结核患者或患者有咯血时，以卧床休息为主，可适当离床活动；大咯血患者应取患侧卧位，绝对卧床；恢复期可适当增加户外活动，如散步、打太极拳、做保健操等，加强体质锻炼，提高机体耐力和抗病能力。轻症患者在坚持化疗的同时，可进行正常工作和学习，但应避免劳累和重体力劳动。

（3）提供安静、整洁、舒适的病室环境，以利于患者的休息。了解患者的生活习惯，提供良好的生活护理，协助患者进餐、沐浴、如厕等。长期卧床患者应鼓励其在床上缓慢活动肢体，以保持肌张力。

**（二）制定合理的饮食计划，保证足够的营养**

（1）评估患者全身营养状况和进食情况，制定较全面的饮食营养摄入计划。向患者及家属解释宣传饮食营养与人体健康及疾病康复的关系，以取得患者和家属的合作。

（2）肺结核是一种慢性消耗性疾病，体内分解代谢加速及抗结核药的毒副作用，常使患者食欲减退、胃肠吸收功能紊乱，最终导致机体营养代谢的失衡和抵抗力的下降。饮食计划首先要保证蛋白质的摄入，适当增加鱼、肉、蛋、牛奶、豆制品等优质动植物食品，成人每天蛋白质总量为90～120 g，以增加机体的抗病能力及修复能力。同时每天要摄入一定量的新鲜蔬菜和水果，满足机体对维生素和矿物质的需要。注意食物的合理搭配，保证色、香、味俱全，以增加进食的兴趣和促进消化液的分泌。

（3）由于发热、盗汗导致机体代谢增加、体内水分消耗过多，应鼓励患者多饮水，成人每天≥1 500 mL。提供足够量的水分，既能保证机体代谢的需要，又有利于体内毒素的排泄。

（4）提供安静、整洁、舒适的就餐环境。每周测体重1次，评估患者营养改善状况和进食情况，以及时调整饮食营养摄入计划。

**（三）保持呼吸道通畅**

1.密切观察病情，以及时发现咯血先兆

定时监测患者的生命体征，密切观察患者的病情变化，如发现患者出现面色苍白、心悸、气急、大汗淋漓、烦躁不安等咯血先兆症状，应立即通知医师，并做好抢救准备。

2.心理护理

患者一旦出现咯血先兆,要做好心理护理,消除患者紧张情绪。少量咯血经静卧休息、有效处理后大多能自行停止。必要时遵医嘱使用小剂量镇静剂、止咳剂。但年老体弱、肺功能不全者要慎用强止咳药,以免抑制咳嗽反射和呼吸中枢,使血块不能咳出而发生窒息。向患者解释咯血时绝对不能屏气,以免诱发喉头痉挛、血液引流不畅形成血块,导致窒息。

3.大咯血的护理

(1)评估患者咯血的量、颜色、性质及出血的速度。

(2)嘱患者绝对卧床休息,协助患者取平卧位,头偏向一侧,尽量将血轻轻咯出,或取患侧卧位,以减少患侧活动度,防止病灶向健侧扩散,同时有利于健侧肺的通气功能。

(3)大咯血时暂禁食,咯血停止后宜进少量凉或温的流汁饮食,多饮水,多食含纤维素的食物,以保持大便通畅,避免排便时腹压增大而引起再度咯血。

(4)遵医嘱使用止血药物,密切观察止血效果和药物不良反应。可用垂体后叶素 5 U 加入 50％葡萄糖 40 mL 中,在 15～20 分钟缓慢静脉注射,或将垂体后叶素 10 U 加入 5％葡萄糖 500 mL 中,静脉滴注。垂体后叶素的作用机制为收缩小动脉和毛细血管,降低肺循环血压,使肺血流减少而促进止血,但由于该药能同时收缩冠状动脉及子宫、肠道平滑肌,故高血压病、冠心病及哺乳期妇女禁用此药。如滴速过快会出现头痛、恶心、心悸、面色苍白、便意等不良反应,应加以注意。

(5)根据医嘱酌情给予输血,补充血容量,但速度不宜过快,以免肺循环压力增高,再次引起血管破裂而咯血。

4.窒息的抢救配合

如患者有窒息征象,应立即置患者于头低脚高位,轻拍背部,以便血块排出,并尽快用吸引器吸出或用手指裹上纱布清除口、咽、鼻部血块。气管血块清除后,若患者自主呼吸仍未恢复,应立即进行人工呼吸,给高流量吸氧或按医嘱应用呼吸中枢兴奋剂。

**(四)用药护理**

1.患者必须每天按时、按量有规律服药

不管患者有无症状或体征,社区护士都要督促患者严格按化疗方案用药,不遗漏、不中断,直至全程结束。加强访视宣传,取得患者合作。不规律服药是肺结核治疗失败的主要原因。只有全程治疗才能尽可能杀灭顽固的结核菌群,防止复发。

2.用药剂量要适当

患者不能盲目加大药量,否则不但造成浪费,且使毒副作用增加,因为抗结核药物对肝、肾、胃肠道都有一定的毒副作用,有的还会引起皮肤变态反应。

3.注意不良反应

服药期间应向患者说明用药过程中可能出现的不良反应,如发现巩膜黄染、肝区疼痛及胃肠道反应等异常情况要及时报告医师。

4.服药期间

(1)每月做 1 次痰液涂片(有条件的医院可在第 2、4 个月加痰液培养)至 6 个月治疗结束。

(2)服药后每月做 1 次肝功能、血常规及尿常规化验,以掌握药物的毒副作用。

(3)治疗后每两个月拍 1 次胸部 X 线片,以观察病灶变化情况,停药后半年、1 年均需拍片复查。

**(五)健康指导**

根据患者及家属对结核病知识认识程度及接受知识的能力,进行卫生宣传教育,帮助患者及其家属获得他们必须具备和了解的与肺结核有关的知识。

要做好肺结核以下几点预防工作。

(1)早期发现患者并进行登记管理,以及时给予合理化疗和良好护理,以控制传染源。

(2)指导患者及家属采取有效的消毒、隔离措施。①患者咳嗽、喷嚏时要用手绢捂住口鼻,不大声喧哗,以免细菌扩散;有条件的患者在家中可单居一室,或用布帘隔开分床睡眠;饮食用具、衣服、卧具、手绢等要分开独用。②患者的痰要吐在专用有盖的能煮沸的容器内,可使用比痰量多一倍的消毒液浸泡至少两小时后再倒掉;痰量不多时,也可吐在纸内,将有痰的纸放在塑料袋内焚烧;食具要单独使用、单独洗刷消毒;日用品能煮沸的煮沸消毒,不能煮沸的,可用日光暴晒,每次 2 小时以上,连晒 2～5 天,并要经常翻动;室内保持良好通风,每天用紫外线照射消毒,或用1‰过氧乙酸1～2 mL 加入空气清洁剂内作空气喷雾消毒。

(3)接触者的检测预防。①家庭成员的检测及预防:肺结核病的家庭成员都应检查,儿童少年是重点。15 岁以下儿童都要做结核菌素试验,强阳性者需服抗结核药物预防;15 岁以上少年及成人做 X 线透视或拍片检查,以期早期发现患者。如果肺结核患者长期不愈、持续痰菌阳性,其家庭成员应每半年至 1 年做 1 次胸部透视,以便及时发现,早期治疗。②学校、幼儿园等集体机构如发现结核患者,应在患者班内或年级内对全体学生做结核菌素试验,对强阳性者也要用药物预防。

(4)对未受结核菌感染的新生儿、儿童及青少年及时接种卡介苗(BCG),使人体对结核菌产生获得性免疫力。我国规定新生儿出生 3 个月内接种 BCG,每隔 5 年左右对结素反应转阴者补种,直至 15 岁。对边远结核低发地区进入高发地区的学生和新兵等结素阴性者必须接种 BCG。已感染肺结核或急性传染病痊愈未满 1 个月者,禁忌接种。

(王　伟)

# 第四节　细菌性食物中毒

## 一、概述

**(一)概念和特点**

细菌性食物中毒是指由于进食被细菌或细菌毒素污染的食物而引起的急性感染中毒性疾病,临床上分为胃肠炎型和神经型两大类。

胃肠炎型食物中毒主要发生在夏秋季节,常为集体发病,主要因食用不洁熟肉、熟鱼、剩饭、剩菜、凉拌菜等所致。由副溶血性弧菌、沙门菌属、变形杆菌、大肠埃希菌、蜡样芽孢杆菌、金黄色葡萄球菌等细菌引起,除蜡样芽孢杆菌、金黄色葡萄球菌外均不耐热,80 ℃,20 分钟即可杀灭。

神经型食物中毒主要是由于进食含有肉毒杆菌外毒素的食物引起的食物中毒。肉毒杆菌为革兰阳性厌氧梭状芽孢杆菌,各种罐头食品、面酱、豆制品等若被其污染,该菌耐热力非常强,煮沸 6 小时仍具活性,加热 120 ℃,30 分钟才能被杀死。对常用的消毒剂不敏感,但浸泡于10％盐酸中 1 小时、5% 苯酚溶液中 24 小时能够将其杀灭。

传染源为被致病菌感染的动物和人。主要经消化道传播,通过进食被细菌或其毒素污染的食物而致病,人群普遍易感。多发生于夏秋季。

**(二)相关病理生理**

胃肠炎型食物中毒根据其发病机制可分为毒素型、感染型和混合型。肠毒素可抑制肠上皮细胞对钠和水的吸收,促进肠液和氯离子分泌,导致水样腹泻;细菌内毒素可引起发热等全身症状和胃肠黏膜炎症,并使消化道蠕动增快而产生呕吐腹泻。

神经毒型食物中毒也称肉毒中毒,人摄入肉毒毒素后,毒素由上消化道吸收入血后,到达运动神经突触和胆碱能神经末梢,抑制神经传导递质乙酰胆碱的释放,使肌肉不能收缩而出现瘫痪,重者可见脑神经核、脊髓前角病变,脑及脑膜充血、水肿,可见血栓形成。

**(三)临床表现**

1.胃肠炎型食物中毒

潜伏期短,临床表现以急性胃肠炎症状为主,起病急,有恶心、呕吐、腹痛、腹泻等。病程短,多在 1～3 天恢复。

2.神经型食物中毒

潜伏期为 12～36 小时。临床表现轻重不一,轻者无须治疗,重者可于 24 小时内致死。患者无传染性。临床表现有复视、斜视、眼睑下垂、吞咽困难、呼吸困难等神经系统受损症状体征。病死率可高达 50%。早期应用多价抗毒血清治疗,可明显降低病死率。

**(四)辅助检查**

1.血液学相关检查

(1)外周血常规:大肠埃希菌、沙门杆菌等感染者血白细胞多在正常范围;副溶血弧菌肠及金黄色葡萄球菌感染者,白细胞计数可增高 $10 \times 10^9$/L,中性粒细胞比例增高。

(2)血清学检查:患者患病初期及恢复期血清特异性抗体 4 倍升高者有利于确诊。

2.非血液学相关检查

(1)大便常规:可见白细胞或红细胞。

(2)细菌培养:将患者的呕吐、排泄物及可疑食物做细菌培养,如获得相同病原菌有利于确诊。

(3)动物试验:取细菌培养液或毒素提取物喂猴或猫,观察有无胃肠道症状以协助诊断。

(4)特异性核算检查:采用特异性核酸探针进行核酸杂交和特异性引物体进行聚合酶链反应以检查病原菌同时可做分型。

(5)毒素检查:神经型食物中毒可采用动物试验、中和试验及禽眼睑接种试验进行病因诊断。

**(五)治疗原则**

1.胃肠炎型食物中毒

给予止吐、解痉、纠正水电解质紊乱等对症处理,症状严重者选用喹诺酮类、氨基糖苷类或根据细菌培养基药物敏感实验选用有效抗菌药物。

2.神经型食物中毒

应立即清除胃肠内毒素、补充体液的同时进行抗毒素治疗。

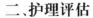

## 二、护理评估

### (一)流行病学史评估

评估患者有无摄入不洁食物史,有无集体发病,临床症状是否相似。

### (二)一般评估

**1.患者主诉**

评估患者有无畏寒、恶心、呕吐、腹痛、腹泻、吞咽困难、呼吸困难、视物模糊等。

**2.相关记录**

对患者的生命体征、神志及出入量进行评估或记录结果,有助于机体基本情况及疾病严重程度的判断。

**3.其他**

患者的体重与身高(BMI指数)、体位、皮肤黏膜、饮食状况及排便情况的评估和(或)记录结果。

### (三)身体评估

**1.头颈部**

评估患者有无颜面潮红;精神状态是否紧张;眼睑有无下垂;瞳孔反射有无异常变化;有无复试、斜视,视力有无下降及视物模糊;眼球调节功能有无减弱或消失;咽部有无充血;黏膜有无干燥;饮水有无呛咳。

**2.胸部**

评估患者双肺有无干湿啰音,有无呼吸困难,心率快慢及节律是否规则。

**3.腹部**

评估患者腹部外形有无异常;局部有无压痛、反跳痛,腹肌是否紧张;肝脾有无肿大;肠鸣音有无减弱或亢进;膀胱区是否充盈。

**4.其他**

评估患者四肢肌力、肌张力有无减弱,深腱反射有无减弱或消失。

### (四)心理-社会评估

评估患者在疾病治疗过程中的心理反应,以及对预防疾病相关知识的需求,加强护患沟通,做好各种处置、用药前宣教,提高治疗依从性。

### (五)辅助检查结果的评估

**1.外周血常规**

血白细胞、中性粒细胞的变化。

**2.细菌培养**

可疑食物做细菌培养是否获同一病原菌。

**3.特殊检查**

各种动物接种试验有无阳性。

### (六)常用药物治疗效果的评估

多价抗毒血清对神经型食物中毒有特效,使用前必须先做皮肤过敏试验,如试验阳性,应采用由小量开始,逐步加量的脱敏注射法给药;婴儿中毒者由于婴儿血中很少有毒素,一般不建议使用抗毒素。

### 三、护理诊断(问题)

#### (一)体液不足

体液不足与严重呕吐、腹泻导致大量体液丢失有关。

#### (二)腹痛

腹痛与胃肠道炎症及痉挛有关。

#### (三)腹泻

腹泻与细菌和毒素导致消化道蠕动增快有关。

#### (四)神经系统受损

眼肌、咽肌等瘫痪与肉毒杆菌外毒素抑制乙酰胆碱的释放,肌肉不能收缩有关。

### 四、护理措施

#### (一)隔离要求

按肠道传染病接触隔离至症状消失。

#### (二)消毒指引

及时对患者的呕吐物、排泄物进行消毒处理,指导患者便后严格洗手,对患者使用的便器、卫生间水龙头及房门把手应严格消毒。

#### (三)病情观察

1.胃肠型

胃肠炎型食物中毒者观察患者神志、面色、生命体征、皮肤湿度弹性,呕吐和腹泻的次数、量和性质。

2.神经型

神经型食物中毒除观察恶心、呕吐症状外,还应观察有无眼肌、咽肌、呼吸肌等肌肉瘫痪的临床表现,如视力模糊、斜视、便秘、尿潴留、眼睑下垂、吞咽困难、呼吸困难等。

#### (四)对症护理

(1)呕吐明显者应少量多次饮水,脱水者应及时口服补液盐,或遵医嘱静脉滴注生理盐水和葡萄糖盐水,及时清理呕吐物、清水漱口,保持口腔清洁和床单位整洁。

(2)腹痛者应注意腹部保暖,禁食冷饮。剧烈吐泻、腹痛者遵医嘱口服颠茄合剂或皮下注射阿托品,以缓解疼痛。

(3)可疑为神经型食物中毒者4小时以内应尽快使用碱性溶液洗胃,并给予导泻、灌肠,尽可能清除肠道内毒素。

(4)有吞咽困难者应予以鼻饲饮食或静脉补充营养、水和电解质。

(5)呼吸肌瘫痪者应保持呼吸道通畅,给予吸氧,定期吸痰,必要时使用人工呼吸器辅助呼吸。

(6)遵医嘱在起病24小时内或在发生肌肉瘫痪前尽早使用抗毒素治疗。

#### (五)饮食护理

呕吐严重者应暂时禁食,待呕吐停止后给予易消化、清淡流质或半流质饮食。呕吐明显者应少量多次饮水,脱水者应及时口服补液盐,或遵医嘱静脉滴注生理盐水和葡萄糖盐水。吞咽困难者予鼻饲高热量、高维生素全流食,如米汤、匀浆等。

### (六)健康教育

**1.活动与休息指导**

急性期严格卧床休息,症状缓解后可逐渐增加活动。

**2.饮食指导**

进食清淡流食或半流食,吞咽困难者不能强行喂食,必要时行鼻饲或胃肠外营养。

**3.疾病预防指导**

(1)注意饮食卫生,加强食品卫生管理是预防本病的关键。

(2)不暴饮暴食,不吃生冷不洁食物。

(3)养成饭前便后洗手等良好的个人卫生习惯。

(4)消灭蟑螂、老鼠、苍蝇等传播媒介,防止食品、水源被污染。

## 五、护理效果评估

(1)患者胃肠道症状消失,生命体征平稳,自觉症状好转。

(2)患者肌肉瘫痪症状缓解,呼吸平顺,进食良好。

(王 伟)

# 第五节 细菌性痢疾

## 一、概述

### (一)概念和特点

细菌性痢疾简称菌痢,是由志贺菌属细菌引起的肠道传染病,亦称为志贺菌病。

志贺菌在体外生存力较强,可在瓜果、蔬菜及污染物上生存 1～2 周,它们对各种消毒剂敏感,可被酚液、氯化汞、新洁尔灭、过氧乙酸等杀灭。

传染源为急、慢性菌痢患者和带菌者,经粪-口接触传播,人群普遍易感。菌痢终年散发,夏秋季节发病率升高。

### (二)发病机制与相关病理生理

当细菌侵入结肠,经基底膜进入固有层繁殖,释放毒素引起肠黏膜上皮细胞炎症、坏死及溃疡。细菌可产生内、外毒素,内毒素引起发热和毒血症状。只有在抵抗力低下的人群可能发生血行感染。

中毒性菌痢主要见于儿童,可能与特异性体质及机体产生强烈变态反应有关。细菌内毒素经肠壁吸收入血后,引起高热和严重毒血症,致全身小血管痉挛而引起急性微循环障碍。病变在脑组织则可出现严重的神经系统症状,可引起脑消肿甚至脑疝,出现昏迷、抽搐及呼吸衰竭。

### (三)临床表现

潜伏期 1～2 天,短者数小时,长者可达 7 天。急性普通(典型)型菌痢主要表现为畏寒发热、腹痛、腹泻、排黏液脓血便及里急后重等,发热一般 2～3 天自行消退,腹泻常持续 1～2 周缓解或自愈,少数转为慢性。轻型菌痢仅有腹痛、腹泻。中毒型肠道症状轻微甚至缺乏,严重者可出现感染性休克和(或)中毒性脑病。慢性菌痢病情迁延,治疗困难。除治疗因素外,临床症状的轻重和类型与患者的年龄、抵抗力、机体反应及感染细菌的群属也有关。

根据病程长短和病情轻重可分为急性菌痢包括普通型(典型)、轻型(非典型)、中毒型(分为休克型、呼吸衰竭型、混合型),慢性菌痢包括慢性迁延型、慢性隐匿型、急性发作型。

### (四)辅助检查

辅助检查主要有大便常规、大便细菌培养和药物敏感性、免疫学检测及痢疾杆菌核酸检测。

### (五)治疗原则

菌痢除一般支持治疗与对症治疗外,重要的是病原学治疗,常用药物有喹诺酮类、复方磺胺甲噁唑、阿奇霉素、多西环素、庆大霉素、氨苄霉素及三代头孢等。中毒型菌痢还需根据病情给予镇静、抗休克、脱水及防治呼吸衰竭的治疗(如吸氧、保持呼吸道通畅、呼吸兴奋剂的使用等)。

## 二、护理评估

### (一)流行病学史评估

评估患者有无进食不洁食物或与菌痢患者接触史。

### (二)一般评估

1.患者主诉

注意患者腹痛、腹泻症状的发展。

2.生命体征

除轻型外,菌痢有明显全身毒血症症状。中毒型菌痢体温迅速上升达 40 ℃,出现微循环、意识及尿量改变,严重者可出现中枢性呼吸衰竭,应观察呼吸形态、血氧饱和度和血气分析结果。

### (三)身体评估

普通型患者常伴有左下腹明显压痛、肠鸣音亢进。中毒脑型(呼吸衰竭型)患者可出现瞳孔不等大、对光反射消失。

### (四)心理-社会评估

患者在疾病治疗过程中的心理反应与需求,家庭及社会支持情况,引导患者及家属正确配合疾病的治疗与护理。

### (五)辅助检查结果的评估

急性期外周白细胞总数可轻至中度增多,以中性粒细胞为主,慢性患者可有轻度贫血。大便培养出痢疾杆菌可以确诊。细菌药敏结果可指导临床抗菌药物使用。

### (六)常用药物治疗效果的评估

(1)喹诺酮类药物可影响骨骺发育,孕妇、儿童和哺乳妇女不宜使用。磺胺类药物对于严重肝病、肾病、磺胺过敏者及白细胞计数减少者忌用。

(2)急性期不主张使用止泻剂,以免影响毒素等的排泄。腹痛和里急后重严重时,可使用解痉药。慢性菌痢可使用保留灌肠疗法。

(3)休克型菌痢在扩充血容量及纠正酸中毒时要注意患者尿量、血压及微循环的改变。

(4)脑型菌痢在应用脱水剂或呼吸兴奋剂时要注意用药速度、脑科观察及血氧/血气观察。

### 三、护理诊断(问题)

#### (一)体温过高

体温过高与痢疾杆菌内毒素激活细胞释放内源性致热原,作用于体温中枢导致体温升高有关。

#### (二)腹泻

腹泻与肠道炎症、广泛浅表性溃疡形成导致肠蠕动增强、肠痉挛有关。

#### (三)组织灌注无效

组织灌注无效与中毒性菌痢(休克型)导致微循环障碍有关。

#### (四)中枢性呼吸衰竭

中枢性呼吸衰竭与中毒性菌痢(脑型)致脑部微循环障碍有关。

### 四、护理措施

#### (一)隔离要求

按肠道传染病接触隔离至症状消失,连续2次大便培养阴性。

#### (二)消毒指引

患者便后应严格进行手卫生后方可接触其他物品,对患者使用的便器、卫生间水龙头及门把手应严格消毒。

#### (三)病情观察

观察患者意识、生命体征、皮肤末梢循环及弹性,记录大便次数、性质、量。

#### (四)对症护理

1.发热

嘱患者卧床休息,应给予冰敷等物理降温。高热时需要综合使用物理和药物降温。

2.腹泻

轻度脱水可口服补液,呕吐严重不能进食或腹泻引起严重脱水时,应进行静脉补液。有里急后重者,排便时不要用力过度,以免脱肛。如发生脱肛,可戴橡皮手套轻柔地帮助其回纳,并用1∶5 000高锰酸钾液坐浴(每天一次),以保持清洁,避免感染。

3.肛周皮肤护理

频繁腹泻时,肛周皮可因粪便及消化液的理化刺激引起炎症反应,甚至糜烂。因此,每次大便后要用质地柔软的卫生纸擦拭,动作要轻。然后用温水清洗干净拭干。小儿便后要轻轻沾拭或直接用温水冲洗。若皮肤已有渗出、糜烂,清洗拭干后可涂抗生素软膏,切忌使用爽身粉。

#### (五)饮食护理

以少渣易消化的流质或半流质饮食为主,补充足量维生素,鼓励多饮水,如绿豆汤、稀米汤、粥、果汁等,但不宜喝牛奶以免腹胀。忌食生冷、油腻及刺激性食物。

#### (六)休克及呼吸衰竭的护理

患者注意保暖,取平卧位,头偏向一侧,保持呼吸道通畅,给予吸氧及持续监测血氧饱和度,并监测动脉血气分析。建立静脉通路满足治疗需要,计划补液。在应用血管活性药物及呼吸兴奋剂时要根据患者血压、微循环及呼吸情况调节用药的浓度及速度。如舌后坠阻塞呼吸道可用缠有纱布的舌钳拉出后坠舌体并使用简易口咽通气管,必要时行气管切开及呼吸机辅助呼吸。

### (七)标本留取

为提高细菌培养阳性率,应在抗菌药物使用前采集新鲜标本,取脓血部分及时送检,早期多次送检。

### (八)健康教育

(1)养成饭前便后洗手等个人卫生习惯,不吃生冷不洁食品。

(2)对从事饮食、保育和供水人员进行定期检疫,发现带菌者要根治,必要时调离原岗位。

(3)口服含福氏和宋内志贺菌依链株的 FS 双价活疫苗,可刺激肠黏膜产生特异性分泌型 IgA 及细胞免疫而获得免疫力,免疫力可维持 6~12 个月,但与其他菌型无交叉免疫。

## 五、护理效果评估

(1)无医院感染发生。

(2)腹痛、腹泻症状控制,生命体征平稳。

(3)知晓消化道传播疾病的预防措施。

(王 伟)

# 第六节 霍 乱

霍乱是由霍乱弧菌引起的烈性肠道传染病,临床表现轻重不一,大多数患者仅有轻度腹泻,少数重者可有剧烈泻吐、脱水、肌痉挛及周围循环衰竭。

霍乱弧菌为 $G^-$ 短小弯曲杆菌,呈逗点状,菌体长 1.5~3 mm,宽 0.3~0.4 mm,菌体末端有一鞭毛,为菌体长度的 4~5 倍。该菌运动极为活泼,在暗视野显微镜下观察如夜空中之流星。

该菌在外界环境中抵抗力不强,对温热、干燥和一般消毒剂敏感,耐碱不耐酸。在正常胃酸中仅能存活 4 分钟,0.5％石炭酸数分钟、每立升 1 mg 余氯的水中 15 分钟、1％漂白粉液 10 分钟即可致死。但埃尔托型对外界抵抗力较强,在过滤海水中可存活 18~21 天(而古典生物型只能存活 4 天),在矿井的水中能存活 1~3 周,在鲜鱼等食品上能存活 1~2 周,在蔬菜水果上能存活 1 周,并可在河口沉积的大量桡足类外壳及底泥中越冬。O139 型在外界污染面更广,比埃尔托型生存时间更长。

该菌能产生三种毒素,1 型为内毒素,是一种多糖,对细胞具有毒性,是制作疫苗的主要成分;2 型为外毒素,即霍乱肠毒素,有抗原性,能激活机体产生中和抗体。霍乱弧菌经口进入小肠,在菌表面毒素共调菌毛的介导下,使其粘合于肠黏膜表面并大量繁殖,产生外毒素。该毒素具有 A、B 两个亚单位,而小肠黏膜上皮细胞刷状缘的肠毒素受体(为神经节苷脂 GM1)与 B 亚单位结合,以利于 A 亚单位穿过细胞膜,引起前列腺素(PGE)的合成与释放增加,而 PGE 又使腺苷酸环化酶(AC)活性增高,催化 ATP 使之转化为环磷酸腺苷(cAMP),从而使细胞膜内的 cAMP 大量增加,促进细胞内一系列酶反应的进行,促使细胞的分泌功能增强,细胞内的水和电解质大量分泌。cAMP 浓度的增加抑制了肠绒毛对钠的吸收并主动分泌氯化钠,导致水和电解质大量丧失。且外毒素(CT)一旦与神经节苷脂 GM1 结合则不可逆转,因而导致大量水样腹泻。由于腹泻丢失大量肠液(严重病例每天大便可达 18 000~60 000 mL),泻吐物为等渗液,故可产

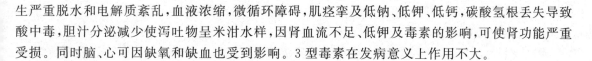

生严重脱水和电解质紊乱,血液浓缩,微循环障碍,肌痉挛及低钠、低钾、低钙,碳酸氢根丢失导致酸中毒,胆汁分泌减少使泻吐物呈米泔水样,因肾血流不足、低钾及毒素的影响,可使肾功能严重受损。同时脑、心可因缺氧和缺血也受到影响。3 型毒素在发病意义上作用不大。

## 一、护理评估

### (一)流行病学

#### 1.传染源

患者和带菌者是传染源。患者每毫升大便中含霍乱弧菌$10^7 \sim 10^9$ 个。而轻症患者、隐性感染者和恢复期带菌者所起的作用更大,隐性感染者高达 75%。近年已注意到水生动物作为传染源的可能性。

#### 2.传播途径

可经水、食物、苍蝇及日常生活接触传播。尤其水型传播最为重要,可借水路交通线传播。

#### 3.易感者

人群普遍易感,但新感染区成人>小儿,在地方流行区儿童>成人。因胃酸具有强大的杀菌力,只有在大量饮水、食物或胃酸缺乏时,有足够的病菌进入才引起发病。所以感染者多,而发病者少。如埃尔托型所致者,隐性感染者占 75%,显性感染者占 25%,而中、重型病例仅占 2%。

病后可获一定免疫力,但持续时间短,每年再感染率为 0.22%,两次感染的间隔时间为 1.5~60 个月。

由于国际交往增多,本病可从一国传到另一国。在热带地区全年可以发病,我国夏秋为流行季节(4~12 月,高峰在 7~8 月)。

### (二)临床资料

潜伏期最短为 3~6 小时,长者 7 天。除少数患者有前驱症状外,多突然起病。前驱症状有头昏、疲倦、腹胀和轻度腹泻。典型病例分为三期。

#### 1.泻吐期

多数突起剧烈腹泻,继而呕吐。大便每天数次、十数次或频繁不可计数,便后腹部有轻快感。初为稀水便,后为黄水样便,少数为米泔水样或血水样,无粪质,稍有腥臭,镜检无脓细胞。腹泻为无痛性,亦无里急后重。

呕吐物为食物残渣,继为水样,与大便性质相仿。可呈喷射状。少数低热。此期持续数小时,多不过两天。

#### 2.脱水虚脱期

由于剧烈泻吐,患者迅速出现脱水和循环衰竭。可有烦躁不安或表情淡漠、声嘶、口渴唇干、眼眶下陷、鼻尖高、颊深凹、舟状腹、皮肤弹性消失、手足螺纹皱瘪(洗衣工手)、呼吸短促、脉细弱、心音微弱、血压下降。此期可因低钠致腹直肌和腓肠肌痉挛(民间称"绞肠痧""吊脚痧"),可因低钾使肠鸣音下降、心动过速、心律不齐,可因肾衰出现少尿、无尿等。此期持续数小时或 2~3 天。

#### 3.反应期(恢复期)

脱水得到纠正后,患者迅速恢复,泻吐停止,体温、脉搏、血压正常,尿量增加。若虚脱时间过长,可出现反应性发热(由残余毒素吸收或继发感染引起),38~39℃,以儿童多见,持续 1~3 天可自行消失。临床表现按脱水程度不同分为轻、中、重三型,此外还有暴发型,其特点是起病很急,尚未见泻吐已死于循环衰竭,故有称为"干性霍乱"或"中毒型霍乱"。霍乱整个病程不长,轻者 3～7 天恢复,个别病例腹泻可持续 1 周左右,并发尿毒症者恢复期可达 2 周以上。

### (三)社会、心理状况

霍乱为烈性肠道传染病,传播快,常引起世界范围的大流行。该病在地方性疫区表现为常年散发(即缓慢的持续流行),也可在一定时期内,由于水型和食物型暴发,而发生较多病例形成流行高峰。对新传入地区,常呈暴发流行。在流行期间,轻型病例和带菌者人数较多,往往难以引起患者的重视,不及时诊治而成为很重要的传染源,对疫源地的消灭造成困难。在医疗水平低下和治疗措施不力的情况下,该病病死率极高。因此应注意评估社会人群的心理反应,有无轻视或恐惧等心理反应,特别是在影响到生产及生活时。

### (四)实验室检查

**1.血常规**

Hb↑,RBC↑,WBC↑↑,N↑,B↑,$K^+$↓,$Na^+$↓,$Cl-$↓,$CO_2CP$↓,BUN↑。

**2.尿常规**

可见蛋白、红细胞和管型,尿比重为 1.010～1.025。

**3.大便常规**

半数可见黏液,镜检仅见少数白细胞。

**4.病原学检查**

用泻吐物悬滴镜检易找到弧菌,可见其呈流星样穿梭运动,并可被特异性抗毒血清所抑制;直接涂片染色可见呈鱼群状排列的 $G^-$ 弧菌;大便培养,将其接种于碱性蛋白胨水增菌后,于碱性琼脂培养基上做分离培养,再将其培养出来的菌落进一步做鉴定分型。

确诊标准:凡有下列三项之一者即可确诊。①凡有腹泻、呕吐等症状,粪便培养霍乱弧菌阳性者。②流行期间疫区内,有典型霍乱症状,虽大便培养阴性而无其他原因可查者。③在流行期间,与确诊患者有密切接触,并在 5 天内出现腹泻症状者,可诊断为轻型患者。

疑诊标准:有以下两项。①凡有典型症状的首发病例,在病原学检查尚未肯定前。②在流行期间,有腹泻症状而无其他原因可查、且有直接或间接接触史者。

## 二、护理诊断

### (一)有传播感染的可能
有传播感染的可能与排出大量病原菌有关。

### (二)体液不足
体液不足与泻吐丢失有关,有脱水体征、血压下降、尿量减少等。

### (三)腹泻
腹泻与肠内感染有关,水样便、大便次数增多等。

### (四)疼痛
疼痛与电解质紊乱有关,腹痛、腓肠肌痛。

## 三、护理目标

(1)患者、带菌者及接触者能说出隔离消毒的目的、要求及具体方法,能自觉配合医院工作人员的工作。

(2)患者脱水得到纠正,生命体征恢复正常。

（3）患者腹泻停止，大便性状恢复正常。

（4）患者自述疼痛消失。

## 四、护理措施

### （一）隔离与消毒

严格按肠道传染病的隔离方法隔离至患者症状消失，隔天大便培养一次，连续三次阴性；并向患者及家属宣传隔离消毒的目的和方法，以期取得配合；严格消毒措施，泻吐物用20%漂白粉乳剂消毒2小时后再倒，或排入特制的化粪池中做消毒处理，便具、餐具、衣被、地面、家具用次氯酸钠溶液消毒，枕芯、床垫日光暴晒6小时或用过氧乙酸熏蒸消毒；病室内应有防蝇设备，护理患者后应彻底洗手。

### （二）体液不足的护理

绝对卧床休息（取平卧位）；专人守护，密切观察病情，随时评估患者的脱水体征及程度，如眼眶凹陷、口渴唇干、皮肤弹性、尿量、血压及神志等；及时采血标本送检二氧化碳结合力、尿素氮及血电解质；准确记录24小时出入水量；立即建立静脉通路，用粗大针头，选用易固定的较粗大血管，必要时采用两条通路，以免延误治疗，但必须要保留一上肢以备测血压用；遵医嘱及时准确补液或使用血管活性药；密切观察补液效果，如血压、脉搏、尿量、脱水体征有无改善等；注意输液反应，有无心力衰竭、肺水肿，一旦发生，立即减慢补液速度，并吸氧、使用强心药等。

#### 1.静脉补液

用于中重度以上的脱水患者，足够及时补充含碱及钾的电解质溶液是首要步骤。常首先用2∶1液，待血压回升后改用3∶2∶1溶液，酸中毒严重者增加碱性液体的用量，国内广泛应用541液（每升含氯化钠5 g、碳酸氢钠4 g、氯化钾1 g），安全有效。头24小时输液轻型为3 000～4 000 mL（儿童120～150 mL/kg），中型4 000～8 000 mL（儿童150～200 mL/kg），重型8 000～12 000 mL（儿童200～250 mL/kg）。其中含钠液占1/2，中度以上患者最初2小时内应快速输入2 000～4 000 mL液体，为此要使用多条输液管和（或）加压输液泵，以保证输入量（每分钟1 mL/kg），视病情改善减慢速度。如加快输液后血压仍不回升，可加用血管活性药物（多巴胺等），直至血压正常并保持稳定为止。每升溶液中加氯化钾10～15 mL，以纠正低血钾。

#### 2.口服补液

世界卫生组织倡导在霍乱流行的国家运用口服补液盐（ORS），治疗轻中度霍乱患者及经静脉输液休克改善的重型患者，其效果已得到普遍肯定。常用的配方是氯化钠3.5 g，碳酸氢钠2.5 g，氯化钾1.5 g，葡萄糖20 g，加水1 000 mL。治疗的头6小时每小时口服750 mL（小儿20公斤以下为250 mL），以后每6小时的口服入量为前6小时泻吐量的1.5倍。

### （三）腹泻的护理

入院后立即采取排泄物送检，并每天送大便作细菌培养；密切观察大便的次数、量、性状，并详细记录；患者呕吐或腹泻时为患者提供帮助，如放置便盆、搀扶患者、及时清除污染的床单等；给予低脂流质饮食，如果汁、米汤等，避免营养不良的发生；加强皮肤和口腔护理，及时更换污染的床单，保持局部清洁、干燥；遵医嘱使用抗菌药物或氯丙嗪等控制肠内感染，减轻腹泻。

抗菌疗法可缩短病程，减少液体的损失，但不能代替补液措施。常用的有效药物有四环素、多西环素、诺氟沙星等。已报道有耐四环素的霍乱菌株，O139霍乱弧菌对复方新诺明耐药，故药物敏感试验是必要的。

针对发病机制治疗,使用外源性特异性受体-GM1碳剂,能与肠腔内游离的肠毒素结合,从而减轻腹泻。应用氯丙嗪阻止cAMP的形成,能使重症患者的大便量迅速减少65%,同时得到镇静,主观感觉改善。小檗碱也是安全有效的抗分泌药物,吲哚美辛、肾上腺皮质激素等在动物实验中也有阻止cAMP、抑制肠液分泌的作用。

### (四)疼痛的护理

剧烈肌痛者可给予局部热敷,遵医嘱补充钠盐或钙盐。

### (五)卫生宣教

一旦发现疫情,应立即上报;对患者、家人和社区群众大力开展有关防病治病的卫生宣教,隔离患者,消灭疫区,加强"三管一灭",注意个人卫生,必要时对重点地区的重点人群,如渔民、船民、码头工人,疫区及邻近地区开展有计划的全菌灭活菌苗或亚单位B菌苗预防接种,虽保护率分别只有52%和50%,维持时间也不足6个月,但对减少急性病例、缩短流行过程仍可起到一定作用。

## 五、护理评价

(1)患者能否说出隔离消毒的重要性和具体措施,能否自觉配合医院的各项隔离消毒工作。

(2)患者的生命体征是否恢复正常,脱水是否得到纠正。

(3)患者腹泻是否停止,大便性状是否恢复正常。

(4)患者是否自觉舒适、疼痛消失。

（王　伟）

# 第六章 普外科疾病护理

## 第一节 腹部损伤

腹部损伤是指由各种原因所致的腹壁和（或）腹腔内器官损伤。根据是否穿透腹壁、腹腔是否与外界相通，可分为开放性腹部损伤（常因刀刃、枪弹、弹片等利器引起）和闭合性腹部损伤（常因坠落、碰撞、冲击、挤压、拳打脚踢等钝性暴力引起）。

根据损伤腹内器官的性质，可分为实质性脏器损伤（肝、脾、胰、肾等或大血管损伤）和空腔脏器损伤（胃肠道、胆道、膀胱等损伤）。实质性脏器损伤以出血为主要表现，空腔脏器损伤以弥漫性腹膜炎、感染性休克为主要表现。常用辅助检查包括血常规、尿常规，血淀粉酶、尿淀粉酶及腹水淀粉酶，影像学检查，诊断性腹腔穿刺或腹腔灌洗等。主要处理原则包括急救处理、非手术治疗和手术治疗。

### 一、护理评估

#### （一）术前评估

1.健康史

（1）个人情况：患者的年龄、性别、婚姻、职业及饮食情况；女患者有无不规则阴道流血。

（2）受伤史：受伤的原因、时间、地点、致伤条件，暴力作用于腹部的强度、速度、着力部位和作用方向，伤情以及伤情变化，就诊前的急救处理及效果。伤者因意识障碍或其他情况不能回答问话时，应向现场目击者和护送者询问受伤史。

（3）既往史：既往有无腹部手术史、药物过敏史、贫血史。

2.身体状况

（1）有无腹壁伤口，其部位、大小、有无脏器自腹壁伤口脱出；有无腹部以外的伤口。

（2）有无腹痛，腹痛的特点、部位、持续时间、伴随症状，有无放射痛和进行性加重。

（3）有无腹膜刺激征，有无肠鸣音减弱或消失。

（4）有无面色苍白、脉搏细速、血压不稳、尿量减少等休克征象。

（5）有无全身中毒症状。

(6)血常规、尿常规、血淀粉酶、尿淀粉酶、影像学检查、诊断性腹穿等检查有无异常。

3.心理-社会状况

(1)是否了解腹部损伤的程度。

(2)是否能够承受突发腹部损伤,以及出血、内脏脱出等刺激;是否担心疾病的预后。

(3)家属对患者的关心程度及经济承受能力。

**(二)术后评估**

(1)麻醉方式、手术类型,损伤脏器,术中出血、补液、输血情况。

(2)生命体征情况。

(3)引流管的放置部位,引流液的颜色、性质、量。

(4)有无损伤器官再出血、腹腔脓肿等并发症发生。

## 二、常见护理诊断(问题)

**(一)体液不足**

体液不足与损伤致腹腔内出血、腹膜炎、呕吐、禁食等有关。

**(二)疼痛**

疼痛与腹腔内器官破裂及消化液刺激腹膜有关。

**(三)潜在并发症**

潜在并发症有损伤器官再出血、腹腔脓肿。

## 三、护理目标

(1)患者能够维持体液平衡及重要脏器的有效灌注。

(2)患者腹痛缓解。

(3)患者未发生并发症或并发症被及时发现与处理。

## 四、护理措施

**(一)现场急救**

腹部损伤可合并多发性损伤,在急救时应分清轻重缓急,首先处理危及生命的情况。根据患者的具体情况,可行以下措施。要注意腹内脏器或组织自腹壁伤口突出者,可用消毒碗覆盖保护,切忌强行还纳,以免加重腹腔感染。

(1)心肺复苏。

(2)配合医师处理明显外出血、开放性气胸或张力性气胸。

(3)紧急进行血常规、生化、交叉配血等检查。

(4)迅速建立2条以上静脉通路,快速输血、输液补充血容量,使用止血药物。

(5)开放性腹部损伤者,妥善处理伤口。

(6)密切观察病情变化。

**(二)非手术治疗的护理**

1.休息与体位

诊断未明确时应绝对卧床休息,观察期间不随便搬动患者,以免加重病情;待病情稳定,可根据受伤部位、程度采取不同卧位。

2."四禁"

(1)诊断未明确之前应绝对禁食、禁饮、禁灌肠、禁止痛药,必要时持续胃肠减压。

(2)要注意腹部损伤患者可能存在胃肠道穿孔,进食或灌肠可能导致肠内容物漏入腹腔,从而加重感染。因此,诊断未明确的患者应禁食、禁饮、禁灌肠。疑有空腔脏器破裂或明显腹胀时,应及早进行胃肠减压,减少胃肠内容物漏出,减轻腹痛。

3.病情观察

(1)每 15～30 分钟测量 1 次脉搏、呼吸、血压,必要时观察神志、瞳孔的变化。检查腹部体征及测量腹围,注意腹膜刺激征的程度和范围变化。

(2)动态了解红细胞计数、白细胞计数、血红蛋白、血细胞比容的变化,判断有无腹腔内活动性出血。

(3)监测中心静脉压、尿量,准确记录 24 小时出入量。

4.维持液体平衡和预防感染

遵医嘱补充液体、电解质,防治水、电解质及酸碱平衡失调,维持有效循环血量。对于空腔脏器破裂者,应遵医嘱使用足量抗菌药物。

5.镇静、镇痛

诊断明确者,可根据病情遵医嘱给予镇静、镇痛或解痉药物。可通过分散患者的注意力,改变体位等来缓解疼痛;空腔脏器损伤者可进行胃肠减压以缓解疼痛。

**(三)手术治疗的护理**

1.术前护理

一旦决定手术,应争取时间完善术前各项检查,尽快进行术前准备。

2.术后护理

(1)病情观察:严密监测患者的心率、血压、呼吸等变化,注意腹部体征的变化,及早发现腹腔脓肿等并发症。危重患者加强呼吸、循环及肾功能的监测和维护。

(2)体位与活动:按照麻醉要求安置体位;无特殊禁忌可予半卧位,以利于腹腔引流,减轻腹痛,改善呼吸循环功能。如病情许可,术后早期即可协助患者翻身、床上活动,鼓励患者尽早下床活动,促进肠蠕动恢复,防止肠道粘连。

(3)饮食与营养:术后早期禁食、胃肠减压,以减轻腹胀及腹痛。必要时给予肠外营养治疗,以满足机体高代谢及修复的需要,提高机体抵抗力;待肠蠕动恢复后,逐渐过渡到普食。

(4)腹腔/盆腔引流管护理:腹部损伤常留置腹腔引流管或盆腔引流管,充分引流腹腔内的残留液体和继续产生的渗液。要点:①妥善固定引流管。②预防感染。③保持引流管通畅,防止管路受压或打折,行负压引流者应根据引流液抽吸情况及时调整负压,维持有效引流。④观察记录引流液的颜色、性状及量,若发现引流液量突然减少,患者出现腹胀、发热时,及时检查管腔有无堵塞或引流管是否滑脱。⑤拔管:一般当引流量小于 10 mL/d、引流液非脓性,患者无发热、腹胀、白细胞计数正常时,可考虑拔除引流管。

**(四)术后并发症的观察与护理**

1.受损器官再出血

(1)观察:①密切观察患者的生命体征、面色、神志、末梢循环及腹痛情况,有无腹痛缓解后又突然加重,同时出现烦躁、面色苍白、肢端温度下降、呼吸及脉搏增快、血压不稳或下降等休克表现。②观察腹腔/盆腔引流,是否出现引流管间断或持续引流出鲜红色血液。③观察血常规结果,是否出现血红蛋白或血细胞比容降低。

(2)护理:①禁止随意搬动患者,以免诱发或加重出血。②若出现腹腔内活动性出血表现,立即通知医师,迅速建立静脉通路,遵医嘱快速输血、输液,必要时留置中心静脉导管,监测中心静脉压力,并输注血管活性药物。③补液时注意观察尿量、肌酐、血尿素氮、出入平衡的变化,注意肾功能的监测与维护。④同时做好腹部急症手术准备,必要时在抗休克的同时进行手术止血。

2.腹腔脓肿

腹腔脓肿可发生膈下脓肿或盆腔脓肿。

(1)膈下脓肿。①观察:观察患者有无脓肿部位持续性钝痛、患侧胸部下方呼吸音减弱或消失;有无呃逆等脓肿刺激膈肌表现;有无咳嗽、胸痛等膈下感染表现;有无发热、脉率增快、乏力、盗汗、厌食、消瘦等全身中毒症状。②护理:协助患者取半卧位。遵医嘱进行抗感染、补液、输血、营养等支持治疗。当膈下脓肿较大,经非手术治疗也不能被吸收时,需协助医师进行经皮穿刺置管引流术或切开引流术。

(2)盆腔脓肿。①观察:观察盆腔引流液的颜色、性质及量;观察患者有无里急后重、大便频而量少、黏液便、尿频、排尿困难等直肠、膀胱刺激症状。②护理:协助患者取半卧位。遵医嘱静脉应用抗菌药物,进行腹部热敷、温热盐水灌肠、物理透热等治疗。经阴道或直肠放置盆腔引流者,协助患者床上翻身或活动时,注意防止引流管滑脱。

## 五、健康教育

### (一)疾病知识指导

根据患者腹部损伤部位告知患者及家属相关知识,使之能更好地配合术后自我管理。加强对劳动保护、安全生产、安全行车、遵守交通规则知识的宣传,避免意外发生。讲解急救知识,指导患者在发生意外时能进行简单的急救或自救;指导患者在发生腹部外伤时,无论有无伤口或出血,都应及时就医,以免延误诊治。

### (二)运动指导

指导患者出院后注意劳逸结合,避免过于疲劳。

(1)根据病情和体力恢复情况,逐渐参加散步等低强度运动。

(2)避免进行快跑、登山、打球等剧烈活动。

(3)术后1个月内避免提重物,以免发生切口疝。

### (三)饮食指导

根据患者肠道功能恢复情况,指导患者少量多餐,由流质、半流质、软食逐渐过渡到普食。具体措施如下。

(1)进食鸡肉、鱼肉、兔肉等高蛋白的食物,及新鲜蔬菜、水果等高维生素食物,促进机体恢复。

(2)避免进食油条、肥肉、炸鸡等油腻食物,防止引起消化不良。

(3)避免进食粗硬食物,以免加重吻合口水肿或炎症,导致肠梗阻。

(4)避免进食牛奶、豆浆或高糖等易产气的食物,防止发生腹胀。

### (四)复查

指导患者术后2周至1个月于门诊复查,若出现腹痛、腹胀、恶心、呕吐、停止排气或排便等不适症状或原有消化系统症状加重,应及时就诊。

### 六、护理评价与关键点

#### (一)护理评价

(1)患者体液平衡是否得到有效维持,重要脏器得到有效灌注。

(2)患者腹痛是否缓解或减轻。

(3)患者是否发生并发症,若出现是否得到及时发现和有效处理。

#### (二)关键点

(1)急救时首先处理危及生命的情况,如窒息、心搏骤停、大出血等。

(2)诊断未明确之前应绝对禁食、禁饮、禁灌肠,避免加重腹腔感染。

(3)诊断不明确时,禁用或慎用止痛药,以免掩盖病情。

(4)术后密切观察生命体征、引流及全身情况,警惕发生受损器官再出血。

(宋爱平)

# 第二节　急性化脓性腹膜炎

急性化脓性腹膜炎是由化脓性细菌引起的腹膜急性炎症,是常见的外科急腹症,分为原发性和继发性,继发性更为多见。主要病因为腹腔脏器穿孔引起的腹壁或内脏破裂,以急性阑尾炎坏疽穿孔最多见,胃十二指肠溃疡急性穿孔次之。临床表现为腹痛、恶心、呕吐、体温升高、脉搏加速及感染中毒症状等。辅助检查包括实验室检查、影像学检查、诊断性腹腔穿刺或腹腔灌洗等。处理原则包括积极处理原发病灶、消除病因、控制炎症、清理或引流腹腔渗液,脓肿形成者给予脓腔引流。

## 一、护理评估

#### (一)术前评估

**1.健康史**

(1)个人情况:患者的性别、年龄、职业及文化程度等。

(2)既往史:既往有无慢性阑尾炎、胃十二指肠溃疡,腹部手术、外伤,泌尿道感染、营养不良或其他导致抵抗力下降的情况。

**2.身体状况**

(1)腹痛发生的时间、部位、性质、程度、范围及伴随症状。

(2)有无恶心、呕吐,呕吐持续时间、呕吐物性状。

(3)有无腹膜刺激征。

(4)有无肠鸣音减弱或消失、移动性浊音。

(5)有无寒战、高热、脉速、呼吸浅快、血压下降、面色苍白、肢端发凉、神志恍惚或不清等重度缺水、代谢性酸中毒及感染性休克表现。

(6)血常规、腹部 X 线、B 超、CT、诊断性腹腔穿刺或腹腔灌洗等检查有无异常。

3.心理社会状况

(1)患者对急性化脓性腹膜炎的认知程度。

(2)患者是否担心急性化脓性腹膜炎的预后。

(3)家属对患者的关心程度及经济承受能力。

**(二)术后评估**

(1)麻醉方式、手术类型,术中出血、补液、输血情况。

(2)原发病变类型。

(3)患者的生命体征、意识、尿量、营养状况及皮肤情况。

(4)引流情况,包括腹腔引流管的位置,引流液颜色、性质及量。

(5)伤口敷料及切口愈合情况。

(6)有无切口感染、盆腔脓肿、膈下脓肿等并发症发生。

## 二、常见护理诊断(问题)

**(一)急性疼痛**

急性疼痛与壁腹膜受炎症刺激有关。

**(二)体温过高**

体温过高与腹膜炎毒素吸收有关。

**(三)体液不足**

体液不足与腹腔内大量渗出、高热或体液丢失过多有关。

**(四)潜在并发症**

潜在并发症有切口感染、盆腔脓肿、膈下脓肿。

## 三、护理目标

(1)患者自述腹痛程度减轻或缓解。

(2)患者炎症得以控制,体温逐渐降至正常范围。

(3)患者维持水、电解质及酸碱平衡,生命体征平稳。

(4)患者未发生并发症或并发症被及时发现和处理。

## 四、护理措施

**(一)非手术治疗的护理**

1.病情观察

观察患者腹痛、恶心、呕吐、腹膜刺激征、肠鸣音等局部症状、体征的变化;观察患者的生命体征、中心静脉压、出入量、神志、面色等情况,及早发现有无感染性休克表现。

2.体位

(1)协助患者取半卧位,休克患者给予平卧位或休克卧位(头、躯干和下肢均抬高约20°)。尽量减少搬动,以减轻疼痛。

(2)注意:半卧位能促使腹腔内渗出液流向盆腔,以利引流,促进炎症局限,减少毒素吸收,减轻中毒症状;同时促使腹内脏器下移、松弛腹肌、减轻因腹胀挤压膈肌影响呼吸和循环。平卧位或休克卧位能够促进血液回流,保证重要脏器的血液供应。

3.禁食、胃肠减压

胃肠道穿孔患者需禁食、持续胃肠减压,以减轻胃肠道积气,减少胃肠道内容物继续进入腹腔,改善胃肠壁血运,促进炎症局限和吸收,促进胃肠道蠕动恢复。

4.控制感染、体温

继发性腹膜炎多为混合感染,致病菌主要为大肠埃希菌、肠球菌及厌氧菌。选择抗菌药物时,应考虑致病菌的种类,或根据细菌培养及药敏结果合理选用抗菌药物。出现高热时,遵医嘱给予药物或物理降温。

5.纠正休克、电解质紊乱

由于禁食、胃肠减压、腹腔内大量渗液,患者易出现水和电解质紊乱、低蛋白血症,应积极给予纠正。

(1)根据患者的液体丢失量、生理需要量、心率、血压、中心静脉压、尿量、电解质、蛋白等监测指标,及时补充液体和电解质,必要时输注血浆或清蛋白。

(2)根据监测指标,及时调整各类液体的输注顺序及速度。

(3)出现休克时,遵医嘱应用血管活性药,维持患者的血压和有效组织灌注;必要时,遵医嘱应用激素减轻中毒症状。

6.营养支持

急性腹膜炎患者分解代谢增强,代谢率为正常人的140%,热量补充不足时,体内大量蛋白首先被消耗,导致患者抵抗力和愈合能力下降。应尽早给予肠外营养,以提高机体的防御和修复能力。

7.镇静、镇痛

遵医嘱给予镇静药物,以减轻患者痛苦和恐惧心理。诊断明确者可使用止痛药物,否则禁用止痛药物,以免掩盖病情。

8.心理护理

向患者及其家属介绍腹膜炎相关知识,告知相关检查、治疗、护理的目的及配合方法。关心患者、加强交流,指导其正确认识疾病的发展过程,减轻焦虑和恐惧心理。

**(二)手术治疗的护理**

1.术前护理

协助患者做好术前检查,术前常规准备,必要时进行肠道清洁。

2.术后护理

(1)体位:全麻未清醒患者取平卧位并将头偏向一侧,注意呕吐情况,保持呼吸道通畅。全麻清醒或硬膜外麻醉患者术后平卧 6 小时,生命体征平稳后改为半卧位,鼓励患者早期活动。

(2)禁食、胃肠减压:术后继续禁食、胃肠减压。肠蠕动恢复后可拔除胃管,逐步恢复至经口进食。禁食期间做好口腔护理。

(3)观察病情变化:观察心率、血压、中心静脉压变化;观察肠蠕动恢复情况和腹部体征变化,及时发现患者有无膈下脓肿、盆腔脓肿等表现;观察引流、伤口愈合情况;观察尿量、肌酐、血尿素氮、出入量变化。

(4)维持体液平衡和生命体征平稳:遵医嘱补充液体及电解质,必要时输注血浆、清蛋白或血管活性药物。

(5)控制感染与体温:抗菌药物应用及降温措施同非手术治疗的护理。术后留置中心静脉导管、尿管、气管插管、引流管的患者,做好相应导管的护理,预防导管相关性感染。

(6)营养支持:应根据患者的病情和肠蠕动恢复情况,尽早由肠外营养过渡至肠内营养,并逐步恢复经口进食。留置空肠营养管者,肠蠕动恢复后可实施肠内营养治疗。

(7)疼痛护理:每天进行疼痛评分,数字评分法≥4分时,及时通知医师给予处理,并观察处理效果、有无药物不良反应。应用自控镇痛泵的患者,指导其使用方法。

(8)腹腔引流管护理:术后常放置腹腔引流管,充分引流腹腔内的残留液体和继续产生的渗液。要点:①妥善固定引流管。②预防感染。③保持引流管通畅,防止管路受压或打折,行负压引流者应根据引流液抽吸情况及时调整负压,维持有效引流。④观察记录引流液的颜色、性状及量,若发现引流液量突然减少,患者出现腹胀、发热时,及时检查管腔有无堵塞或引流管是否滑脱。⑤拔管。一般当引流量小于 10 mL/d、引流液非脓性,患者无发热、腹胀、白细胞计数正常时,可考虑拔除引流管。

### (三)术后并发症的观察与护理

1.切口感染

(1)观察:密切观察切口敷料是否清洁、干燥;观察缝线有无松脱;观察伤口愈合情况,有无红、肿、热、痛、积脓、积液、异味等切口感染征象;放置切口引流的患者,观察引流物有无移位。

(2)护理:保持切口敷料清洁、干燥;有渗血、渗液时及时通知医师换药;发现切口感染征象及时通知医师处理;维持腹带包扎稳固,以保护手术切口。

2.盆腔脓肿

(1)观察:观察盆腔引流液的颜色、性质及量;观察患者有无里急后重、大便频而量少、黏液便、尿频、排尿困难等直肠、膀胱刺激症状。

(2)护理:协助患者取半卧位。遵医嘱静脉应用抗菌药物,进行腹部热敷、温热盐水灌肠、物理透热等治疗。经阴道或直肠放置盆腔引流者,协助患者床上翻身或活动时,注意防止引流管滑脱。

3.膈下脓肿

(1)观察:观察患者有无脓肿部位持续性钝痛、患侧胸部下方呼吸音减弱或消失;有无呃逆等脓肿刺激膈肌表现;有无咳嗽、胸痛等膈下感染表现;有无发热、脉率增快、乏力、盗汗、厌食、消瘦等全身中毒症状。

(2)护理:协助患者取半卧位。遵医嘱进行抗感染、补液、输血、营养等支持治疗。当膈下脓肿较大,经非手术治疗也不能被吸收时,需协助医师进行经皮穿刺置管引流术或切开引流术。

## 五、健康教育

### (一)疾病知识指导

告知患者和家属有关急性化脓性腹膜炎及原发病的知识,使之能更好地配合术后长期治疗和自我管理。

### (二)运动指导

指导患者出院后注意劳逸结合,避免过于疲劳。

(1)根据病情和体力恢复情况,逐渐参加散步等低强度运动。

(2)避免进行快跑、登山、打球等剧烈活动。

(3)术后 1 个月内避免提重物,以免发生切口疝。

**（三）饮食指导**

根据患者肠道功能恢复情况,指导患者少量多餐,由流质、半流质、软食逐渐过渡到普食。

（1）进食鸡肉、鱼肉、兔肉等高蛋白的食物,及新鲜蔬菜、水果等高维生素食物,促进机体恢复。

（2）避免进食油条、肥肉、炸鸡等油腻食物,防止引起消化不良。

（3）避免进食粗硬食物,以免加重吻合口水肿或炎症,导致肠梗阻。

（4）避免进食牛奶、豆浆或高糖等易产气的食物,防止发生腹胀。

**（四）复查**

指导患者术后 2 周至 1 个月于门诊复查,若出现腹痛、腹胀、恶心、呕吐、停止排气或排便等不适症状或原有消化系统症状加重,应及时就诊。

## 六、护理评价与关键点

**（一）护理评价**

（1）患者腹痛是否减轻或缓解。

（2）患者炎症是否得以控制,体温是否降至正常。

（3）患者是否出现水、电解质、酸解失衡或休克表现。

（4）患者是否发生并发症,若出现是否得到及时发现和处理。

**（二）关键点**

（1）术后取半卧位是促进炎症局限和引流、减轻腹胀及中毒症状的重要措施。

（2）积极进行液体复苏、应用血管活性药物和激素是纠正感染性休克的重要措施。

（宋爱平）

# 第三节　胃十二指肠溃疡

胃十二指肠溃疡是指发生于胃、十二指肠的局限性圆形或椭圆形全层黏膜缺损,与胃酸分泌过多、幽门螺杆菌感染、黏膜防御机制减弱等有关。主要临床表现为慢性、周期性、节律性发作的腹痛,溃疡活动期可有上腹部局限性轻压痛;合并急性穿孔时,可出现突发性上腹部刀割样疼痛,并迅速波及全腹,伴恶心、呕吐等;合并大出血时,可出现呕血、黑便,甚至休克;合并瘢痕性幽门梗阻时,可出现进食后上腹饱胀不适、阵发性胃痉挛性疼痛、嗳气、恶心、反复呕吐、营养不良等表现。纤维胃镜、钡餐 X 线检查为确诊胃十二指肠溃疡的主要方法。无严重并发症的胃十二指肠溃疡一般采取内科治疗,外科手术治疗主要用于急性穿孔、出血、幽门梗阻、药物治疗无效的溃疡及恶变者。

## 一、护理评估

**（一）术前评估**

1.健康史

（1）个人情况:患者的性别、年龄、职业、生活习惯、性格特征、心理压力、吸烟史、饮食习惯等。

（2）既往史：既往用药情况,特别是有无非甾体抗炎药物和类固醇皮质等药物服用史。

2.身体状况

（1）有无腹痛,疼痛的规律、加重及缓解因素。

（2）有无恶心、呕吐,呕吐物的颜色、性质、量及气味。

（3）有无便血或黑便。

（4）有无腹膜刺激征,肠鸣音亢进、减弱或消失。

（5）有无循环系统代偿表现,有无休克。

（6）有无营养不良、低蛋白血症。

（7）纤维胃镜、X线钡餐、腹部X线、胃酸测定、血常规、诊断性腹腔穿刺、血管造影等检查有无异常。

3.心理社会状况

（1）患者对胃十二指肠溃疡的了解程度。

（2）患者有对手术有无顾虑及心理负担,是否担心胃十二指肠溃疡的预后。

（3）家属对患者的关心程度和经济承受能力。

（4）患者和家属是否知晓胃十二指肠溃疡的预防方法。

**（二）术后评估**

（1）麻醉和手术方式,术中出血、补液、输血情况。

（2）患者的生命体征。

（3）胃肠减压和腹腔引流液的颜色、性质及量。

（4）肠蠕动恢复情况。

（5）有无出血、胃瘫、吻合口破裂或吻合口瘘、十二指肠残端破裂、肠梗阻、倾倒综合征等并发症发生。

## 二、常见护理诊断(问题)

**（一）急性疼痛**

急性疼痛与胃十二指肠黏膜受侵蚀、手术创伤有关。

**（二）体液不足**

体液不足与溃疡急性穿孔后消化液大量丢失,溃疡大出血致血容量降低,大量呕吐、胃肠减压等引起水、电解质的丢失等有关。

**（三）营养失调**

低于机体需要量与营养摄入不足、消耗增加有关。

**（四）潜在并发症**

潜在并发症有出血、胃瘫、吻合口破裂或吻合口瘘、十二指肠残端破裂、肠梗阻及倾倒综合征。

## 三、护理目标

（1）患者自述疼痛减轻或缓解。

（2）患者能够维持体液平衡及重要脏器的有效灌注。

（3）患者的营养状况得以维持或改善。

（4）患者未发生并发症或并发症被及时发现与处理。

## 四、护理措施

### （一）术前护理

**1.胃大部切除术**

协助做好术前检查,术前常规准备,术前 1 天进流质饮食,术前 8 小时禁食、禁饮,必要时留置胃管。

**2.胃十二指肠溃疡急性穿孔**

（1）病情观察:观察患者生命体征、腹膜刺激征、肠鸣音的变化,若病情加重,应做好急诊手术准备。

（2）体位:伴有休克的患者应取休克卧位(仰卧中凹位),即上身及下肢各抬高 20°,生命体征平稳后改为半卧位,减少毒素吸收,降低腹壁张力,减轻疼痛。

（3）禁食、胃肠减压:保持引流通畅和有效负压,减少胃肠内容物继续外漏,注意观察引流液的颜色、性质及量。

（4）输液:遵医嘱静脉补液,应用抑酸药物,维持水、电解质及酸碱平衡。同时记录出入液量。

（5）预防和控制感染:遵医嘱合理使用抗菌药物。

**3.胃十二指肠溃疡大出血**

（1）病情观察:严密观察血压、脉搏、尿量、中心静脉压、周围循环状况;观察胃管引流液和红细胞计数变化,判断有无活动性出血及止血效果。若出血仍在继续,及时报告医师,做好急诊手术的术前准备。

（2）体位:取平卧位,呕血者头偏向一侧。

（3）禁食、留置胃管:用生理盐水冲洗胃管,清除凝血块,直至胃液变清。可经胃管注入 200 mL含 8 mg 去甲肾上腺素的冰生理盐水溶液,每 4～6 小时 1 次。

（4）补充血容量:建立多条输液通路,必要时放置中心静脉导管,快速输液、输血。

（5）应用止血、抑酸药物:遵医嘱静脉或肌内注射止血药物;静脉给予 $H_2$ 受体拮抗剂、质子泵抑制剂、或生长抑素等。

（6）胃镜下止血:协助医师行胃镜下止血。

**4.胃十二指肠溃疡瘢痕性幽门梗阻**

（1）胃肠减压:留置胃管,进行胃肠减压和引流。

（2）饮食指导:完全梗阻者需禁食,非完全梗阻者可给予无渣半流质。

（3）洗胃:完全梗阻者,术前用温生理盐水洗胃,清除胃内宿食,减轻胃壁水肿和炎症,同时利于术后吻合口愈合。

（4）支持治疗:遵医嘱静脉输液,补充液体、电解质、肠外营养液、血制品等,维持水、电解质及酸碱平衡,纠正营养不良、贫血及低蛋白血症。

**5.心理护理**

了解患者心理状态,鼓励患者表达自身感受,根据患者个体情况向其提供信息,帮助其消除不良心理,增强治疗信心。鼓励家属和亲友给予患者关心及支持,使其能够积极配合治疗和护理。

**(二)术后护理**

**1.病情观察**

严密监测生命体征变化,观察患者的尿量、伤口有无渗血、渗液及引流液的情况。

**2.体位**

平卧位,待血压、脉搏平稳后改为摇高床头 30°,以减轻腹部切口张力及疼痛,利于呼吸及循环。

**3.管道护理**

(1)禁食、胃肠减压:术后早期给予患者禁食、持续胃肠减压,引出胃内液体、积血及气体,减轻吻合口张力。胃肠减压护理要点:①妥善固定胃管并记录胃管插入长度,避免胃管脱出,一旦脱出切忌不能自行插回,以免造成吻合口瘘。②保持引流管通畅,维持适当的负压,防止管路受压、扭曲、折叠。③观察并记录引流液的颜色、性状及量,术后 24 小时内可由胃管引流出少量暗红色或咖啡样液体,一般不超过 100~300 mL。若有较多鲜血,应及时联系医师并配合处理。④拔管:术后胃肠减压量减少,肠蠕动恢复、肛门排气后,可拔除胃管。

(2)腹腔引流管的观察:腹腔引流管可预防血液、消化液、渗出液等在腹腔内或手术野内积聚,排出腹腔脓液和坏死组织,防止感染扩散,促使手术野无效腔缩小或闭合,保证伤口良好愈合。腹腔引流管护理要点:①妥善固定引流管和引流袋,防止患者在变换体位时压迫、扭曲引流管,或引流管被牵拉而脱出。另外,还可避免或减少因引流管的牵拉而引起疼痛。②保持引流通畅,若发现引流量突然减少,患者感到腹胀、伴发热,应检查引流管腔有无堵塞或引流管是否脱落。③注意观察引流液的颜色、量、气味及有无残渣等,准确记录 24 小时引流量。一般情况下,患者术后体温逐日趋于正常,腹腔引流液逐日减少、变清。若术后数天腹腔引流液仍不减,伴有黄绿色胆汁或脓性,带臭味,伴腹痛,体温再次上升,应警惕发生吻合口瘘的可能;须及时告知医师,协助处理。④注意观察引流管周围皮肤有无红肿、皮肤损伤等情况。⑤疼痛观察:引流口处疼痛,常由于引流液刺激周围皮肤,或引流管过紧地压迫局部组织引起继发感染或迁移性脓肿所致,局部固定点疼痛一般是病变所在处。剧烈腹痛突然减轻,应高度怀疑脓腔或脏器破裂,注意观察腹部体征。

**4.补液**

遵医嘱静脉输液,必要时遵医嘱输注血制品,记录 24 小时出入量,监测血电解质,避免发生水、电解质、酸碱平衡紊乱。

**5.活动**

鼓励患者早期活动,促进肠蠕动恢复,防止术后发生肠粘连和下肢深静脉血栓。除年老体弱或病情较重者,鼓励并协助患者术后第 1 天坐起轻微活动,第 2 天协助患者于床边活动,第 3 天可在病室内活动。

**6.营养支持**

改善患者的营养状态,能够促进吻合口和切口愈合。需要注意的是,食物宜温、软、易于消化,少量多餐。开始时每天 5~6 餐,逐渐减少进餐次数并增加每次进餐量,逐步恢复正常饮食。具体措施如下。

(1)禁食期间:遵医嘱输注肠外营养液。

(2)拔除胃管后当天:可饮少量水或米汤。

(3)如无不适,拔管后第 2 天进半量流质饮食,每次 50~80 mL。

(4)拔管后第 3 天进全量流质饮食,每次 100～150 mL。

(5)进食后无不适,第 4 天可进半流质饮食。

7.疼痛护理

每天进行疼痛评分,使用数字评分法≥3 分时,及时通知医师给予处理,并观察处理效果、有无药物不良反应。应用自控镇痛泵者,指导其使用方法。

**(三)术后并发症的观察与护理**

1.出血

出血主要包括胃或十二指肠残端出血、吻合口出血及腹腔出血。

(1)观察:术后早期易发生。若术后短时间内胃管或腹腔引流管内引流出大量鲜红色血液,24 小时后仍未停止,须警惕胃出血。

(2)护理:观察患者的神志、生命体征、尿量、体温的变化;观察胃管、腹腔引流管引流液的颜色、性质及量;观察血红蛋白、血细胞比容的变化。遵医嘱应用止血药物、输血或用冰盐水洗胃;必要时协助医师通过内镜检查出血部位并止血。经非手术治疗不能有效止血或出血量＞500 mL/h 时,积极完善术前准备。

2.胃瘫

胃瘫是胃手术后以胃排空障碍为主的综合征,发病机制尚未明确,常发生于术后数天停止胃肠减压、进食流质,或由流质饮食改为半流质饮食后。

(1)观察:观察患者在停止胃肠减压或进食后,有无上腹饱胀、恶心、呕吐、顽固性呃逆。

(2)护理:严格禁食、禁水,持续胃肠减压;遵医嘱补液,维持水、电解质及酸碱平衡;给予肠外营养支持,改善机体营养状态,纠正低蛋白血症。使用 3% 温盐水洗胃,减轻吻合口水肿。遵医嘱应用胃动力促进剂或中药治疗。向患者解释术后胃瘫多能经非手术治疗治愈,消除其紧张、恐惧心理。患者胃动力的恢复常突然发生,于 1～2 天胃引流量明显减少,腹胀、恶心迅速缓解,即可拔除胃管,指导患者逐渐恢复饮食。

3.吻合口破裂或吻合口瘘

吻合口破裂或吻合口瘘多发生在术后 1 周内,与缝合不当、吻合口张力过大、组织供血不足、贫血、低蛋白血症、组织水肿等有关。

(1)观察:观察患者有无高热、脉速,腹部压痛、反跳痛、腹肌紧张,或腹腔引流管内引流出含肠内容物的混浊液体。

(2)护理:给予患者禁食、胃肠减压。遵医嘱应用肠外营养支持,纠正水、电解质及酸碱失衡,合理应用抗菌药物。形成局部脓肿、外瘘或无弥漫性腹膜炎者,行局部引流,注意及时清洁瘘口周围皮肤并保持干燥,局部使用氧化锌软膏、皮肤保护粉/膜,避免皮肤破损继发感染。

(3)注意:出现弥漫性腹膜炎的吻合口破裂患者必须立即手术,做好急诊术前准备。

4.十二指肠残端破裂

十二指肠残端破裂多发生在术后 24～48 小时,见于十二指肠残端处理不当或毕Ⅱ式输入袢梗阻。

(1)观察:观察患者有无突发上腹部剧痛、腹膜刺激征、发热、白细胞计数增加、腹腔穿刺抽出胆汁样液体。

(2)护理:一旦确诊应立即手术,积极完善术前准备,术后护理同吻合口破裂或吻合口瘘。

5.肠梗阻

肠梗阻根据梗阻部位分为输入袢梗阻、输出袢梗阻及吻合口梗阻。

(1)输入袢梗阻:见于毕Ⅱ式胃大部分切除术后。①急性完全性输入袢梗阻:与输入袢受压或穿入输出袢与横结肠系膜的间隙孔隙形成内疝所致。临床表现为突发上腹部剧烈疼痛、频繁呕吐、量少、多不含胆汁、呕吐后症状不缓解,且上腹部有压痛性肿块,病情进展快,很快出现休克表现。由于易发生肠绞窄,应紧急手术治疗。②慢性不完全性输入袢梗阻:由于输入袢在吻合口处形成锐角,输入袢内消化液排空不畅所致。表现为进食后上腹胀痛或绞痛,随即突然喷射性呕吐出大量不含食物的胆汁,呕吐后症状缓解。应给予禁食、胃肠减压、肠外营养支持治疗,非手术治疗症状仍不能缓解者,需再次手术。

(2)输出袢梗阻:见于毕Ⅱ式胃大部分切除术后,因术后肠粘连、大网膜水肿、炎性肿块压迫所致。表现为上腹饱胀不适,严重时有呕吐,呕吐物含胆汁。若非手术治疗无效,应手术解除梗阻。

(3)吻合口梗阻:见于吻合口过小或吻合时内翻过多,加上术后吻合口水肿所致。表现为进食后上腹饱胀感和溢出性呕吐,呕吐物含不含胆汁。非手术治疗措施同胃瘫;若非手术治疗无效,需手术解除梗阻。

6.倾倒综合征

胃大部分切除术后,由于失去幽门的节制功能,导致胃排空过快,产生一系列临床症状,称为倾倒综合征。根据进食后出现症状的时间分为早期和晚期两种类型。

(1)早期倾倒综合征:多发生在进食后半小时内,与大量高渗性食物快速进入肠道导致肠道内分泌细胞大量分泌肠源性血管活性物质,及渗透压作用使细胞外液大量移入肠腔有关。①观察:密切观察患者有无心悸、出冷汗、乏力、面色苍白、头晕等循环系统症状,以及腹部饱胀不适或绞痛、恶心、呕吐、腹泻等胃肠道症状。②护理:指导患者调整饮食,少量多餐;进食低碳水化合物、高蛋白饮食;用餐时限制饮水喝汤;避免进食过甜、过咸、过浓的流质饮食;进餐后平卧 20 分钟。多数患者经饮食调整后,症状可减轻或消失,半年到 1 年能逐渐自愈;严重者需使用生长抑素或手术治疗。

(2)晚期倾倒综合征:发生于餐后 2～4 小时,与食物进入肠道后刺激胰岛素大量分泌,继而导致反应性低血糖有关,故又称为低血糖综合征。①观察:观察患者有无心悸、出冷汗、乏力、面色苍白、手颤、虚脱等表现。②护理:指导患者出现症状时稍进饮食,尤其是糖类。指导患者少食多餐,减少碳水化合物的摄入,增加蛋白质比例。

## 五、健康教育

### (一)疾病知识指导

告知患者及家属有关胃十二指肠溃疡的知识,使之能更好地配合术后长期治疗和自我管理。

### (二)运动指导

指导患者出院后注意劳逸结合,避免过于疲劳。

(1)根据病情和体力恢复情况,逐渐参加散步等低强度运动。

(2)避免进行快跑、登山、打球等剧烈活动。

(3)术后 1 个月内避免提重物,以免发生切口疝。

### (三)饮食指导

根据患者肠道功能恢复情况,指导患者少量多餐,由流质、半流质、软食逐渐过渡到普食。

（1）进食鸡肉、鱼肉、兔肉等高蛋白的食物，及新鲜蔬菜、水果等高维生素食物，促进机体恢复。

（2）避免进食油条、肥肉、炸鸡等油腻食物，防止引起消化不良。

（3）避免进食粗硬食物，以免加重吻合口水肿或炎症，导致肠梗阻。

（4）避免进食牛奶、豆浆或高糖等易产气的食物，防止发生腹胀。

**（四）复查**

指导患者术后 2 周至 1 个月于门诊复查，若出现腹痛、腹胀、恶心、呕吐、停止排气或排便等不适症状或原有消化系统症状加重，应及时就诊。

**（五）药物指导**

指导患者服药的时间、剂量、方式，说明药物不良反应，避免服用对胃黏膜有损害的药物，如阿司匹林、吲哚美辛、类固醇皮质等。

## 六、护理评价与关键点

**（一）护理评价**

（1）患者疼痛是否减轻或缓解。

（2）患者是否维持体液平衡及重要脏器的有效灌注。

（3）患者的营养状况是否得以维持或改善。

（4）患者有无发生并发症或并发症是否被及时发现与处理。

**（二）关键点**

（1）急性穿孔、大出血是胃十二指肠溃疡的急症，需及早处理。

（2）胃十二指肠溃疡患者行胃大部分切除术后，预防与及早发现各种术后并发症是术后护理的关键。

（3）正确指导患者饮食是防止术后倾倒综合征的关键。

（4）规律饮食和良好的生活习惯是预防胃十二指肠疾病的有效方法。

（宋爱平）

# 第四节　肝　脓　肿

肝脓肿是肝受感染后形成的脓肿。根据致病微生物不同分为细菌性肝脓肿和阿米巴性肝脓肿两种。临床上细菌性肝脓肿最多见，其中胆道感染是最常见的病因，细菌可经过胆道、肝动脉、门静脉、淋巴系统等侵入。主要症状是寒战、高热、肝区疼痛和肝大。体温可高达 40 ℃，病情急骤严重，全身中毒症状明显。细菌性肝脓肿可引起急性化脓性腹膜炎、膈下脓肿、脓胸、化脓性心包炎等并发症，严重者可致心脏压塞。辅助检查包括实验室检查和影像学检查，B 超是肝脓肿的首选检查方法。阿米巴性肝脓肿是肠道阿米巴感染的并发症，绝大多数是单发。处理原则：全身营养支持治疗，大剂量、联合应用抗菌药物，穿刺抽脓或置管引流，必要时行切开引流或肝叶切除。

## 一、常见护理诊断/问题

### (一)体温过高

体温过高与肝脓肿及其产生的毒素吸收有关。

### (二)疼痛

疼痛与脓肿导致肝包膜张力增加或穿刺、手术治疗有关。

### (三)营养失调

低于机体需要量与进食减少、感染、高热引起分解代谢增加有关。

### (四)潜在并发症

潜在并发症有腹膜炎、膈下脓肿、胸腔感染、出血及胆漏。

## 二、护理措施

### (一)非手术治疗的护理/术前护理

1.高热护理

(1)密切监测体温变化,遵医嘱给予物理降温或药物降温,必要时做血培养;及时更换汗湿的衣裤和床单,保持舒适。

(2)注意:降温过程中观察出汗情况,注意保暖等。鼓励患者多饮水,每天至少摄入 2 000 mL 液体,口服不足者应加强静脉补液、补钠,纠正体液失衡,防止患者因大量出汗引起虚脱。

2.用药护理

(1)遵医嘱早期使用大剂量抗菌药物以控制炎症,促使脓肿吸收自愈。注意把握用药间隔时间与药物配伍禁忌。

(2)阿米巴性肝脓肿使用抗阿米巴药物,如甲硝唑、氯喹等。甲硝唑为首选药物,一般用药 2 天后见效,6～9 天体温可降至正常。如"临床治愈"后脓腔仍存在者,可继续服用 1 个疗程甲硝唑。氯喹多用于对甲硝唑无效的病例,但对心血管有不良反应如心肌受损等,应特别注意。

(3)长期使用抗菌药物者,应警惕假膜性肠炎和继发双重感染。糖尿病患者免疫功能低下,长期应用抗菌药物,可能发生口腔、泌尿系统、皮肤黏膜、肠道的各种感染。

3.营养支持

肝脓肿是一种消耗性疾病,应鼓励患者多食高蛋白、高热量、富含维生素及膳食纤维的食物;进食困难、食欲缺乏、贫血、低蛋白血症、营养不良者应适当给予清蛋白、血浆、氨基酸等营养支持。

4.病情观察

加强对生命体征和胸腹部症状、体征的观察。观察患者体温变化;观察腹部和胸部症状与体征的变化,及早发现有无脓肿破溃引起的腹膜炎、膈下脓肿、胸腔感染等并发症。肝脓肿患者如继发脓毒血症、急性化脓性胆管炎或出现中毒性休克征象时,应立即通知医师并协助抢救。

### (二)经皮肝穿刺抽脓或脓肿置管引流的护理

1.术前护理

(1)解释:向患者和家属解释经皮肝穿刺抽脓或脓肿置管引流的方法、效果及配合要求;嘱患者术中配合做好双手上举、平卧位或侧卧位,以利于穿刺操作。

(2)协助做好穿刺药物和物品准备。

2.术后护理

(1)穿刺后护理:每小时测量血压、脉搏、呼吸,平稳后可停止,如有异常及时汇报医师。观察穿刺点局部有无渗血、脓液渗出、血肿等。

(2)引流管护理:如脓液较稠、抽吸后脓腔不能消失、脓液难以抽净者,留置管道引流。要点:①妥善固定,防止滑脱。②取半卧位,以利引流和呼吸。③保持引流管通畅,勿压迫、折叠管道。必要时协助医师每天用生理盐水或含抗菌药物盐水或持续冲洗脓腔,冲洗时严格无菌原则,注意出入量,观察和记录脓腔引流液的颜色、性状及量。④预防感染:适时换药,直至脓腔愈合。⑤拔管:B超复查脓腔基本消失或脓腔引流量少于 10 mL/d,可拔除引流管。

(3)病情观察:观察患者有无发热、肝区疼痛等,观察肝脓肿症状和改善情况,适时复查B超,了解脓肿好转情况。位置较高的肝脓肿,穿刺后应注意呼吸、胸痛及胸部体征,及时发现气胸、脓胸等并发症。

### (三)手术治疗的护理

手术方式有切开引流和肝叶切除两种。

1.术前准备

协助做好术前检查、术前常规准备等。

2.术后护理

(1)疼痛护理:①评估疼痛的诱发因素、伴随症状,观察并记录疼痛程度、部位、性质及持续时间等。②遵医嘱给予镇痛药物,并观察药物效果和不良反应。③指导患者采取放松和分散注意力的方法应对疼痛。

(2)病情观察:行脓肿切开引流者观察患者生命体征、腹部体征,注意有无脓液流入患者腹腔而并发腹腔感染。观察肝脓肿症状和改善情况,适时复查 B超,了解脓肿好转情况;行肝叶切除患者要密切观察其生命体征、神志、面色、尿量、中心静脉压、切口渗血渗液及腹腔引流液的量和颜色等的变化,并做好记录。

(3)肝叶切除护理:术后 24 小时内应卧床休息,避免剧烈咳嗽,以防出血。给予氧气吸入,保证血氧浓度,促进肝创面愈合。

### (四)术后并发症的观察和护理

1.腹腔出血

腹腔出血是肝切除术后常见的并发症之一,术后 24 小时易发生。

(1)观察:术后 48 小时内应严密观察生命体征变化,严密观察引流液的量、性质及颜色。短时间内引流管引出大量鲜红色血液,1 小时内引流出 200 mL 以上或每小时 100 mL 持续 3 小时以上的鲜红色血性液体,应考虑活动性腹腔出血,立即通知医师及时处理。

(2)护理:①术后 24 小时内卧床休息,避免剧烈咳嗽和打喷嚏等,以防止术后肝断面出血。②输液、输血:若短期内或持续引流较大量的鲜红色血性液体,经输血、输液,患者血压、脉搏仍不稳定时,应做好再次手术的准备。③若明确为凝血机制障碍性出血,可遵医嘱给予凝血酶原复合物、纤维蛋白原、输新鲜血等。

2.胆汁漏

(1)观察:是否出现腹痛、发热和腹膜刺激征,切口有无胆汁渗出和(或)腹腔引流液有无含胆汁。

(2)护理:①胆汁渗出者,注意保护局部皮肤。②协助医师调整引流管,保持引流通畅,并注意观察引流液的颜色、量与性状。③如发生局部积液,应尽早行 B超定位穿刺置管引流。④如发生胆汁性腹膜炎,应尽早手术。

### 三、健康教育

#### (一)预防复发

(1)有胆道感染等疾病者应积极治疗原发病灶。

(2)多饮水,进食高热量、高蛋白、富含维生素和纤维素营养丰富易消化的食物,增强体质,提高机体免疫力。

(3)注意劳逸结合,避免过度劳累。

(4)遵医嘱按时服药,不得擅自改变药物剂量或随意停药。

(5)合并糖尿病患者,让其了解控制血糖在本病治疗中的重要性,应注意维持血糖。嘱遵医嘱按时注射胰岛素或口服降糖药物,定时监测血糖,控制空腹血糖在 5.8~7.0 mmol/L,餐后 2 小时血糖 8~11 mmol/L。

(6)注意饮食卫生,不喝生水,不进食不卫生、未煮熟食物。

#### (二)自我观察与复查

遵医嘱定期复查。若出现发热、腹部疼痛等症状,警惕有复发的可能,应及时就诊。

#### (三)关键点

(1)早期诊断、早期治疗、及时有效使用抗菌药物、有效引流及全身营养支持是治疗肝脓肿的关键。

(2)及早治疗原发病灶,是预防肝脓肿复发的关键。

(3)注意饮食卫生是预防肝脓肿发生的有效措施。

(宋爱平)

## 第五节 胆 石 症

胆石症包括发生在胆囊和胆管内结石。胆囊结石与胆汁中胆固醇呈过饱和状态、继而沉淀析出有关,如肥胖、高脂肪饮食、糖尿病等因素。典型症状为胆绞痛,常发生于饱餐、进食油腻食物或睡眠中体位改变时,表现为右上腹或上腹部阵发性疼痛或持续性疼痛阵发性加剧,向右肩背部放射。胆管结石为发生在肝内、外胆管的结石,与胆囊结石排入胆总管、胆汁瘀滞、胆道感染、胆道异物等有关。临床表现常不明显,或仅有上腹部不适;当胆管结石阻塞胆道并继发感染时,则表现为典型的 Charcot 三联症(腹痛、寒战高热、黄疸)。B 超为诊断胆石症的首选检查。主要处理原则包括非手术治疗(抗感染、解痉止痛、护肝营养等)与手术治疗(胆囊切除、胆总管切开取石、T 管引流、胆肠吻合等)。

### 一、护理评估

#### (一)术前评估

1.健康史

(1)个人情况:患者的年龄、性别、居住地、劳动强度、饮食习惯等。

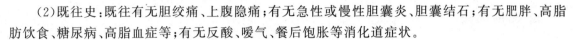

（2）既往史：既往有无胆绞痛、上腹隐痛；有无急性或慢性胆囊炎、胆囊结石；有无肥胖、高脂肪饮食、糖尿病、高脂血症等；有无反酸、嗳气、餐后饱胀等消化道症状。

2.身体状况

（1）腹痛的发作情况，有无右肩背部放射痛。

（2）有无饱胀不适、嗳气、呃逆等消化道症状。

（3）是否有寒战、发热及热型。

（4）黄疸的程度，是否有尿色变黄、大便颜色变浅、皮肤瘙痒等症状。

（5）B超和其他影像学检查是否提示有胆囊、胆道结石；实验室检查白细胞计数和中性粒细胞比例是否升高。

3.心理社会状况

（1）患者及家属对胆石症和治疗措施的了解程度。

（2）是否担心胆石症的预后。

（3）患者的社会支持情况、家庭经济状况如何等。

（4）患者是否知晓胆石症的预防方法。

**（二）术后评估**

（1）麻醉、手术方式及术中出血、补液、输血情况。

（2）结石排出情况。

（3）引流管的位置，引流液的情况。

（4）行腹腔镜胆囊切除者，术后是否出现呼吸抑制。

（5）有无出血、胆瘘、高碳酸血症等并发症发生。

## 二、常见护理诊断（问题）

**（一）急性疼痛**

急性疼痛与胆囊强烈收缩、胆总管平滑肌或Oddi括约肌痉挛有关。

**（二）体温过高**

体温过高与胆管梗阻继发感染导致胆管炎有关。

**（三）有皮肤完整性受损的危险**

有皮肤完整性受损的危险与胆汁酸盐淤积于皮下，刺激感觉神经末梢导致皮肤瘙痒有关。

**（四）潜在并发症**

潜在并发症有出血、胆瘘、高碳酸血症等。

## 三、护理目标

（1）患者自述疼痛得到缓解，舒适感增强。

（2）患者感染得到控制，体温恢复正常。

（3）患者皮肤黏膜无破损和感染。

（4）患者未发生并发症或并发症被及时发现与处理。

## 四、护理措施

### (一)非手术治疗的护理

**1.病情观察**

观察患者生命体征,是否出现恶心、呕吐、寒战、腹痛、黄疸等急性胆囊炎或胆管炎症状。

**2.合理饮食**

急性期暂禁食;少食多餐,进食低脂、高蛋白、高碳水化合物、高维生素、富含膳食纤维的饮食,如绿色蔬菜、胡萝卜、西红柿、白菜、水果、瘦肉、鱼等;少食富含胆固醇和脂肪的食物,如动物内脏、肥肉、花生、核桃、芝麻等。

**3.缓解疼痛**

嘱患者卧床休息,指导患者做深呼吸、放松以减轻疼痛。对诊断明确且剧烈疼痛者,可遵医嘱给予消炎利胆、解痉镇痛药物。需注意的是胆管结石患者禁用吗啡,以免引起 Oddi 括约肌痉挛。

**4.保护皮肤完整性**

黄疸患者应着柔软的棉质衣裤;温水擦浴,保持皮肤清洁;修剪指甲,不可用手抓挠皮肤;剧烈瘙痒者,遵医嘱给予药物治疗。

### (二)手术治疗的护理

**1.术前护理**

协助患者做好术前检查,术前常规准备;指导患者进行深呼吸及有效咳嗽练习。

**2.术后护理**

(1)病情观察:观察生命体征、腹部体征及引流液情况;术前有黄疸者,观察并记录大便颜色和血清胆红素变化。

(2)T 管护理:胆总管切开取石术后常规放置 T 管,目的是引流残余结石和胆汁,降低胆总管内压,支撑胆道。要点:①将 T 管妥善固定于腹壁,防止翻身、活动时牵拉造成管道脱出。平卧时,引流管应低于腋中线;坐位或立位时,应低于腹部手术切口,防止胆汁逆流引起感染。②观察并记录胆汁的颜色、量及性状。③保持通畅:T 管一般不作冲洗;防止扭曲、折叠或受压。④预防感染:定期更换引流袋,更换时应夹闭 T 管,严格执行无菌操作。⑤皮肤护理:定期对 T 管周围皮肤进行消毒,如有胆汁渗漏应涂抹氧化锌软膏,防止胆汁损伤皮肤。⑥拔管:若 T 管引流胆汁色泽正常,引流量逐渐减少,患者体温正常,黄疸消退,可在术后 10~14 天,试行夹管 1~2 天。夹管期间若无发热、腹痛、黄疸等,经 T 管行胆道造影,造影后持续开放 T 管 24 小时以上,以充分引流出造影剂。若造影显示胆道通畅无结石或其他病变,再次夹闭 T 管 24~48 小时,患者无不适可予以拔管。若胆道造影发现有结石残留,需保留 T 管 6 周以上,再做取石或其他处理。注意:如 T 管引流胆汁混浊,应考虑结石残留或胆管炎症;如胆汁过多,常提示胆道下端梗阻;如T 管无胆汁引出,应检查管道有无脱出或扭曲。

### (三)术后并发症的观察与护理

**1.出血**

(1)观察。①腹腔内出血:多发生于术后 24~48 小时,若腹腔引流管引流出大量血性液体,超过 100 mL/h,持续 3 小时以上,或出血量超过 200 mL/h,并伴有心率增快、血压波动等,应警惕腹腔内出血。②胆管内出血:可发生在术后早期或后期,表现为 T 管引流出血性胆汁或鲜血,粪便呈柏油样,可伴心率增快、血压下降等休克表现。

(2)护理:安慰患者,缓解其焦虑情绪;维持管道引流通畅;嘱患者卧床休息;监测血压、脉搏,观察腹部体征变化;及时报告医师,遵医嘱应用止血药、补充血容量、抗感染等,避免发生低血容量性休克,必要时开腹探查;切口出血时,及时更换敷料。

2.胆瘘

(1)观察:如患者出现较剧烈的腹痛或腹腔引流液呈黄绿色胆汁样,常提示胆瘘。

(2)护理:将漏出的胆汁充分引流至体外;维持水、电解质平衡。保护皮肤:及时更换敷料,防止胆汁刺激和损伤皮肤,给予氧化锌软膏涂抹局部皮肤。

3.高碳酸血症

(1)观察:腹腔镜胆囊切除术后,若患者出现呼吸浅慢,$PaCO_2$升高,须警惕高碳酸血症。

(2)护理:术后常规予低流量吸氧,鼓励患者深呼吸、有效咳嗽,促进 $CO_2$ 排出。

4.肩背部酸痛

肩背部酸痛与腹腔镜下胆囊切除术后,$CO_2$ 聚集膈下产生碳酸,刺激膈肌和胆囊创面有关。一般可自行缓解,不需要特殊处理。

5.恶心、呕吐

恶心、呕吐由麻醉药物刺激或气腹所致,可自行缓解,必要时遵医嘱药物治疗。

## 五、健康教育

### (一)合理饮食

(1)注意饮食卫生,多饮水。

(2)少食多餐,定时定量,忌暴饮暴食,餐后不宜过量运动。

(3)术后 1 个月内宜低脂、清淡饮食,菜肴应以清蒸、炖煮、凉拌为主,待肠道功能恢复后,可逐步过渡到正常饮食,但应注意避免油腻、煎炸类食物。

(4)加强营养,术后多吃瘦肉、鱼、豆类等高蛋白食物。

(5)醋能增强胃消化能力,调节肠道酸碱度,促进脂肪类食物消化,烹调时可多食用。

(6)戒烟、戒酒,忌浓茶、咖啡,避免辛辣、刺激性食物,如辣椒、芥末等。

### (二)合理作息

嘱患者出院后规律作息,保证充足的休息和睡眠。避免劳累,术后近期避免提举重物。

### (三)切口自我护理

保持切口干燥;避免腹压增加,如剧烈咳嗽、便秘等,以免引起切口裂开;拆线后,如切口愈合良好,可淋浴,勿用力揉搓切口。

### (四)T 管的自我护理与观察

1.自我护理

(1)穿宽松柔软的衣服,防止 T 管受压或扭曲。

(2)妥善固定管道,避免提举重物或过度活动。

(3)保持引流通畅。

(4)预防感染。

(5)禁止盆浴,淋浴时可用塑料薄膜覆盖引流管处,以免感染。

**2.自我观察**

若出现腹痛、发热、黄疸、引流液异常或管道脱出等情况,随时就诊。

**(五)定期复查**

**1.带 T 管出院者**

遵医嘱按时回院复查,一般为 4～6 周。若 T 管造影正常可拔管;若造影发现结石残留,再次取石或其他处理。注意:一般术后 10～14 天夹闭 T 管,耐受差者可间断夹闭。若患者在院外出现腹痛、腹胀、发热、黄疸等不适,可自行开放 T 管,引流胆汁,必要时回院复诊。

**2.胆囊切除、T 管引流拔管者**

遵医嘱定期行 B 超检查,若出现发热、腹痛、黄疸、陶土样大便等表现,应随时复诊。

**3.非手术治疗者**

无症状的胆石症一般不需手术治疗,应定期观察、随访,必要时行手术治疗。

# 六、护理评价与关键点

## (一)护理评价

(1)患者疼痛是否减轻。

(2)患者感染是否得到控制,体温是否恢复正常。

(3)患者皮肤黏膜有无破损或感染。

(4)患者有无发生并发症或并发症是否被及时发现和处理。

## (二)关键点

(1)出血、胆漏是手术后严重并发症,术后应严密观察患者生命体征和引流情况。

(2)T 管必须妥善固定,尤其在术后 10 天内,如果发生脱出,窦道未形成,需再次手术。

(3)教会患者居家时的 T 管自我护理方法。

**(宋爱平)**

# 第七章　骨科疾病护理

## 第一节　手部骨折与脱位

### 一、病史

(1)了解患者是因直接暴力还是间接暴力所致伤。手部受伤时姿势如何。

(2)受伤后手部疼痛及肿胀范围。

(3)有无运动障碍和异常活动。

### 二、检查

#### (一)体检

1.舟状骨骨折

(1)腕部肿胀,以桡侧为重,鼻咽窝消失。

(2)腕舟骨结节及鼻咽窝内有明显压痛。

2.月骨脱位

(1)腕关节活动受限,手指呈半屈曲立,被动伸展手指时,正中神经支配区出现麻痛感。

(2)脱位的月骨在腕管内压迫或损伤正中神经,出现感觉和运动障碍。

(3)第3掌骨头塌陷,并有纵向叩击痛。

3.经舟骨-月骨周围脱位

(1)腕关节伸直立固定,腕部活动受限。

(2)腕部周围有明显肿胀及压痛。

4.掌骨骨折

(1)手背部有明显肿胀及压痛。

(2)第1掌骨干骨折,因内收肌牵拉,可向桡背侧成角畸形,拇指呈内收位。

(3)第1掌骨基底部骨折伴掌腕关节脱位(Bennett骨折),则可出现第1掌骨基底部向桡背侧突出,按压即可复位,松开后第1掌骨基底部又弹出。拇指呈内收状,外展及对掌功能受限。

（4）第 2～5 掌骨干骨折,常因屈指肌腱及骨间肌牵拉,向背侧成角,也可产生侧方移位。

5.掌指关节脱位

（1）受伤处有明显肿胀及压痛。

（2）掌指关节背伸,指间关节半屈位畸形,若伴有侧副韧带损伤时,可出现尺、桡偏畸形。

（3）脱位的掌骨头于皮下可触及。

6.近侧指间关节脱位

（1）局部肿胀,可出现侧偏畸形,伴有侧副韧带断裂时,关节侧方活动度增大。

（2）患者缩短畸形,指骨头突出于皮下可触及。

（3）此关节呈弹性固定。

7.指骨骨折

（1）骨折处有明显畸形。当骨折发生在近节指骨时,骨折的近端受骨间肌、蚓状肌牵拉,形成向掌侧成角畸形。

（2）中节指骨骨折时,若骨折处位于指浅屈肌腱止点近端,则骨折向背侧成角畸形,当骨折处位于指浅屈肌腱止点的远端,骨折向掌侧成角畸形。

（3）末节指骨骨折常为粉碎性骨折,移位不大,仅有局部肿胀。

**（二）实验室检查**

血常规、尿常规检查。

**（三）特殊检查**

手部 X 线拍片,可证实骨折与脱位,并了解移位的情况。

## 三、处理

**（一）舟状骨骨折**

1.早期

一旦发现骨折,应及时采用无衬垫前臂管形石膏于腕关节轻度背伸、尺偏位、拇指对掌位固定,做到固定可靠,3 个月后复查。

2.特殊情况

若患者有明显的外伤史及上述体征,虽经 X 线拍片未发现骨折,但仍按舟状骨骨折固定,两周后再行 X 线拍片复查。然后根据复查结果,做出下一步处理。如无骨折时,可以拆除固定,发现有骨折时,则继续上述固定。陈旧性舟状骨骨折不愈合,如症状轻微,无须特殊处理,做功能锻炼。

3.桡骨茎突切除术

该术适用于舟状骨腰部骨折、骨折线无明显硬化者。

4.自体骨栓植骨术

该术适用于骨折线清晰、两侧有轻度硬化、腕关节桡偏活动好且桡骨茎突不触及骨折部者。

5 近排腕骨切除术

该术适用于同时伴有月骨或头状骨病变、复位不满意而无明显的创伤性关节炎者,术后尚可保留一定的腕关节活动度。

6.腕关节融合术

该术适用于舟状骨骨折不连接伴有严重的创伤性关节炎者。

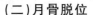

**(二)月骨脱位**

(1)早期的闭合性脱位,采用手法复位,复位后,石膏托固定腕关节屈曲位3周,然后行功能锻炼。

(2)手法复位有困难时,可行手术复位。也可在X线透视下,用细克氏针经皮肤穿刺,直接推动月骨使之复位。

(3)陈旧性月骨脱位使用手法难以复位,可行手术复位,术中应注意保护月骨与桡骨相连的韧带,保证月骨的血液供应,防止月骨坏死。在手术复位亦有困难时,可以摘除脱位的月骨。

(4)月骨脱位后伴有无菌性坏死者,手术切除坏死的月骨,术后腕关节功能位固定3周,然后再行功能锻炼。

**(三)经舟骨-月骨周围脱位**

(1)要求做到早期、及时处理。

(2)早期可以手法复位,复位后以石膏托或夹板在屈腕位固定3周,然后再按舟状骨骨折处理。

(3)手法复位有困难时,改用手术复位。

(4)陈旧性经舟骨-月骨周围脱位,可以考虑做近排腕骨切除术。

**(四)掌骨骨折**

1.第1掌骨干骨折

第1掌骨干骨折经手法复位后,采用石膏托于前臂旋后,腕背伸,拇指背伸及外展位固定4～6周。

2.第1掌骨基底部骨折伴掌腕关节脱位

第1掌骨基底部骨折伴掌腕关节脱位复位容易,但固定难,经手法复位后,在第一掌骨外展位固定,必须注意保证掌骨外展,防止仅做掌指关节外展,如固定不可靠,可用细克氏针经皮闭合穿刺复位内固定,仍不满意者,可行切开复位内固定。

3.第2～5掌骨骨折

第2～5掌骨骨折无移位者,可用石膏或铝板固定4周。骨背侧成角或侧方移位时,经手法复位后稳定者,仍采用上法固定。掌骨斜面形骨折为不稳定骨折,在手法复位以后,采用管形石膏加铅丝胶布持续牵引,其方法是在前臂管形石膏上加两条铅丝,待石膏结晶后,将置于掌面的铅丝连同手指一起至功能位,此时即可借用屈曲的力量予以牵引,然后固定于屈曲位持续牵引。

4.掌骨颈骨折

掌骨颈骨折常产生骨折向背侧成角,掌指关节过伸畸形,因此复位后,用石膏托固定掌指关节屈曲90°位,以保证掌指关节侧副韧带紧张状态,限制手指活动,使复位后不再发生移动。固定时间4～6周。

5.陈旧性第2～5掌骨骨折

陈旧性第2～5掌骨骨折对功能影响较小者,无须特殊处理。对手部功能影响较大时,可重新手术复位,并予以内固定。

6.陈旧性第1掌骨基底部骨折

陈旧性第1掌骨基底部骨折伴掌腕关节脱位严重影响第1掌骨外展时,可做关节功能位融合术。

**（五）掌指关节脱位**

（1）掌指关节脱位先行手法复位，牵引患指后，同时推挤脱位的掌骨头和指骨基底部，使其复位。复位后，掌指关节半屈曲位固定3周。

（2）脱位的掌骨头有时被四周的肌腱及韧带卡住，手法复位不易成功，此时可以考虑手术切开复位，同时修补破裂的侧副韧带。术后固定方式同上。

（3）陈旧性掌指关节脱位伴有损伤性关节炎时，掌指关节活动受限，可行关节成形术或人工关节置换术。

**（六）近侧指间关节脱位**

（1）近侧指间关节脱位早期采用手法复位多无困难，复位后用小夹板或铝板将指间关节固定于屈曲40°～60°位3周。3周后拆除固定，开始功能锻炼。

（2）如有破裂的韧带卡在关节内而致手法复位不满意时，应予以手术切开复位，同时修复损伤的关节囊及侧副韧带。术后屈曲位固定3周。

（3）陈旧性近侧指间关节脱位若对功能影响较小时，不必做特殊处理。若关节疼痛、无力，影响工作时，行手术复位或关节融合术。条件允许时也可做人工关节置换术。

**（七）指骨骨折**

（1）指骨骨折多为开放性骨折，可按开放性损伤的处理原则进行处理；不稳定的骨折可用克氏针内固定。

（2）无移位的指骨骨折经复位后较稳定时，可用铝板固定4～6周。

（3）向背侧成角的骨折，应固定于伸直位，但这种非功能位固定时间不宜太长。向掌侧成角的骨折，可固定于手指半屈曲位。

（4）末节指骨骨折多无移位，可按软组织损伤处理。若为背侧基底部撕脱性骨折，则按锤状指进行处理。

## 四、疗效评价

**（一）治愈**

（1）脱位复位后，关节运动恢复。

（2）骨折复位后，无骨不连接及严重畸形，手部运动无障碍。

**（二）好转**

骨折或脱位复位后，手部功能有所改善。

## 五、护理问题

**（一）自理缺陷**

（1）骨折。

（2）医疗限制：牵引、石膏固定等。

（3）瘫痪。

（4）卧床治疗。

（5）体力或耐力下降。

（6）意识障碍，如合并有脑外伤。

## (二)疼痛

1.化学刺激

炎症、创伤。

2.缺血、缺氧

创伤、局部受压。

3.机械性损伤

体位不当,组织受到牵拉。

4.温度不宜

热或冷。

5.心理因素

幻觉痛、紧张。

## (三)有皮肤受损的危险

患者神经损伤后出现手部感觉、运动障碍和肌萎缩。

(1)患者了解皮肤受损的危险因素与避免方法。

(2)患者未出现皮肤受损。

## (四)潜在并发症

患者出现手部血液循环障碍。

(1)骨折。

(2)外伤,如骨筋膜室综合征。

(3)血管损伤。

(4)局部受压。

## (五)知识缺乏

(1)缺乏医学知识。

(2)不了解功能锻炼的重要性和方法。

(3)疼痛、畏惧。

# 六、护理目标

## (一)自理缺陷

(1)患者卧床期间生活需要能得到满足。

(2)患者能恢复或部分恢复到原来的自理能力。

(3)患者能达到病情允许下的最佳自理水平,如截瘫患者能坐轮椅进行洗漱、进食等。

## (二)疼痛

(1)患者疼痛的刺激因素或被消除或减弱。

(2)患者痛感消失或减轻。

## (三)有皮肤受损的危险

患者神经损伤后出现手部感觉、运动障碍和肌萎缩。

(1)患者了解皮肤受损的危险因素与避免方法。

(2)患者未出现皮肤受损。

### (四)肢体血液循环障碍

(1)四肢损伤、手术患者肢体血液循环得到重点观察。

(2)患者一旦出现血液循环障碍能得到及时处理。

### (五)知识缺乏

(1)患者及其家属了解功能锻炼对手外伤治疗与康复的重要性。

(2)患者基本掌握功能锻炼的计划、步骤与方法。

(3)患者未出现或少出现功能障碍。

## 七、护理措施

### (一)术前护理

**1.心理护理**

患者意外致伤,顾虑手术效果,易产生焦虑心理。应给予耐心地开导,介绍治疗方法及预后情况,并给予悉心地护理,同时争取家属的理解与支持,减轻或消除心理问题,积极配合治疗。

**2.体位**

平卧位,患手高于心脏,有利于血液回流,减轻水肿和疼痛。

**3.症状护理**

手部创伤常伴有明显疼痛,与手部神经末梢丰富、感觉神经末端的位置表浅(特别是在桡侧与尺侧)、腕管内容相对拥挤有关。剧烈的疼痛会引起血管痉挛,还可引起情绪、凝血机制等一系列的变化,因此,应及时遵医嘱使用止痛药。

**4.病情观察**

病情观察包括生命体征及患肢局部情况,尤其应警惕失血性休克,正确使用止血带。

### (二)术后护理

**1.体位**

平卧位,抬高患肢,以利静脉回流,防止和减轻肿胀。手部尽快消肿,可减少新生纤维组织的形成,防止关节活动受限。

**2.饮食**

宜高能量、高蛋白、高维生素、高铁、粗纤维饮食。

**3.局部保温**

应用 60～100 W 照明灯,距离 30～40 cm 照射局部,保持室温在 22～25 ℃(当室温接近30 ℃时可免用烤灯),使局部血管扩张,改善末梢血液循环。术后 3～4 天进行持续照射,以后可以在早晨、夜间室温较低时照射,术后 1 周即可停用。

**4.用药护理**

及时、准确地执行医嘱,正确使用解痉、抗凝药物,如罂粟碱、妥拉苏林、右旋糖酐-40,以降低红细胞之间的凝集作用和对血管壁的附着作用,并可增加血容量,减低血液的黏稠度,利于血液的流通及伤口愈合;用药过程中,注意观察药物不良反应(如出血倾向等)。

**5.病情的观察与处理**

(1)全身情况:伤员经受创伤和手术后,失血较多而致低血压。而低血压容易使吻合的血管栓塞,直接影响肢体的成活。因此,术后要及时补充血容量,纠正贫血。

(2)局部情况:手部皮肤颜色、温度、毛细血管回流反应、有无肿胀等。损伤后的肿胀程度与损伤部位的结缔组织特征和血管分布有关,即结缔组织、血管丰富的部位肿胀明显。疼痛与损伤的程度和局部活动度有关:损伤越严重,局部活动度越大,疼痛越剧烈。疼痛一般在伤后2～3天开始缓解,1周左右可适应。此时,若疼痛未减轻且有加重趋势,应考虑感染的可能。

6.潜在并发症的预防

(1)感染:①患者入院后,注意保护患手,避免或防止污染程度增加;妥善固定患肢,防止加重损伤。②术前认真细致地备皮。③及时应用破伤风抗毒素和广谱抗生素。

(2)关节活动障碍:①手指尽量制动在功能位。②尽量缩小固定范围和缩短固定时间,如血管吻合后固定2周,肌腱缝合后固定3～4周,神经修复后固定4～6周。③一旦拆除固定,及时进行患肢功能练习,以免造成关节僵直。

(3)肌肉失用性萎缩:①患肢充分进行肌力练习。②新近修复的肌腱肌肉,在静息约2周后应随着缝合处抗扩张强度的恢复而逐渐开始由轻而重的主动收缩。③肌力为1～2级时进行感应电刺激。④肌力达3级以上时必须进行抗阻练习,如揉转石球、捏皮球或海绵卷及挑皮筋网。

7.功能锻炼

(1)主动练习法:一般可在术后3～4周开始。主动充分地屈曲和伸直手的各关节,以减少肌腱粘连。对于肌腱移位术后的患者,在主动锻炼其移位的肌腱功能时,应结合被移植的肌腱原先的功能进行锻炼。

(2)被动活动法:被动活动开始的时间及力量大小,要依手术缝合方法、愈合是否牢固而定。如编织法缝合可在术后5～6周开始被动活动,力量由小到大,缓慢进行,不可用力过猛;在开始锻炼之前先做物理疗法,如理疗、按摩等。术后5周内不做与缝合肌腱活动方向相反的被动活动及牵拉肌腱活动,可做被动牵拉肌腱活动,使轻度的粘连被动拉开,但不可用力过猛,以防肌腱断裂。

(3)作业疗法:为患者提供有助于改善关节活动度、肌力及手部协调运动的练习,如包装、木工、装配、编织、镶嵌、制陶、园艺、弹奏乐器、玩纸牌、球类活动等。

## 八、健康指导

### (一)讲究卫生

注意卫生,及时修剪指甲,保持伤口周围皮肤清洁。

### (二)注意营养

及时补充营养,有利于神经、血管的修复。

### (三)坚持康复训练

坚持康复训练,改善手部功能用两手相对练习腕背伸,两手背相对练掌屈,手掌平放桌上练腕背伸,腕放桌边练掌屈,拇指外展练习虎口,手部关节按压练习等。避免过度用力,以防神经损伤、肌腱断裂。

### (四)复诊

(1)神经损伤的患者,3周时进行肌电图检查,此后每隔3个月复查1次,观察神经功能恢复情况。同时测试患指的感觉和运动情况。

(2)肌腱损伤患者出院后3周复查。此后可在1.5个月、3个月、6个月复查。

(孟松桃)

# 第二节　锁　骨　骨　折

锁骨骨折是常见的骨折之一,占全身骨折的 6% 左右,见于青少年及儿童。

## 一、病因与分类

### (一)病因

锁骨骨折好发于中 1/3 处,多由间接暴力引起,如跌倒时手掌及肘部着地,传导暴力冲击锁骨发生骨折,多为横行或短斜行骨折。直接暴力亦可以从前方或上方作用于锁骨发生横断形或粉碎性骨折,幼儿多为青枝骨折。

### (二)分类

完全性骨折后,近骨折段因受胸锁乳突肌的牵拉而向上、向后移位。远折段因肢体重量作用向下移位,又因胸大肌、胸小肌、斜方肌、背阔肌的作用向前、向内移位而致断端重叠。

## 二、临床表现与诊断

### (一)临床表现

有外伤史,伤后肩锁部疼痛、肩关节活动受限。因锁骨全长位于皮下,骨折后局部有明显肿胀、畸形、压痛,扪诊可摸到移位的骨折端。其典型体征是痛苦表情、头偏向患侧使胸锁乳突肌松弛而减轻疼痛,同时健侧手支托患肢肘部以减轻因上肢重量牵拉所引起的疼痛。

### (二)诊断

婴幼儿不能诉说外伤经过和疼痛部位,多为青枝骨折。当局部畸形及肿胀不明显、但活动患肢及压迫锁骨患儿啼哭叫痛时,应考虑有锁骨骨折的可能,必要时拍摄锁骨正位 X 线片以协助诊断。诊断骨折的同时,还应检查有无锁骨下动、静脉及臂丛神经的损伤,是否合并有气胸。

## 三、治疗

### (一)幼儿青枝骨折

幼儿青枝骨折可仅用三角巾悬吊 3 周。

### (二)有移位的锁骨骨折

有移位的锁骨骨折可行手法复位后以"8"字形绷带固定 4 周。复位时,患者取坐位,双手叉腰,挺胸,双肩后伸以使两骨折端接近,术者此时可复位骨折。然后,在双侧腋窝用棉垫保护后以宽绷带做 X 形固定双肩,经固定后要密切观察有无血管、神经压迫症状,卧床时应取仰卧位,在肩胛区垫枕使两肩后伸。

### (三)切开复位内固定

对开放性骨折或合并血管神经损伤者可行内固定。血管损伤者及不愈合的病例,可行切开复位克氏针内固定。

锁骨骨折绝大多数皆可采用非手术治疗,虽然多数骨折复位并不理想,但一般都可达到骨折愈合。畸形愈合并不影响功能,儿童锁骨骨折日久后,甚至外观可不残留畸形,因此不必要为追求解剖复位而反复整复或行手术治疗。

## 四、护理问题

### (一)有体液不足的危险

有体液不足的危险与创伤后出血有关。

### (二)疼痛

疼痛与损伤、牵引有关。

### (三)有周围组织灌注异常的危险

有周围组织灌注异常的危险与神经血管损伤有关。

### (四)有感染的危险

有感染的危险与损伤有关。

### (五)躯体移动障碍

躯体移动障碍与骨折脱位、制动、固定有关。

### (六)潜在并发症

潜在并发症有脂肪栓塞综合征、骨筋膜室综合征、关节僵硬等。

### (七)知识缺乏

缺乏康复锻炼知识。

### (八)焦虑

焦虑与担忧骨折预后有关。

## 五、护理目标

(1)患者生命体征稳定。

(2)患者疼痛缓解或减轻,舒适感增加。

(3)能维持有效的组织灌注。

(4)未发生感染或感染得到控制。

(5)保证骨折固定效果,患者在允许的限度内保持最大的活动量。

(6)预防并发症的发生或及早发现及时处理。

(7)患者了解功能锻炼知识。

(8)患者焦虑程度减轻。

## 六、护理措施

### (一)非手术治疗及术前护理

1.心理护理

青少年及儿童锁骨骨折后,因担心肩部、胸部畸形及影响发育和美观,常会产生焦虑、烦躁心理。应告知其锁骨骨折只要不伴有锁骨下神经、血管损伤,即使是在叠位愈合,也不会影响患侧上肢的功能,局部畸形会随着时间的推移而减轻甚至消失,治疗效果较好,以消除患者心理障碍。

2.饮食

给予高蛋白、高维生素、高钙及粗纤维饮食。

### 3.体位

局部固定后,宜睡硬板床,取半卧位或平卧位,避免侧卧位,以防外固定松动。平卧时不用枕头,可在两肩胛间垫上一个窄枕,使两肩后伸外展;在患侧胸壁侧方垫枕,以免悬吊的患肢肘部及上臂下坠。患者初期对去枕不习惯,有时甚至自行改变卧位,应向其讲清治疗卧位的意义,使其接受并积极配合。告诉患者日间活动不要过多,尽量卧床休息,离床活动时用三角巾或前臂吊带将患肢悬吊于胸前,双手叉腰,保持挺胸、提肩姿势,可缓解对腋下神经、血管的压迫。

### 4.病情观察

观察上肢皮肤颜色是否发白或发绀,温度是否降低,感觉是否麻木。如有上述现象,可能是"8"字绷带包扎过紧所致。应指导患者双手叉腰,尽量使双肩外展后伸,如症状仍不缓解,应报告医师适当调整绷带,直至症状消失。"8"字绷带包扎时禁做肩关节前屈、内收动作,以免腋部血管神经受压。

### 5.功能锻炼

(1)早、中期:骨折急性损伤经处理后2~3天,损伤反应开始消退,肿胀和疼痛减轻,在无其他不宜活动的前提下,即可开始功能锻炼。准备:仰卧于床上,两肩之间垫高,保持肩外展后伸位。①第1周,做伤肢近端与远端未被固定的关节所有轴位上的运动,如握拳、伸指、分指、屈伸、腕绕环、肘屈伸、前臂旋前、旋后等主动练习,幅度尽量大,逐渐增大力度。②第2周,增加肌肉的收缩练习,如捏小球、抗阻腕屈伸运动。③第3周,增加抗阻的肘屈伸与前臂旋前、旋后运动。

(2)晚期:骨折基本愈合,外固定物去除后进入此期。此期锻炼的目的是恢复肩关节活动度,常用的方法有主动运动、被动运动、助力运动和关节主动牵伸运动。①第1~2天,患肢用三角巾或前臂吊带悬挂胸前站立位,身体向患侧侧屈,做肩前后摆动;身体向患侧侧屈并略向前倾,做肩内外摆动。应努力增大外展与后伸的运动幅度。②第3~7天,开始做肩关节各方向和各轴位的主动运动、助力运动和肩带肌的抗阻练习,如双手握体操棒或小哑铃,左右上肢互助做肩的前上举、侧后举和体后上举,每个动作5~20次。③第2周,增加肩外展和后伸主动牵伸:双手持棒上举,将棍棒放颈后,使肩外展、外旋,避免做大幅度和用大力的肩内收与前屈练习。④第3周,增加肩前屈主动牵伸、肩内外旋牵伸:双手持棒体后下垂将棍棒向上提,使肩内旋。

以上练习的幅度和运动量以不引起疼痛为宜。

### (二)术后护理

#### 1.体位

患侧上肢用前臂吊带或三角巾悬吊于胸前,卧位时去枕,在肩胛区垫枕使两肩后伸,同时在患侧胸壁侧方垫枕,防止患侧上肢下坠,保持上臂及肘部与胸部处于平行位。

#### 2.症状护理

(1)疼痛:疼痛影响睡眠时,适当给予止痛、镇静剂。

(2)伤口:观察伤口有无渗血、渗液情况。

#### 3.一般护理

协助患者洗漱、进食及排泄等,指导并鼓励患者做些力所能及的自理活动。

#### 4.功能锻炼

在术后固定期间,应主动进行手指握拳、腕关节的屈伸、肘关节屈伸及肩关节外展、外旋和后伸运动,不宜做肩前屈、内收的动作。

## 七、健康指导

### (一)休息

早期卧床休息为主,可间断下床活动。

### (二)饮食

多食高蛋白、高维生素、含钙丰富、刺激性小的食物。

### (三)固定

保持患侧肩部及上肢于有效固定位,并维持 3 周。

### (四)功能锻炼

外固定的患者需保持正确的体位,以维持有效固定,进行早、中期的锻炼,避免肩前屈、内收动作。解除外固定后则加强锻炼,着重练习肩的前屈、肩旋转活动,如两臂做划船动作。值得注意的是应防止两种倾向:①放任自流,不进行锻炼;②过于急躁,活动幅度过大,力量过猛,造成软组织损伤。

### (五)复查时间及指征

术后 1 个月、3 个月、6 个月需进行 X 线片复查,了解骨折愈合情况。有内固定者,于骨折完全愈合后取出。对于手法复位外固定患者,如出现下列情况须随时复查:骨折处疼痛加剧、患肢麻木、手指颜色改变、温度低于或高于正常等。

(孟松桃)

# 第三节 股骨颈骨折

股骨颈骨折常见于老年人,女性为多。

## 一、临床表现与诊断

股骨颈骨折分类方法很多,常见的分类法如下。

### (一)按骨折线的部位分类

按骨折线的部位可分为头下型、经颈型、基底型。其中,头下骨折因旋股内、外侧动脉的分支受伤重,易致股骨头血供受损,导致股骨头缺血性坏死。

### (二)按骨折线的方向分类

按骨折线的方向可分为内收型、外展型。内收型指两髂嵴连线与骨折线所成角(Pauwels 角)大于 $50°$,而外展型则指此角小于 $50°$。后者颈干角增大,骨端嵌插稳定,属稳定型骨折,骨折愈合率高。

### (三)AO 分型

AO 分型:①B1 型,头下型,骨折轻度移位;②B2 型,经颈型;③B3 型,头下型,明显移位。

### (四)根据骨折移位的程度分类

根据骨折移位的程度分类:①Garden Ⅰ 型,不完全骨折;②Garden Ⅱ 型,完全骨折无移位;③Garden Ⅲ 型,完全骨折,部分移位;④Garden Ⅳ 型,完全骨折,完全移位。

股骨颈骨折患者有受伤病史,伤足呈 45°～60°外旋畸形,患髋内收、轻度屈曲、短缩。大粗隆上移并有叩痛,Bryant 三角底边缩短,股骨大转子顶端在 Nelaton 线之上。嵌插型骨折和疲劳骨折的临床症状不典型,有时患者尚可步行或骑车。

## 二、治疗

### (一)嵌插型骨折

对外展型或无明显移位的嵌插型骨折,可持续皮牵引 6～8 周。去牵引后可逐渐练习扶双拐下地,患肢不负重,直至骨折愈合。在牵引及行走时,患髋忌做外旋活动。

### (二)股骨颈骨折

内收型骨折或有移位的股骨颈骨折,在牵引患肢于外展内旋位,进行内固定。内固定的方法如下。

(1)闭合复位三翼钉内固定已少见使用,现多以多根空心加压螺钉固定。

(2)滑槽加压螺钉加接骨板,如 DHS 板、DCS 板,还有已不常用的角钢板,有升压作用,使骨折线紧密对合,加快骨愈合。

(3)股骨近端髓内固定系统,如 PFN-A、第三代 Gamma 钉。

(4)骨圆针内固定:此法更适合于青少年病例,有时还须辅以髋"人"字石膏外固定或牵引。

(5)人工股骨头置换术:对年龄大于 65 岁、头下型骨折不稳定的患者,或骨折不愈合和股骨头缺血性坏死的患者,如全身情况容许,可做人工股骨头置换。

(6)姑息疗法:对年龄较大,体质较差可使患肢于中立位皮牵引 3 个月。

### (三)陈旧性股骨颈骨折不愈合

1.闭合复位内固定

对年龄较大患者仍可采用闭合复位加压螺钉固定。对年轻患者,可同时行带血管蒂的骨瓣植骨。

2.截骨术

可行转子间截骨术,改变负重力线,增宽负重面。

3.其他

人工股骨头置换术。

## 三、并发症

(1)骨折不愈合。

(2)股骨头缺血性坏死是股骨颈骨折十分常见的晚期并发症,发生率为 $20\%～45\%$。当患者已恢复正常活动后患髋又出现疼痛时应复查,若 X 线片显示股骨变白、囊性变或股骨头塌陷,可认为是股骨头缺血性坏死的表现,但往往难以预测其发生趋势。

迄今为止仍无有效的方法预测和治疗股骨头缺血性坏死。在股骨头未塌陷前,进行保护治疗,避免负重,但往往很难阻止股骨头塌陷。塌陷后,可通过截骨术改变其承重面,如 Mcmurray 截骨、旋前截骨。髋臼条件好者,可行人工股骨头置换,否则行全髋置换。如无置换条件可采用髋关节融合术。

## 四、护理问题

### (一)有体液不足的危险

有体液不足的危险与创伤后出血有关。

### (二)疼痛

疼痛与损伤、牵引有关。

### (三)有周围组织灌注异常的危险

有周围组织灌注异常的危险与神经血管损伤有关。

### (四)有感染的危险

有感染的危险与损伤有关。

### (五)躯体移动障碍

躯体移动障碍与骨折脱位、制动、固定有关。

### (六)潜在并发症

潜在并发症有脂肪栓塞综合征、骨筋膜室综合征、关节僵硬等。

### (七)知识缺乏

缺乏康复锻炼知识。

### (八)焦虑

焦虑与担忧骨折预后有关。

## 五、护理目标

(1)患者生命体征稳定。

(2)患者疼痛缓解或减轻,舒适感增加。

(3)能维持有效的组织灌注。

(4)未发生感染或感染得到控制。

(5)保证骨折固定效果,患者在允许的限度内保持最大的活动量。

(6)预防并发症的发生或及早发现及时处理。

(7)患者了解功能锻炼知识。

(8)患者焦虑程度减轻。

## 六、护理措施

### (一)非手术治疗及术前护理

1.心理护理

老年人意外致伤,常常自责,顾虑手术效果,担忧骨折预后,易产生焦虑、恐惧心理。应给予耐心的开导,介绍骨折的特殊性及治疗方法,并给予悉心的照顾,以减轻或消除心理问题。

2.饮食

饮食宜高蛋白、高维生素、高钙、粗纤维及果胶成分丰富的食物。品种多样,色、香、味俱全,且易消化,以适合于老年骨折患者。

3.体位

(1)必须向患者及其家属说明保持正确体位是治疗骨折的重要措施之一,以取得配合。

（2）指导与协助维持患肢于外展中立位：患肢置于软枕或布朗架上，行牵引维持之，并穿防旋鞋；忌外旋、内收，以免重复受伤机制而加重骨折移位；不侧卧；尽量避免搬动髋部，如若搬动，需平托髋部与肢体。

（3）在调整牵引、松开皮套检查足跟及内外踝等部位有无压疮时，或去手术室的途中，均应妥善牵拉以固定肢体；复查 X 线片尽量在床旁，以防骨折或移位加重。

4.维持有效牵引效能

维持有效牵引效能，不能随意增减牵引重量，若牵引量过小，不能达到复位与固定的目的；若牵引量过大，可发生移位。

5.并发症的观察与处理

（1）心、脑血管意外及应激性溃疡：老年创伤患者生理功能退化，常合并有内脏疾病，一旦骨折后刺激，可诱发或加重原发病导致脑血管意外、心肌梗死、应激性溃疡等意外情况的发生。应多巡视，尤其在夜间。若患者出现头痛、头晕、四肢麻木、表情异常（如口角偏斜）、健肢活动障碍；心前区不适和疼痛、脉搏细速、血压下降；腹部不适、呕血、便血等症状，应及时报告医师紧急处理。

（2）便秘、压疮、下肢静脉血栓形成、肺部、泌尿道感染等症状及时按护理常规进行，症状加重时应及时报告医师紧急处理。

6.功能锻炼

骨折复位后，即可进行股四头肌收缩和足趾及踝关节屈伸等功能锻炼。3～4 周骨折稳定后可在床上逐渐练习髋、膝关节屈伸活动。解除固定后扶拐不负重下床活动直至骨折愈合。

**（二）术后护理**

1.体位

肢体仍为外展中立位，不盘腿，不侧卧，仰卧时在两大腿之间置软枕或三角形厚垫。各类手术的特殊要求如下。

（1）三翼钉内固定术：术后 2 天可坐起，2 周后坐轮椅下床活动。3～4 周可扶双拐下地，患肢不负重，防跌倒（开始下床活动时，须有人在旁扶持）。6 个月后去拐，患肢负重。

（2）移植骨瓣和血管束术：术后 4 周内保持平卧位，禁止坐起，以防髋关节活动度过大，造成移植的骨瓣和血管束脱落。4 周后，帮助患者坐起并扶拐下床做不负重活动。3 个月后复查X线片，酌情由轻到重负重行走。

（3）转子间或转子下截骨术：戴石膏下地扶双拐，并用 1 根长布带兜住石膏腿挂在颈部，以免石膏下坠引起不适。

（4）人工股骨头、髋关节置换术：向患者说明正确的卧姿与搬运是减少潜在并发症——脱位的重要措施，帮助其提高认识，并予以详细地指导，以避免置换的关节外旋和内收而致脱位。①置患者于智能按摩床垫上，以减少翻身。②使用简易接尿器以免移动髋关节。③放置便盆时从健侧置盆，以保护患侧。④侧卧时，卧向健侧，并在两腿之间置三角形厚垫或大枕头，也可使用辅助侧卧位的抱枕，使髋关节术后的患者能够在自己随意变换体位时而不发生脱位（装患肢髋关节内旋内收，屈曲＞90°就有发生脱位的危险）。⑤坐姿：双下肢不交叉，坐凳时让术肢自然下垂；不坐低椅。⑥不屈身向前及向前拾起物件。一旦发生脱位，立即制动，以减轻疼痛和防止发生血管、神经损伤；然后进行牵引、手法复位乃至再次手术。

2.潜在并发症的观察与护理

（1）出血：行截骨、植骨、人工假体转换术后，由于手术创面大，且需切除部分骨质，老年人血管脆性增加、凝血功能低下,易致切口渗血,应严密观察局部和全身情况。①了解术中情况,尤其是出血量。②术后24小时内患肢局部制动,以免加重出血;严密观察切口出血量(尤其是术后6小时内),注意切口敷料有无渗血迹象及引流液的颜色、量,确保引流管不受压、不扭曲,以防积血残留在关节内。③监测神志、瞳孔、脉搏、呼吸、血压、尿量每小时1次,有条件者使用床旁监护仪,警惕失血性休克。

(2)切口感染:多发生于术后近期,少数于术后数年发生深部感染,后果严重,甚至需取出置换的假体,因此要高度重视。①术前:严格备皮,切口局部皮肤有炎症、破损需治愈后再手术;加强营养;配合医师对患者进行全身检查并积极治疗糖尿病及牙龈炎、气管炎等感染灶;遵医嘱预防性地应用抗生素。②术中严格遵守无菌技术操作。③术后充分引流,常用负压吸引,其目的在于引流关节内残留的渗血、渗液,以免局部血液瘀滞,引起感染。④识别感染迹象:关节置换术后患者体温变化的曲线可呈"双峰"特征,即在术后1~3天为第1高峰,平均38.0 ℃;此后体温逐渐下降,术后5天达最低,平均37.0 ℃;此后体温又逐渐升高,术后8~10天为第2高峰,平均37.5 ℃。初步认为造成此现象的原因是吸收热(手术伤口的组织分解产物,如血液、组织液、渗出液等被吸收而引起的发热)和异物热(金属假体、骨水泥、聚乙烯等磨损碎屑等异物引起的发热)。当体温出现"双峰"特征时,给予适当解释,避免患者焦虑和滥用抗生素。

(3)血栓形成:有肺栓塞、静脉栓塞、动脉栓塞。肺栓塞可能发生于人工髋关节术中或术后24小时内,虽少见,但来势凶猛。这是由于手术中髓内压骤升导致脂肪滴进入静脉所致;静脉栓塞,尤其是深静脉栓塞,在人工关节置换术后的发生率较高;动脉栓塞的可能性较小。血栓重在预防:①穿高弹袜(长度从足部到大腿根部)。②妥善固定、制动术肢。③遵医嘱预防性使用低分子肝素钙、右旋糖酐-40。④严密观察生命体征、意识状态和皮肤黏膜情况,警惕肺栓塞形成。⑤经常观察术肢血液循环状况。当肢体疼痛,进行性加重,被动牵拉指(趾)可引起疼痛,严重时肢体坏死,为动脉栓塞;肢体明显肿胀,严重时肢端坏死则为静脉栓塞。

**3.功能锻炼**

一般手术患者的功能锻炼在前面内容已提到,在此着重介绍髋关节置换术后的功能锻炼。

(1)术后1天可做深呼吸,并开始做小腿及踝关节活动。

(2)术后2~3天进行健肢和上肢练习,做患肢肌肉收缩,进行股四头肌等长收缩和踝关节屈伸,收缩与放松的时间均为5秒,每组20~30次,每天2~3组。拔除伤口引流管后,协助患者在床上:坐起,摇起床头30°~60°,每天2次。

(3)术后3天继续做患肢肌力训练,在医师的允许下增加髋部屈曲练习。患者仰卧伸腿位,收缩股四头肌,缓缓将患肢足跟向臀部滑动,使髋屈曲,足尖保持向前,注意防止髋内收、内旋,屈曲角度不宜过大(<90°),以免引起髋部疼痛和脱位。保持髋部屈曲5秒后回到原位,放松5秒,每组20次,每天2~3组。

(4)术后4天继续患肢肌力训练。患者用双手支撑床坐起,屈曲健肢,伸直患肢,移动躯体至床边。护士在患侧协助,一手托住患肢的足跟部,另一手托起患侧的腘窝部,随着患者移动而移动,使患肢保持轻度外展中立位。协助患者站立时,嘱患者患肢向前伸直,用健肢着地,双手用力撑住助行器挺髋站起。患者坐下前,腿部应接触床边。

(5)术后5天继续患肢肌力训练和器械练习。护士要督促患者在助行器协助下做站立位练习,包括外展和屈曲髋关节。患者健肢直立,缓慢将患肢向身体侧方抬起,然后放松,使患肢回到身体中线。做此动作时要保持下肢完全伸直,膝关节及足趾向外。屈曲髋关节时,从身体前方慢慢抬起膝关节,注意勿使膝关节高过髋关节,小腿垂直于地面,胸部勿向前弯曲。指导患者在助行器的协助下练习行走:①患者双手撑住助行器,先迈健肢,身体稍向前倾,将助行器推向前方,用手撑住助行器,将患肢移至健肢旁。②重复该动作,使患者向前行走,逐步增加步行距离。在进行步行锻炼时,根据患者关节假体的固定方式决定患肢负重程度(骨水泥固定的假体可以完全负重;生物型固定方式则根据手术情况而定,可部分负重;而行翻修手术的患者则完全不能负重)。③在练习过程中,患者双手扶好助行器,以防摔倒。

(6)术后6天到出院继续患肢肌力、器械和步行训练。在患者可以耐受的情况下,加强髋部活动度的练习,如在做髋关节外展的同时做屈曲和伸展活动、增加练习强度和活动时间,逐步恢复髋关节功能。

### 七、健康指导

由于髋关节置换术后需防止脱位、感染、假体松动、下陷等并发症,为确保疗效,延长人工关节使用年限,特做如下指导。

**(一)饮食**

饮食上多进富含钙质的食物,防止骨质疏松。

**(二)活动**

避免增加关节负荷量,如体重增加、长时间站或坐、长途旅行、跑步等。

**(三)日常生活**

洗澡用淋浴而不用浴缸,如厕用坐式而不用蹲式。

**(四)预防感染**

关节局部出现红、肿、痛及不适,应及时复诊;在做其他手术前(包括牙科治疗)均应告诉医师曾接受了关节置换术,以便预防用抗生素。

**(五)复查**

基于人工关节经长时间磨损与松离,必须遵医嘱定期复诊,完全康复后,每年复诊1次。

（孟松桃）

# 第四节　骨　盆　骨　折

## 一、分类

**(一)稳定型骨折**

(1)骨盆环前侧耻骨支或坐骨支骨折。

(2)撕脱骨折:髂前上棘、髂前下棘、坐骨结节处肌肉强力收缩,发生撕脱骨折。

(3)髂骨翼裂隙骨折。

**(二)不稳定型骨折**

(1)骶髂关节脱位。

(2)骶髂关节韧带损伤。

（3）髂骨翼后部直线骨折。

（4）骶孔直线骨折。

## 二、诊断

患者有明确外伤史,局部肿胀、疼痛,可有皮下瘀斑,骨盆挤压分离试验阳性。骶髂关节脱位时,双侧髂后上棘不对称。

骨盆正位 X 线检查是首选,可对 90% 的病例做出准确诊断。必要时可行骨盆斜位拍片。CT 检查是金标准,但不是急诊评估的方法,可在患者情况稳定后进行。

此外,还需对骨折并发症,如休克、直肠肛管损伤等做出诊断。

## 三、治疗

骨盆骨折治疗原则是首先救治危及生命的内脏损伤及出血性休克等并发症,其次才是骨盆骨折本身。

### （一）骨盆骨折并发症的治疗

1.出血性休克

出血性休克一般应输血治疗,快速输血一定量后血压仍不能维持者,可先结扎髂内动脉,同时继续输血。此时仍不能稳定血压者,再找出血处止血,也可行血管造影和血管栓塞。

2.膀胱破裂及尿道损伤

膀胱破裂应手术治疗。尿道部分撕裂可保留导尿管,然后定期扩张尿道,可防止尿道狭窄。

3.神经损伤

神经损伤先保守治疗,无效者需手术探查。

4.直肠肛管损伤

可给予彻底清创,缝合修补,局部引流,合理使用抗生素。

5.女性骨盆骨折合并生殖道损伤

女性骨盆骨折合并生殖道损伤应及时修补破裂阴道。

### （二）骨盆骨折本身的治疗

1.稳定型骨折

稳定型骨折一般不需整复,可卧床休息、止痛治疗。

2.不稳定型骨折

不稳定型骨折可行手法复位或牵引复位,持续牵引外固定法。牵引重量要大,以占体重 1/7~1/5 为宜,6 个月之内不应减重,牵引应不少于 8 周。对于耻骨联合不稳定、髂骨翼、骶髂关节不稳定、经骶骨的不稳定也可考虑行内固定治疗。

## 四、护理问题

### （一）体液不足

体液不足与骨盆骨折失血过多有关。

### （二）疼痛

疼痛与骨盆骨折有关。

### (三)躯体移动障碍

躯体移动障碍与神经肌肉损伤、骨盆悬吊牵引有关。

### (四)有皮肤完整性受损的危险

皮肤完整性受损的危险与长期卧床、局部皮肤受压有关。

### (五)有感染的危险

有感染的危险与长期卧床有关。

### (六)潜在并发症

潜在并发症有腹膜后血肿、膀胱及尿道损伤、直肠损伤、神经损伤等。

### (七)尿潴留

潜在并发症与骨盆骨折有关。

### (八)知识缺乏

缺乏康复功能锻炼知识。

## 五、护理目标

(1)患者的生命体征稳定。

(2)患者疼痛缓解或舒适感增加。

(3)患者能最大限度地生活自理。

(4)患者皮肤完整无破损。

(5)患者未发生感染。

(6)并发症得到预防或早期发现及时处理。

(7)患者恢复正常的排尿功能。

(8)患者获得康复锻炼知识。

## 六、护理措施

### (一)非手术治疗及术前护理

1.急救

患者入院后迅速建立有效的静脉通道,必要时2个或多个通道,且输液通道应建立在上肢或颈部,而不宜在下肢,以免液体不能有效进入血液循环。

2.心理护理

骨盆骨折多由较强大的暴力所致,常常引起严重的并发症,如休克、尿道、膀胱及直肠等损伤。患者伤势较重,易产生恐惧心理。应给予心理支持,并以娴熟的抢救技术控制病情发展,减少患者的恐惧。

3.饮食

饮食宜高蛋白、高维生素、高钙、高铁、粗纤维及果胶成分丰富的食物,以补充失血过多导致的营养失调。食物应易消化,且根据受伤程度决定膳食种类,若合并有直肠损伤,则应酌情禁食。

4.卧位

不影响骨盆环完整的骨折,可取仰卧与侧卧交替,侧卧时健侧在下,严禁坐立,伤后1周可取半卧位;影响骨盆环完整的骨折,伤后应平卧硬板床,且应减少搬动,必须搬动时则由多人平托,以免引起疼痛、增加出血。尽量使用智能按摩床垫,既可减少翻身次数,又能预防压疮,但床垫充气要足,以不影响骨折稳定为原则。

5.症状护理

(1)压疮:维持骨盆兜带悬吊有效牵引,牵引量以臀部抬高床面 5 cm 为宜。在骨盆两侧的兜带内置衬垫,以预防压疮。

(2)便秘:鼓励患者多饮水,多食含粗纤维丰富的蔬菜。经常按摩腹部,促进肠蠕动,必要时服用缓泻剂,利于排便。术前日必须排出肠道内淤积的大便,以利手术操作,减轻术后腹胀。

6.病情观察与处理

(1)全身情况:包括生命体征、意识和精神状态、尿量、皮肤黏膜、甲床毛细血管回流时间、皮肤弹性等,必要时检测中心静脉压、血红蛋白、红细胞计数及血细胞比容等各项指标,以确定是否有休克及程度。导致血容量不足乃至休克的相关因素:①骨盆各骨主要为松质骨,骨折后本身出血较多。②其邻近有较丰富的动脉及静脉丛,加之静脉丛多无静脉瓣阻挡回流,骨折后可引起广泛出血。③出血量若为 1 000 mL 以上,则可能合并有腹腔脏器损伤出血,如合并髂内、外动脉或股动脉损伤,可引起盆腔内更严重出血,甚至因失血过多而死亡。处理:迅速高流量给氧;快速补液输血;保暖:提高室温或用棉被和毛毯,忌用热水袋,以免增加微循环耗氧。

(2)腹部情况:①观察有无腹痛、腹胀、呕吐、肠鸣音和腹膜刺激征,并定时测量腹围,以判断是否合并有腹膜后血肿、腹腔脏器损伤及膀胱损伤。②由于骨折出血沿腹膜后疏松结缔间隙蔓延到肾区或膈下,形成腹膜后血肿,不仅可造成失血性休克,还可引起麻痹性肠梗阻。②严重创伤时可合并腹腔脏器损伤,出现腹腔内出血,表现为腹痛、腹肌紧张,腹腔穿刺抽出不凝血。③膀胱充盈时易受直接打击或被骨折刺伤而致膀胱破裂,表现为腹痛明显,并有明显的腹肌紧张、压痛、反跳痛,腹腔可抽出血性尿液。处理:按损伤部位做相应专科处理。

(3)排尿情况:有无血尿、尿道口滴血、排尿困难或无尿,以判断膀胱、尿道损伤程度。护理:尿道不完全撕裂时,留置导尿管 2 周并妥善固定;对于行膀胱造口的患者,需保持引流管通畅,防止扭曲或折叠。造口管一般留置 1～2 周,拔管前先夹管,观察能否自行排尿,如排尿困难或切口处有漏尿则延期拔管。

(4)肛门情况:有无疼痛、触痛、出血,必要时做肛门指诊,以确定直肠损伤的程度。护理:严格禁食,并遵医嘱应用抗生素预防感染。若行结肠造口术,保持造口周围皮肤清洁干燥,观察有无局部感染征象。

(5)神经损伤情况:有无会阴区、下肢麻木及运动障碍,以判断有无腰骶和坐骨神经损伤。护理:及早鼓励并指导患者做肌肉锻炼,定时按摩、理疗,促进局部血液循环,防止失用性肌萎缩;对有足下垂者穿丁字鞋或应用衬垫支撑,保持踝关节功能位,防止跟腱挛缩畸形。

7.功能锻炼

(1)未影响骨盆环完整的骨折:早期可在床上做上肢伸展运动及下肢肌肉收缩活动;1 周后可进行半卧位及坐立练习,同时做髋关节、膝关节的伸屈运动;6 周后下床站立并缓慢行走,逐日加大活动量,然后再练习正常行走及下蹲。

(2)影响骨盆环完整的骨折:伤后无并发症者卧硬板床,同时进行上肢锻炼;2 周后开始练习半卧位,并进行下肢肌肉收缩的锻炼,以保持肌力,预防关节僵硬;3 周后在床上进行髋关节、膝关节的锻炼,由被动锻炼逐渐过渡到主动锻炼;6 周后拆除牵引固定,扶拐行走;12 周后逐渐弃拐行走。

**8.术前准备**

备足够的血,会阴区备皮、导尿、清洁灌肠等。

**(二)术后护理**

**1.心理护理**

因术后卧床时间长,易产生厌烦情绪,应多开导,并取得家属的支持,共同为患者制订比较周密的康复计划并督促实施,适时鼓励,提高患者治疗的积极性。

**2.饮食**

多吃含粗纤维较多的蔬菜、果胶成分丰富的水果。

**3.体位**

尽量减少大幅度搬动患者,防止内固定断裂、脱落。术后置于智能按摩气垫上,或给予骶尾部垫水垫,每2～3小时更换1次,平卧和健侧卧交替换位,以预防压疮。

**4.伤口**

观察切口渗血情况,保持引流瓶适当负压,以便及时引流出伤口积血,防止伤口感染。

**5.功能锻炼**

术后7～10周下床运动,并逐步加强患肢的功能锻炼。

## 七、健康指导

(1)合理安排饮食,补足营养,提高体质,促进骨折愈合。

(2)按康复计划进行功能锻炼。

(3)出院后1个月、3个月复查,检查内固定有无移位及骨折愈合等情况。

(孟松桃)

# 第五节 脊 髓 损 伤

## 一、分类

脊柱骨折或者无骨折脱位合并脊髓或马尾神经损伤是一种严重的并发症。根据损伤部位、程度及临床表现可分以下几类。

**(一)完全性脊髓损伤**

损伤节段以下感觉、运动均丧失。

**(二)不完全性脊髓损伤**

(1)中央脊髓损伤综合征。

(2)脊髓半切征。

(3)前脊髓综合征。

(4)后脊髓综合征。

(5)脊髓圆锥综合征。

(6)马尾综合征。

## 二、诊断

脊髓损伤的诊断应从以下几方面着手。

(1)与受伤机制相关的详细病史采集。

(2)全面的体格检查。

(3)神经功能的评估(确定截瘫的平面及深浅感觉丧失的程度等)。

(4)影像学资料(X线、CT、MRI检查,明确损伤的位置及类型)。

## 三、治疗

### (一)早期治疗

合适的固定,在搬运过程中避免加重脊髓损伤。

### (二)药物治疗

1.脱水药物

20％甘露醇,或与呋塞米联用以增加脱水疗效。

2.甲泼尼龙冲击疗法

按 30 mg/kg 体重的剂量30分钟内滴完,间隔45分钟后,按 5.4 mg/(kg·h)的剂量维持23小时。但目前仍有争议,部分学者认为伤后 8 小时内使用后患者神经功能改善更明显,仍有部分学者认为对于急性非穿透性脊髓损伤的患者不应使用甲泼尼龙冲击疗法,疗效不确切的同时反而增加了伤口感染和消化道出血的风险。

3.营养神经药物

(1)B族维生素:甲钴胺、维生素 $B_1$、维生素 $B_6$ 等。

(2)生长因子:如鼠神经生长因子,主要从老鼠身上提炼出,对于神经损伤的修复,特别是外伤以后的神经损伤修复及突发的胃神经炎等急性期损伤,修复的效果比 B 族维生素好。

### (三)手术治疗

整复脊柱骨折、脱位,使脊髓减压,对不稳定脊柱损伤立即行内固定,以防其移位压迫脊髓。

### (四)康复治疗和功能锻炼

行电针、推拿、按摩、高压氧舱等促进神经功能恢复。

### (五)积极预防与治疗并发症

1.保持呼吸道通畅,防止肺部感染

定期翻身拍背,帮助咳痰、排痰,对高位截瘫呼吸肌无力者行气管切开,同时应用抗生素。

2.防治泌尿系统感染

截瘫者早期留置导尿管,定期更换导尿管并膀胱冲洗。

3.防治压疮

每隔 2~3 小时翻身 1 次,骨隆起部用软垫或气垫保护,保持皮肤干燥。如发生压疮,注意防止感染。

4.防治下肢深静脉血栓

防治下肢深静脉血栓可使用气压泵治疗,加强双下肢主动或被动功能锻炼。

## 四、护理问题

### (一)低效性呼吸形态或清理呼吸道无效

低效性呼吸形态或清理呼吸道无效与颈脊髓损伤及活动受限有关。

### (二)有脊髓损伤加重的危险

有脊髓损伤加重的危险与脊柱骨折压迫脊髓有关。

### (三)体温异常

体温异常与体温调节中枢受损有关。

### (四)躯体移动障碍

躯体移动障碍与脊髓损伤、牵引有关。

### (五)自理能力障碍

自理能力障碍与脊髓损伤、卧床有关。

### (六)营养失调

低于机体需要量与消化功能降低、患者心理影响有关。

### (七)排便异常

排便异常与支配排便的神经损伤或神经反射抑制、长期卧床有关。

### (八)排尿异常

排尿异常与膀胱功能障碍有关。

### (九)有失用性综合征的危险

有失用性综合征的危险与瘫痪、长期卧床有关。

### (十)潜在并发症

潜在并发症有肺部感染、泌尿系统感染、压疮。

### (十一)消极情绪

患者出现消极情绪,如绝望、焦虑、恐惧、愤怒等,与疾病知识缺乏、认识到疾病预后不良、担心社会角色发生变化有关。

## 五、护理目标

(1)生命体征平稳。

(2)避免加重脊髓损伤程度。

(3)体温正常。

(4)能最大限度地恢复肢体功能。

(5)患者生活需要得到满足并达到最大限度的自理状态。

(6)维持适当的营养。

(7)患者恢复正常的排便功能。

(8)患者恢复正常的排尿功能。

(9)患者及家属了解功能锻炼知识,患者未发生失用性综合征。

(10)无并发症发生。

(11)消除患者的不良情绪反应,患者能正确面对现实及顺应治疗。

## 六、护理措施

### (一)维持呼吸循环功能

(1)高位颈脊髓损伤时,胸壁肌肉瘫痪,易发生呼吸困难甚至呼吸衰竭。应密切观察呼吸形态、频率、深浅,注意有无发绀、烦躁及呼吸困难,必要时做气管切开,使用呼吸机辅助呼吸。根据病情注意血气检测,了解缺氧程度,必要时给予吸氧。病床旁备好各种急救药物及器械。

(2)$C_{1\sim4}$脊髓损伤患者膈神经、横膈及肋间肌的活动丧失,无法深呼吸及咳嗽,易出现呼吸困难,可早期做气管切开,保证有效呼吸。

(3)保持呼吸道通畅,可行雾化吸入,必要时吸痰,防止坠积性肺炎或窒息的发生。

(4)鼓励患者做深呼吸及咳嗽练习,肋间肌麻痹者鼓励用膈肌呼吸。

(5)监测血压、脉搏变化,观察有无休克征兆。

### (二)饮食指导

给予高蛋白、高热量、高维生素、富含纤维素、易消化的流质或半流质食物,预防便秘。脊髓损伤后,因交感神经功能下降,胃肠蠕动减慢,易发生腹胀。如有腹胀时应禁食,并给予静脉补液,必要时行胃肠减压。如长时间卧床,应限制食用含钙高的食物,预防泌尿系统结石。

### (三)维持正常体温

颈脊髓损伤患者由于自主神经系统功能紊乱,丧失对外界环境温度的调节和适应能力,常出现体温高热为 40 ℃以上或体温不升,应密切注意体温的变化。高热时一般采取物理降温,如用空调调节室温、减少盖被、冰敷、乙醇擦浴、温水擦浴、冰水灌肠等方法降低体温,同时使用抗生素治疗并发症;体温不升时,给予毛毯、棉被、热水袋保暖,给予温热饮料,热水袋应用布袋包好,以防烫伤皮肤。

### (四)保护脊髓功能,防止再损伤

(1)患者应卧硬板床,保持脊柱的平直。颈椎损伤使用沙袋固定头部。

(2)协助颈脊髓损伤患者翻身时,1人固定颈部,其余两人分站患者两侧,保持轴线滚动,防止脊柱扭曲。

(3)颈椎损伤时,立即做颅骨牵引,固定颈椎,防止脊髓损伤加重。应保持有效的牵引,牵引重量不能随意增减,牵引针眼每天消毒 2 次。

(4)按医嘱给予脱水剂及糖皮质激素(如甲泼尼龙),以减轻组织水肿。

### (五)并发症的预防

1.预防肺部并发症

(1)定时翻身,拍背,鼓励患者深呼吸及咳嗽。练习深呼吸可采取吹气球或吹气泡等方法,有效咳嗽的方法:深吸气,在呼气 2/3 时咳嗽,反复进行,使痰液咳出。

(2)每天 1~2 次雾化吸入,以利于排痰。

(3)注意保暖,防止受凉而诱发呼吸道感染。

(4)对颈髓损伤高位截瘫患者可早期行气管切开,减少肺部并发症的发生。对气管切开的患者,应注意保持气管通畅,定时消毒更换内套管,严格遵守无菌原则,预防感染。

(5)保持口腔清洁,每天 2 次口腔护理。

2.预防泌尿系统感染

脊髓损伤后,患者排尿功能紊乱或丧失,表现为尿潴留或尿失禁。

（1）对排尿异常的患者，可留置导尿管。应每周更换导尿管，每天更换引流袋，注意严格遵守无菌操作原则。

（2）妥善固定导尿管，保持引流通畅。引流管及引流袋不可高于耻骨水平，引流管应从两腿之间通过，注意引流管且不可从身上跨过，防止逆行感染。翻身前，先夹管再翻身，以防尿液逆流。

（3）保持会阴部清洁，每天 2 次清洁消毒尿道口；鼓励患者多饮水，每天饮水量不少于3 000 mL，使每天尿量保持在 1 500 mL 以上，预防泌尿系统感染和结石形成。

（4）每天可用 1∶5 000 呋喃西林溶液 500 mL 进行膀胱冲洗 1～2 次，可清除膀胱内沉渣，防止导尿管堵塞，预防感染。

（5）预防性使用抗生素、交替服用碱性及酸性药物，预防泌尿系统感染的发生。

（6）训练膀胱功能：导尿管夹管，每 3～4 小时开放 1 次，以避免膀胱痉挛及感染。拔除导尿管后，每 2～3 小时按摩膀胱 1 次，可由轻到重从下腹部慢慢向下推按，挤压膀胱，直至膀胱内尿液全部排出，以协助排尿及训练膀胱的反射排尿功能。

（7）勤翻身，加强功能锻炼，防止骨质脱钙，预防泌尿系统结石的形成。

3.预防压疮

脊髓损伤患者由于损伤平面以下皮肤感觉丧失，神经营养功能差，极易发生压疮。

（1）勤翻身，每 2～3 小时翻身 1 次，避免局部皮肤长时间受压。要按摩受压皮肤，按摩时可加用少量樟脑乙醇以促进局部血液循环，动作应轻柔。

（2）保护骨突处，如脑后、肩胛部、骶尾部、大转子、足跟等部位易发生压疮，可放置气垫、水垫或棉圈等用具加以保护。

（3）保持床单清洁平整，床垫软硬适度。使用便盆时避免托、拉、拽，防止损伤皮肤。

（4）已发生压疮者，应切除坏死组织，定时更换敷料，必要时可植皮。

4.预防便秘

（1）合理安排饮食：多进食富含纤维素的食物如蔬菜、水果及粗粮，多饮水，以刺激肠蠕动，防止大便干结。

（2）训练每天定时排便，可顺结肠走向，由右侧向上向左再向下进行腹部环形按摩，以促进肠蠕动，促进排便。

（3）给予缓泻剂如麻仁丸、番泻叶等，或使用开塞露等导泻。

（4）必要时给予灌肠。

**（六）功能锻炼**

截瘫患者非常容易发生肌肉萎缩、关节僵硬或足下垂等畸形，要指导患者进行功能锻炼。其方法包括已瘫痪与未瘫痪的肌肉和关节的活动。

1.进行瘫痪肢体的被动运动

髋关节练习伸直、外展活动，防止发生屈曲、内收、内旋畸形。膝关节练习伸屈活动，防止膝关节强直。踝关节练习背屈活动，防止发生足下垂，影响行走功能。以上功能锻炼应每天 3～4 次，每次 15～20 分钟。

2.进行肌肉按摩

进行肌肉按摩，促进血液循环，有利于功能恢复。

3.进行健肢的主动运动

可用哑铃或拉弹簧锻炼上肢和胸背部肌肉。

4.进行体位转移训练

病情允许时在床上练习坐起,逐渐过渡到借用辅助工具下地站立、行走。指导患者独立完成翻身,穿脱衣裤,自己放便器大小便等。通过锻炼使患者逐渐恢复生活自理能力。

### (七)心理护理

脊柱骨折合并脊髓损伤患者由于发生肢体功能障碍或瘫痪,丧失生活工作能力,给患者及家属造成心理和生活上的沉重负担。患者常表现为绝望、焦虑、恐惧或愤怒等心理反应。因此,要多与患者沟通,注意观察患者心理反应,给予患者心理支持和心理疏导,逐步地向患者解释病情,使其面对现实,配合治疗和护理,争取有最好的功能恢复结果。同时要鼓励患者家属及朋友多关心及照顾患者,使患者树立生活的信心。

## 七、健康指导

### (一)康复锻炼

有条件者转入社区康复中心进行康复治疗。坚持进行功能锻炼,预防失用性肌萎缩及关节僵直,提高生活质量。

### (二)复查

行内固定术后1个月、3个月、6个月后复查,检查内固定有无松动移位、骨折愈合及神经恢复情况。

(孟松桃)

# 第六节 颈 椎 病

颈椎病是指颈椎间盘退行性变及其继发性椎间关节退行性变所致的脊髓、神经、血管损伤以及由此所表现出的相应症状和体征。

## 一、病因

### (一)颈椎间盘退行性变

颈椎间盘退行性变是颈椎病的发生和发展中最基本的原因。因椎间盘退行性变而使椎间隙狭窄,关节囊、韧带松弛。脊柱活动时稳定性下降,进而引起椎体、关节突关节、钩椎关节、前后纵韧带、黄韧带及项韧带等变性、增生、钙化,形成颈段脊椎不稳定的恶性循环,最后发生脊髓、神经、血管受到刺激或压迫。

### (二)损伤

急性损伤可使已有退变的颈椎和椎间盘损害加重,而诱发颈椎病。但暴力伤致颈椎骨折、脱位所并发的脊髓或神经根损害则不属颈椎病的范畴。

### (三)颈椎先天性椎管狭窄

颈椎先天性椎管狭窄指在胚胎或发育过程中椎弓根过短,使椎管矢状径小于正常值(14~

16 cm）。由此，即使退行性变比较轻，也可出现压迫症状而发病。

## 二、诊断

### （一）神经根型颈椎病

神经根型颈椎病占颈椎病发病率的 $50\%\sim60\%$。开始多为颈肩痛，短期内加重，并向上肢放射。放射痛范围根据受压神经根不同而表现在相应皮节。皮肤可有麻木、过敏等感觉异常，同时可有上肢肌力下降、手指动作不灵活。当头部或上肢姿势不当，或突然牵拉患肢可发生剧烈闪电样锐痛，且肩部上耸。病史长者上肢肌对萎缩。横突斜方肌、肩袖及三角肌等处有压痛，患肢上举、外展和后伸有不同程度受限。上肢牵拉试验阳性、压头试验阳性，神经系统检查有较明显的定位体征。

X 线平片示颈椎生理前凸消失，椎间隙变窄，椎体前、后缘骨质增生，钩椎关节突关节增生及椎间孔狭窄等退变征象，CT、MRI 有助于详细诊断。

### （二）脊髓型颈椎病

脊髓型颈椎病占此病的 $10\%\sim15\%$，主要由中央后突之髓核、椎体后缘骨赘、增生肥厚的黄韧带及钙化的后纵韧带压迫脊髓。因下颈段椎管相对狭窄（颈髓膨大处）且活动度较大，故退行性变亦发生较早、较重，脊髓受压也易发生于颈段。受压早期，因压迫物多来自脊髓前方，故临床上以侧束、锥体束损害表现突出，此时颈痛不明显，而以四肢乏力、行走、持物不稳定为最先出现的症状。随病情发展发生自上而下的上运动神经元性瘫痪。有时压迫物也可来自侧方（关节突关节增生）或后方（黄韧带肥厚），而出现不同类型的脊髓损害。

X 线平片与神经根型相似，脊髓造影、CT、MRI 可示脊髓受压情况。

### （三）交感神经型颈椎病

1.交感神经兴奋症状

交感神经兴奋症状主要表现为头痛或偏头痛，头晕特别在头转动时加重，有时伴恶心、呕吐、视物模糊或视力下降、瞳孔扩大或缩小、眼后部胀痛、心跳加速、心律不齐、心前区痛、血压升高、头颈四肢出汗异常、耳鸣、听力下降、发音障碍等。

2.交感神经抑制

交感神经抑制主要表现为头昏、眼花、流泪、鼻塞、心动过缓、血压下降及胃肠胀气等。

X 线、CT、MRI 等检查结果与神经根型颈椎病相似。

### （四）椎动脉型颈椎病

1.眩晕

眩晕为主要症状，可表现为旋转性、浮动性或摇晃性眩晕，头部活动时可诱发或加重。

2.头痛

头痛表现为枕部、顶枕部痛，也可放射到颞部，多为发作性胀痛，常伴自主神经功能紊乱症状。

3.视觉障碍

视觉障碍为突发性弱视或失明、复视，短期内自动恢复。

4.猝倒

猝倒由椎动脉受刺激突然痉挛引起，多在头部突然发生旋转或屈伸时发生，如无脑外伤，倒地后再站立即可继续正常活动。

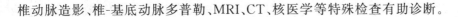

椎动脉造影、椎-基底动脉多普勒、MRI、CT、核医学等特殊检查有助诊断。

# 三、治疗

## (一)非手术治疗

### 1.颌枕带牵引

颌枕带牵引适用于脊髓型以外各型颈椎病。坐、卧位均可进行牵引,头屈 15°左右,牵引重量为 2～6 kg。牵引时间以项背部肌能耐受为限,每天数次,每次 1 小时。无不适者,可行持续牵引,每天 6～8 小时,2 周为 1 个疗程。

### 2.颈托和围领

可使用充气型颈托。除固定颈椎外,还有一定撑开牵张作用,以限制颈椎过度活动,而行动不受影响。

### 3.推拿按摩

推拿按摩以改善脊髓型以外的早期颈椎病的局部血液循环,减轻肌痉挛。

### 4.理疗

理疗具有加速炎性水肿消退和松弛肌肉的作用。

### 5.药物治疗

可使用非甾体抗炎药、肌肉松弛药及镇静剂对症治疗。局部有固定且范围较小压痛点时,可用醋酸泼尼松龙 2 mL 局部封闭治疗。

## (二)手术治疗

诊断明确的颈椎病经非手术治疗无效或反复发作者,或脊髓型颈椎病症状进行性加重者适于手术治疗。

### 1.前路手术

(1)前路椎间盘切除＋植骨融合内固定术:切除突出之椎间盘、椎体后方骨赘及钩椎关节骨赘,以解除脊髓、神经根和椎动脉的压迫,同时需行椎体间植骨融合术,以稳定脊柱。此手术是治疗颈椎病及颈椎椎间盘突出症的经典手术,但降低颈椎活动度,远期有可能出现邻近节段退变加速,特别是多节段颈椎病。

(2)颈椎人工椎间盘置换术:20 世纪后期出现的一项新技术,其原理就是用人工假体代替已经丧失功能的颈椎椎间盘,并保留了病变节段的活动度,继而避免相邻节段出现继发性退变。此类手术要严格把握适应证。

椎间盘置换术适应证:①脊髓型颈椎病、神经根型颈椎病、经椎间盘突出症患者需要前路减压时。②脊髓或神经根以椎间盘突出和(或)髓核脱出等软性压迫为主。③没有明显的骨性压迫,如巨大后骨刺、孤立型后纵韧带骨化。④椎间隙屈伸活动良好。⑤没有明显的椎间隙狭窄、节段性后凸和节段不稳。⑥年龄一般不超过 55 岁。

椎间盘置换术禁忌证:①病变椎间隙明显狭窄(小于邻近椎间隙高度的 80%)。②病变节段椎间隙屈伸活动度小于或者等于 6°。③严重节段性不稳定,颈椎动力位片显示椎体间前后滑移为 3 mm。④颈椎后纵韧带骨化、黄韧带肥厚或者骨化。⑤严重骨质疏松症。⑥颈椎骨折脱位。⑦颈椎炎症或者肿瘤性病变。

### 2.后路手术

后路手术主要为颈椎管扩大成形术。一般分为单开门椎管扩大成形术和双开门椎管扩大成形术。目前临床应用最多的为前者,主要是通过椎板掀起扩大椎管达到对脊髓的减压。其原理是通过后路显露,将椎板自开门侧向门轴侧掀起,并用门轴侧吊线或者刚性固定开门侧,从而达到扩大椎管及间接减压的目的。此类手术适合多节段颈椎病且颈椎序列良好的患者,但此类患者术后近期有并发神经根牵拉及轴性症状,引起颈肩部不适等症状的可能。

## 四、护理问题

### (一)焦虑、恐惧
焦虑、恐惧与预感到个体健康受到威胁、形象将受到破坏,如肢体神经功能受损等有关;不理解手术的程序,担心手术后的效果,不适应住院的环境等。

### (二)舒适的改变
舒适的改变与神经根受压、脊髓受压、交感神经受刺激、椎动脉痉挛、颈肩痛及活动受限有关。

### (三)有受伤的危险
有受伤的危险与椎动脉供血不足引起的眩晕、神经功能受损、头痛等因素有关。

### (四)知识缺乏
缺乏功能锻炼及疾病预防的有关知识。

### (五)自理能力缺陷
自理能力缺陷与颈肩痛及活动受限有关。

### (六)潜在并发症
潜在并发症有术后出血、呼吸困难。

## 五、护理目标

(1)焦虑、恐惧感缓解或消失。
(2)患者疼痛减轻或消失,舒适感增加。
(3)患者组织灌注量良好,无眩晕和意外发生。
(4)患者能复述功能锻炼及疾病预防的知识并掌握其方法。
(5)患者日常活动能达到最大限度的自理。
(6)术后出血、呼吸困难等并发症得到预防或及时发现并处理。

## 六、护理措施

### (一)非手术治疗的护理
1.病情观察
(1)询问患者主诉,观察颈部及肢体活动情况,是否有麻木感及活动受限,触压时是否有压痛。
(2)在牵引过程中,观察患者是否有头晕、恶心、心悸,发现上述症状,要停止牵引,让患者卧床休息。
(3)注意观察牵引的姿势、位置及牵引的重量是否合适。
(4)观察患者的心理变化,是否有焦虑、恐惧、悲观等情绪变化。
(5)患者卧床时间较长时,应注意观察受压部位皮肤是否受损,要进行预防。

2.心理护理

向患者解释病情,让其了解颈椎病的发病是一个缓慢的过程,治疗也不可能立竿见影。鼓励患者消除其悲观的心理,增强对治疗的信心。

(1)耐心倾听患者的诉说,理解和同情患者的感受,与患者一起分析焦虑产生的原因及不适,尽可能消除引起焦虑的因素。

(2)对患者提出的问题,如治疗效果、疾病预后等给予明确、有效和积极的信息,建立良好的护患关系,使其能积极配合治疗。

(3)为患者创造安静、无刺激的环境,限制患者与具有焦虑情绪的患者及亲友接触。

(4)向患者婉言说明焦虑对身体健康可能产生的不良影响。对患者的合作与进步及时给予肯定和鼓励,并利用护理手段给予患者身心方面良好的照顾,从而使焦虑程度减轻。

3.康复护理

(1)做颈椎牵引时,要让患者有正确舒适的牵引姿势,采取坐位卧位,保持患者舒适。牵引的目的是解除颈部肌肉痉挛和增大椎间隙,以减轻椎间盘对神经根的压迫作用,减轻神经根的水肿,增加舒适。牵引重量为3~6 kg,每天1次,2周为1个疗程。牵引期间,必须做好观察,以防止过度牵引造成的颈髓损伤。

(2)睡眠时要注意枕头的高低及位置,平卧时枕头不可过高。

(3)鼓励患者主动加强各关节活动,维持肢体功能。指导患者做捏橡皮球或毛巾的训练,以及手指的各种动作。

(4)天气寒冷,注意保暖,特别是枕部、颈部、肩部,防止着凉。

(5)帮助患者挑选合适型号的围领,并示范正确的佩戴方法。告知患者应用围领的目的是限制颈椎的活动,防止颈部脊髓或神经的进一步损伤,尤其适用于颈椎不稳定患者。起床活动时需要戴上围领,卧床时可以不用。

4.生活护理

(1)备呼叫器,常用物品放置患者床旁易取到的地方。

(2)及时提供便器,协助大、小便,并做好便后的清洁卫生。

(3)提供合适的就餐体位与床上餐桌板。保证食物软硬适中,以适合咀嚼和吞咽能力。

(4)为患者提供良好的住院环境。

(5)热敷等理疗可促进局部血液循环,减轻肌肉痉挛,也可缓解疼痛。疼痛明显的患者可口服非甾体抗炎药。

(6)防止意外性伤害。症状发作期患者应卧床休息,病室内应有防摔倒设施,防止由于步态不稳、眩晕而导致的摔倒。

5.保持大小便通畅

(1)了解患者便秘的程度、排尿的次数,以判断其排泄形态。了解其正常的排便习惯,以便重建排便型态。

(2)鼓励患者摄入果汁、液体及富有纤维素的食物,以预防便秘。必要时遵医嘱适当应用轻泻剂、缓泻剂,以解除便秘。

(3)训练反射性排便,养成定时排便的习惯,训练膀胱的反射性动作。

(4)嘱患者以最理想的排尿姿势排尿,并利用各种诱导排尿法,如听流水声、热敷等。

6.给药护理

(1)严格按医嘱给药,掌握给药途径。

(2)要按时送药,协助患者服下,交代其注意事项,观察药物反应。

(3)给中药时,应严格掌握服药时间。颈椎病的中药治疗,一般是通经活络,宜饭后服药,温度34~36 ℃。

### (二)手术治疗的护理

1.心理护理

(1)向患者做好病情解释工作,特别是手术前应向患者解释手术的目的,介绍手术室完整的抢救设备、手术医师及麻醉师的技术水平,介绍本院的治愈病例,列举同类治愈患者是如何调整情绪、配合医师手术等,消除恐惧心理,增强战胜疾病的信心。

(2)讲述不良情绪对疾病的影响及其内在联系。恐惧和焦虑可引起全身各系统产生不良的反应。例如:焦虑可使睡眠欠佳,以致加重颈椎病的症状即头晕、头痛。还可引起食欲缺乏,导致营养供应不足,使机体抵抗力下降,不良情绪可使机体产生恶性循环等。促使患者保持最佳精神状况,以利疾病的康复。

2.术前准备

除按骨科手术的常规术前准备外,尚需特别注意以下问题。

(1)完善各种术前检查:对于存在心、肺、肝功能、肾功能不良的患者,应给予相应的有效治疗,以改善患者的手术耐受力。按常规进行手术区和供区的皮肤准备。

(2)术前特殊训练:无论是颈前路手术还是颈后路手术,由于术中和术后对患者体位的特殊要求,必须在术前认真地加强训练,避免因此而影响手术的正常进行与术后康复。内容主要包括以下几点。①床上肢体功能锻炼:主要为上、下肢的屈伸,持重上举与手、足部活动,这既有利于手术后患者的功能恢复,又可增加心脏搏出量,从而提高术中患者对失血的耐受能力。②床上大、小便训练:应于手术前在护士的督促下进行适应性训练,以减少术后因不能卧床排便而需要进行插管的机会。③俯卧位卧床训练:由于颈后路手术患者的术中需保持较长时间的俯卧位,且易引起呼吸道梗阻,所以术前必须加以训练使其适应。开始时可每次10~30分钟,每天2~3次,逐渐增加至每次2~4小时。对涉及高位颈部脊髓手术者,为防止术中呼吸骤停。④气管、食管推移训练:主要用于颈前路手术。因颈前路手术的入路经内脏鞘(包绕在甲状腺、气管与食管三者的外面)与血管神经鞘间隙抵达椎体前方,故术中需将内脏鞘牵向对侧,以显露椎体前方(或侧前方)。术前应嘱患者用自己的2~4指在皮外插入切口侧的内脏鞘与血管神经鞘间隙处,持续地向非手术侧推移,或是用另一手进行牵拉,必须将气管推过中线。开始时每次持续10~20分钟,逐渐增加至30~60分钟,每天2~3次,持续3~5天。体胖颈短者应适当延长时间。患者自己不能完成时,可由护士或家属协助完成。这种操作易刺激气管引起反射性干咳等症状。因此,必须向患者及家属反复交代其重要性,如牵拉不合乎要求,不仅术中损伤大和出血多,而且可因无法牵开气管或食管而发生损伤,甚至破裂。

3.术后护理

颈椎手术后的常规护理措施主要包括以下几个方面。

(1)体位护理:由于颈椎手术的解剖特殊性,在接手术患者时应特别注意保持颈部适当的体位,稍有不慎,即可发生意外,尤其是上颈椎减压术后及内固定不稳定者。

颈椎手术患者应注意:①搬运患者时必须注意保持颈部的自然中立位,切忌扭转、过伸或过屈,特别是放置植骨块及人工关节者。有颅骨牵引者,搬运时仍应维持牵引。②头颈部制动,尤其是手术后 24 小时内,头颈部应尽可能减少活动的次数以及幅度,颈部两侧各放置一个沙袋,24 小时后可改用颈围加以固定和制动。③患者下床活动前,需根据病情以及手术情况,颈部要戴石膏颈围或塑料颈围。

(2)病情观察。①术后使用心电监护仪:监测血压、脉搏、呼吸、血氧饱和度。②观察伤口局部的渗血和渗液情况:术后 2 小时内须特别注意伤口部位的出血情况,短时间内出血量多并且伴有生命体征改变者,应及时报告医师进行处理。颈后路手术患者还应注意伤口的渗液情况。有引流管者注意保持引流通畅并记录引流量。③观察患者吞咽与进食情况:颈前路手术 48 小时后,咽喉部水肿反应逐渐消退,疼痛减轻,患者吞咽与进食情况应逐渐改善。如果疼痛反而加重,则有植骨块滑脱的可能,应及时进行检查和采取相应的处理措施。

(3)预防并发症:术中内固定,术后用颈托,进行翻身时注意颈部的制动,将颈部的活动量降到最低程度。术后勿过早进食固体食物,以免吞咽动作过大,防止颈部过屈。高位颈椎术后,必须加强对生命体征的监护,保持呼吸通畅,若发现异常变化,应及时报告医师进行处理。①出血:多见于手术后当天,尤以 12 小时内多见。颈前路术后的颈深部血肿危险性大,严重者可因压迫气管引起窒息而死亡。因此,颈前路术后患者必须加强护理与观察,必要时术后 24 小时应用沙袋压迫伤口。血肿患者常常表现为颈部增粗,发声改变,严重时可出现呼吸困难、口唇鼻翼翕动等窒息症状。在紧急情况下,必须在床边立即拆除缝线,取出血块(或积血),待呼吸情况稍有改善后再送往手术室做进一步的处理。对颈后路的深部血肿,如果没有神经压迫症状,一般不宜做切口开放。除非血肿较大,多数可自行吸收。②植骨块滑脱:实施颈椎植骨融合术的患者,可因术中固定不确实、术后护理不当等原因引起植骨块滑脱,若骨块压迫食管、气管可引起吞咽或呼吸困难,须及时进行手术取出;若滑脱的骨块压迫脊髓,则可引起瘫痪或死亡(高位者),应特别注意预防。③颈前路手术患者,由于术中对咽、喉、食管和气管的牵拉,术中几乎所有的患者都伴有短暂的声音嘶哑与吞咽困难,一般可在手术后 3～5 天自行消失。严重的喉头水肿与痉挛虽不多见,但一旦发生,即可引起窒息甚至死亡,必须提高警惕,尤其是术后早期(24 小时以内)。④伤口感染:颈后路较颈前路易发生,主要原因为术后长时间仰卧、局部潮湿不透气、伤口渗血多或血肿等为细菌繁殖提供了有利条件。术后应加强伤口周围的护理,及时更换敷料,保持局部清洁、干燥。注意观察患者体温的变化、局部疼痛的性质。如发生感染,应加大抗生素的用量,可拆除数针缝线以利于引流,必要时,视具体情况做进一步的处理。

(4)饮食护理:颈前路术后 24～48 小时以流质饮食为宜,可嘱患者多食冰冷食物,如冰砖、雪糕等,以减少咽喉部的水肿与渗血,饮食从流质、半流质逐步过渡到普食。可给予高蛋白、高维生素、低脂饮食,食物种类应多样化。长期卧床的患者,应多饮水,多吃蔬菜、水果,预防便秘。手术后期可给予适当的药膳,以增加食欲。

(5)压疮、肺部及泌尿系统感染的预防与护理:实施颈后路手术者,尤应注意防止切口部位的皮肤发生压迫性坏死,可定时将颈部轻轻托起按摩,并保持局部的清洁、干燥。睡石膏床的患者,石膏床内的骨突出部位都应衬以棉花,定时检查、按摩。

## 七、健康指导

### (一)心理指导

向患者解释颈椎病的恢复过程是长期和慢性的,并且在恢复过程中可能会有反复,应做好心理准备,不必过分担忧。

### (二)康复锻炼

教会患者活动时保护颈部的方法。

(1)告诉患者不要使颈部固定在任何一种姿势的时间过长,避免猛力转头动作。应保持正确的姿势,如伏案工作时间长,要每隔一段时间进行颈部多方向运动。

(2)保持正确睡眠姿势,枕头不可过高或过低,避免头偏向一侧。

(3)避免寒冷刺激。

(4)日常生活中注意加强体育锻炼,增强颈部及四肢肌力。颈部肌肉的锻炼方法:先慢慢向一侧转头至最大屈伸、旋转度,停留数秒钟,然后缓慢转至中立位,再转向对侧。每天重复数十次。

(5)对颈部每天早、晚进行自我按摩,采用指腹压揉法和捏揉法,增进血液循环,增强颈部肌力,防止肌肉萎缩。

(6)按医嘱服用药物。

(7)每1~2月来院复查1次。

(孟松桃)

## 第七节　腰椎管狭窄症

腰椎椎管、神经根管及椎间孔变形或狭窄,并引起相应的临床症状为腰椎管狭窄症。

### 一、病因与分类

#### (一)先天性腰椎管狭窄

发育性或特发性椎管狭窄。

#### (二)后天性腰椎管狭窄

(1)退行性腰椎管狭窄症:由于椎间盘、骨、关节退行性变及其继发改变所致的狭窄。

(2)脊椎滑脱:由先天性或后天性因素引起的峡部不连而继发。

(3)医源性腰椎管狭窄:脊柱后融合术后、椎板切除术后、化学溶核术后等。

(4)损伤性:骨折脱位后。

(5)椎体骨病:如氟骨症、畸形性骨炎等。

#### (三)复合性腰椎管狭窄症

在先天性因素的基础上发生椎间盘退化改变,此类病变较多见。

### 二、诊断

#### (一)腰腿痛

长期多次反复的腰痛,有的放射到下肢。疼痛的性质为酸痛、刺痛、灼痛等。少数放射到大腿外侧或前方,臀部甚至腹股沟部。症状有单侧,但多是双侧或左右交替出现。腰腿痛多因站立或行走而加重,卧床而减轻或缓解。

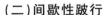

**（二）间歇性跛行**

部分患者当站立或行走时,出现腰痛、腿痛或麻木、无力并逐渐加重,以致不能继续再走。蹲下或休息片刻上述症状消失,继续行走痛又出现。

**（三）其他**

(1)部分患者下肢某些肌肉萎缩、无力,胫前肌及趾伸肌最易受累。小腿外侧针刺感觉消失或减退为常见。跟腱反射消失,膝反射无变化,但部分患者可能没有任何阳性体征。

(2)腰椎正位、侧位、斜位 X 线片(有时需增加摄过伸过屈侧位片)可见椎间隙狭窄、骨质增生、滑椎、腰骶角增大、小关节骨关节炎改变等。这些变化多见于 $L_4 \sim L_5$ 与 $L_5 \sim S_1$。

(3)CT、MRI 可提供详细诊断。较严重者,可能引起尿急或排尿困难。

## 三、治疗

(1)急性期适当卧床休息,一般 2～3 周。

(2)理疗、牵引、止痛药及舒筋活血药均可酌情使用。

(3)手术治疗。①手术指征:症状较重者,经过半年以上非手术治疗无效,影响正常生活与工作。有明确的神经根传导障碍,尤其是某些肌肉无力和萎缩。②椎板切除、神经根减压是基本的手术方式。根据临床表现及 X 线、CT 等检查,术中探查确定减压范围。对 50 岁以下腰椎不稳定者或切除范围广泛者(包括关节突)可同时或二期行脊椎融合术,术后一般卧床 2～3 周,脊椎融合者术后需卧床 2～3 个月。

## 四、护理问题

**（一）疼痛**

疼痛与椎间盘突出、肌肉痉挛、不舒适的体位有关。

**（二）自理能力缺陷**

自理能力缺陷与疼痛、肌肉痉挛有关。

**（三）知识缺乏**

缺乏减轻疼痛、疾病、治疗等方面的知识。

**（四）潜在并发症**

潜在并发症有肌肉萎缩、神经根粘连、出血、感染。

**（五）焦虑、恐惧**

焦虑、恐惧与担心预后及手术有关。

## 五、护理目标

(1)患者自诉疼痛减轻或消失。

(2)患者的生活需要得到满足,患者能恢复或部分恢复到原来的自理能力。

(3)患者能复述疾病有关知识及功能锻炼方法。

(4)患者住院期间并发症的及时发现和处理。

(5)患者情绪稳定,能正视疾病带来的不适。

### 六、护理措施

#### (一)疼痛护理

绝对卧床休息,卧位时椎间盘承受的压力比站立时下降 50%,因此卧床休息可减轻负重和体重对椎间盘的压力,缓解疼痛。卧床 3 周后可考虑戴腰围下床活动,腰围可加强腰椎的稳定性,对腰椎起保护及制动作用。

#### (二)体位护理

抬高床头 20°,膝关节屈曲,放松背部肌肉,增加舒适感。不习惯长期侧卧者亦可在膝部垫高后屈髋屈膝仰卧,每天除了必要起床的事外,应尽量卧床,直至症状基本缓解。指导患者及家属帮助患者进行床上翻身,同时做张口呼吸,以使肌肉放松。

#### (三)骨盆牵引护理

保持有效骨盆牵引。牵引期间注意观察患者体位、牵引力线及重量是否正确,不可随意加减,以保证达到牵引的效果。加强基础护理,观察皮肤有无疼痛、发红、破损、压疮等。

#### (四)心理护理

患者因长期病痛而丧失不同程度的劳动能力,由于职业、年龄、经济条件不同而产生心理障碍。医务工作者要应因势利导,关心安慰患者,做好耐心的解释工作,说明手术的安全性,并请手术后的患者现身说法,以解除顾虑,积极配合治疗。

#### (五)术后护理

1.生命体征的观察

一般手术后均会有 3～5 天的吸收热出现,体温不超过 39 ℃。部分患者由于手术时间长,为防止脊髓神经水肿可用小剂量激素治疗。激素治疗患者的体温一般不超过 38 ℃,术后 3 天即可降至正常。护理时需注意观察血压、脉搏、呼吸的变化,进行心电监护,防止意外的发生。

2.观察出血情况

密切观察伤口敷料渗血情况,引流液的量及性状。如发现伤口大量渗血,应立即报告医师,及时处理。

3.术后观察神经功能恢复情况

观察下肢痛或麻木症状区域,按受压神经而定。男性多出现在大腿前内方或小腿外侧,女性常达踝部。解剖学分析是因为男性腰椎椎管最窄部位在腰 3～5 节段,而女性在腰 5 至骶 1 节段。中央性椎管狭窄症的症状,主要感觉腰骶部疼痛或臀部痛,很少有下肢的放射痛。

4.排尿的观察

由于麻醉因素、疼痛刺激、姿势和习惯改变均可引起排尿困难。因此,强调术前训练床上大小便特别重要,强调术后不要过早使用镇痛剂,以免影响排尿反射的恢复。发生尿潴留后,可行诱导排尿,无效时可采取导尿。

5.手术后体位及翻身

术后患者睡硬板床,取左、右侧位,双膝间置软枕,肩背及臀部放置枕头以保持体位平稳,使患者感到舒适安全。其优点是便于观察伤口出血,保持脊柱过伸位,有利于脊柱术后稳定及防止扭曲。翻身时护士一手扶住患者肩膀,一手托住臀部与患者同时慢慢用力,用"圆木"滚动法翻至对侧,然后再用枕头固定肩、背、臀部。

6.功能锻炼

为预防肌肉萎缩,术后 3 天指导患者进行直腿抬高锻炼及膝、踝关节活动,神经水肿严重者待疼痛减轻后开始。拆线后指导患者俯卧做"飞燕式"腰背肌锻炼。早期锻炼能有效预防腰肌肌肉萎缩。一般卧床时间为:脊椎融合术卧床 3～4 个月;全椎板切除术卧床 2～3 个月;半椎板切除术卧床 1.5～2 个月方可下床活动。下床后应坚持每天做直腿抬高锻炼,高度从板凳-床-窗台逐渐加高为宜。因为当腿抬高 40°～70°时,可将腰、骶神经根牵拉进椎间孔 2～8 mm,并能牵动对侧神经根,能有效预防神经根粘连。

### (六)饮食护理

(1)对使用激素治疗的患者要给予低盐、高蛋白饮食,注意补钾。

(2)供给多品种食物,注意食物调配和烹调技术,饭菜色香味俱全,使患者增进食欲,增加饮食量,以满足机体对营养素的全面需求。

(3)避免食用太凉的食物,以减少对胃肠道的刺激,防止肠蠕动过多及胃肠道炎症引起腹泻。

(4)多进食水果、蔬菜等纤维素含量高的食物,避免发生便秘。

## 七、健康指导

### (一)指导患者保持正确的姿势

应用人体力学的原理指导患者的坐、立、行、卧及持重的姿势。指出患者不正确的姿势及活动方法,协助并监督患者改正。用通俗易懂的言语讲解有关知识,使患者认识到保持正确姿势的原理、重要性及对疾病的影响。

### (二)指导患者经常变换体位

避免长时间用同一姿势站立或坐位。站立一段时间后,将一只脚放在脚踏上,双手放在身前,身体稍前倾。长时间伏案工作者,应积极参加工间操活动,以免慢性肌肉劳损。不要长时间穿高跟鞋站立或行走。

### (三)保护腰部

腰部劳动强度大的工人,应佩戴有保护作用的宽腰带。参加剧烈运动时,应注意患者运动前的准备活动和运动中的保护措施。

### (四)积极参加适当体育锻炼

尤其是注意腰背肌功能锻炼,以增加脊柱的稳定性,同时加强营养,减缓机体组织和器官的退行性变。术后 1 周开始腰背肌锻炼,增强腰背肌力和脊柱稳定性。3 个月内不弯腰,半年内不负重,促进机体康复。

**(孟松桃)**

# 第八章  儿科疾病护理

## 第一节  急性上呼吸道感染

### 一、概述

急性上呼吸道感染简称上感,俗称"感冒",包括流行性上感和一般类型上感,是小儿最常见的疾病。鼻咽感染常可出现并发症,涉及邻近器官如喉、气管、肺、口腔、鼻窦、中耳、眼及颈淋巴结等。而其并发症可迁延或加重,故应早期诊断,早期治疗(图8-1)。

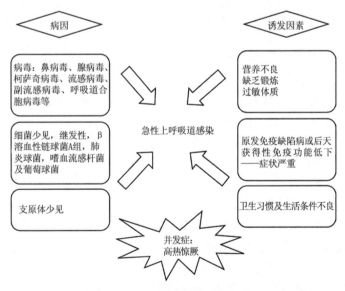

图 8-1  急性上呼吸道感染病因

### (一)流行病学

在症状出现前数小时到症状出现后 1~2 天才有传染力,其传播途径为飞沫传染,潜伏期为12~72 小时(平均 24 小时),易发生在 6 个月大以后的小孩,婴幼儿对上呼吸道感染较敏感,可视年龄、营养状况、疲倦、身体受凉程度,有轻重之别。

### (二)临床表现

根据病因不同,临床表现可有不同的类型。

#### 1.普通感冒

俗称"伤风",又称急性鼻炎,以鼻咽部卡他症状为主要表现(上呼吸道卡他症状包括咳嗽、流涕、打喷嚏、鼻塞等上呼吸道症状,这是临床上常见的症状)。成人多数为鼻病毒引起,次为副流感病毒、呼吸道合胞病毒、埃可病毒、柯萨奇病毒等。起病较急,初期有咽干、咽痒或烧灼感,发病同时或数小时后,可有喷嚏、鼻塞、流清水样鼻涕,2天后变稠。可伴咽痛,有时由于耳咽管炎使听力减退,也可出现流泪、味觉迟钝、呼吸不畅、声嘶、少量咳嗽等。一般无发热及全身症状,或仅有低热、不适、轻度畏寒和头痛。检查可见鼻腔黏膜充血、水肿、有分泌物,咽部轻度充血。如无并发症,一般经5～7天痊愈(表8-1)。

表 8-1　几种特殊类型上感

| 类型 | 致病病菌 | 流行病学特点 | 症状特点 |
|---|---|---|---|
| 疱疹性咽峡炎 | 柯萨奇病毒 A | 多于夏季发作 | 咽痛、发热、咽充血、软腭、腭垂、咽及扁桃体表面有灰白色疱疹,有浅表溃疡 |
| 咽结膜热 | 腺病毒、柯萨奇病毒 | 常发生于夏季,游泳中传播 | 发热、咽痛、畏光、流泪,咽及结合膜明显充血 |
| 细菌性咽-扁桃体炎 | 溶血性链球菌,其次为流感嗜血杆菌、肺炎球菌、葡萄球菌等 | 多见于年长儿 | 咽痛、畏寒、咽部明显充血,扁桃体肿大、充血,表面有黄色点状渗出物,颌下淋巴结肿大、压痛 |

#### 2.病毒性咽炎、喉炎和支气管炎

根据病毒对上、下呼吸道感染的解剖部位不同引起的炎症反应,临床可表现为咽炎、喉炎和支气管炎。

急性病毒性咽炎多由鼻病毒、腺病毒、流感病毒、副流感病毒及肠病毒、呼吸道合胞病毒等引起。临床特征为咽部发痒和灼热感,疼痛不持久,也不突出。当有咽下疼痛时,常提示有链球菌感染,咳嗽少见。流感病毒和腺病毒感染时可有发热和乏力。体检咽部明显充血和水肿。颌下淋巴结肿大且触痛。腺病毒咽炎可伴有眼结膜炎。

急性病毒性喉炎多由鼻病毒、流感病毒甲型、副流感病毒及腺病毒等引起。临床特征为声嘶、讲话困难、咳嗽时疼痛,常有发热、咽炎或咳嗽,体检可见喉部水肿、充血,局部淋巴结轻度肿大和触痛,可闻及喘息声。

急性病毒性支气管炎多由呼吸道合胞病毒、流感病毒、冠状病毒、副流感病毒、鼻病毒、腺病毒等引起。临床表现为咳嗽、无痰或痰呈黏液性,伴有发热和乏力。其他症状常有声嘶、非胸膜性胸骨下疼痛。可闻及干性或湿性音。胸部 X 线片显示血管阴影增多、增强,但无肺浸润阴影。流感病毒或冠状病毒急性支气管炎常发生于慢性支气管炎的急性发作。

急性上呼吸道感染有典型症状如发热、鼻塞、咽痛、流涕、扁桃体肿大等,结合发病季节、流行病学特点,临床诊断并不困难。

病毒感染一般白细胞计数偏低或在正常范围内,早期白细胞总数和中性粒细胞百分数较高。细菌感染则白细胞总数大多增高。对病因的确定诊断需依靠病毒学与细菌学检查,咽拭子培养可有病原菌生长。

## 二、治疗原则

以支持疗法及对症治疗为主,注意预防并发症。

### (一)药物疗法

药物疗法分为去因疗法和对症处理。去因疗法对病毒感染多采用中药和抗病毒药物治疗。细菌感染则用青霉素或其他抗生素。高热时除用物理降温外可用药物如适量阿司匹林或用对乙酰氨基酚,根据病情可4～6小时重复1次,忌用量过大以免体温骤降、多汗发生虚脱。

### (二)局部治疗

如有鼻炎,为保持呼吸道通畅可用滴鼻药4～6次/天,年长儿可用复方硼酸溶液和淡盐水漱口。

### (三)中医治疗

常用解表法,以辛温解表治风寒型,以辛凉解表治风热型。

## 三、护理评估、诊断和措施

### (一)家庭基本资料

导致小儿急性上呼吸道感染的病因及诱发有多种,通过询问患儿家庭和健康管理资料,有助于病因分析。

1.居住环境

气候季节变化、气温骤降、常住家庭环境卫生情况,通风是否良好。

2.个人病史

有无病毒感染史,例如鼻病毒、腺病毒等,有无自身免疫系统疾病,有无早产史。

3.用药史

有无使用免疫抑制药物,长期抗生素使用史。

### (二)营养代谢

1.发热

发热为急性上呼吸道感染的常见症状。

(1)相关因素和临床表现:发热主要与上呼吸道德感染有关。轻度急性上感的发热热度往往不高,呼吸系统症状较为明显。重症患儿体温39～40 ℃或更高,伴有寒战、头痛、全身无力、食欲下降、睡眠不安等。

(2)护理诊断:体温过高。

(3)护理措施。①物理降温:通常发热可用温水浴、局部冷敷等物理降温;T≥38.5 ℃,可遵医嘱使用对乙酰氨基酚、布洛芬等退热药,如果是肿瘤热,可遵医嘱使用消炎痛;多饮水;指导家长帮助患儿散热,以及时更换衣服,防止着凉。②活动和饮食:指导患儿减少活动,适当休息;进食清淡、易消化饮食,少量多餐。③保证患儿水分及营养的摄入:给予易消化、高维生素的清淡饮食,必要时可给予静脉补充水分及营养,以及时更换汗湿的衣服,保持皮肤干燥、清洁。

(4)护理目标:①患儿体温维持在正常范围,缓解躯体不适。②补充体液,维持机体代谢需要。

2.咳嗽、咳痰、咽痛

上呼吸道卡他症状为急性上感的典型症状,并可根据临床表现将其进一步分类。

(1)相关因素和临床表现:轻度急性上感常见临床表现以鼻部症状为主,如流涕、鼻塞、喷嚏等,也有流泪、微咳或咽部不适,在3～4天自然痊愈。如感染涉及咽部及鼻咽部时可伴有发热、咽痛、扁桃体炎及咽后壁淋巴组织充血和增生,有时淋巴结可稍肿大。重症患儿可因鼻咽分泌物引起频繁咳嗽。有时咽部微红,发生疱疹和溃疡,称疱疹性咽炎。有时红肿明显,波及扁桃体出现滤泡性脓性渗出物,咽痛和全身症状加重,如颌下淋巴结肿大,压痛明显。

(2)护理诊断:舒适度的改变。

(3)护理措施:①保持口腔清洁,以及时清除鼻腔及咽喉分泌物,保证呼吸道通畅。②婴儿及年幼儿无法自主排痰者,可遵医嘱予以化痰药物或滴鼻液,同时进行拍背等物理治疗,痰液多且黏稠者予侧卧位或头偏向一侧防止窒息。

(4)护理目标:①患儿痰液等分泌物明显减少,能自主排出。②患儿家属掌握正确物理治疗的手法。③患儿自述舒适度增加。

**(三)排泄**

婴幼儿容易引起呕吐及腹泻。

(1)相关因素:与病毒或细菌感染有关,与抗生素药物的使用有关。

(2)护理诊断:腹泻。

(3)护理措施:进食煮熟的干净、新鲜、易消化的高热量、高营养但低脂饮食,避免腌制、生冷、辛辣、粗纤维等饮食;多饮水;少量多餐,减轻胃肠道负担,严重腹泻时禁食;遵医嘱给予抗生素或止泻药,必要时遵医嘱补充水和电解质;便后及时清洗肛周,保持肛周黏膜清洁和完整;每班监测大便的次数、色、质、量,肠鸣音,出入量,脱水症状,腹痛、呕吐等消化道症状,肛周黏膜完整性;指导患儿和家长有关进食和营养知识,培养患儿和家长正确的洗手习惯。

(4)护理目标:①患儿未发生腹泻,或腹泻次数明显减少,每天<3次。②患儿发生红臀或肛周皮肤破损。③患儿家属掌握其饮食原则。

(赵培云)

# 第二节　支气管哮喘

## 一、概述

支气管哮喘简称哮喘,是由多种细胞(如嗜酸性粒细胞、肥大细胞、T淋巴细胞、中性粒细胞及气道上皮细胞等)和细胞组分共同参与的气道慢性炎症性疾病。这种慢性炎症导致气道高反应性,当接触多种刺激因素时,气道发生阻塞和气流受限,出现反复发作的喘息、气促、胸闷、咳嗽等症状,常在夜间和(或)清晨发作或加剧,多数患儿可经治疗缓解或自行缓解(图8-2、图8-3、表8-2、表8-3)。

## 二、治疗

治疗应越早越好,要坚持长期、持续、规范、个体化治疗原则,治疗包括发作期快速缓解症状,抗炎,平喘;缓解期防止症状加重或反复,抗炎,降低气道高反应性、防止气道重塑、避免触发因素、做好自我管理。

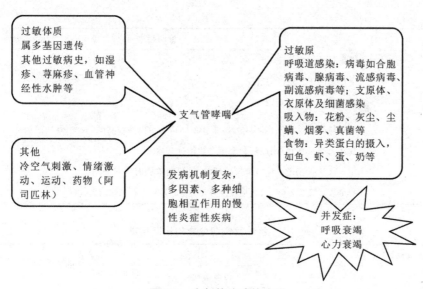

**图 8-2  支气管哮喘的病因**

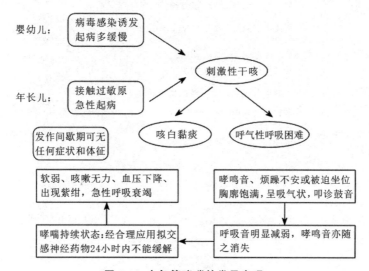

**图 8-3  支气管哮喘的常见表现**

**表 8-2  支气管哮喘的诊断标准**

| 分型 | 诊断标准 | |
|---|---|---|
| 婴幼儿哮喘：年龄＜3岁，喘息反复发作者；总分≥5分者为婴幼儿哮喘；哮喘发作只2次或总分≤4分者初步诊断婴幼儿哮喘 | 喘息发作≥3次 | 3分 |
| | 肺部出现哮鸣音 | 2分 |
| | 喘息症状突然发作 | 1分 |
| | 有其他特异性病史 | 1分 |
| | 一二级亲属中有哮喘病史 | 1分 |
| | 1‰肾上腺素每次 0.01 mL/kg 皮下注射，15分钟后喘息缓解或哮鸣音明显减少 | 2分 |
| | 沙丁胺醇气雾剂或其水溶液雾化吸入，喘息或哮鸣音减少明显 | 2分 |

续表

| 分型 | 诊断标准 |
|------|----------|
| 3岁以上儿童哮喘 | 喘息呈反复发作 |
| | 发作时肺部出现哮鸣音 |
| | 平喘治疗有显著疗效 |
| 咳嗽变异性哮喘（过敏性咳嗽） | 咳嗽持续或反复发作>1个月，常伴夜间或清晨发作性咳嗽，痰少，运动后加重 |
| | 临床无感染症状，或经较长期抗生素治疗无效 |
| | 用支气管扩张剂可使咳嗽发作缓解，是诊断本症的基本条件 |
| | 有个人或家族过敏史，气道反应性测定，变应原检测可作辅助诊断 |

表 8-3　急性发作期分度的诊断标准

| 临床特点 | 轻度 | 中度 | 重度 | 急性呼吸暂停 |
|----------|------|------|------|--------------|
| 呼吸急促 | 走路时 | 稍事活动时 | 休息时 | |
| 体位 | 可平卧 | 喜坐位 | 前弓位 | |
| 谈话 | 能成句 | 成短语 | 单字 | 不能讲话 |
| 激惹状态 | 可能出现激惹 | 经常出现激惹 | 经常出现激惹 | 嗜睡意识模糊 |
| 出汗 | 无 | 有 | 大汗淋漓 | |
| 呼吸频率 | 轻度增加 | 增加 | 明显增加 | 呼吸可暂停 |
| 辅助呼吸肌活动及三凹征 | 一般没有 | 通常有 | 通常有 | 胸腹矛盾运动 |
| 哮鸣音 | 散在呼吸末期 | 响亮、弥漫 | 响亮、弥漫 | 减弱乃至无 |
| 使用 $\beta_2$ 激动剂后，PEF 占正常预计值或本人最佳值百分比 | >80% | 60%～80% | <60%或 $\beta_2$ 激动剂作用持续时间<2 小时 | |
| $PaO_2$（非吸氧状态）(kPa) | 正常通常不需要检查 | 8.0～10.5 | <8 可能有发绀 | |
| $PaCO_2$(kPa) | <6 | ≤6 | >6 可能出现呼吸衰竭 | |
| $SaO_2$（非吸氧状态）(%) | >95 | 91～95 | ≤90 | |
| pH | | 降低 | | |

## （一）去除病因

避免接触变应原，去除各种诱发因素，积极治疗和清除感染病灶。

## （二）控制发作

解痉和抗感染治疗，用药物缓解支气管痉挛，减轻气道黏膜水肿和炎症，减少黏痰分泌。

1.支气管扩张剂

（1）β受体兴奋剂：可刺激 β 肾上腺素能受体，诱发 cAMP 的产生，使支气管平滑肌松弛和肥大细胞膜稳定。常用药物有沙丁胺醇、特布他林、克仑特罗。可采用吸入、口服等方法给药，其中吸入治疗具有用量少、起效快、不良反应少等优点，为首选的药物治疗方法。

（2）茶碱类药物：具有解除支气管痉挛、抗炎、抑制肥大细胞和嗜碱性粒细胞脱颗粒及刺激儿茶酚胺释放等作用，常用氨茶碱、缓释茶碱等。

（3）抗胆碱药物：抑制迷走神经释入乙酰胆碱，使呼吸道平滑肌松弛。常用异丙托溴铵。

2.糖皮质激素

糖皮质激素能增 cAMP 的合成,阻止白三烯等介质的释放,预防和抑制气道炎症反应,降低气道反应性,是目前治疗哮喘最有效的药物。因长期使用可产生众多不良反应,故应尽可能用吸入疗法,对重症,或持续发作,或其他平喘药物难以控制的反复发作的患儿,可给予泼尼松口服,症状缓解后即停药。

3.抗生素

疑伴呼吸道细菌感染时,同时选用抗生素。

**(三)处理哮喘持续状态**

1.吸氧、补液、纠正酸中毒

可用 1/5 张含钠液纠正失水,防止痰液过黏成栓;用碳酸氢钠纠正酸中毒。

2.静脉滴注糖皮质激素

早期、较大剂量应用氢化可的松或地塞米松等静脉滴注。

3.应用支气管扩张剂

可通知沙丁胺雾化吸入,氨茶碱静脉滴注,无效时给予沙丁胺静脉注射。

4.静脉滴注异丙肾上腺素

经上述治疗无效时,试用异丙肾上腺素静脉滴注,直至 $PaO_2$ 及通气功能改善,或心率达 180～200 次/分时停用。

5.机械呼吸

指征:①严重的持续呼吸困难;②呼吸音减弱,随之呼吸音消失;③呼吸肌过度疲劳而使胸部活动受限;④意识障碍,甚至昏迷;⑤吸入 40% 氧气而发绀仍无改善,$PaCO_2 \geqslant 8.6$ kPa($\geqslant 65$ mmHg)。

## 三、护理评估、诊断和措施

**(一)家庭基本资料**

1.健康史

询问患儿发病情况,既往有无反复呼吸道感染史、过敏史、遗传史等。

2.身体状况

观察患儿有无刺激性干咳、气促、哮鸣音、吸气困难等症状和体征。观察有无循环、神经、系统受累的临床表现。了解 X 线、病原学及外周血检结果和肺功能检测报告,PEF 值。

3.社会状况

了解患儿及家长的心理状况、对本病病因、性质、护理、预后知识的了解程度。

**(二)活动和运动**

1.低效性呼吸形态

低效性呼吸形态与气道梗阻、支气管痉挛有关。一般在哮喘发作前 1～2 天由呼吸道感染,年长儿起病急,常在夜间发作。发作时烦躁不安,出现呼吸困难,以呼气时困难为主,不能平卧,坐起耸肩喘息,面色苍白,鼻翼翕动,口唇指甲发绀,出冷汗,面容非常惶恐。咳嗽剧烈,干咳后排出黏痰液。听诊有干、湿音。白细胞总数增多等。发作初期无呼吸困难,自觉胸部不适,不易深呼吸、哮鸣音有或无。慢性病症状为身材矮小而瘦弱,显示肺气肿的病态。

(1)相关因素:在哮喘发作时,黏液性分泌物增多,并形成黏液栓子加上呼吸道黏膜苍白、水肿;小支气管和毛细支气管的平滑肌发生痉挛,使管腔变小,气道阻力增加出现哮喘。近年来观察到在哮喘发作时,肺动脉压力增高,伴有血管狭窄,可能与肺内微循环障碍有关。

(2)护理诊断:①清理呼吸道无效。②气体交换受损。

(3)护理措施:①消除呼吸困难和维持气道通畅。患儿多有氧气吸入,发作时应给予吸氧,以减少无氧代谢,预防酸中毒。因给氧时间较长,氧气浓度以不超过40%为宜,用面罩雾化吸入氧气更为合适。有条件时应监测动脉血气分析,作为治疗效果的评价依据。可采取半卧位或坐位,使肺部扩张。还可采取体位引流以协助患儿排痰。②药物治疗的护理。药物治疗对缓解呼吸困难和缺氧有重要意义,常使用支气管扩张剂,如拟肾上腺素类、茶碱类和抗胆碱类药物。可采用吸入疗法,吸入治疗用量少、起效快、不良反应小,应是首选的治疗方法。吸入治疗时可嘱患儿在按压喷药于咽喉部的同时深吸气,然后闭口屏气10秒可获较好效果。也可采用口服、皮下注射和静脉滴注等方式给药。使用 $\beta_2$ 受体激动剂时注意有无恶心、呕吐、心率加快等不良反应。使用氨茶碱应注意有无心悸、惊厥、血压剧降等严重反应。③哮喘持续状态的护理。哮喘持续状态危险性极大,应积极配合医师做好治疗工作。及时给予吸氧,保证液体入量,纠正酸碱平衡,还应迅速解除支气管平滑肌痉挛,可静脉给予肾上腺皮质激素、氨茶碱、$\beta_2$ 受体激动剂吸入困难者静脉给药,如舒喘灵。若无药可给予异丙肾上腺素,稀释后以初速 $0.1~\mu g/(kg \cdot min)$ 滴入,每15~20分钟加倍,持续滴入达到 $6~\mu g/kg$、症状仍不缓解时,则可考虑气管切开机械通气。

2.活动无耐力

活动后出现呼吸加快或呼吸困难;心率增加,节律改变或在活动停止3分钟后仍未恢复;血压有异常改变。自诉疲乏或软弱无力。

(1)相关因素:与缺氧有关。

(2)护理诊断:活动无耐力。

(3)护理措施:①保证休息。过度的呼吸运动和低氧血症使患儿感到极度的疲乏,应保证病室安静、舒适清洁,尽可能集中进行护理以利于休息。哮喘发作时患儿会出现焦虑不安,护士应关心、安慰患儿、给予心理支持,尽量避免情绪激动。及时执行治疗措施,以缓解症状,解除恐惧心理,确保患儿安全、放松。护士应协助患儿的日常生活,患儿活动时如有气促、心率加快应让其卧床休息并给予持续吸氧。根据患儿逐渐增加活动量。②密切观察病情。观察患儿的哮喘情况,如呼气性呼吸困难程度、呼吸加快和哮鸣音的情况,有无大量出汗、疲倦、发绀,患儿是否有烦躁不安、气喘加剧、心率加快,肝脏在短时间内急剧增大等情况,警惕心力衰竭和呼吸骤停等并发症的发生,还应警惕发生哮喘持续状态,若发生应立即吸氧并给予半卧位,协助医师共同抢救。③哮喘间歇期的护理。协助医师制定和实施个体化治疗方案,通过各种方式宣教哮喘的基本知识,提高患儿经常就诊的自觉性及坚持长期治疗的依从性,从而减少严重哮喘的发生。

(赵培云)

# 第三节 肺 炎

## 一、概述

肺炎指不同病原体或其他因素所致的肺部炎症。以发热、咳嗽、气促、呼吸困难和肺部固定湿音为共同临床表现。该病是儿科常见疾病中能威胁生命的疾病之一。

### (一)病因

详见图 8-4。

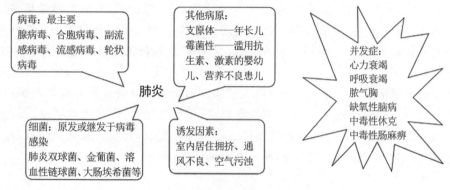

**图 8-4 小儿肺炎的病因**

### (二)分类

目前,小儿肺炎的分类尚未统一,常用方法有四种,各肺炎可单独存在,也可两种同时存在(图 8-5～图 8-8)。

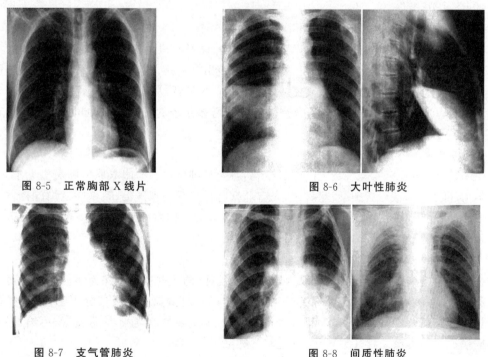

图 8-5 正常胸部 X 线片  图 8-6 大叶性肺炎

图 8-7 支气管肺炎  图 8-8 间质性肺炎

### (三)疾病特点

几种不同病原体所致肺炎的特点如下。

1.呼吸道合胞病毒肺炎

呼吸道合胞病毒肺炎由呼吸道合胞病毒感染引起,多见于婴幼儿,以 2～6 个月婴儿多见。常于上呼吸道感染后 2～3 天出现,干咳、低中度发热、喘憋为突出表现。以后病情逐渐加重,出现呼吸困难和缺氧症状。体温与病情无平行关系,喘憋严重时可合并心力衰竭、呼吸衰竭。

**2.腺病毒肺炎**

腺病毒肺炎由腺病毒感染所致,主要病理改变为支气管和肺泡间质炎。临床特点:多见于6个月至2岁小儿。起病急骤,呈稽留热,全身中毒症状明显,咳嗽较剧,可出现喘憋、呼吸困难、发绀等。肺部体征出现较晚,常在发热4天后出现湿音,以后病变融合而呈现肺实变体征。胸部X线改变的出现较肺部体征早,可见大小不等的片状阴影或融合成大病灶;肺气肿多见。

**3.葡萄球菌肺炎**

葡萄球菌肺炎包括金黄色葡萄球菌及白色葡萄球菌所致的肺炎。在冬春季发病较多,多见于新生儿及婴幼儿。临床上起病急、病情重、发展快;多呈弛张热,中毒症状明显,面色苍白、咳嗽、呻吟、呼吸困难;皮肤可见一过性猩红热样或荨麻疹样皮疹,有时可找到化脓灶,如疖肿等。肺部体征出现早,双肺可闻及中、细湿音,易并发脓胸、脓气胸。

**4.流感嗜血杆菌肺炎**

流感嗜血杆菌肺炎由流感嗜血杆菌引起。近年来,由于广泛使用广谱抗生素、免疫抑制剂及院内感染等因素,流感嗜血杆菌感染有上升趋势。本病多见于4岁以下小儿,常并发于流感病毒或葡萄球菌感染的患儿。临床起病较缓,病情较重,全身中毒症状明显,有发热、痉挛性咳嗽、呼吸困难、鼻翼翕动、三凹征、发绀等,体检肺部有湿音或肺实变体征。本病易并发脓胸、脑膜炎、败血症、心包炎、中耳炎等。

**5.肺炎支原体肺炎**

肺炎支原体肺炎由肺炎支原体引起,起病较缓慢,学龄期儿童多见,婴幼儿发病率也较高。以刺激性咳嗽为突出表现,有的酷似百日咳样咳嗽,咳出黏稠痰,甚至带血丝;常有发热,热程1~3周。年长儿可伴有咽痛、胸闷、胸痛等症状,肺部体征不明显,常有呼吸音粗糙,少数闻及干、湿音或实变体征。中毒症状一般不重,部分患儿出现全身多系统的临床表现,如心肌炎、心包炎、溶血性贫血、胸膜炎肝炎等。

**6.衣原体肺炎**

衣原体是一种介于病毒与细菌之间的微生物,寄生于细胞内。沙眼衣原体肺炎多见于6个月以下的婴儿,可于产时或产后感染,起病缓,先有鼻塞、流涕,后出现气促、频繁咳嗽,有的酷似百日咳样阵咳,但无回声,偶有呼吸暂停或呼气喘鸣,一般无发热。同时可患有结膜炎或结膜炎病史。

## 二、治疗

应采取综合措施,积极控制炎症,改善肺的通气功能,防止并发症。保持室内空气流通,室温以18~20 ℃为宜,相对湿度60%。保持呼吸道通畅,以及时清除上呼吸道分泌物,变换体位,以利痰液排出。加强营养,饮食应富含蛋白质和维生素,少量多餐,重症不能进食者,可给予静脉营养。不同病原体肺炎患儿宜分室居住,以免交叉感染。

### (一)一般治疗

按不同病原体选择药物。经肺穿刺研究资料证明,绝大多数重症肺炎是由细菌感染引起,或在病毒感染的基础上合并细菌感染,故需采用抗生素治疗。

抗生素使用的原则:①根据病原菌选用敏感药物。②早期治疗。③联合用药。④选用渗入下呼吸道浓度高的药物。⑤足量、足疗程,重症宜经静脉途径给药。

抗生素一般用至体温正常后5~7天,临床症状基本消失后3天。葡萄球菌性肺炎在体温正常后继续用药 2 周,总疗程 6 周。支原体肺炎至少用药 2～3 周。

### (二)病原治疗

**1.肺部革兰阳性球菌感染**

肺炎链球菌肺炎,青霉素仍为首选。一般用大剂量青霉素静脉滴注,对青霉素过敏者改滴红霉素。葡萄球菌肺炎,首选耐酶(β-内酰胺酶)药物,如新的青霉素Ⅱ,头孢菌素Ⅰ或头孢菌素三代静脉滴注。厌氧菌肺炎用氟哌嗪青霉素及甲硝唑有效。

**2.肺部革兰阴性杆菌感染**

一般可用氨苄西林或氨基糖苷类抗生素。绿脓杆菌肺炎可用复达欣、菌必治等。

**3.支原体肺炎**

多采用红霉素,疗程 2 周为宜。

**4.病毒感染**

可选用抗病毒药物如利巴韦林、干扰素等。

### (三)对症治疗

止咳、止喘、保持呼吸道通畅;纠正低氧血症、水电解质与酸碱平衡紊乱;对于中毒性肠麻痹者,应禁食、胃肠减压,皮下注射新斯的明。对有心力衰竭、感染性休克、脑水肿、呼吸衰竭者,采取相应的治疗措施。

### (四)糖皮质激素的应用

若中毒症状明显,或严重喘憋,或伴有脑水肿、中毒性脑病、感染性休克、呼吸衰竭等,可应用糖皮质激素,常用地塞米松,每天 2～3 次,每次 2 mg,疗程 3～5 天。

### (五)防止并发症

对并发脓胸、脓气胸者应及时抽脓、抽气。遇到下述情况宜考虑胸腔闭式引流。

(1)年龄小,中毒症状重。

(2)黏液黏稠,经反复穿刺抽脓不畅者。

(3)张力性气胸。肺大疱一般可随炎症的控制而消失。

### (六)氧疗

凡具有低氧血症者,有呼吸困难、喘憋、口唇发绀、面色苍灰等时应立即给氧。一般采取鼻导管给氧,氧流量为 0.5～1.0 L/min;氧浓度不超过 40%;氧气应湿化,以免损伤气道纤毛上皮细胞和痰液变黏稠。若出现呼吸衰竭,则应使用人工呼吸器。

### (七)其他

(1)肺部理疗有促进炎症消散的作用。

(2)胸腺素为细胞免疫调节剂,并能增强抗生素的作用。

(3)维生素 C、维生素 E 等氧自由基清除剂能清除氧自由基,有利于疾病康复。

## 三、护理评估、诊断和措施

### (一)家庭基本资料

**1.居住环境**

不良的居住环境,如通风不良、吸入刺激性尘埃、潮湿等,家庭卫生习惯较差等。

**2.个人病史**

患儿有无过敏史,免疫系统疾病或抵抗力下降,原发性细菌或真菌感染者有无抗生素滥用史。

**（二）营养与代谢**

1.发热

(1)相关因素和临床表现:起病急骤或迟缓。在发病前可先有轻度上呼吸道感染数天,骤发者常有发热,早期体温在 38～39 ℃,亦可高达 40 ℃,多为弛张热或不规则热。体弱婴儿大都起病迟缓,发热不明显或体温低于正常。

(2)护理诊断:体温过高。

(3)护理措施:患儿体温逐渐恢复正常,未发生高热惊厥;患儿家属掌握小儿高热物理降温的方法。

物理降温方法需注意以下几点。①维持正常体温,促进舒适:呼吸系统疾病患儿常有发热,发热时帮患儿松解衣被,以及时更换汗湿衣服,并用热毛巾把汗液擦干,以免散热困难而出现高热惊厥;同时也避免汗液吸收、皮肤热量蒸发会引起受凉加重病情。②密切观察患儿的体温变化,体温超过38.5 ℃时给予物理降温,如乙醇擦浴、冷水袋敷前额等,对营养不良、体弱的病儿,不宜服退热药或乙醇擦浴,可用温水擦浴降温。必要时按医嘱给予退热药物,退热处置后 30～60 分钟复测体温,高热时须 1～2 小时测量体温 1 次,以及时做好记录。并随时注意有无新的症状或体征出现,以防高热惊厥或体温骤降。③保证充足的水分及营养供给,保持口腔清洁,婴幼儿可在进食后喂适量开水,以清洁口腔;年长儿应在晨起、餐后、睡前漱口刷牙。

2.营养失调

(1)相关因素和临床表现:多见于新生儿或长期慢性肺炎或反复发作患儿。

(2)护理诊断:不均衡的营养,即低于机体需要量。

(3)护理措施:患儿维持适当的水分与营养。患儿营养失调得到改善,生长发育接近正常儿童;父母掌握肺炎患儿饮食护理的原则。①休息:保持并使环境清洁、舒适、宁静,空气新鲜,室温18～22 ℃,相对湿度 55％～60％为宜,使患儿能安静卧床休息,以减少能量消耗。②营养和水分的补充:供给患儿高热量、高蛋白、高维生素而又较清淡、易消化的半流食、流食,防止蛋白质和热量不足而影响疾病的恢复,要多饮水,摄入足够的水分可防止发热导致的脱水并保证呼吸道黏膜的湿润和黏膜病变的修复,增加纤毛运动的能力,避免分泌物干结影响痰液排出。另一方面,静脉输液时应严格控制液体滴注速度,保持匀速滴入,防止加重心脏负担,诱发心力衰竭,对重症患儿应记录出入水量。

**（三）排泄**

1.相关因素与临床表现

可出现食欲下降、呕吐、腹泻、腹胀等。重症肺炎常发生中毒性肠麻痹,出现明显腹胀,以致膈肌升高进一步加重呼吸困难。胃肠道出血可吐出咖啡样物、便血或柏油样便。中毒性肠麻痹表现为高度腹胀、呕吐、便秘和肛管不排气。腹胀压迫心脏和肺脏,使呼吸困难更严重。此时,面色苍白发灰,腹部叩诊呈鼓音,肠鸣音消失,呕吐物可呈咖啡色或粪便样物,X 线检查发现肠管扩张,壁变薄膈肌上升,肠腔内出现气液平面。

2.护理诊断

腹泻;潜在并发症有中毒性肠麻痹。

3.护理措施

患儿未发生腹泻或腹泻次数明显减少(每天＜3 次),患儿未发生中毒性肠麻痹。

进食煮熟的干净、新鲜、易消化的高热量、高营养但低脂饮食,避免腌制、生冷、辛辣、粗纤维等饮食;多饮水;少量多餐,减轻胃肠道负担,严重腹泻时禁食;遵医嘱给予抗生素或止泻药,必要时遵医嘱补充水和电解质;便后及时清洗肛周,保持肛周黏膜清洁和完整;每班监测大便的次数、色、质、量,肠鸣音,出入量,脱水症状,腹痛、呕吐等消化道症状,肛周黏膜完整性;指导患儿和家长有关进食和营养知识,培养患儿和家长正确的洗手习惯。

观察腹胀、肠鸣音是否减弱或消失,是否有便血,以便及时发现中毒性肠麻痹,必要时给予禁食、胃肠减压,或使用新斯的明皮下注射。

**(四)活动和运动**

**1.活动无耐力**

轻者心率稍增快,重症者可出现不同程度的心功能不全或心肌炎。

(1)相关因素和临床表现:合并心力衰竭者可参考以下诊断标准。①心率突然超过180次/分。②呼吸突然加快,超过60次/分。③突然极度烦躁不安,明显发绀,面色苍灰,指(趾)甲微循环再充盈时间延长。④肝脏迅速增大。⑤心音低钝,或有奔马律,颈静脉怒张。⑥尿少或无尿,颜面、眼睑或下肢水肿。具有前5项即可诊断心力衰竭。

若并发心肌炎者,则表现为面色苍白,心动过速,心音低钝、心律不齐,心电图表现为ST段下移和T波低平、双向和倒置。重症患儿可发生播散性血管内凝血,表现为血压下降,四肢凉,皮肤、黏膜出血等。

(2)护理诊断:活动无耐力;潜在并发症为心力衰竭。

(3)护理措施:住院期间未发生急性心力衰竭;患儿活动耐力逐渐恢复,醒觉和游戏时间增加,能维持正常的睡眠形态和休息。具体护理措施如下。①饮食护理:给予营养丰富、易消化的流质、半流质饮食,宜少量多餐以减轻饱餐后由于膈肌上抬对心肺功能的影响,严重心力衰竭者予以低盐饮食,每天钠盐摄入不超过0.5~1.0 g,水肿明显的患儿可给予无盐饮食。②减轻心脏负荷:保持病室环境整洁、清洁、安静,光线柔和,重症患者宜单人病室,有利于患儿休息,治疗护理相对集中进行,尽量使用静脉留置针,避免反复穿刺,保证因治疗的需要随时用药。患儿可置头高脚低头侧位或抱卧位,年长儿可予以半坐卧位,必要时两腿下垂减少回心血量。保持大便通畅,避免用力排便引起的腹压增大而影响心功能。③氧疗:面罩吸氧,氧流量2~3 L/min,有急性肺水肿时,将氧气湿化瓶加入30%~50%乙醇间歇吸入,病情严重者予以持续气道正压通气。④病情观察:出现心力衰竭的患儿应予以心电监护,密切观察其各项生命体征。

**2.气体交换障碍**

(1)相关因素与临床表现:咳嗽较频,早期呈刺激性干咳,极期咳嗽反略减轻,恢复期转为湿咳。剧烈咳嗽常引起呕吐。呼吸急促,呼吸频率每分钟可达40~80次。重症患儿可出现口周、鼻唇沟、指趾端发绀、鼻翼翕动及三凹征。肺部体征早期不明显,可有呼吸音粗糙或减弱,以后可听到中细湿音,以两肺底及脊柱旁较多,于深吸气末更明显。由于多为散在性小病灶,叩诊一般正常,当病灶融合扩大,累及部分或整个肺叶时,可出现相应的实变体征。如发现一侧肺有叩诊浊音和(或)呼吸音减弱,应考虑胸腔积液或脓胸。重症肺炎患儿可出现呼吸衰竭。

(2)护理诊断:①气体交换障碍。②清理呼吸道无效。③自主呼吸受损。潜在并发症有呼吸衰竭、脓胸、脓气胸。

(3)护理措施:患儿住院期间未发生呼吸衰竭、脓胸、脓气胸等并发症;患儿咳嗽咳痰症状得到缓解,肺部音逐渐减少;显示呼吸困难程度减低,生命体征正常,皮肤颜色正常。具体措施如下。①保持改善呼吸功能：保持病室环境舒适，空气流通，温湿度适宜，尽量使患儿安静，以减少氧的消耗。不同病原体感染患儿应分室居住，以防交叉感染。置患儿于有利于肺扩张的体位并经常更换，或抱起患儿，以减少肺部瘀血和防止肺不张。正确留取标本，以指导临床用药；遵医嘱使用抗生素治疗，以消除呼吸道炎症，促进气体交换，注意观察治疗效果。②保持呼吸道通畅：及时清除患儿口鼻分泌物，经常协助患儿转换体位，同时轻拍背部，边拍边鼓励患儿咳嗽，以促进肺泡及呼吸道的分泌物借助重力和震动易于排出；病情许可的情况下可进行体位引流。给予超声雾化吸入，以稀释痰液，利于咳出；必要时予以吸痰。给予易消化、营养丰富的流质、半流质饮食，少食多餐，避免过饱影响呼吸；哺喂时应耐心，防止呛咳引起窒息，重症不能进食者，给予静脉营养。保证液体的摄入量，以湿润呼吸道黏膜，防止分泌物干结，利于痰液排出；同时可以防止发热导致的脱水。③密切观察病情：小儿在病程中热度逐渐下降，精神好转、呼吸平稳、食欲增加、咳嗽减轻、面色好转都提示疾病在好转中。若在治疗中突然出现剧烈的咳嗽、气急、口周发紫、神情萎靡、高热、烦躁不安，提示病情恶化，需及时向医师反映。由于新生儿病情变化很快，症状不典型，应格外注意。如患肺炎的新生儿吸吮不好、哭声低微、呼吸加快时注意脉搏及心率的变化，如有心率增快，每分钟 140 次以上，同时伴有呼吸困难加重、烦躁不安、肝脏肿大提示有心力衰竭的可能，应积极配合。如患儿病情突然加重，出现剧烈咳嗽、烦躁不安、呼吸困难、胸痛、面色发绀、患侧呼吸运动受阻等，提示并发了脓胸或脓气胸，应及时配合进行胸穿或胸腔闭式引流。

（赵培云）

# 第四节　肺动脉狭窄

肺动脉狭窄是指由于右室先天发育不良而与肺动脉之间的血流通道产生狭窄。狭窄发生于从三尖瓣至肺动脉的任何水平，其可各自独立存在，也可合并存在。该病占先天性心脏病的 $25\%\sim30\%$。

## 一、临床表现

### （一）症状
肺动脉狭窄严重的新生儿，出生后即有发绀。重症病儿表现气急、躁动及进行性低氧血症。轻症或无症状的患儿可随着年龄的增长出现劳累后心悸、气促、胸痛或晕厥，严重者可有发绀和右心衰竭。

### （二）体征
胸骨左缘第 2 肋间闻及粗糙收缩期喷射样杂音，向左颈根部传导，可触及震颤，肺动脉瓣第二音减弱或消失。严重或病程长的患儿有发绀及杵状指（趾）及面颊潮红等缺氧表现。

## 二、辅助检查

### （一）心电图
电轴右偏，P 波高尖，右心室肥厚。

**(二)X线检查**

右心室扩大,肺动脉圆锥隆出,肺门血管阴影减少及纤细。

**(三)超声心动图检查**

右心室增大,确定狭窄的解剖学位置及程度。

**(四)心导管检查**

可测定右心室压力是否显著高于肺动脉压力,并连续描记肺动脉至右心室压力曲线;鉴别狭窄的类型(瓣膜型或漏斗型);测定心腔和大血管血氧含量;注意有无其他先天性异常。疑为漏斗部狭窄或法洛三联症者,可行右心导管造影。

**(五)选择性右心室造影**

可确定病变的类型及范围,瓣膜型狭窄,可显示瓣膜交界融合的圆顶状征象。若为肺动脉瓣发育不良,在心动周期中可显示瓣膜活动度不良,瓣环窄小及瓣窦发育不良,则无瓣膜交界融合的圆顶状征象。

## 三、治疗原则

**(一)介入治疗**

绝大多数这类患者可以进行介入治疗,包括肺动脉瓣球囊扩张、经皮肺动脉瓣置入及肺动脉分支狭窄的支架置入。

**(二)外科手术治疗**

球囊扩张不成功或不宜行球囊扩张者,如狭窄上下压力阶差＞5.3 kPa(40 mmHg)应采取手术治疗。

## 四、护理诊断

**(一)活动无耐力**

活动无耐力与心脏畸形导致的心排血量下降有关。

**(二)营养失调**

营养失调与疾病导致的生长发育迟缓有关。

**(三)潜在并发症**

心力衰竭、肺部感染、感染性心内膜炎。

**(四)焦虑**

焦虑与自幼患病,症状长期反复存在有关。

**(五)知识缺乏**

缺乏疾病相关知识。

## 五、护理目标

(1)患者活动耐力有所增加。

(2)患者营养状况得到改善或维持。

(3)未发生相关并发症,或并发症发生后能得到及时治疗与处理。

(4)患者焦虑减轻或消除,情绪良好。

(5)患者或家属能说出有关疾病的自我保健方面的知识。

### 六、护理措施

**(一)术前护理**

(1)重症肺动脉瓣狭窄伴有重度发绀的新生儿,术前应静脉给予前列腺素 E,以延缓动脉导管闭合。

(2)休息:由于肺动脉瓣狭窄,右心室排血受阻,致右心室压力增高,负荷加重,患者可出现发绀和右心衰竭情况,故应卧床休息,减轻心脏负担。

(3)氧气吸入:发绀明显者或有心力衰竭的患者,术前均应给予氧气吸入,每天 2 次,每次半小时,改善心脏功能,必要时给予强心、利尿药物。

**(二)术后护理**

1.循环系统

(1)建立有创血压监测,持续观察血压变化。对于较重患者,用微量泵泵入升压药物,并根据血压的变化随时进行调整,使血压保持稳定,切勿忽高忽低。

(2)注意中心静脉压的变化,以便了解右心有无衰竭和调节补液速度,必要时应用强心药物。此类患者由于狭窄解除后,短时间内心排血量增多,如心脏不能代偿容易造成心力衰竭。

(3)注意外周循环的变化,如周身皮肤、口唇、指甲颜色、温度及表浅动脉搏动情况。

(4)维持成人尿量>0.5 mL/(kg·h),儿童尿量>1 mL/(kg·h)。

2.呼吸系统

(1)术后使用呼吸机辅助呼吸,保持呼吸道通畅,以及时吸痰。用脉搏血氧监测仪观察氧饱和度的变化并监测 $PaO_2$,如稳定在 10.7 kPa(80 mmHg),可在术后早期停用呼吸机。如发生低氧血症[$PaO_2$<10.7 kPa(80 mmHg)]应及时向医师报告,如明确存在残余狭窄,以及时做好再次手术的准备。

(2)协助患者排痰和翻身,听诊双肺呼吸音,必要时雾化吸入。

**(三)出院指导**

(1)患儿出院后需要较长期的随诊,如发现残余狭窄导致右室压力逐渐增加,或肺动脉瓣环更加变窄,均应再入院检查,可能需要再次手术,进一步切开狭窄或用补片加宽。

(2)逐步增加活动量,在术后 3 个月内不可过度劳累,以免发生心力衰竭。

(3)儿童术后应加强营养供给,多进高蛋白、高热量、高维生素饮食,以利生长发育。

(4)注意气候变化,尽量避免到公共场所,避免呼吸道感染。

(赵培云)

# 第五节　房间隔缺损

房间隔缺损是最常见的成人先天性心脏病,女性多于男性,且有家族遗传倾向。房间隔缺损一般分为原发孔缺损和继发孔缺损,前者实际上属于部分心内膜垫缺损,常同时合并二尖瓣和三尖瓣发育不良。后者为单纯房间隔缺损。

## 一、临床表现

### (一)症状

取决于缺损的大小、部位、年龄、分流量及是否合并其他畸形等。分流量小,极少患儿有不适表现,学龄前儿童体检时可闻及一柔和杂音。分流量大者,由于左向右分流使肺循环血流增加出现活动后心慌气短,并表现乏力、气急,反复发作严重的肺部感染、心律失常及心力衰竭。随年龄增长肺循环阻力增加,右心负荷过重,出现右向左分流,临床上出现发绀,应禁忌手术。

### (二)体征

主要体征为胸骨左缘第 2～3 肋间可闻及 2～3 级柔和的收缩期杂音,肺动脉瓣第二音亢进及固定性分裂。

## 二、辅助检查

### (一)胸部 X 线检查

可显示肺充血,肺动脉段突出,右心房、右心室增大等表现。透视下可见肺动脉段及肺门动脉搏动增强,称为肺门舞蹈症。

### (二)心电图检查

心电图检查多见电轴右偏,右心室肥大和不完全右束支传导阻滞。

### (三)超声心动图

检查右心房内径增大,主肺动脉增宽,房间隔部分回声脱失,并能直接测量缺损直径大小,彩色多普勒成像提示心房水平左向右分流信号。多普勒超声心动图、超声心动声学造影二者相结合几乎能检测出所有缺损的分流并对肺动脉压力有较高的测量价值。

### (四)心导管检查

对疑难病例或出现肺高压,行右心导管或左房造影检查,可明确诊断及合并畸形,又可测量肺动脉压力,估计病程和预后。

## 三、治疗原则

### (一)介入治疗

可以对大部分患者,结合超声心动图检查结果,在超声心动图和 X 线血管造影机器的引导下进行封堵治疗。

### (二)外科治疗

在开展非手术介入治疗以前,对所有单纯房间隔缺损已引起血流动力学改变,即已有肺血增多征象、房室增大及心电图相应表现者均应手术治疗。患者年龄太大已有严重肺动脉高压者手术治疗应慎重。

## 四、护理诊断

### (一)活动无耐力

活动无耐力与心脏畸形导致的心排血量下降有关。

### (二)营养失调

低于机体需要量与疾病导致的生长发育迟缓有关。

### (三)潜在并发症

心力衰竭、肺部感染、感染性心内膜炎。

### (四)焦虑

焦虑与自幼患病,症状长期反复存在有关。

### (五)知识缺乏

缺乏疾病相关知识。

## 五、护理目标

(1)患者活动耐力有所增加。

(2)患者营养状况得到改善或维持。

(3)未发生相关并发症,或并发症发生后能得到及时治疗与处理。

(4)患者焦虑减轻或消除,情绪良好。

(5)患者或家属能说出有关疾病的自我保健方面的知识。

## 六、护理措施

### (一)术前护理

**1.心理护理**

患者及家属均对心脏手术有恐惧感,担心预后,针对患者的心态,护士应详细了解疾病治疗的有关知识,说明治疗目的、方法及其效果,对封堵患者讲解微创手术创伤小,成功率高,消除其恐惧焦虑心理,增强信心,使其能配合治疗。

**2.术前准备**

入院后及时完成心外科各项常规检查,并在超声心动图下测量 ASD 的横径和长径、上残边、下残边等数值,以确定手术方式。

### (二)术后护理

**1.观察术后是否有空气栓塞的并发症存在**

因修补房间隔缺损时,左心房排气不好,术中易出现空气栓塞,多见于冠状动脉和脑动脉空气栓塞。因而应保持患者术后平卧 4 小时,严密观察患者的反应,并记录血压、脉搏、呼吸、瞳孔及意识状态等。当冠状血管栓塞则出现心室纤颤,脑动脉栓塞则出现瞳孔不等大、头痛、烦躁等症状,此时应立即对症处理。

**2.严密观察心率、心律的变化**

少数上腔型 ASD 右房切口太靠近窦房结或上腔静脉阻断带太靠近根部而损伤窦房结,都将产生窦性或交界性心动过缓,这种心律失常需要安置心脏起搏器治疗。密切观察心律变化,维护好起搏器的功能。术后如出现心房颤动、房性或室性期前收缩,注意观察并保护好输入抗心律失常药物的静脉通路。

**3.观察有无残余漏**

常有闭合不严密或组织缝线撕脱而引起。听诊有无残余分流的心脏杂音,一经确诊房缺再通,如无手术禁忌证,应尽早再次手术。

**4.预防并发症**

对封堵患者术后早期在不限制正常肢体功能锻炼的前提下指导患者掌握正确有效的咳嗽方

法,咳嗽频繁者适当应用镇咳药物,避免患者剧烈咳嗽,打喷嚏及用力过猛等危险动作,防止闭合伞脱落和移位,同时监测体温变化,应用抗生素,预防感染。

5.抗凝指导

ASD 封堵术后为防止血栓形成,均予以抗凝治疗,术后 24 小时内静脉注射肝素 0.2 mg/(kg·d)或皮下注射低分子肝素 0.2 mg/(kg·d),24 小时后改口服阿司匹林 5 mg/(kg·d),连服3 个月。

### (三)出院指导

(1)术后 3~4 天复查超声心动图,无残余分流,血常规、凝血机制正常即可出院。

(2)出院后患者避免劳累,防止受凉,预防感染,注意自我保健。

(3)必要时服用吲哚美辛 3~5 天,术后 1、3、6 个月复查超声心动图,以确保长期疗效。

(4)封堵患者术后口服阿司匹林 5 mg/(kg·d),连服 3 个月。

**（赵培云）**

# 第六节　室间隔缺损

室间隔缺损是胚胎间隔发育不全而形成的单个或多个缺损,由此产生左右两心室的异常交通,在心室水平产生异常血流分流的先天性心脏病。室间隔缺损可以单独存在或是构成多种复杂心脏畸形,如法洛四联症、矫正性大动脉转位、主动脉弓离断,完全性心内膜垫缺损、三尖瓣闭锁等畸形中的一个组成部分。室间隔缺损可以称得上是临床最常见的先天性心脏病之一。

## 一、临床表现

### (一)症状

缺损小,一般并无症状。大室间隔缺损及大量分流者,婴儿期易反复发生呼吸道感染,喂养困难,发育不良,甚至左心衰竭。较大分流量的儿童或青少年患者,劳累后常有气促和心悸,发育不良。随着肺动脉高压的发展,左向右分流量逐渐减少,造成双向分流或右向左分流,患者将出现明显的发绀、杵状指、活动耐力下降、咯血等症状及腹胀、下肢水肿等右心衰竭表现。

### (二)体征

心前区常有轻度隆起,胸骨左缘第 3~4 肋间能扪及收缩期震颤,并听到 3~4 级全收缩期杂音,高位漏斗部缺损杂音则位于第 2 肋间。肺动脉瓣第二音亢进。分流量大者,心尖部尚可听到柔和的功能性舒张中期杂音。肺动脉高压导致分流量减少的病例,收缩期杂音逐步减轻,甚至消失,而肺动脉瓣第二音则明显亢进、分裂,并可伴有肺动脉瓣关闭不全的舒张期杂音。

## 二、辅助检查

### (一)心电图检查

缺损小,心电图正常或电轴左偏。缺损较大,随分流量和肺动脉压力增大而示左心室高电压、肥大或左右心室肥大。严重肺动脉高压者,则提示右心大或伴劳损。

## (二)X 线检查

中度以上缺损心影轻度到中度扩大,左心缘向左向下延长,肺动脉圆锥隆出,主动脉结变小,肺门充血。重度阻塞性肺动脉高压心影扩大反而不显著,右肺动脉粗大,远端突变小,分支呈鼠尾状,肺野外周纹理稀疏。

## (三)超声心动图

检查左心房、左心室内径增大。二维切面可示缺损的部位和大小。彩色多普勒可显示左心室向右心室分流。

## 三、治疗原则

### (一)介入治疗

部分肌部室间隔缺损和膜周部室间隔缺损可以行介入封堵治疗。

### (二)外科手术治疗

在开展非手术介入治疗以前,成人小室间隔缺损 Qp/Qs<1.3 者一般不考虑手术,但应随访观察;中度室间隔缺损者应考虑手术,此类患者在成人中少见;Qp/Qs 为 1.3～1.5 者可根据患者总体情况决定是否手术,除非年龄过大有其他疾病不能耐受手术者仍应考虑手术治疗;大室间隔缺损伴重度肺动脉压增高,肺血管阻力>7 wood 单位者不宜手术治疗。

## 四、护理诊断

### (一)活动无耐力

活动无耐力与心脏畸形导致的心排血量下降有关。

### (二)营养失调

低于机体需要量与疾病导致的生长发育迟缓有关。

### (三)潜在并发症

心力衰竭、肺部感染、感染性心内膜炎。

### (四)焦虑

焦虑与自幼患病,症状长期反复存在有关。

### (五)知识缺乏

缺乏疾病相关知识。

## 五、护理目标

(1)患者活动耐力有所增加。

(2)患者营养状况得到改善或维持。

(3)未发生相关并发症,或并发症发生后能得到及时治疗与处理。

(4)患者焦虑减轻或消除,情绪良好。

(5)患者或家属能说出有关疾病的自我保健方面的知识。

## 六、护理措施

### (一)术前护理

(1)婴幼儿有大室间隔缺损,大量分流及肺功脉高压发展迅速者,按医嘱积极纠正心力衰竭、

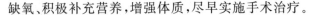

缺氧、积极补充营养,增强体质,尽早实施手术治疗。

(2)术前患儿多汗,常感冒及患肺炎,故予以多饮水、勤换洗衣服,减少人员流动。预防感冒,有心力衰竭者应定期服用地高辛,并注意观察不良反应。

**(二)术后护理**

**1.保持呼吸道通畅,预防发生肺高压危象**

中小型室间隔缺损手术后一般恢复较顺利。对大型缺损伴有肺动脉高压患者,由于术前大量血液涌向肺部,患儿有反复发作肺炎史,并且由于肺毛细血管床的病理性改变,使气体交换发生困难,在此基础上又加上体外循环对肺部的损害,使手术后呼吸道分泌物多,不易咳出,影响气体交换,重者可造成术后严重呼吸衰竭,慢性缺氧加重心功能损害。尤其是婴幼儿,术后多出现呼吸系统并发症,往往手术尚满意,却常因呼吸道并发症而死亡,因此术后呼吸道的管理更为重要。

(1)术后常规使用呼吸机辅助呼吸,对于肺动脉高压患者,术后必须较长时间辅助通气及充分供氧。

(2)肺动脉高压者,在辅助通气期间,提供适当的过度通气,使 pH 7.50～7.55、$PaCO_2$ 0.7～4.7 kPa(5～35 mmHg)、$PaO_2$＞13.3 kPa(100 mmHg),有利于降低肺动脉压。辅助通气要设置 PEEP,小儿常规应用 0.39 kPa(4 $cmH_2O$),增加功能残气量,防止肺泡萎陷。

(3)随时注意呼吸机同步情况、潮气量、呼吸频率等是否适宜,定期做血气分析,根据结果及时调整呼吸机参数。

(4)肺动脉高压患者吸痰的时间间隔应相对延长,尽可能减少刺激,以防躁动加重缺氧,使肺动脉压力进一步升高,加重心脏负担及引起肺高压危象。

(5)气管插管拔除后应加强体疗,协助排痰,保证充分给氧。密切观察患者呼吸情况并连续监测血氧饱和度。

**2.维持良好的循环功能**

及时补充血容量密切观察血压、脉搏、静脉充盈度、末梢温度及尿量。心源性低血压应给升压药,如多巴胺、间羟胺等维持收缩压在 12.0 kPa(90 mmHg)以上。术后早期应控制静脉输入晶体液,以 1 mL/(kg·h)为宜,并注意观察及保持左房压不高于中心静脉压。

**3.保持引流通畅**

保持胸腔引流管通畅,观察有无术后大出血密切观察引流量,若每小时每千克体重超过4 mL表示有活动性出血的征象,连续观察3～4 小时,用止血药无效,应立即开胸止血。

**(三)出院指导**

(1)逐步增加活动量,在术后 3 个月内不可过度劳累,以免发生心力衰竭。

(2)儿童术后应加强营养供给,多进高蛋白、高热量、高维生素饮食,以利生长发育。

(3)注意气候变化,尽量避免到公共场所,避免呼吸道感染。

(4)定期门诊随访。

(赵培云)

# 第七节　法洛四联症

法洛四联症是一种最为常见的发绀型复杂先天性心脏病,占整个先天性心脏病的 12%～14%。法洛四联症包括室间隔缺损、肺动脉狭窄、主动脉骑跨、右心室肥厚四种畸形或病变。

## 一、临床表现

主要是自幼出现的进行性发绀和呼吸困难,易疲乏,劳累后常取蹲踞位休息。严重缺氧时可引起晕厥,常伴有杵状指(趾),心脏听诊肺动脉瓣第二音减弱以致消失,胸骨左缘常可闻及收缩期喷射性杂音。脑血管意外(如脑梗死)、感染性心内膜炎、肺部感染为本病常见并发症。

## 二、辅助检查

### (一)血常规检查

可显示红细胞、血红蛋白及红细胞比容均显著增高。

### (二)心电图检查

心电图检查可见电轴右偏、右室肥厚。

### (三)X 线检查

主要为右室肥厚表现,肺动脉段凹陷,形成木靴状外形,肺血管纹理减少。

### (四)超声心动图

可显示右室肥厚、室间隔缺损及主动脉骑跨。右室流出道狭窄及肺动脉瓣的情况也可以显示。

### (五)磁共振检查

对于各种解剖结构异常可进一步清晰显示。

### (六)心导管检查

对拟行手术治疗的患者应行心导管和心血管造影检查,根据血流动力学改变,血氧饱和度变化及分流情况进一步确定畸形的性质和程度,以及有无其他合并畸形,为制定手术方案提供依据。

## 三、治疗原则

未经姑息手术而存活至成年的本症患者,唯一可选择的治疗方法为手术纠正畸形,手术危险性较儿童期手术为大,但仍应争取手术治疗。

## 四、护理诊断

### (一)活动无耐力

活动无耐力与心脏畸形导致的心排血量下降有关。

### (二)营养失调

低于机体需要量与疾病导致的生长发育迟缓有关。

### (三)潜在并发症

心力衰竭、肺部感染、感染性心内膜炎。

### (四)焦虑

焦虑与自幼患病,症状长期反复存在有关。

### (五)知识缺乏

缺乏疾病相关知识。

## 五、护理目标

(1)患者活动耐力有所增加。

(2)患者营养状况得到改善或维持。

(3)未发生相关并发症,或并发症发生后能得到及时治疗与处理。

(4)患者焦虑减轻或消除,情绪良好。

(5)患者或家属能说出有关疾病的自我保健方面的知识。

## 六、护理措施

### (一)术前护理

(1)贫血的处理:大多数法洛四联症患者的血红蛋白、红细胞计数和红细胞比积都升高,升高程度与发绀程度成正比。发绀明显的患儿,如血红蛋白、红细胞计数和红细胞比积都正常,应视为贫血,术前应给予铁剂治疗。

(2)进一步明确诊断:术前对患者做全面复查,确认诊断无误,且对疾病的特点搞清楚如肺动脉、肺动脉瓣、右室流出道狭窄的部位及程度;主动脉右移骑跨的程度;左室发育情况,是否合并动脉导管未闭、左上腔静脉、房间隔缺损等。

(3)入院后每天吸氧两次,每次 30 分钟;发绀严重者鼓励患者多饮水,预防缺氧发作;缺氧性昏厥发作时,给予充分供氧的同时,屈膝屈胯,可增加外周阻力,减少左向右的分流,增加回心血量,增加氧合;肌肉或皮下注射吗啡(0.2 mg/kg);幼儿静脉注射 β 受体阻滞剂有缓解效应;静脉滴注碳酸氢钠或输液扩容;使用增加体循环阻力的药物如去氧肾上腺素等。

(4)预防感染性心内膜炎:术前应注意扁桃体炎、牙龈炎、气管炎等感染病灶的治疗。

(5)完成术前一般准备。

### (二)术后护理

(1)术后应输血或血浆使胶体渗透压达正常值 2.3～2.7 kPa(17～20 mmHg),血红蛋白达 120 g/L 以上。一般四联症术后中心静脉压仍偏高,稍高的静脉压有利于右心排血到肺动脉。

(2)术后当天应用洋地黄类药物,力争达到洋地黄化,儿童心率维持在 100 次/分,成人 80 次/分左右。

(3)术后当天开始加强利尿,呋塞米效果较好,尿量维持 $>1$ mL/(kg·h),利尿不充分时肝大,每天触诊肝脏两次,记录出入水量,出量应略多于入量。

(4)术后收缩压维持 12.0 kPa(90 mmHg)左右,舒张压维持 8.0～9.3 kPa(60～70 mmHg),必要时用微泵输入多巴胺或多巴酚丁胺,以增强心肌收缩力,增加心脏的兴奋性。

(5)术后左房压与右房压大致相等,维持在 1.18～1.47 kPa(12～15 cmH$_2$O)。若左房压比右房高0.49～0.98 kPa(5～10 cmH$_2$O),左室发育不良、左室收缩及舒张功能的严重损害,或有左向右残余分流,预后不良;若右房压比左房压高 0.49～0.98 kPa(5～10 cmH$_2$O),表明血容量过多或右室流出道或肺动脉仍有狭窄,负荷过重,远端肺血管发育不良,或右室功能严重受损。

(6)呼吸机辅助通气,当患者出现灌注肺时,延长机械通气时间,采用小潮气量通气,避免肺损伤。用呼气末正压促进肺间质及肺泡水肿的消退,从而改善肺的顺应性和肺泡通气,提高血氧分压。

(7)术后加强呼吸功能监测,检查有无气胸,肺不张。肺不张左侧较易出现,往往因气管插管过深至右支气管所致,拍摄胸部 X 线片可协助诊断。如不能及时摄片,必要时可根据气管插管的深度拔出 1～2 cm。再听呼吸音以判断效果。术中损伤肺组织或放锁骨下静脉穿刺管时刺破肺组织,可致术后张力性气胸。

(8)拔出气管插管后雾化吸氧,注意呼吸道护理,以防肺不张及肺炎的发生。

(9)每天摄床头片一张,注意有无灌注肺、肺不张或胸腔积液征象。

**(三)出院指导**

(1)遵医嘱服用强心利尿剂,并注意观察尿量。

(2)逐步增加活动量,在术后 3 个月内不可过度劳累,以免发生心力衰竭。

(3)儿童术后应加强营养供给,多进高蛋白、高热量、高维生素饮食,以利生长发育。

(4)注意气候变化,尽量避免到公共场所,避免呼吸道感染。

(5)三个月门诊复查。

(赵培云)

# 第八节  病毒性心肌炎

## 一、概述

病毒性心肌炎是由病毒感染引起的心肌间质炎症细胞浸润和邻近的心肌细胞坏死、变形,有时病变也可累及心包或心内腹。该病可导致心肌损伤、心功能障碍、心律失常和周身症状。该病可发生于任何年龄,是儿科常见的心脏疾病之一,近年来发生率有增大的趋势。

### (一)病因

近年来病毒学及免疫病理学迅速发展,通过大量动物实验及临床观察,证明多种病毒可引起心肌炎。其中柯萨奇病毒 $B_6$(1～6 型)常见,其他病毒(如柯萨奇病毒 A、埃可病毒、脊髓灰质炎病毒、流感病毒、副流感病毒、腮腺炎病毒、水痘病毒、单纯疱疹病毒、带状疱疹病毒及肝炎病毒)也可能致病。柯萨奇病毒具有高度亲心肌性和流行性,据报道很多原因不明的心肌炎和心包炎由柯萨奇病毒 B 所致。

病毒性心肌炎在一定条件下才发病。例如,当机体继发细菌感染(特别是链球菌感染)、发热、缺氧、营养不良、接受类固醇或放疗而抵抗力低下时,可发病。

医师对病毒性心肌炎的发病原理至今未完全了解,目前提出病毒学说、免疫学说等几种学说。

### (二)病理

病毒性心肌炎病理改变轻重不等。轻者常以局灶性病变为主,而重者则多呈弥漫性病变。局灶性病变者的心肌外观正常,而弥漫性病变者的心肌苍白、松软,心脏呈不同程度的扩大、增重。镜检可见病变部位的心肌纤维变性或断裂,心肌细胞溶解、水肿、坏死。心肌间质有不同程度的水肿,淋巴细胞、单核细胞和少数多核细胞浸润。左室及室间隔的病变显著。病变可波及心包、心内膜及心脏传导系统。

慢性病例的心脏扩大,心肌间质炎症浸润,心肌纤维化,有瘢痕组织形成,心内膜呈弥漫性或局限性增厚,血管内皮肿胀。

## 二、临床表现

病情轻重悬殊。轻者可无明显自觉症状,仅有心电图改变。重者可出现严重的心律失常、充血性心力衰竭、心源性休克,甚至死亡。1/3 以上的病例在发病前 1～3 周或发病的同时有呼吸道或消化道病毒感染,伴有发热、咳嗽、咽痛、周身不适、腹泻、皮疹等症状,继而出现心脏症状,如年长儿常诉心悸、气短、胸部及心前区不适或疼痛、有疲乏感。发病初期患儿常有腹痛、食欲缺乏、恶心、呕吐、头晕、头痛等表现。3 个月以内婴儿有拒乳、苍白、发绀、四肢凉、两眼凝视等症状。心力衰竭者呼吸急促,突然腹痛,发绀,水肿。心源性休克者烦躁不安,面色苍白、皮肤发花、四肢厥冷或末梢发绀。发生窦性停搏或心室纤颤时患儿可突然死亡。如病情拖延至慢性期,常表现为进行性充血心力衰竭、全心扩大,可伴有各种心律失常。

体格检查:多数心尖区第一音低钝。一般无器质性杂音,仅在胸前或心尖区闻及 1～2 级吹风样收缩期杂音。有时可闻及奔马律或心包摩擦音。该病严重者心脏扩大,脉细数,颈静脉怒张,肝大并有压痛,有肺部啰音,面色苍白,四肢厥冷,皮肤发花,指(趾)发绀,血压下降。

## 三、辅助检查

### (一)实验室检查

(1)白细胞总数为(10.0～20.0)×10$^9$/L,中性粒细胞数偏高。红细胞沉降率、抗链"O"大多正常。

(2)血清肌酸磷酸激酶、乳酸脱氢酶及其同工酶、谷草转氨酶的含量在病程早期可升高。超氧化歧化酶在急性期降低。

(3)若从心包、心肌或心内膜中分离到病毒,或用免疫荧光抗体检查找到心肌中特异的病毒抗原,电镜检查心肌发现有病毒颗粒,可以确定诊断。

(4)测定补体结合抗体及用分子杂交法或聚合酶链式反应检测心肌细胞内的病毒核酸也有助于病原诊断。部分病毒性心肌炎患儿有抗心肌抗体,一般于短期内恢复,如抗体量持续提高,表示心肌炎病变处于活动期。

### (二)心电图检查

心电图在急性期有多变与易变的特点,对可疑病例应反复检查,以助于诊断。其主要变化为 ST-T 改变,有各种心律失常和传导阻滞。恢复期多见各种类型的期前收缩。少数慢性期患儿可有房室肥厚的改变。

### (三)X 线检查

心影正常或不同程度地增大,多数为轻度增大。若该病迁延不愈或合并心力衰竭,则心脏扩大明显。该病合并心力衰竭可见心搏动减弱,伴肺淤血、肺水肿或胸腔少量积液。有心包炎时,有积液征。

### (四)心内膜心肌活检

心内膜心肌活检在成人患者中早已开展,该检查用于小儿患者是近年才有报道的,这为心肌炎的诊断提供了病理学依据。据报道,心内膜心肌活检证明约 40％原因不明的心律失常、充血性心力衰竭患者患有心肌炎。该检查的临床表现和组织学相关性较差,原因是取材很小且局限,取材时不一定是最佳机会;心内膜心肌活检本身可导致心肌细胞收缩,而出现一些病理性伪迹。因此,心内膜心肌活检无心肌炎表现者不一定无心肌炎,临床医师不能忽视临床诊断。此项检查在一般医院尚难开展,不作为常规检查项目。

## 四、诊断与鉴别诊断

### (一)诊断要点

**1.病原学诊断依据**

(1)确诊指标:检查患儿的心内膜、心肌、心包或心包穿刺液,发现以下之一者可确诊心肌炎由病毒引起。①分离到病毒。②用病毒核酸探针查到病毒核酸。③特异性病毒抗体呈阳性。

(2)参考依据:有以下之一者结合临床表现可考虑心肌炎由病毒引起。①从患儿的粪便、咽拭子或血液中分离到病毒,并且恢复期血清同型抗体滴度是患儿入院检测的第一份血清的 5 倍或比患儿入院检测的第一份血清同型抗体滴度降低 25％以上。②病程早期患儿血中特异性IgM 抗体呈阳性。③用病毒核酸探针从患儿的血中查到病毒核酸。

**2.临床诊断依据**

(1)患儿有心功能不全、心源性休克或心脑综合征。

(2)心脏扩大。

(3)心电图改变,以 R 波为主的 2 个或 2 个以上主要导联(Ⅰ、Ⅱ、aVF、$V_5$)的 ST-T 改变持续 4 天以上伴动态变化,窦房传导阻滞,房室传导阻滞,完全性右束支或左束支阻滞,成联律、多型、多源、成对或并行性期前收缩,非房室结及房室折返引起异位性心动过速,有低电压(新生儿除外)及异常 Q 波。

(4)CK-MB(肌酸肌酶同工酶)含量升高或心肌肌钙蛋白(cTnI 或 cTnT)呈阳性。

**3.确诊依据**

(1)具备 2 项临床诊断依据,可临床诊断为心肌炎。发病的同时或发病前 1~3 周有病毒感染的证据支持诊断。

(2)同时具备病原学诊断依据之一,可确诊为病毒性心肌炎,具备病原学参考依据之一,可临床诊断为病毒性心肌炎。

(3)不具备确诊依据,应给予必要的治疗或随诊,根据病情变化,确诊或排除心肌炎。

(4)应排除风湿性心肌炎、中毒性心肌炎、先天性心脏病、结缔组织病、代谢性疾病的心肌损害、甲状腺功能亢进症、原发性心肌病、原发性心内膜弹力纤维增生症、先天性房室传导阻滞、心脏自主神经功能异常、β受体功能亢进及药物引起的心电图改变。

**4.临床分期**

(1)急性期:新发病,症状及检查的阳性发现明显且多变,一般病程为半年以内。

(2)迁延期:临床症状反复出现,客观检查指标迁延不愈,病程多为半年以上。

(3)慢性期:进行性心脏增大,反复心力衰竭或心律失常,病情时轻时重,病程为 1 年以上。

## （二）鉴别诊断

在考虑确诊心肌炎时，应首先排除其他疾病，包括风湿性心肌炎、中毒性心肌炎、结核性心包炎、先天性心脏病、结缔组织病、代谢性疾病、代谢性疾病的心肌损害、原发性心肌病、先天性房室传导阻滞、高原性心脏病、克山病、川崎病、良性期前收缩、神经功能紊乱、电解质紊乱及药物等引起的心电图改变。

## 五、治疗、预防、预后

该病尚无特殊治疗方法。应结合患儿的病情采取有效的综合措施。

### （一）一般治疗

#### 1.休息

急性期患儿应至少卧床休息至热退 3～4 周；心功能不全或心脏扩大的患儿，更应绝对卧床休息，以减轻心脏负荷及减少心肌耗氧量。

#### 2.抗生素

抗生素虽对引起心肌炎的病毒无直接作用，但因细菌感染是病毒性心肌炎的重要条件，故在开始治疗时，应适当使用抗生素。一般肌内注射青霉素 1～2 周，以清除链球菌和其他敏感细菌。

#### 3.保护心肌

大剂量维生素 C 具有增加冠状血管血流量、心肌糖原、心肌收缩力，改善心功能，清除自由基，修复心肌损伤的作用。剂量为 100～200 mg/(kg·d)，溶于 10～30 mL 10％～25％的葡萄糖注射液，静脉注射，每天 1 次，15～30 天为 1 个疗程；抢救心源性休克患儿时，第 1 天可用 3～4 次。

极化液、能量合剂及 ATP 因难进入心肌细胞内，故疗效差。近年来多推荐以下几种药物：①辅酶 $Q_{10}$，1 mg/(kg·d)，口服，可连用 1～3 个月。②1,6-二磷酸果糖，0.7～1.6 mL/kg，静脉注射，最大量不超过 2.5 mL/kg，静脉注射速度为 10 mL/min，每天 1 次，10～15 天为 1 个疗程。

### （二）激素治疗

糖皮质激素可用于抢救危重病例及其他治疗无效的病例。口服泼尼松 1.0～1.5 mg/(kg·d)，用 3～4 周，症状缓解后逐渐减量停药。对反复发作或病情迁延者，可考虑较长期的激素治疗，疗程不少于半年。对于急重抢救病例可采用大剂量，如地塞米松 0.3～0.6 mg/(kg·d)，或氢化可的松 15～20 mg/(kg·d)，静脉滴注。

### （三）免疫治疗

动物试验及临床研究均发现丙种球蛋白对心肌有保护作用。

### （四）抗病毒治疗

动物试验中联合应用利巴韦林和干扰素可提高生存率，目前欧洲正在进行干扰素治疗心肌炎的临床试验，其疗效尚待确定。环孢霉素 A、环磷酰胺目前尚无肯定疗效。

### （五）控制心力衰竭

心肌炎患儿对洋地黄类药物耐受性差，易出现中毒而发生心律失常，故应选用快速作用的洋地黄类药物，如毛花苷 C 或地高辛。病重者静脉滴注地高辛，一般病例口服地高辛，饱和量为常规量的 1/2～2/3，心力衰竭不重、发展不快者可每天口服维持量。应早用和少用利尿剂，同时注意补钾，否则易导致心律失常。注意供氧，保持安静。若患儿烦躁不安，可给镇静剂。患儿发生急性左心功能不全时，除短期内并用毛花苷 C、利尿剂、镇静剂、吸入氧气外，应给予血管扩张剂

（如酚妥拉明 0.5～1.0 mg/kg 加入 50～100 mL10％的葡萄糖注射液内），快速静脉滴注。紧急情况下，可先用半量，以 10％的葡萄糖注射液稀释，静脉缓慢注射，然后静脉滴注其余半量。

### (六)抢救心源性休克

抢救心源性休克需要吸氧、扩容，使用大剂量维生素 C、激素、升压药，改善心功能及心肌代谢等。

近年来，应用血管扩张剂——硝普钠取得良好疗效，常用剂量为 5～10 mg，溶于 100 mL 5％的葡萄糖注射液中，开始时以 0.2 $\mu$g/(kg·min)滴注，以后每隔 5 分钟增加 0.1 $\mu$g/kg，直到获得疗效或血压降低，最大剂量不超过 5 $\mu$g/(kg·min)。

### (七)纠正严重心律失常

对轻度心律失常（如期前收缩、一度房室传导阻滞），多不用药物纠正，而主要是针对心肌炎本身进行综合治疗。若发生严重心律失常（如快速心律失常、严重传导阻滞），应迅速、及时地纠正，否则威胁生命。

## 六、护理

### (一)护理诊断
(1)活动无耐力与心肌功能受损、组织器官供血不足有关。
(2)胸闷与心肌炎症有关。
(3)潜在并发症包括心力衰竭、心律失常、心源性休克。

### (二)护理目标
(1)患儿的活动量得到适当控制，休息得到保证。
(2)患儿的胸闷缓解或消失。
(3)患儿无并发症或有并发症，但能被及时发现和适当处理。

### (三)护理措施
1.休息
(1)急性期患儿要卧床休息至热退后 3～4 周，以后根据心功能恢复情况逐渐增加活动量。
(2)心功能不全的患儿或心脏扩大的患儿应绝对卧床休息。
(3)总的休息时间为 3～6 个月。
(4)护理人员应创造良好的休息环境，合理安排患儿的休息时间，保证患儿的睡眠时间。
(5)护理人员应主动提供服务，满足患儿的生活需要。

2.胸闷的观察与护理
(1)护理人员应观察患儿的胸闷情况，注意诱发和缓解因素，必要时给予吸氧。
(2)护理人员应遵医嘱给予心肌营养药，促进患儿的心肌恢复正常。
(3)患儿要保证休息，减少活动。
(4)护理人员应控制输液的速度和输液总量，减轻患儿的心肌负担。

3.并发症的观察与护理
(1)护理人员应密切注意患儿的心率、心律、呼吸、血压和面色改变，有心力衰竭时给予吸氧、镇静、强心等处理，应用洋地黄类药物时要密切观察患儿有无洋地黄中毒表现，如出现新的心律失常、心动过缓。
(2)护理人员应注意有无心律失常，一旦心律失常发生，需及时通知医师并给予相应处理。

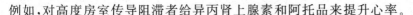

例如,对高度房室传导阻滞者给异丙肾上腺素和阿托品来提升心率。

(3)护理人员应警惕心源性休克,注意血压、脉搏、尿量、面色等的变化,一旦出现心源性休克,立即给患儿取平卧位,配合医师给予大剂量维生素 C 或肾上腺皮质激素来治疗。

**(四)康复与健康指导**

(1)护理人员应给患儿家长讲解病毒性心肌炎的病因、病理、发病机制、临床特点及诊断、治疗措施。

(2)护理人员应强调休息的重要性,指导患儿控制活动量,建立合理的休息制度。

(3)护理人员应讲解该病的预防知识,如预防上呼吸道感染和肠道感染。

(4)护理人员应对有高度房室传导阻滞者讲解安装心脏起搏器的必要性。

## 七、展望

近年来,心肌炎已成为常见心脏病之一,对人类健康构成了威胁,因而对该病的诊治研究也日益受到重视。心脏扩大、心律失常或心力衰竭为心脏明显受损的表现,心电图 ST-T 改变与异位心律或传导阻滞反映心肌病变的存在。但对于怀疑为病毒性心肌炎的患者,提倡进行心脏活检,行病理学检查。

但分离病毒检查或特异性荧光抗体检查存在以下几个问题。

(1)患儿不易接受。

(2)炎性组织在心肌中呈灶状分布,活检标本小而致病灶标本不一定取得到。

(3)提取 RNA 的质量和检测方法的敏感性不同。

(4)心脏中有病毒,而从血液中不一定检出抗原或抗体;心脏中无病毒,而从心脏中检出抗原或抗体;即使抗原或抗体呈阳性反应,也不足以证实有病毒性心肌炎;只有当感染某种病毒并引起相应的心脏损害时,心脏和血液检查呈阳性反应才有意义。在检查血液中抗原或抗体时,因检测试剂、检查方法、操作技术不同而结果迥异。

因此,病毒性心肌炎的确诊相当困难。由于抗病毒药物的疗效不显著,目前建议采用中西医结合疗法。有人用以黄芪、牛磺酸及一般抗心律失常药物为主的中西医结合方法治疗病毒性心肌炎,取得了比较满意的效果。中药黄芪除具有抗病毒、免疫调节、保护心肌的作用,还可以抑制内向钠-钙交换电流,改善部分心电活动,清除氧自由基,而广泛应用于临床。牛磺酸是心肌游离氨基酸的重要成分,也可通过抑制病毒复制,抑制病毒感染心肌细胞引起的钙电流增大,使受感染而降低的最大钙电流膜电压及外向钾电流趋于正常,使心肌细胞钙内流减少,在病毒性心肌炎动物模型及临床病毒性心肌炎患者中,具有保护心肌、改善临床症状等作用。

(赵培云)

# 第九节　心　包　炎

心包炎可分感染性和非感染性两类,且多为其他疾病(婴儿常见于败血症、肺炎、脓胸,学龄儿童多见于结核病、风湿病)的一种表现。

## 一、临床特点

### (一)症状

较大儿童常有心前区刺痛,平卧时加重,取坐位或前倾位时可减轻,疼痛可向肩背及腹部放射。婴儿表现为烦躁不安。患儿同时有原发病的症状表现,常有呼吸困难、咳嗽、发热等。

### (二)体征

早期可听到心包摩擦音,多在胸骨左缘第 3～4 肋间最清晰,但多为一过性。有心包积液时心音遥远、低钝,出现奇脉。当心包积液达一定量时,心包舒张受限,出现颈静脉怒张、肝脏增大、肝颈反流征阳性、下肢水肿、心动过速、脉压变小。

### (三)辅助检查

1.X 线检查

心影呈烧瓶样增大,肺血大多正常。

2.心电图

心电图显示窦性心动过速,低电压,广泛 ST 段、T 波改变。

3.超声心动图

超声心动图能提示心包积液的部位、量。

4.实验室检查

红细胞沉降率加快。CRP(C 反应蛋白)含量升高。血常规结果显示白细胞、中性粒细胞含量升高。

## 二、护理评估

### (一)病史

了解患儿近期有无感染性疾病、结核、风湿热病史。

### (二)症状、体征

评估患儿有无发热、胸痛,胸痛与体位的关系。评估有无心脏压塞症状,如呼吸困难、心率加快、颈静脉怒张、肝大、水肿、心音遥远及奇脉。听诊心脏,注意有无心包摩擦音。

### (三)社会、心理状况

评估家长对疾病的了解程度和态度。

### (四)辅助检查

了解并分析胸片、心电图、超声心动图等检查结果。

## 三、常见护理问题

### (一)疼痛

疼痛与心包炎性渗出有关。

### (二)体温异常

体温异常与炎症有关。

### (三)气体交换受损

气体交换受损与心包积液、心脏受压有关。

**(四)合作性问题**

合作性问题是急性心脏压塞。

## 四、护理措施

**(一)休息与卧位**

患儿应卧床休息,宜取半卧位。

**(二)饮食**

护理人员应给予患儿高热量、高蛋白、高维生素、易消化的半流质或软食,限制患儿的钠盐摄入,嘱其少食易产气的食物(如薯类),多食芹菜、海带等富含纤维素的食物,以防止肠内产气过多而引起腹胀及便秘,导致膈肌上抬。

**(三)高热护理**

护理人员应及时做好降温处理,测定体温并及时记录体温。

**(四)吸氧**

护理人员应对胸闷、气急严重者给予氧气吸入。

**(五)对症护理**

对有心包积液的患儿,护理人员应做好解释工作,协助医师进行心包穿刺。在操作过程中护理人员应仔细观察生命体征的变化,记录抽出液体的性质和量,穿刺完毕,局部加压数分钟后无菌包扎。把患儿送回病床后,护理人员应继续观察有无渗液、渗血,必要时给局部用沙袋加压。

**(六)病情观察**

(1)呼吸困难为急性心包炎和慢性缩窄性心包炎主要的突出症状,护理人员应密切观察患儿的呼吸频率和节律。

(2)当患儿静脉压升高,面色苍白、发绀,烦躁不安,肝脏在短期内增大时,护理人员应及时报告医师并做好心包穿刺准备。

**(七)心理护理**

护理人员应肯定患儿对疼痛的描述,并设法分散其注意力,减轻其不适感觉。

**(八)健康教育**

(1)护理人员应向家长讲解舒适的体位、休息和充足的营养供给是治疗该病的良好措施。

(2)若需要进行心包穿刺时,护理人员应向家长说明必须配合和注意的事宜。

## 五、出院指导

(1)护理人员应遵医嘱及时、准确地使用药物并定期随访。

(2)由于心包炎患儿的抵抗力减弱,出院后患儿应坚持休息半年左右,并加强营养,以利于心功能的恢复。

(赵培云)

# 第十节 心 律 失 常

正常心律起源于窦房结,心激动按一定的频率、速度及顺序传导到结间束、房室束、左右束支及普肯耶纤维网而达心室肌。心激动的频率、起搏点或传导不正常都可造成心律失常。

## 一、期前收缩

期前收缩是由心脏异位兴奋灶发放的冲动所引起的,为小儿时期最常见的心律失常。异位起搏点可位于心房、房室交界或心室组织,分别引起房性、交界性及室性期前收缩,其中室性期前收缩多见。

### (一)病因

期前收缩常见于无器质性心脏病的小儿,可由疲劳、精神紧张、自主神经功能不稳定引起,但也可发生于病毒性心肌炎、先天性心脏病或风湿性心脏病。另外,洋地黄、奎尼丁、锑剂中毒,缺氧,酸碱平衡失调,电解质紊乱,心导管检查,心脏手术等均可引起期前收缩。1%~2%的健康学龄儿童有期前收缩。

### (二)症状

年长儿可诉述心悸、胸闷、不适。听诊可发现心律不齐,心搏提前,其后常有一定时间的代偿间歇,心音强弱也不一致。期前收缩常使脉律不齐,若期前收缩发生得过早,可使脉搏短绌。期前收缩的次数因人而异,且同一患儿在不同时期亦可有较大出入。某些患儿于运动后心率加快时期前收缩减少,但也有些患儿运动后期前收缩反而增多,前者常提示无器质性心脏病,后者可能有器质性心脏病。为了明确诊断,了解期前收缩的性质,必须做心电图检查,根据心电图上有无 P 波、P 波形态、P-R 间期的长短及 QRS 波的形态,来判断期前收缩属于何种类型。

1.房性期前收缩的心电图特征

(1)P 波提前,可与前一心动周期的 T 波重叠,形态与窦性 P 波稍有差异,但方向一致。

(2)P-R 间期>0.10 秒。

(3)期前收缩后的代偿间歇往往不完全。

(4)一般 P 波、QRS-T 波正常,若不继以 QRS-T 波,称为阻滞性期前收缩;若继以畸形的 QRS-T 波,此为心室差异传导所致。

2.交界性期前收缩的心电图特征

(1)QRS-T 波提前,形态、时限与正常窦性 QRS 波基本相同。

(2)期前收缩所产生的 QRS 波前或后有逆行 P 波,P-R 间期<0.10 秒,如果 P 波在QRS 波之后,则 R-P 间期<0.20 秒,有时 P 波可与 QRS 波重叠,辨认不清。

(3)代偿间歇往往不完全。

3.室性期前收缩的心电图特征

(1)QRS 波提前,形态异常、宽大,QRS 波时间>0.10 秒,T 波的方向与主波的方向相反。

(2)QRS 波前多无 P 波。

(3)代偿间歇完全。

(4)有时在同一导联上出现形态不一、配对时间不等的室性期前收缩,称为多源性期前收缩。

### (三)治疗

必须针对该病因治疗原发病。一般认为期前收缩次数不多、无自觉症状者可不必用药。若患儿期前收缩次数多于每分钟 10 次,有自觉症状,或在心电图上呈多源性,则应治疗。可选用普罗帕酮(心律平),口服,每次 5~7 mg/kg,每 6~8 小时 1 次。亦可服用 β 受体阻滞剂——普萘洛尔(心得安),每天 1 mg/kg,分 2~3 次服。房性期前收缩患儿若用之无效可改用洋地黄类药物。室性期前收缩患儿必要时可每天应用苯妥英钠 5～10 mg/kg,分 3 次口服;胺碘酮 5～10 mg/kg,分 3 次口服;普鲁卡因胺 50 mg/kg,分 4 次口服;奎尼丁 30 mg/kg,分 4～5 次口服。后者可引起心室内传导阻滞,需心电图随访,在住院观察下应用为妥。对洋地黄过量或引起低血钾者,除停用洋地黄外,应给予氯化钾,口服或静脉滴注。

### (四)预后

其预后取决于原发病。有些无器质性心脏病的患儿期前收缩可持续多年,不少患儿的期前收缩最后终于消失,个别患儿可发展为更严重的心律失常,如室性心动过速。

## 二、阵发性心动过速

阵发性心动过速是异位心动过速的一种,按其发源部位分室上性(房性或房室结性)和室性两种,绝大多数病例属于室上性心动过速。

### (一)室上性阵发性心动过速

室上性阵发性心动过速是由心房或房室交界处异位兴奋灶快速释放冲动所产生的一种心律失常。该病虽非常见,但属于对药物反应良好,可以完全治愈的儿科急症之一,若不及时治疗易致心力衰竭。该病可发生于任何年龄,容易反复发作,但初次发病多发生于婴儿时期,个别可发生于胎儿末期(由胎儿心电图证实)。

1.病因

其可在先天性心脏病、预激综合征、心肌炎、心内膜弹力纤维增生症等疾病基础上发生,但多数患儿无器质性心脏病。感染为常见的诱因。该病也可由疲劳、精神紧张、过度换气、心脏手术、心导管检查等诱发。

2.临床表现

临床表现小儿常突然烦躁不安,面色青灰或灰白,皮肤湿冷,呼吸加快,脉搏细弱,常伴有干咳,有时呕吐,年长儿还可自诉心悸、心前区不适、头晕等。发作时心率突然加快,为 160～300 次/分,多数患儿的心率＞200 次/分,一次发作可持续数秒钟至数天。发作停止时心率突然减慢,恢复正常。此外,听诊时第一心音强度完全一致,发作时心率较固定而规则等为该病的特征。发作持续超过 24 小时者容易发生心力衰竭。若同时有感染,则可有发热、外周血白细胞数升高等表现。

3.X 线检查

X 线检查取决于原来有无心脏器质性病变和心力衰竭,透视下见心脏搏动减弱。

4.心电图检查

心电图检查中 P 波形态异常,往往较正常时小,常与前一心动周期的 T 波重叠,以致无法辨认。如能见到 P 波,则 P-R 间期常为 0.08～0.13 秒。虽然根据 P 波和 P-R 间期长短可以区分房性或交界性期前收缩,但临床上常有困难。QRS 波的形态与窦性 QRS 波的形态相同,发作时间持久者,可有暂时 ST 段及 T 波改变。部分患儿在发作间歇期可有预激综合征。

5.诊断

发作的突然起止提示这是心律失常,以往的发作史对诊断很有帮助。通过体格检查发现,心律绝对规律,心音强度一致,心率往往超出一般窦性心律范围,再结合上述心电图特征,诊断不太困难,但需与窦性心动过速及室性心动过速区别。

**6.治疗**

可先采用物理方法以提高迷走神经张力,如无效或当时有效但很快复发,需用药物治疗。

(1)物理方法:①用浸透冰水的毛巾敷面对新生儿和小婴儿效果较好。用毛巾在 4～5 ℃水中浸湿后,敷在患儿面部,可强烈兴奋迷走神经,每次 10～15 秒。如一次无效,可隔 3～5 分钟再用,一般不超过 3 次。②可使用压迫颈动脉窦法,在甲状软骨水平扪得右侧颈动脉搏动后,用大拇指向颈椎方向压迫,以按摩为主,每次时间不超过 5～10 秒,一旦转律,便停止压迫。如无效,可用同法再试压左侧,但禁止两侧同时压迫。③以压舌板或手指刺激患儿咽部使之产生恶心、呕吐。

(2)药物治疗:①对病情较重,发作持续 24 小时以上,有心力衰竭表现者,宜首选洋地黄类药物。此类药物能增强迷走神经张力,减慢房室交界处传导,使室上性阵发性心动过速转为窦性心律,并能增强心肌收缩力,控制心力衰竭。发生室性心动过速或洋地黄引起室上性心动过速,则禁用此药。低钾、有心肌炎、室上性阵发性心动过速伴房室传导阻滞或肾功能减退者慎用此类药物。常用制剂有地高辛(口服、静脉注射)或毛花苷 C(静脉注射),一般采用快速饱和法。②β受体阻滞剂:可试用普萘洛尔,小儿静脉注射剂量为每次 0.05～0.15 mg/kg,以 5% 的葡萄糖溶液稀释后缓慢静脉推注,推注 5～10 分钟,必要时每 6～8 小时重复 1 次。重度房室传导阻滞,伴有哮喘症及心力衰竭者禁用此类药物。③维拉帕米(异搏定):此药为选择性钙离子拮抗剂,抑制 $Ca^{2+}$ 进入细胞内,疗效显著。不良反应为血压下降,并能加重房室传导阻滞。剂量:每次 0.1 mg/kg,静脉滴注或缓注,每分钟不超过 1 mg。④普罗帕酮:有明显延长传导作用,能抑制旁路传导。剂量为每次 1～3 mg/kg,溶于 10 mL 葡萄糖注射液中,静脉缓注 10～15 分钟;无效者可于 20 分钟后重复 1～2 次;有效时可改为口服维持,剂量与治疗期前收缩的剂量相同。⑤奎尼丁或普鲁卡因胺:这两种药能延长心房肌的不应期和降低异位起搏点的自律性,恢复窦性节律。奎尼丁口服剂量开始为每天 30 mg/kg,分 4～5 次服,每 2～3 小时口服 1 次,转律后改用维持量;普鲁卡因胺口服剂量为每天 50 mg/kg,分 4～6 次服;肌内注射用量为每次 6 mg/kg,每 6 小时 1 次,至心动过速为止或出现中毒反应为止。

(3)其他:对个别药物疗效不佳者可考虑用直流电同步电击转复心律,或经静脉将起搏导管插入右心房行超速抑制治疗。近年来对发作频繁、药物难以满意控制的室上性阵发性心动过速采用射频消融治疗取得成功。

**7.预防**

发作终止后可以维持量口服地高辛 1 个月,如有复发,则于发作控制后再服 1 个月。奎尼丁对预激综合征患儿预防复发的效果较好,可持续用半年至 1 年,也可口服普萘洛尔。

**(二)室性心动过速**

发生连续 3 次或 3 次以上的室性期前收缩,临床上称为室性心动过速。它在小儿时期较少见。

**1.病因**

室性心动过速可由心脏手术、心导管检查、严重心肌炎、先天性心脏病、感染、缺氧、电解质紊乱等原因引起,但不少病例的病因不易确定。

**2.临床表现**

临床表现与室上性阵发性心动过速相似,唯症状较严重。小儿烦躁不安、苍白、呼吸急促,年长儿可诉心悸、心前区痛,严重病例可有晕厥、休克、充血性心力衰竭等。发作短暂者血流动力学的改变较轻,发作持续 24 小时以上者则可发生显著的血流动力学改变,且很少有自动恢复的可能。体检发现心率加快,常高于每分钟 150 次,节律整齐,心音可有强弱不等现象。

3.心电图检查

心电图中心室率常为每分钟 150～250 次。R-R 间期可略有变异,QRS 波畸形,时限增宽(0.10 秒),P 波与 QRS 波之间无固定关系,心房率较心室率缓慢,有时可见到室性融合波或心室夺获现象。

4.诊断

心电图是诊断室性心动过速的重要手段。有时区别室性心动过速与室上性心动过速伴心室差异传导比较困难,必须结合病史、体检、心电图特点、对治疗的反应等仔细加以区别。

5.治疗

药物治疗可应用利多卡因 0.5～1.0 mg/kg,静脉滴注或缓慢推注,必要时每 10～30 分钟重复,总量不超过 5.0 mg/kg。此药能控制心动过速,但作用时间很短,剂量过大能引起惊厥、传导阻滞等毒性反应,少数患儿对此药有过敏现象。静脉滴注普鲁卡因胺也有效,剂量为1.4 mg/kg,以 5% 的葡萄糖注射液将其稀释成 1% 的溶液,在心电图监测下以每分钟 0.5～1.0 mg/kg 的速度滴入,如出现心率明显改变或 QRS 波增宽,应停药。此药的不良反应较利多卡因大,可引起低血压,抑制心肌收缩力。口服美西律,每次 100～150 mg,每 8 小时 1 次,对某些利多卡因无效者可能有效;若无心力衰竭,禁用洋地黄类药物。对病情危重、药物治疗无效者,可应用直流电同步电击转复心律。个别患儿采用射频消融治疗后痊愈。

6.预后

该病的预后比室上性阵发性心动过速严重。同时有心脏病存在者病死率可达 50% 以上,原无心脏病者也可发展为心室颤动,甚至死亡,所以必须及时诊断,适当处理。

## 三、房室传导阻滞

心脏的传导系统包括窦房结、结间束、房室结、房室束、左右束支以及普肯耶纤维。心脏的传导阻滞可发生在传导系统的任何部位,当阻滞发生于窦房结与房室结之间,便称为房室传导阻滞。阻滞可以是部分性的(一度或二度),也可能为完全性的(三度)。

### (一)一度房室传导阻滞

一度房室传导阻滞在小儿中比较常见,大都由急性风湿性心肌炎引起,但也可发生于个别正常小儿。由希氏束心电图证实阻滞可发生于心房、房室交界或希氏束,房室交界阻滞最常见。一度房室传导阻滞本身对血流动力学并无不良影响。临床听诊除第一心音较低钝外,无其他特殊体征。诊断主要通过心电图检查,心电图表现为 P-R 间期延长,但小儿 P-R 间期的正常值随年龄、心率不同而不同。部分正常小儿静卧后,P-R 间期延长,直立或运动后,P-R 间期缩短至正常,此种情况说明 P-R 间期延长与迷走神经的张力过高有关。对一度房室传导阻滞应着重病因治疗。其本身无须治疗,预后较好。部分一度房室传导阻滞可发展为更严重的房室传导阻滞。

### (二)二度房室传导阻滞

发生二度房室传导阻滞时窦房结的冲动不能全部传到心室,因而造成不同程度的漏搏。

1.病因

产生原因有风湿性心脏病,各种原因引起的心肌炎、严重缺氧、心脏手术及先天性心脏病(尤其是大动脉错位)等。

2.临床表现及分型

临床表现取决于基本心脏病变及由传导阻滞引起的血流动力学改变。心室率过缓可引起胸闷、心悸,甚至产生眩晕和昏厥。听诊时除原有心脏疾病所产生的改变外,尚可发现心律不齐、脱漏搏动。心电图改变可分为两种类型:①Ⅰ型(文氏型),R-R 间期逐步延长,终于 P 波后不出现 QRS 波;在 P-R 间期延长的同时,R-R 间期往往逐步缩短,而且脱落的前、后两个 P 波的时间小于最短的 P-R 间期的两倍。②Ⅱ型(莫氏型),此型 P-R 间期固定不变,但心室搏动呈规律地脱漏,而且常伴有 QRS 波增宽。近年来,对希氏束心电图的研究发现Ⅰ型比Ⅱ型常见,但Ⅱ型的预后比较严重,容易发展为完全性房室传导阻滞,导致阿-斯综合征。

3.治疗

二度房室传导阻滞的治疗应针对原发病。当心室率过缓,心脏搏出量减少时可用阿托品、异丙肾上腺素治疗。病情轻者可以口服阿托品,舌下含用异丙肾上腺素,情况严重时则以静脉输药为宜,有时甚至需要安装起搏器。

4.预后

预后与心脏的病变有关。由心肌炎引起者最后多完全恢复;当阻滞位于房室束远端,有 QRS 波增宽者预后较严重,可能发展为完全性房室传导阻滞。

**(三)三度房室传导阻滞**

三度房室传导阻滞又称完全性房室传导阻滞,在小儿中较少见。发生完全性房室传导阻滞时心房与心室各自独立活动,彼此无关,此时心室率比心房率慢。

1.病因

病因可分为获得性和先天性两种。心脏手术引起的获得性三度房室传导阻滞最为常见。心肌炎引起的获得性三度房室传导阻滞也常见。新生儿低血钙与酸中毒也可引起暂时性三度房室传导阻滞。约有 50% 的先天性房室传导阻滞患儿的心脏无形态学改变,部分患儿合并先天性心脏病或心内膜弹力纤维增生症等。

2.临床表现

临床表现不一,部分小儿并无主诉,获得性三度房室传导阻滞者和伴有先天性心脏病者病情较重。患儿因心搏出量减少而自觉乏力、眩晕、活动时气短。最严重的表现为阿-斯综合征。小儿检查时脉率缓慢而规则,婴儿脉率<每分钟 80 次,儿童脉率>每分钟 60 次,运动后仅有轻度或中度增加;脉搏多有力,颈静脉可有显著搏动,此搏动与心室收缩无关;第一心音强弱不一,有时可闻及第三心音或第四心音;绝大多数患儿心底部可听到Ⅰ~Ⅱ级喷射性杂音,为心脏每次搏出量增加引起的半月瓣相对狭窄所致。因为经过房室瓣的血量也增加,所以可闻及舒张中期杂音。可有心力衰竭及其他先天性、获得性心脏病的体征。在不伴有其他心脏疾病的三度房室传导阻滞患儿中,X线检查可发现 60% 的患儿有心脏增大。

3.诊断

心电图是重要的诊断方法。因为心房与心室都以其本身的节律活动,所以 P 波与 QRS 波无关。心房率较心室率快,R-R 间期基本规则。心室波形有 2 种形式:①QRS 波的形态、时限正常,表示阻滞在房室束之上。②QRS 波有切迹,时限延长,说明起搏点在心室内或者伴有束支传导阻滞,常为外科手术所引起。

4.治疗

凡有低心排血量症状或阿-斯综合征表现者需进行治疗。少数患儿无症状,心室率又不太缓慢,可以不必治疗,但需随访观察。纠正缺氧与酸中毒可改善传导功能。由心肌炎或手术暂时性损伤引起者,肾上腺皮质激素可消除局部水肿,恢复传导功能。起搏点位于希氏束近端者,应用阿托品可使心率加快。人工心脏起搏器是一种有效的治疗方法,可分为临时性与永久性两种。对急性获得性三度房室传导阻滞者临时性起搏效果很好;对三度房室传导阻滞持续存在者并有阿-斯综合征者需应用埋藏式永久性心脏起搏器。有心力衰竭者,尤其是应用人工心脏起搏器后尚有心力衰竭者,需继续应用洋地黄制剂。

5.预后

非手术引起的获得性三度房室传导阻滞可能完全恢复,手术引起的获得性三度房室传导阻滞预后较差。先天性三度房室传导阻滞,尤其是不伴有其他先天性心脏病者,则预后较好。

## 四、心律失常的护理

### (一)护理评估

1.健康史

(1)了解既往史,对患儿情绪、心慌、气急、头晕等表现进行评估。

(2)应注意评估可能存在的诱发心律失常的因素,如情绪激动、紧张、疲劳、消化不良、饱餐、用力过猛、普鲁卡因胺等的毒性作用、低血钾、心脏手术或心导管检查。

2.身体状况

(1)主要表现:①窦性心律失常。窦性心动过速患儿可无症状或有心悸感。窦性心动过缓,心率过慢可引起头晕、乏力、胸痛等。②期前收缩。患儿可无症状,亦可有心悸或心跳暂停感,频发室性期前收缩可致心悸、胸闷、乏力、头晕,甚至晕厥。室性期前收缩持续时间过长,可诱发或加重心绞痛、心力衰竭。③异位性心动过速。室上性阵发性心动过速发作时,患儿大多有心悸、胸闷、乏力。室性阵发性心动过速发作时,患儿多有晕厥、呼吸困难、低血压,甚至抽搐、心绞痛等。④以房纤颤。患儿多有心悸、胸闷、乏力,严重者发生心力衰竭、休克、晕厥及心绞痛发作。⑤心室颤动。心室颤动一旦发生,患儿立即出现阿-斯综合征,表现为意识丧失、抽搐、心跳和呼吸停止。

(2)症状、体征。护理人员应重点检查脉搏频率及节律是否正常,结合心脏听诊可发现:①期前收缩时心律不规则;期前收缩后有较长的代偿间歇,第一心音增强,第二心音减弱;桡动脉触诊有脉搏缺如。②室上性阵发性心动过速心律规则,第一心音强度一致;室性阵发性心动过速心律略不规则,第一心音强度不一致。③以房纤颤时心音强弱不等,心律绝对不规则,脉搏短绌,脉率<心率。④心室颤动患儿神志丧失,摸不到大动脉搏动,继而呼吸停止、瞳孔散大、发绀。⑤一度房室传导阻滞,听诊时第一心音减弱;二度Ⅰ型者听诊有心搏脱漏,二度Ⅱ型者听诊时,心律可慢而整齐或不齐;三度房室传导阻滞,听诊心律慢而不规则,第一心音强弱不等,收缩压升高,脉压增大。

3.社会-心理因素

患儿可因心律失常引起的胸闷、乏力、心悸等而紧张、不安。期前收缩患儿易过于注意自己的脉搏,思虑过度。以房纤颤患儿可能因栓塞致残而忧伤、焦虑。心动过速发作时病情重,患儿有恐惧感。严重房室传导阻滞患儿不能自理生活。需使用人工起搏器的患儿对手术及自我护理缺乏认识,因而情绪低落、信心不足。

**(二)护理诊断**

1.心排血量减少

患儿心排血量减少与严重心律失常有关。

2.焦虑

患儿因发生心绞痛、晕厥、抽搐而焦虑。

3.活动无耐力

活动无耐力与心律失常导致心排血量减少有关。

4.并发症

并发症有晕厥、心绞痛,与严重心律失常导致心排血量降低,脑和心肌血供减少有关。

5.潜在并发症

潜在并发症包括心搏骤停,与心室颤动、缓慢心律失常、心室停搏、持续性室性心动过速使心脏射血功能突然中止有关。

**(三)预期目标**

(1)血压稳定,呼吸平稳,心慌、乏力减轻或消失。

(2)忧虑、恐惧情绪减轻或消除。

(3)保健意识增强,病情稳定。

**(四)护理措施**

1.减轻心脏负荷,缓解不适

(1)对功能性心律失常患儿,护理人员应鼓励其正常生活,注意劳逸结合。频发期前收缩、室性阵发性心动过速或二度Ⅱ型及三度房室传导阻滞患儿,应绝对卧床休息。护理人员应为患儿创造良好的安静休息环境,协助患儿做好生活护理,关心患儿,减少和避免任何不良刺激。

(2)护理人员应遵医嘱给予患儿抗心律失常药物。

(3)患儿心悸、呼吸困难、血压下降、晕厥时,护理人员应及时做好对症护理。

(4)终止室上性阵发性心动过速发作,可试用兴奋迷走神经的方法:①护理人员用压舌板刺激患儿的腭垂,诱发恶心、呕吐。②患儿深吸气后屏气,再用力做呼气动作。③颈动脉窦按摩:患儿取仰卧位,护理人员先给患儿按摩右侧颈动脉窦5~10秒,如无效再按摩左侧颈动脉窦,不可同时按摩两侧颈动脉窦。按摩的同时听诊心率,当心率减慢时,立即停止按摩。④患儿平卧,闭眼并使眼球向下,护理人员用拇指按摩在患儿一侧眼眶下压迫眼球,每次10秒。对有青光眼或高度近视者禁用此法。

(5)护理人员应嘱患儿当心律失常发作导致胸闷、心悸、头晕等不适时采取高枕卧位、半卧位或其他舒适体位,尽量避免左侧卧位,因左侧卧位时患儿常能感受到心脏的搏动而使不适感加重。

(6)患儿伴有气促、发绀等缺氧指征时,护理人员应给予氧气持续吸入。

(7)护理人员应评估患儿活动受限的原因和体力活动类型,与患儿及其家长共同制定活动计划,告诉他们限制最大活动量的指征。对无器质性心脏病的心律失常患儿,鼓励其正常学习和生活,建立健康的生活方式,避免过度劳累。

(8)保持环境安静,保证患儿充分的休息。患儿应进食高蛋白、高维生素、低钠的食物,多吃新鲜蔬菜和水果,少食多餐,避免刺激性食物。

(9)护理人员应监测其生命体征、皮肤颜色及温度、尿量;监测心律、心率、心电图,判断心律失常的类型;评估患儿有无头晕、晕厥、气急、疲劳、胸痛、烦躁不安等表现;严密心电监护,发现频发、多源性、二度Ⅱ型房室传导阻滞,尤其是室性阵发性心动过速、三度房室传导阻滞等,应立即报告医师,协助采取积极的处理措施;监测血气分析结果、电解质及酸碱平衡情况;密切观察患儿的意识状态、脉率、心率、血压等。一旦患儿发生意识突然丧失、抽搐、大动脉搏动消失、呼吸停止等猝死表现,立即进行抢救,如心脏按压、人工呼吸、非同步直流电复律或配合临时起搏等。

2.调整情绪

患儿焦虑、烦躁和恐惧,不仅加重心脏负荷,还易诱发心律失常。护理人员应向患儿及其家长说明心律失常的可治性,稳定的情绪和平静的心态对心律失常的治疗是必不可少的,以消除患儿的思想顾虑和悲观情绪,使其乐于接受和配合各种治疗。

3.协助完成各项检查及治疗

(1)心电监护:对严重心律失常患儿必须进行心电监护。护理人员应熟悉监护仪的性能、使用方法,特别要密切注意有无引起猝死的危险征兆。

(2)特殊检查护理:心律失常的心脏电学检查除常规心电图、动态心电图记录外,还有经食管心脏调搏术等。护理人员应了解这些检查具有无创性、安全、可靠、易操作、有实用性。护理人员应向患儿解释其作用、目的和注意事项,鼓励患儿配合检查。

(3)特殊治疗的护理配合:电复律为利用适当强度的高压直流电刺激,使全部心肌纤维瞬间同时除极,消除异位心律,转变为窦性心律,与抗心律失常药物联合应用,效果更佳。人工心脏起搏器已广泛应用于临床,它能按一定的频率发放脉冲电流,引起心脏兴奋和收缩;安置起搏器后可能发生感染、出血、皮肤压迫坏死等不良反应,护理人员应熟悉起搏器的性能并做好相应护理。介入性导管消融术是使用高频电磁波的射频电流直接作用于病灶区,治疗快速心律失常,不需开胸及全身麻醉。护理人员可告知患儿及其家长大致过程、需要配合的事项及疗效。术前准备除一般基本要求外,需注意检查患儿足背动脉搏动情况,以便与术中、术后的搏动情况相对照;术中、术后加强心电监护,仔细观察患儿有无心慌、气急、恶心、胸痛等症状,及时发现心脏穿孔和心脏压塞等严重并发症的早期征象;术后注意预防股动脉穿刺处出血,局部压迫止血20分钟,再以压力绷带包扎,观察15分钟,然后用沙袋压迫12小时,将患儿术侧肢体伸直制动,并观察足背动脉和足温情况,利于早期发现栓塞症状并及时做溶栓处理,常规应用抗生素和清洁伤口,预防感染。患儿卧床24小时后如无并发症可下地活动。

## 五、健康教育

(1)患儿应积极防治原发病,避免各种诱发因素,如发热、疼痛、寒冷、饮食不当、睡眠不足。患儿应用某些药物后产生不良反应应及时就医。

(2)患儿应适当休息与活动。无器质性心脏病患儿应积极参加体育锻炼,调整自主神经功能;器质性心脏病患儿可根据心功能情况适当活动,注意劳逸结合。

(3)护理人员应教会患儿或患儿家长检查脉搏和听心律的方法(每天至少检查1次);向患儿或患儿家长讲解心律失常的常见病因、诱因及防治知识。

(4)护理人员应指导患儿或患儿家长正确选择食谱。饱食、刺激性饮料均可诱发心律失常,应选择低脂、易消化、清淡、富含营养的饮食。合并心力衰竭及使用利尿剂时应限制钠盐摄入及多进含钾的食物,应多食纤维素丰富的食物,保持大便通畅,以减轻心脏负荷和防止低钾血症诱发心律失常。心动过缓患儿避免排便时屏气,以免兴奋迷走神经而加重心动过缓。

(5)护理人员应让患儿或患儿家长认识服药的重要性,患儿要按医嘱继续服用抗心律失常药物,不可自行减量或撤换药物,如有不良反应及时就医。

(6)护理人员应教给患儿或患儿家长自测脉搏的方法,以利于监测病情;教会家长心肺复苏术以备急用;定期随访,经常复查心电图,及早发现病情变化。

(赵培云)

# 第十一节　胃食管反流病

胃食管反流是指胃内容物反流入食管。分生理性和病理性两种,后者主要是由于食管下端括约肌本身功能障碍和(或)与其功能有关的组织结构异常而导致压力低下出现的反流。本病可引起一系列症状和严重并发症。

## 一、临床特点

### (一)消化道症状

**1.呕吐**

呕吐是小婴儿 GER 的主要临床表现。可为溢乳或呈喷射状,多发生在进食后及夜间。并发食管炎时呕吐物可为血性或咖啡样物。

**2.反胃**

反胃是年长儿 GER 的主要症状。空腹时反胃为酸性胃液反流,称为"反酸"。发生在睡眠时反胃,常不被患儿察觉,醒来可见枕上遗有胃液或胆汁痕迹。

**3.胃灼热**

胃灼热是年长儿最常见的症状。多为上腹部或胸骨后的一种温热感或烧灼感,多出现在饭后 1～2 小时。

**4.胸痛**

胸痛见于年长儿。疼痛位于胸骨后、剑突下或上腹部。

**5.吞咽困难**

早期间歇性发作,情绪波动可致症状加重。婴儿可表现为烦躁、拒食。

### (二)消化道外症状

**1.呼吸系统的症状**

GER 可引起反复呼吸道感染、慢性咳嗽、吸入性肺炎、哮喘、窒息、早产儿呼吸暂停、喉喘鸣等呼吸系统疾病。

**2.咽喉部症状**

反流物损伤咽喉部,产生咽部异物感、咽痛、咳嗽、发声困难、声音嘶哑等。

3.口腔症状

反复口腔溃疡、龋齿、多涎。

4.全身症状

多为贫血、营养不良。

**(三)辅助检查**

(1)食管钡餐造影:能观察到钡剂自胃反流入食管。

(2)食管动态 pH 监测:综合评分＞11.99,定义为异常胃酸反流。

(3)食管动力功能检查:食管下端括约肌压力低下,食管蠕动波压力过高。

(4)食管内镜检查及黏膜活检:引起食管炎者可有相应的病理改变及其病变程度。

## 二、护理评估

**(一)健康史**

询问患儿的喂养史、饮食习惯及生长发育情况。发病以来呕吐的次数、量、呕吐物的性质及伴随症状。

**(二)症状、体征**

评估患儿有无消化道及消化道以外的症状,黏膜、皮肤弹性,精神状态,测量体重、身长及皮下脂肪的厚度。

**(三)社会、心理状况**

了解家长及较大患儿对疾病的认识和焦虑程度。

**(四)辅助检查**

了解血气分析结果,评估有无水、电解质、酸碱失衡情况。了解食管钡餐造影,食管动态 pH 监测等检查结果。

## 三、常见护理问题

**(一)体液不足**

体液不足与呕吐、摄入不足有关。

**(二)营养失调**

低于机体需要量与呕吐、喂养困难有关。

**(三)有窒息的危险**

有窒息的危险与呕吐物吸入有关。

**(四)合作性问题**

上消化道出血。

## 四、护理措施

(1)饮食管理:婴儿稠食喂养,儿童给予低脂、高碳水化合物饮食。少量多餐。小婴儿喂奶后予侧卧位或头偏向一侧,必要时给予半卧位以免反流物吸入。年长儿睡前 2 小时不宜进食。

(2)喂养困难或呕吐频繁者按医嘱正确给予静脉营养。

(3)注意观察呕吐的次数、性状、量、颜色并做记录,评估有无脱水症状。严密监测血压、心率、尿量、末梢循环情况,以及时发现消化道出血。

(4)保持口腔清洁,呕吐后及时清洁口腔、更换衣物。

(5)24 小时食管 pH 检查时妥善固定导管,受检时照常进食,忌酸性食物和饮料。指导家长正确记录,多安抚患儿,分散其注意力,减少因插管引起的不适感。

(6)健康教育:①向家长介绍本病的基本知识,如疾病的病因、相关检查、一般护理知识等,减轻家长及年长儿的紧张情绪,增加对医护人员的信任,积极配合治疗;②各项辅助检查前,认真介绍检查前的准备以得到家长的配合;③解释各种用药的目的和注意事项;④对小婴儿家长要告知本病可能引起窒息、呼吸暂停,故喂奶后患儿应侧卧或头偏向一侧或半卧位,以免反流物吸入。

### 五、出院指导

(1)饮食指导:以稠厚饮食为主,少量多餐。婴儿可增加喂奶次数,缩短喂奶时间,人工喂养儿可在牛奶中加入米粉。避免食用增加胃酸分泌的食物如酸性饮料、咖啡、巧克力、辛辣食品和高脂饮食。睡前2 小时不予进食,保持胃处于非充盈状态,以防反流。

(2)体位:小婴儿喂奶后排出胃内空气,给予前倾俯卧位即上身抬高 30°。年长儿在清醒状态下可采取直立位或坐位,睡眠时可予右侧卧位,将床头抬高 15°~20°,以促进胃排空,减少反流频率及反流物吸入。

(3)按时服用药物,注意药物服用方法,如奥美拉唑宜清晨空腹服用、雷尼替丁宜在餐后及睡前服用。

(4)鼓励患儿进行适当的户外活动,避免情绪过度紧张。

(5)如患儿呕吐物有血性或咖啡色样物及时就诊。

(赵培云)

# 第十二节　先天性肥厚性幽门狭窄

先天性肥厚性幽门狭窄是由于幽门环肌增生肥厚使幽门管腔狭窄引起的不全梗阻,一般生后2~4 周发病。

## 一、临床特点

### (一)呕吐

呕吐是该病早期的主要症状,每次喂奶后数分钟即有喷射性呕吐,呈进行性加重。呕吐物常有奶凝块,不含胆汁,少数患儿因呕吐频繁致胃黏膜渗血而使呕吐物呈咖啡色。呕吐后即有饥饿感。

### (二)进行性消瘦

因呕吐、摄入量少和脱水,患儿消瘦,出现老人貌、皮肤松弛、体重下降。

### (三)上腹部膨隆

偶可见上腹部膨隆,有自左向右移动的胃蠕动波,右上腹可触及橄榄样肿块,是幽门狭窄的特有体征。

**（四）辅助检查**

（1）X 线钡餐检查：透视下可见胃扩张，胃蠕动波亢进，钡剂经过幽门排出时间延长，胃排空时间也延长，幽门前区呈鸟嘴状。

（2）B 超：其典型声源图改变为幽门环肌增厚，>4 mm。

（3）血气分析及电解质测定：可表现为低氯、低钾性碱中毒。晚期脱水加重，可表现代谢性酸中毒。

## 二、护理评估

**（一）健康史**

了解患儿呕吐出现时间、呕吐的程度及进展情况。评估患儿的营养状况及生长发育情况，了解家族中有无类似疾病发生。

**（二）症状、体征**

了解呕吐的次数、性质、量，大小便次数、量。评估营养状况，有无脱水及其程度。

**（三）社会、心理状况**

了解家长对患儿手术的认识水平及对治疗护理的需求。

**（四）辅助检查**

了解 X 线钡餐检查及 B 超检查结果，了解血气分析及电解质测定结果。

## 三、常见的护理问题

（1）有窒息的危险：与呕吐有关。

（2）营养失调：低于机体需要量与频繁呕吐，摄入量少有关。

（3）体液不足：与呕吐、禁食、术中失血失液、胃肠减压有关。

（4）组织完整性受损：与手术切口、营养状态差有关。

（5）合作性问题：切口感染、裂开或延期愈合。

## 四、护理措施

**（一）术前**

（1）监测生命体征变化，观察呕吐的情况，了解呕吐方式、呕吐物性质和量，并及时清除呕吐物。

（2）喂奶应少量多餐，喂奶后应竖抱并轻拍婴儿背部，促使胃内的空气排出，待打嗝后再平抱，以预防和减少呕吐的发生。睡眠时应尽量右侧卧，防止呕吐物误吸引起窒息。

（3）做好禁食、备皮、皮试等术前准备。

**（二）术后**

（1）术后应去枕平卧位，头偏向一侧，保持呼吸道通畅，监测血氧饱和度，清醒后可取侧卧位。

（2）监测体温变化，如体温不升，需采取保暖措施。

（3）监测血压、心率、尿量，评估黏膜和皮肤弹性。

（4）术后大多数患儿呕吐还可持续数天才能逐渐好转，评估呕吐的量、性质、颜色，以及时清除呕吐物，防止误吸。

（5）进腹的幽门环肌切开术一般需禁食 24～48 小时、胃肠减压、做好口腔护理，并保持胃管引流通畅,观察引流液的量、颜色及性质。腹腔镜下幽门环肌切开术 6 小时后即可进食。奶量应由少到多,耐心喂养。

(6)保持伤口敷料清洁干燥,观察伤口有无红肿、渗血、渗液,避免剧烈哭闹,防止切口裂开。

### (三)健康教育

(1)应该热情接待,耐心向家长介绍疾病发生、发展过程和手术治疗的必要性等。讲解该疾病的近、远期治疗效果是良好的,不会影响孩子的生长发育。

(2)向患儿家长仔细讲解术前准备的主要内容、注意事项、用药目的,充分与其沟通,取得家长积极配合。

(3)对家长进行喂奶的技术指导,注意喂乳方法,预防和减少呕吐的发生,防止窒息。

## 五、出院指导

(1)饮食指导:少量多餐,合理喂养。介绍母乳喂养的优点,提倡母乳喂养。4 个月后可逐渐添加辅食。

(2)伤口护理:保持伤口敷料清洁,切口未愈合时禁止浸水沐浴,小婴儿的双手要套上干净的手套,避免用手抓伤口导致发炎。如发现伤口红肿及时去医院诊治。

(3)按医嘱定期复查。

**(赵培云)**

# 第十三节　急性胃炎

急性胃炎是由不同病因引起的胃黏膜急性炎症。常见病因有进食刺激性、粗糙食物,服用刺激性药物,误服腐蚀剂,细菌、病毒感染及蛋白质过敏等。

## 一、临床特点

### (一)腹痛
大多为急性起病,腹痛突然发生,位于上腹部,疼痛明显。

### (二)消化道不适症状
上腹饱胀、嗳气、恶心、呕吐。

### (三)消化道出血
严重者可有消化道出血,呕吐物呈咖啡样,出血多时可呕血及黑便。有的首发表现就是呕血及黑便,如应激性胃炎、阿司匹林引起的胃炎。

### (四)其他
有的患儿可伴发热等感染中毒症状。呕吐严重可引起脱水、酸中毒。

### (五)胃镜检查
胃镜检查可见胃黏膜水肿、充血、糜烂。

## 二、护理评估

### (一)健康史

了解消化道不适感开始的时间,与进食的关系。有无呕血、黑便。病前饮食、口服用药情况,有否进食刺激性食物、药物或其他可疑异物。

### (二)症状、体征

评估腹痛部位、程度、性质,大便的颜色和性状等。

### (三)社会、心理状况

评估家庭功能状态,患儿及父母对疾病的认识、态度及应对能力。

### (四)辅助检查

了解胃镜检查情况。

## 三、常见护理问题

(1)舒适改变:与胃黏膜受损有关。

(2)焦虑:与呕血有关。

(3)合作性问题:消化道出血、电解质紊乱。

## 四、护理措施

(1)保证患儿休息。

(2)饮食:暂停原饮食,给予清淡、易消化流质或半流质饮食,少量多餐,必要时可停食1~2餐。停服刺激性药物。

(3)对症护理:呕吐后做好口腔清洁护理。腹痛时给予心理支持,手握患儿,轻轻按摩腹部或听音乐,以分散注意力,减轻疼痛。有脱水者纠正水、电解质失衡。出血严重时按上消化道出血护理。

(4)根据不同病因给予相应的护理:如应激性胃炎所致的休克按休克护理。

(5)病情观察:注意观察腹痛程度、部位,有无呕血、便血,有消化道出血者应严密监测血压、脉搏、呼吸、末梢循环,注意观察出血量,警惕失血性休克的发生。

(6)心理护理:剧烈腹痛和呕血都使患儿和家长紧张,耐心解释症状与疾病的关系,减轻患儿和家长的恐慌,同时给予心理支持。

(7)健康教育:①简要介绍本病发病原因和发病机制;②讲解疾病与饮食的关系,饮食治疗的意义;③饮食指导:介绍流质、半流质饮食的分辨和制作方法,告之保证饮食清洁卫生的意义。

## 五、出院指导

### (一)饮食指导

出院初期给予清淡易消化半流质饮食、软食,少量多餐,逐渐过渡到正常饮食。避免食用浓茶、咖啡、过冷过热等刺激性食物。饮食的配置既要减少对胃黏膜的刺激,又要不失营养。牛奶是一种既有营养,又具有保护胃黏膜的流质,可以每天供给。同时由于孩子正处于生长发育阶段,食物种类要多元化。

**（二）注意饮食卫生**

保证食物新鲜,存留食物必须经过煮沸才能食用,凉拌食物要注意制作过程的卫生,饭前便后注意洗手。

**（三）避免滥用口服药物**

药物可刺激胃黏膜,破坏黏膜的保护屏障,不可滥用。某些药物还可引起胃黏膜充血、水肿、糜烂甚至出血,如阿司匹林、吲哚美辛、肾上腺皮质激素、氯化钾、铁剂、抗肿瘤药等。若疾病治疗需要则应饭后服,以减少对胃黏膜的损害。

**（四）避免误服**

强酸、强碱等腐蚀性物品应放置孩子取不到的地方。

（赵培云）

# 第十四节　慢性胃炎

慢性胃炎是由多种致病因素长期作用而引起的胃黏膜炎症性病变。主要与幽门螺杆菌感染、十二指肠-胃反流、不良饮食习惯、某些药物应用等因素有关。小儿慢性胃炎比急性胃炎多见。

## 一、临床特点

（1）腹痛:上腹部或脐周反复疼痛,往往伴有恶心、呕吐、餐后饱胀、食欲缺乏,严重时影响活动及睡眠。

（2）胃不适:多在饭后感到不适,进食不多但觉过饱,常因进食冷、硬、辛辣或其他刺激性食物引起症状或使症状加重。

（3）合并胃黏膜糜烂者可反复少量出血,表现为呕血、黑便。

（4）小婴儿还可以表现为慢性腹泻和营养不良。

（5）给予抗酸剂及解痉剂症状不易缓解。

（6）辅助检查:胃镜检查可见炎性改变,以胃窦部炎症多见。病原学检查幽门螺杆菌阳性率高。胃黏膜糜烂者大便潜血阳性。

## 二、护理评估

**（一）健康史**

了解有无不良的饮食习惯,是否患过急性胃炎,有无胃痛史,有无鼻腔、口腔、咽部慢性炎症,近期胃纳有无改变,腹痛与饮食的关系,有无恶心、呕吐、腹泻等其他胃肠道不适表现。

**（二）症状、体征**

评估腹痛部位、程度,是否有恶心、呕吐、餐后饱胀等情况,大便颜色有否改变,有无营养不良、贫血貌。

**（三）社会、心理状况**

评估家庭饮食和生活习惯,父母及患儿对疾病的认识和态度、对患病和住院的应对能力。

**（四）辅助检查**

了解胃镜检查情况，实验室检查有无幽门螺杆菌感染。

## 三、常见护理问题

（1）舒适的改变：与胃黏膜受损、腹痛有关。

（2）营养失调：低于机体需要量与食欲缺乏、胃出血有关。

（3）知识缺乏：缺乏饮食健康知识。

## 四、护理措施

### （一）饮食

给予易消化、富营养、温热软食，少量多餐，定时定量，避免过饥过饱，忌食生、冷和刺激性食物。

### （二）腹痛的护理

通过音乐、游戏、讲故事等转移患儿的注意力，以减轻疼痛。腹痛明显者遵医嘱给予抗胆碱能药。

### （三）注意观察

观察腹痛的部位、性质、程度，大便的颜色、性状。

### （四）健康教育

（1）简要介绍该病的病因、发病机制、相关检查的意义，疾病对生长发育的影响。

（2）讲述疾病与饮食的关系：饮食没有规律，挑食，偏食，常食生冷、辛辣的食物对胃肠道黏膜是一种刺激。

（3）讲解饮食治疗的意义：温热柔软、少量多餐、定时定量的饮食可避免对胃黏膜的刺激，有利于胃黏膜的修复。而生冷、辛辣、油炸、粗糙的食物可使疾病反复。

## 五、出院指导

### （一）食物的选择与配置

根据不同年龄给予不同的饮食指导，原则是食物温、软，营养丰富。

### （二）培养良好的饮食习惯

进食要少量多餐，忌挑食、偏食、饱一顿饿一顿。忌食生冷、辛辣、油炸、粗糙等对胃黏膜有害的食物。不要喝浓茶、咖啡，少喝饮料，饮料中往往含有咖啡因，浓茶和咖啡对胃黏膜都具有刺激性。

### （三）用药指导

（1）有幽门螺杆菌感染者，要遵医嘱联合用药，坚持完成疗程。

（2）慎用刺激性药物：阿司匹林、激素、红霉素、水杨酸类药物，对胃黏膜有一定的刺激作用，要慎用。

（赵培云）

# 第十五节　消化性溃疡

消化性溃疡主要指胃、十二指肠黏膜及其深层组织被胃消化液所消化(自身消化)而造成的局限性组织丧失。小儿各年龄组均可发病,以学龄儿童为主。根据病变部位可分为胃溃疡、十二指肠溃疡,复合性溃疡(胃和十二指肠溃疡并存)。因儿童时期黏膜再生能力强,故病变一般能较快痊愈。

## 一、临床特点

### (一)症状

(1)腹痛:幼儿为反复脐周疼痛,时间不固定,不愿进食。年长儿疼痛局限于上腹部,有时达后背和肩胛部。胃溃疡大多在进食后疼痛,十二指肠溃疡大多在饭前和夜间疼痛,进食后常可缓解。

(2)腹胀不适或食欲缺乏,体重增加不理想。

(3)婴幼儿呈反复进食后呕吐。

(4)部分患儿可突然发生吐血、血便甚至昏厥、休克。也有表现为慢性贫血伴大便潜血阳性。

### (二)体征

(1)腹部压痛,大多在上腹部。

(2)突然剧烈腹痛、腹胀、腹肌紧张、压痛及反跳痛,须考虑胃肠穿孔。

### (三)辅助检查

(1)纤维胃镜检查:溃疡多呈圆形、椭圆形,少数呈线形,不规则形。十二指肠溃疡有时表现为一片充血黏膜上散在的小白苔,形如霜斑,称"霜斑样溃疡"。必要时行活检。

(2)X线钡餐检查:若有壁龛或龛影征象可确诊溃疡。

(3)幽门螺杆菌的检测:幽门螺杆菌是慢性胃炎的主要致病因子,与消化性溃疡密切相关。

(4)粪便潜血试验:胃及十二指肠溃疡常有少量渗血,使大便潜血试验呈阳性。

## 二、护理评估

### (一)健康史

询问患儿的饮食习惯,既往史及其他家庭成员健康史,有无患同类疾病史,评估患儿的生长发育情况。

### (二)症状、体征

评估腹部症状和体征,呕吐物及大便性质。了解腹痛的节律和特点。

### (三)社会、心理状况

评估患儿及家长对本病的认知和焦虑程度。

### (四)辅助检查

了解胃镜、钡餐检查、大便潜血试验、病理切片结果。

### 三、常见护理问题

(1)疼痛:与胃、十二指肠溃疡有关。

(2)营养失调:低于机体需要量与胃十二指肠溃疡影响食物的消化吸收、胃肠道急慢性失血有关。

(3)合作性问题:消化道出血、穿孔、幽门梗阻。

### 四、护理措施

(1)观察腹痛出现的时间,疼痛的部位、范围、性质、程度。

(2)卧床休息,腹痛时予屈膝侧卧位或半卧位,多与患儿交谈、讲故事等,分散患儿注意力。

(3)饮食调整溃疡出血期间饮食以流质,易消化软食为主;恢复期在抗酸治疗同时不必过分限制饮食,以清淡为主,避免暴饮暴食。

(4)做好胃镜等检查的术前准备,告知术前术后禁食时间,检查中如何配合及注意事项。

(5)按医嘱正确使用制酸剂,解痉剂及胃黏膜保护剂。

(6)并发症护理。①消化道出血:是本病最常见的并发症。如为少量出血症状,一般不需禁食,以免引起饥饿及不安,胃肠蠕动增加而加重出血;对于大量出血要绝对安静、平卧、禁食,监测生命体征变化,观察呕吐物、大便的性质和颜色,呕血后应做好口腔护理,清除血迹,避免恶心诱发再出血,迅速开放静脉通道,尽快补充血容量,必要时输血。②穿孔:急性穿孔是消化性溃疡最严重的并发症,临床表现为突然发生上腹剧痛,继而出现腹膜炎的症状、体征,甚至出现休克状态。应立即禁食、胃肠减压、补液、备血、迅速做好急症术前准备。同时做好患儿的心理护理,消除患儿的紧张情绪。③幽门梗阻:是十二指肠球部溃疡常见的并发症,儿科比较少见。表现为上腹部疼痛于餐后加剧,呕吐大量宿食,呕吐后症状缓解。轻者可进流质食物,重者应禁食,补充液体,纠正水与电解质紊乱,维持酸碱平衡,保证输入足够的液体量。

(7)健康教育。①通俗易懂地介绍本病的基础知识,如疾病的病因,一般护理知识等。②向患儿讲解胃镜、钡餐、呼气试验等检查的基本过程及注意事项,取得患儿及家长配合,胃镜后暂禁食 2 小时,以免由于麻醉药影响导致误吸窒息。

### 五、出院指导

#### (一)饮食

养成定时进食的良好习惯,细嚼慢咽,避免急食;少量多餐,餐间不加零食,避免过饱过饥。禁食酸辣、生冷、油炸、浓茶、咖啡、酒、汽水等刺激性食物。

#### (二)休息

养成有规律的生活起居,鼓励适度活动。避免过分紧张,疲劳过度。合理安排学习。父母、老师不要轻易责骂孩子,减轻小儿心理压力,保证患儿充分的睡眠和休息。

#### (三)个人卫生

尤其是幽门螺杆菌阳性者,患儿大小便要解在固定容器内,饭前便后要洗手,用过的餐具,要定期消毒,家庭成员之间实行分餐制。家庭成员有幽门螺杆菌感染者应一起治疗,避免交叉感染。

#### (四)合理用药

让家长及患儿了解药物的用法、作用及不良反应,如奥美拉唑胶囊宜清晨顿服;制酸剂应在饭后1~2小时服用;$H_2$受体拮抗剂每12小时一次或睡前服;谷氨酰胺呱仑酸钠颗粒宜饭前直接嚼服等。抗幽门螺杆菌治疗需用二联、三联疗法。

**(五)定期复查**

定期复查,以免复发。当出现黑便、头晕等不适时及时去医院就诊。

**(赵培云)**

# 第十六节 腹 泻 病

腹泻病是一种多病原多因素引起的消化道疾病,以大便次数增多,大便性状改变为特点,是小儿时期的常见病。腹泻病多见于<2岁的婴幼儿。严重腹泻者除有较重的胃肠道症状外,还伴有水、电解质、酸碱平衡紊乱和全身中毒症状。

## 一、临床特点

### (一)一般症状

**1.轻型腹泻**

大便次数5~10次/天,呈黄色或绿色稀水样,食欲减退,伴有轻度的恶心、呕吐、溢乳、腹痛等症状,临床上无明显脱水症状或仅有轻度脱水,体液丢失约<50 mL/kg。

**2.重型腹泻**

大便次数>10次/天,甚至达数十次。大便水样、量多、少量黏液、腥臭,伴有不规则的发热,并伴呕吐,严重的可吐咖啡样物,体液丢失>100 mL/kg,有明显的水和电解质紊乱症状。

### (二)水和电解质紊乱症状

**1.脱水**

根据腹泻的轻重,失水量多少可分为轻、中、重度脱水。由于腹泻时水和电解质两者丧失的比例不同,从而引起体液渗透压的变化,临床上以等渗性脱水最常见。

**2.代谢性酸中毒**

中、重度脱水多有不同程度的酸中毒,主要表现精神萎靡、嗜睡、呼吸深快、口唇樱桃红色,严重者可意识不清,呼气有酮味。<6月龄婴儿呼吸代偿功能差,呼吸节律改变不明显,应加以注意,尤其当pH下降<7.0时,患儿往往有生命危险。

**3.低钾血症**

当血钾<3.5 mmol/L时,患儿表现为精神萎靡,四肢无力,腱反射减弱,腹胀,肠鸣音减弱,心音低钝,重者可出现肠麻痹、呼吸肌麻痹、腱反射消失、心脏扩大、心律不齐,而危及生命。

**4.低钙、低镁血症**

当脱水酸中毒被纠正时,原有佝偻病的患儿,大多有低钙血症,甚至出现手足搐搦等低钙症状。

### (三)几种常见不同病原体所致腹泻的临床特点

**1.轮状病毒肠炎**

又称秋季腹泻,多发生于6~24个月婴幼儿。起病急,常伴发热和上呼吸道感染症状;病初即有呕吐,常先于腹泻;大便次数多、量多、水分多,为黄色水样或蛋花汤样,无腥臭味;常并发脱水和酸中毒。本病为自限性疾病,病程3~8天。

2.致病性大肠埃希菌肠炎

大便每天5~15次,为稀水样带有黏液,无脓血,但有腥味。可伴发热、恶心、呕吐或腹痛。病程1周左右,体弱者病程迁延。

3.鼠伤寒沙门菌肠炎

近年有上升趋势,可占沙门菌感染中的40%~80%。全年均有发生,夏季发病率高,绝大多数患儿为小于2岁的婴幼儿,新生儿和婴儿尤易感染。临床表现多种多样,轻重不一,胃肠型表现为:呕吐、腹泻、腹痛、腹胀、发热等,大便稀糊状,带有黏液甚至脓血,性状多变,有特殊臭味,易并发脱水、酸中毒。重症可呈菌血症或败血症,可出现局部感染灶,病程常迁延。

4.空肠弯曲菌肠炎

全年均可发病,以7~9月份多见,可散发或暴发流行,常伴发热,继而腹泻、腹痛、呕吐,大便为水样、黏液或典型菌痢样脓血便。

**(四)辅助检查**

(1)大便常规:病毒、非侵袭性细菌性及非感染性腹泻大便无或偶见少量白细胞;侵袭性细菌感染性腹泻大便有较多白细胞或脓细胞、红细胞。

(2)大便pH和还原糖测定:乳糖酶缺乏大便pH<5.5,还原糖>(++)。

(3)血生化检查:可有电解质紊乱。

## 二、护理评估

**(一)健康史**

询问喂养史,有无饮食不当及肠道内、外感染表现,询问患儿腹泻开始时间,大便次数、颜色、性状、量,有无发热、呕吐、腹胀、腹痛、里急后重等不适。

**(二)症状、体征**

评估患儿生命体征、脱水程度,有无电解质紊乱,检查肛周皮肤有无发红、破损。

**(三)社会、心理状况**

评估家长对疾病的了解程度和紧张、恐惧心理。

**(四)辅助检查**

了解大便常规、大便致病菌培养、血气分析等化验结果。

## 三、护理问题

**(一)体液量不足**

体液量不足与排泄过多及摄入减少有关。

**(二)腹泻**

腹泻与肠道内、外感染,饮食不当导致肠道功能紊乱有关。

**(三)有皮肤完整性受损的危险**

有皮肤完整性受损的危险与大便次数增多刺激臀部皮肤有关。

**(四)营养失调**

低于机体需要量与摄入减少及腹泻呕吐丢失营养物质过多有关。

### (五)知识缺乏

家长缺乏饮食卫生及腹泻患儿护理知识。

## 四、护理措施

### (一)补充体液,纠正脱水

(1)口服补液:适用于轻度脱水及无呕吐、能口服的患儿。世界卫生组织推荐用口服补液盐溶液。①补液量:累积损失量 50 mL/kg(轻度脱水);继续损失量一般可按估计大便量的1/2补给。②补液方法:2 岁以下患儿每 1~2 分钟喂 5 mL,稍大患儿可用杯少量多次喂,也可随意口服,若出现呕吐,停 10 分钟后再喂,每 2~5 分钟喂 5 mL。累积损失量于 8~12 小时补完。

(2)静脉补液:适用于中度以上脱水和呕吐较重的患儿。迅速建立静脉通道,保证液体按计划输入,对重度脱水伴有周围循环衰竭的患儿必须尽快(30~60 分钟)补充血容量,补液时按先盐后糖、先浓后淡、先快后慢、见尿补钾的原则补液,严禁直接静脉推注含钾溶液。密切观察输液速度,准确记录输液量,根据病情调整输液速度,并了解补液后第一次排尿的时间。

### (二)合理喂养,调整饮食

腹泻患儿存在消化功能紊乱,应根据病情合理安排饮食,以达到减轻消化道负担的目的。原则上腹泻患儿不主张禁食,母乳喂养者,可继续母乳喂养,暂停辅食;人工喂养者应将牛奶稀释或喂以豆制代乳品或发酵奶、去乳糖奶。已断奶者喂以稠粥、面条加一些熟植物油、蔬菜末、精肉末等,少量多餐。腹泻停止后,继续给予营养丰富的饮食,并每天加餐一次,共 2 周,以赶上其正常生长发育。

### (三)严密观察病情

(1)监测体温变化:体温过高者应采取适当的降温措施,做好口腔及皮肤护理。鼓励患儿增加口服液体的摄入,提供患儿喜爱的饮料,尤其是含钾、钠高的饮料。

(2)判断脱水程度:通过观察患儿的神志、精神、皮肤弹性、前囟及眼眶有无凹陷、尿量等临床表现,估计患儿脱水程度。同时观察经过补液后脱水症状是否得到改善。

(3)观察代谢性酸中毒:当患儿呼吸深快、精神萎靡、口唇樱红、血 pH 下降时积极准备碱性液体,配合医师抢救。

(4)观察低钾血症表现:低血钾常发生在输液脱水纠正时,当患儿出现精神萎靡、吃奶乏力、腹胀、肌张力低、呼吸频率不规则等临床表现,以及时报告医师,做血生化测定及心电图检查。

(5)注意大便的变化:观察记录大便的次数、颜色、性状,若出现脓血便,伴有里急后重的症状,考虑是否有细菌性痢疾的可能,立即送检大便化验,为输液和治疗方案提供可靠的依据。

### (四)注意口腔清洁、加强皮肤护理

(1)口腔黏膜干燥的患儿,每天至少 2 次口腔护理,以保持口腔黏膜的湿润和清洁。如口腔黏膜有白色分泌物附着考虑为鹅口疮,可涂制霉菌素甘油。

(2)保持床单位清洁、干燥、平整,以及时更换衣裤。每次便后及时更换尿布,用温水冲洗臀部并擦干,保持肛周皮肤清洁、干燥,臀部涂呋锌油或宝婴药膏。

(3)严重的尿布疹给予红外线照射臀部,每天 2 次;或 1∶5 000 高锰酸钾溶液坐浴,每天 2 次;也可用 5%聚维酮碘(PVP-Ⅰ)溶液外涂,每天 1~2 次。

**（五）做好消毒隔离，防止交叉感染**

做好床边隔离，护理患儿前后要彻底洗手，食具、衣物、尿布应专用。对传染性较强的感染患儿用后的尿布要焚烧。

**（六）健康教育**

（1）评估患儿家长文化程度，对知识的接受能力，选择适当的教育方案，教给家长腹泻的病因和预防方法，讲述调整饮食的目的、方法及步骤，示范配置和服用 ORS 的方法，示范食具的清洁消毒方法，讲述观察及处理呕吐物和大便的方法。

（2）合理喂养，宣传母乳喂养的优点，如何合理调整饮食，双糖酶缺乏者不宜用蔗糖，并暂时停喂含双糖的乳类。

（3）急性腹泻患儿出院无须带药，迁延性或慢性腹泻患儿可遵医嘱继续服药，如微生态制剂、蒙脱石散、多种维生素、消化酶等，以改善消化功能。告知家长微生态制剂应温水冲服，水温小于37 ℃，以免杀伤有关的活菌。蒙脱石散最好在空腹时服用（尤其是小婴儿）以免服用该药呕吐误吸入气道，每次至少用30～50 mL温开水冲服有利于药物更好地覆盖肠黏膜。具体剂量：1 岁以下，每天 1 袋；1～2 岁，每天1～2 袋；2 岁以上，每天 2～3 袋，每天 3 次口服。

## 五、出院指导

**（一）指导合理喂养**

宣传母乳喂养的优点，避免在夏季断奶，按时逐步添加辅食，切忌几种辅食同时添加，防止过食、偏食及饮食结构突然变动。

**（二）注意饮食卫生**

培养良好的卫生习惯。注意食物新鲜、清洁及食具消毒，避免肠道内感染，教育儿童饭前便后洗手，勤剪指甲。

**（三）增强体质**

适当户外运动，以及早治疗营养不良、佝偻病。

**（四）注意气候变化**

防止受凉或过热，冬天注意保暖，夏季多喂水。

**（五）防止脱水**

可选用以下效果较好的口服补液方法。

（1）米汤加盐溶液：米汤 500 mL＋细盐 1.75 g，或炒米粉 25 g＋细盐 1.75 g＋水 500 mL，煮2～3 分钟。此液体为 1/3 张，且不含糖，口感好。

用法：20～40 mL/kg，4 小时内服完，以后随意口服。

（2）糖盐水：饮用水 500 mL＋白糖 10 g＋细盐 1.75 g，煮沸后备用，用法用量同上。

（3）口服补液盐（ORS）：此液体为 2/3 张，用于预防脱水时张力过高，可用白开水稀释降低张力。

用法：每次腹泻后，2 岁以下服 50～100 mL；2～10 岁服 100～200 mL；大于 10 岁的能喂多少就给多少，也可按 40～60 mL/kg 预防脱水，腹泻开始即服用。

**（王树梅）**

# 第十七节 肠 套 叠

肠套叠是指肠管的一部分及其相邻的肠系膜套入邻近肠腔内的一种肠梗阻。以4月龄至2岁以内小儿多见,冬春季发病率较高。

## 一、临床特点

### (一)腹痛
表现为阵发性哭闹,20~30分钟发作一次,发作时脸色发白、拒奶、手足乱动、呈异常痛苦的表情。

### (二)呕吐
在阵发性哭闹开始不久,即出现呕吐,开始时呕吐物为奶汁或其他食物,呕吐次数增多后可含有胆汁。

### (三)血便
血便是肠套叠的重要症状,一般多在套叠后8~12小时排血便,多为果酱色黏液血便。

### (四)腹部肿块
在右侧腹或右上腹季肋下可触及一腊肠样肿块,但腹胀明显时肿块不明显。

### (五)右下腹空虚感
右下腹空虚感是因回盲部套叠使结肠上移,故右下腹较左侧空虚,不饱满。

### (六)肛门指诊
指套上染有果酱样血便,若套叠在直肠,可触到子宫颈样套叠头部。

### (七)其他
晚期患儿一般情况差,精神萎靡,反应迟钝,嗜睡甚至休克。若伴有肠穿孔则情况更差,腹胀明显,有压痛、肠鸣音减弱、腹壁水肿,发红。

### (八)辅助检查
1.空气灌肠

对高度怀疑肠套者,可选此检查,确诊后,可直接行空气灌肠整复。

2.腹部B超

套叠肠管肿块的横切面似靶心样同心圆。

3.腹部立位片

腹部见多个液平面的肠梗阻征象。

## 二、护理评估

### (一)健康史
了解患儿发病前有无感冒、突然饮食改变及腹泻、高热等症状。询问以前有无肠套史。

### (二)症状、体征
询问腹痛性质、程度、时间、发作规律和伴随症状及诱发因素,有无腹部肿块及血便。评估呕吐情况,有无发热及脱水症状。

**（三）社会、心理状况**

评估家长对小儿喂养的认知水平和对疾病的了解程度，以及对预后是否担心。

**（四）辅助检查**

分析辅助检查结果，了解腹部 B 超、腹部 X 线立位片等结果。

## 三、常见护理问题

（1）体温过高：与肠道内毒素吸收有关。

（2）体液不足：与呕吐、禁食、胃肠减压、高热、术中失血失液有关。

（3）舒适的改变：与腹痛、腹胀有关。

（4）合作性问题：肠坏死、切口感染、粘连性肠梗阻。

## 四、护理措施

**（一）术前**

（1）监测生命体征，严密观察患儿精神、意识状态、有无脱水症状及腹痛性质、部位、程度，观察呕吐次数、量及性质。呕吐时头侧向一边，防止窒息，以及时清除呕吐物。

（2）开放静脉通路，遵医嘱使用抗生素，纠正水、电解质紊乱。

（3）术前做好禁食、备皮、皮试等准备，禁用止痛剂，以免掩盖病情。

**（二）术后**

（1）术后患儿回病房，去枕平卧 4～6 小时，头侧向一边，保持呼吸道通畅，麻醉清醒后可取平卧位或半卧位。

（2）监测血压、心率、尿量，评估皮肤弹性和黏膜湿润情况。

（3）监测体温变化，由于肠套整复后毒素的吸收，应特别注意高热的发生，观察热型及伴随症状，以及早控制体温，防止高热惊厥。出汗过多时，以及时更换衣服，以免受凉。发热患儿每 4 小时一次监测体温，给予物理降温或药物降温，并观察降温效果，保持室内通风。

（4）观察肠套整复术后有无阵发性哭闹、呕吐、便血，以防再次肠套。

（5）禁食期间，做好口腔护理，根据医嘱补充水分和电解质溶液。

（6）密切观察腹部症状，有无呕吐、腹胀、肛门排气，观察排便情况并记录、保持胃肠减压引流通畅，观察引流液量、颜色、性质。

（7）肠蠕动恢复后，饮食以少量多餐为宜，逐步过渡，避免进食产气、胀气的食物，并观察进食后有无恶心、呕吐、腹胀情况。

（8）观察伤口有无渗血、渗液、红肿，保持伤口敷料清洁、干燥，防止大小便污染伤口。

（9）指导家长多安抚患儿、分散注意力，避免哭闹。

**（三）健康教育**

（1）陌生的环境，对疾病相关知识的缺乏及担心手术预后，患儿及家长易产生恐惧、焦虑，护理人员应热情、耐心介绍疾病的发生、发展过程及主要的治疗方法、手术目的及必要性，排除顾虑，给予心理支持，使其积极配合治疗。

（2）认真做好各项术前准备，向患儿及家长讲解备皮、禁食、皮试、术前用药的目的及注意事项，取得家长的理解和配合。

（3）术后康复过程中，指导家长加强饮食管理，防止再次发生肠套叠。

### (四)出院指导

(1)饮食:合理喂养,添加辅食应由稀到稠,从少量到多量,从一种到多种,循序渐进。注意饮食卫生,预防腹泻,以免再次发生肠套叠。

(2)伤口护理:保持伤口清洁、干燥,勤换内衣,伤口未愈合前禁止沐浴,忌用手抓伤口。

(3)适当活动,避免上下举逗孩子。

(4)如患儿出现阵发性哭闹、呕吐、便血或腹痛、腹胀,伤口红肿等情况及时去医院就诊。

(赵培云)

# 第十八节　急性阑尾炎

急性阑尾炎是儿童常见的急腹症,可发生于任何年龄,新生儿及婴幼儿阑尾炎也有报道。临床表现多变易被误诊,若能正确处理,绝大多数患儿可以治愈,但如延误诊断治疗,可引起严重并发症,甚至造成死亡。

## 一、护理评估

### (一)病史

了解患儿有无慢性阑尾炎史及胃肠道疾病史,询问腹痛出现的时间、部位,有无呕吐、发热等。

### (二)临床表现

评估腹部疼痛的部位、性质、程度及伴随症状,有无反跳痛及阵发性加剧,麦氏点有无压痛,有无恶心、呕吐及发热。

1.腹痛

腹痛多起于脐周或上腹部,呈阵发性加剧,数小时后腹痛转移至右下腹,右下腹压痛是急性阑尾炎最重要的体征,压痛点常在脐与右髂前上棘连线中、外 1/3 交界处,也称麦氏点,需反复3 次测得阳性体征才能确诊。盆腔阑尾炎、腹膜后阑尾炎及肥胖小儿压痛不明显。穿孔时腹痛突然加剧。

2.呕吐

早期常伴有呕吐,吐出胃内容物。

3.发热

早期体温正常,数小时后渐发热,一般在 38 ℃左右,阑尾穿孔后呈弛张型高热。

4.局部肌紧张及反跳痛

肌紧张和反跳痛是壁腹膜受到炎性刺激的一种防御反应,提示阑尾炎已到化脓、坏疽阶段。右下腹甚至全腹肌紧张及反跳痛,提示伴有腹膜炎。阑尾坏疽或穿孔引起腹膜炎时,患儿行走时喜弯腰,卧床时爱双腿卷曲。阑尾脓肿时除高热外,炎症刺激直肠可引起里急后重、腹泻等直肠刺激症状。并发弥散性腹膜炎时可出现腹胀。

5.腹部肿块

腹壁薄的消瘦患儿可在右下腹触及索条状的炎性肥厚的阑尾。阑尾脓肿时可在右下腹触及一包块。

6.直肠指检

阑尾脓肿时直肠前壁触及一痛性肿块,右侧尤为明显。

**(三)社会和心理评估**

评估患儿及家长对突然患病并需立即进行急诊手术的认知程度及心理反应。

**(四)辅助检查**

根据血常规、C反应蛋白、腹部B超结果评估疾病的严重程度。

(1)血常规:多数有白细胞总数及中性粒细胞比例升高。

(2)末梢血C反应蛋白测定＞8 mg/L。

(3)腹部B超:有时可见水肿的阑尾、腹腔渗出液、阑尾脓肿包块。

## 二、护理问题

**(一)疼痛**

疼痛与阑尾的炎性刺激及手术创伤有关。

**(二)体温过高**

体温过高与阑尾的急性炎症有关。

**(三)体液不足**

体液不足与禁食、呕吐、高热及术中失血、失液有关。

**(四)其他问题**

感染、粘连性肠梗阻。

## 三、护理措施

**(一)术前护理措施**

(1)监测体温、心率、血压,评估疼痛的部位、程度、性质、持续时间及伴随症状。

(2)患儿取半卧位,在诊断未明确前禁用止痛剂,以免掩盖病情。

(3)开放静脉通路,遵医嘱及时补液、应用抗生素,并做好各项术前准备。

(4)与患儿及家长进行交谈,消除或减轻对疾病和手术恐惧、紧张、焦虑的心情。

**(二)术后护理措施**

(1)术后麻醉清醒、血压稳定后取半卧位,以促进腹部肌肉放松,有助于减轻疼痛,同时使腹膜炎性渗出物流至盆腔,使炎症局限。

(2)咳嗽、深呼吸时用手轻按压伤口。遵医嘱准确使用止痛剂后需观察止痛药物的效果。

(3)指导家长多安抚患儿,可讲故事、唱儿歌,以分散患儿的注意力。

(4)监测体温,体温＞39 ℃时给予物理降温或药物降温,并观察降温的效果。

(5)监测血压、心率、尿量,评估黏膜和皮肤弹性,观察有无口渴。

(6)肠蠕动恢复后,开始进少量水,若无呕吐再进流质饮食、软食,并逐渐过渡到普通饮食。

(7)保持伤口敷料清洁、干燥,观察伤口有无红肿、渗出,疼痛有无加重。

(8)观察肠蠕动恢复情况及腹部体征有无变化,鼓励并协助患儿床上活动,术后24小时后视病情鼓励早期下床活动,以防止肠粘连。若患儿术后体温升高或体温一度下降后又趋上升,并伴有腹痛、里急后重、大便伴脓液或黏液,应考虑为盆腔脓肿的可能。

（三）其他措施

（1）患儿及家长对手术易产生恐惧、忧虑，并担心手术预后，护理人员应热情接待患儿，耐心讲解疾病的发生、发展过程及主要治疗手段等，以减轻患儿及家长的顾虑，积极配合医护人员。

（2）在术前准备阶段，认真向患儿及家长讲解术前各项准备的内容如备皮、皮试、禁食、禁水、术前用药的目的、注意事项，以取得患儿及家长的配合。

（3）术后康复过程中，护理人员应始终将各项术后护理的目的、方法向患儿及家长说明，共同实施护理措施，以取得良好的康复效果。

（赵培云）

# 第九章 老年科疾病护理

## 第一节 肺 炎

### 一、概述

肺炎指终末气道由病原微生物(细菌、病毒)、免疫损伤、理化因素、过敏及药物等多种原因所致的肺泡和肺间质的炎症。

老年人因机体老化、呼吸系统解剖和功能的改变,导致全身和呼吸道局部的防御和免疫功能降低而发病。随着年龄增长,一方面,老年人呼吸功能减退,吞咽与声门动作常不协调,在吞咽时易将常存菌、分泌物或者食物等误吸入肺而导致吸入性肺炎,加之气管、支气管黏液纤毛功能下降,咳嗽反射差等导致排痰功能降低,从而易使细菌进入下呼吸道产生肺炎。另一方面,老年人免疫功能减退,从而对致病菌的防御功能大为减弱,细菌易在肺内繁殖、生长后引起肺部感染,导致严重肺炎。同时,社区获得性肺炎(CAP)、医院获得性肺炎(HAP)、病毒性肺炎(VP)、呼吸机相关性肺炎(VAP)等较为常见。

### 二、流行病学

近年来,随着社会的发展,人口老龄化使得老年人肺炎的发病率和病死率均呈上升趋势。老年人肺炎是指由多种病原体引起老年人肺实质的炎症,病因可以是感染性,也可以是非感染性的,但以前者多见,其中又以细菌性肺炎常见。自从抗生素问世以来,细菌性肺炎的发病率和病死率明显减低,但老年人肺炎的发病率和病死率并未降低。本病是老年人的常见疾病,也是老年人死亡的重要原因。降低老年人肺炎的发病率和病死率是老年临床医学的重要课题。

### 三、临床表现与并发症

#### (一)症状

1.起病隐匿,临床症状不典型

老年人肺炎起病常较隐匿,临床症状不典型。常无明显高热、咳嗽、咳痰、胸痛等典型肺炎症状。病情进展快,有较高发病率和死亡率。有文献报道老年肺炎,存活者只有28%,非存活者仅13%病程中有发热表现。

**2.多以低热为主**

老年人肺炎多以低热为主,较常见的症状为呼吸频率增加,呼吸急促或呼吸困难。全身中毒症状也常见并可早期出现,首发症状多以消化道症状突出,表现为腹痛、食欲缺乏、恶心、呕吐等,或心率增快、心律失常等心血管症状,或精神萎靡、乏力、谵妄、意识模糊等神经精神症状,重者血压下降、昏迷。

**3.高龄者特征性表现**

高龄者常以典型的老年病五联征(尿失禁、精神恍惚、不想活动、跌倒、丧失生活能力等)之一或多项而表现之。

**(二)体征**

老年人肺炎极少出现典型肺炎的语颤增强、支气管呼吸音等肺实质体征。国内有老年肺炎资料显示,有肺炎实变体征者仅占全部的13.8%～22.5%,血白细胞计数正常或低于正常者达38.7%。可出现脉速、呼吸快、呼吸音减弱、肺底部可闻及湿啰音,但易于与并存的慢性支气管炎、心力衰竭等相混淆。

**(三)并发症**

老年人肺炎病情变化快,并发症多。起病不久即可出现脱水、缺氧、休克、严重败血症或脓毒症、脑膜炎、心律失常、电解质紊乱和酸碱失衡等并发症。

# 四、治疗要点

**(一)一般治疗**

老年人肺炎一旦确诊,应卧床休息,减少探视人员,保持室内空气新鲜,温湿度适宜。

**(二)药物治疗**

**1.抗生素治疗**

老年人肺炎抗生素使用原则为早期、足量,针对致病菌使用,重者联合用药。开始时可进行经验性治疗,待致病菌明确后则可有针对性地选药或参考药敏结果选择抗生素。对老年患者,特别是有肝、肾基础疾病者,均需相应地调整用药剂量。如痰培养发现肺部真菌感染,可停用抗生素,给予抗真菌治疗。

**2.抗生素的合理应用**

老年人用药后,血药浓度较青年人高,半衰期延长,易发生毒副作用,故用药量应小,为成人用药量的50%～70%,并根据肾功能情况选择用药,慎用氨基糖苷类。

一般体温下降,症状消退后7～14天停用。特殊情况,军团菌肺炎用药时间为3～4周,急性期用药48～72小时,无效者考虑换药。

治疗中严密观察不良反应,老年人易发生菌群失调、假膜性肠炎、二重感染等,应及时防治。

**(三)辅助治疗**

**1.营养支持**

老年人的营养供给不能单纯依靠饮食,必要时应给予肠外营养支持,如鼻饲高热量流食及清蛋白等液体的输注。

**2.补液治疗**

老年人肺炎常伴有水电解质紊乱、痰液黏稠等症状,在心功能正常的情况下,每天液体保持在 2 000～2 500 mL 为宜。

**3.体位排痰**

应定时协助患者翻身,改变体位。同时予患者拍背,指导患者有效的咳嗽、咳痰。

## 五、护理干预

### (一)一般护理

**1.环境方面**

保持病房内空气清新,病房内温湿度适宜。限制老年患者活动,减少探视人员,避免交叉感染,避免因交谈过多而引起患者劳累,保证患者充足的休息和睡眠时间,减少耗氧量。

**2.饮食方面**

若有发热症状,给予患者高热量、高蛋白、高维生素、易消化等营养丰富的流食或半流食,以补充疾病对患者的营养消耗。对不能经口进食的患者,积极与患者及家属沟通,留置胃管,鼻饲高热量流食,从而保证患者机体需要量。

**3.体位方面**

协助患者取舒适体位,病情允许者半卧位,以增加肺部通气,减少因肺部淤积的分泌物导致的并发症。

### (二)保持呼吸道通畅

鼓励和指导患者积极有效的排痰。嘱患者取半坐卧位,先深吸气后屏住,后借助胸腹肌的力量在呼吸时咳嗽,使肺底部的分泌物在震荡下产生痰液运动而将痰液咳出。同时加强翻身叩背,防止痰液坠积,以利于痰液排出。给患者叩背排痰时,将手空心握拳,适度拍打,由下至上,由外侧至中央,振动患者背部,防止痰液坠积,同时也可使附着在肺泡壁周围及支气管壁上的痰液松动脱落,有利于痰液排出。必要时,应用超声雾化、稀释化痰药物等促进排痰。

### (三)体温的监测

高热虽然不是老年人肺炎的典型症状,可一旦出现,会导致水电解质紊乱、意识障碍和心力衰竭等严重问题,所以需要时刻关注老年患者的体温变化。关注老年患者的生命体征,包括血压、心率、神志、面色等方面。首选物理降温,避免体温过高。同时鼓励患者多饮水,必要时予静脉补液治疗,维持水电解质平衡及充足的营养支持。输液时严格控制速度和量,避免因输液速度过快和输液量过高引起的心力衰竭及肺水肿的发生。

### (四)吸氧

老年肺炎患者随着病变范围的增大,易导致通气/血流比失调,有的患者会出现一些慢性呼吸系统疾病和心脑血管疾病等。据统计,约 50% 的老年患者伴有低氧血症,应及时予患者吸氧。对单纯缺氧的患者,可适当加大氧流量。而对于合并有肺气肿、肺心病等基础疾病,出现Ⅱ型呼吸衰竭者,应给予持续低流量(1～2 L/min)吸氧。

### (五)用药护理

(1)在应用抗生素前,应正确留取痰培养、痰涂片、痰病理等各种标本,查明病原菌,送检血标本。

(2)按药物说明,做好药物敏感试验,告知患者出现药物不良反应时的症状及做好急救措施。

（3）遵医嘱按时应用抗生素，做到现配现用，合理安排给药时间。

（4）用药期间，观察消炎药物的疗效及不良反应，注意输液速度及药物之间的相互作用。

### （六）心理护理

影响老年患者治疗效果的因素有很多，如体质较弱、住院时间长、治疗见效慢、易反复、出现较多并发症、家庭经济条件差等，这些都会导致患者抵触治疗和护理。甚至会有患者拒绝治疗，导致疾病恢复时间增加。所以要积极与患者及家属进行沟通交流，及时、耐心、真诚地对他们的疑虑进行解答，反复交代病情的演变过程及采取的有效诊疗措施，取得他们的信任与理解，积极配合医师的治疗，增强康复信心。

### （七）并发症的护理

老年人肺炎的病情变化快，并发症多，因此要密切观察患者生命体征、神志及全身状况的改变，发现异常及时通知医师，及时处理。

## 六、延续护理

### （一）成立延续护理管理小组

延续护理管理小组包括患者的主治医师，责任护士等，保证小组成员对延续性护理的积极性，并对小组成员进行规范化的培训。

### （二）确定延续护理的方式

（1）建立出院患者随访资料档案，准确、详细记录延续护理患者相关信息，根据患者的临床资料确定延续护理方案。

（2）随访时间安排：由小组成员通过电话、QQ、微信、短信等回访方式，在患者出院满 2 周后进行第 1 次回访，之后每 1 个月回访 1 次，半年后每 3 个月回访 1 次。

### （三）延续护理的主要内容

1.症状管理与识别

询问患者基本身体状况，有无胸痛、发热、咳嗽、咳痰等典型的肺炎症状；有无消化道症状及神志状态的改变；有无脱水、缺氧等并发症的发生。进行详细记录，并告知患者出现上述症状时的应对方法，根据患者的症状体征，叮嘱患者必要时来医院就诊。

2.用药指导

告知患者及家属不同药物的名称、用量、用法、作用及药物的不良反应。嘱咐患者按时、按量服药。嘱咐家属密切观察患者的病情变化，有问题时及时向小组成员反馈。

3.饮食指导

指导患者正确饮食，要多喝水、多吃蔬菜水果、食物以清淡易消化的为主，切忌吸烟、饮酒。

4.咳嗽、咳痰指导

教会患者有效咳嗽、有效咳痰的方法，掌握叩背排痰的技巧，及时有效的清除痰液。

5.呼吸康复训练指导

（1）暗示呼吸法：患者用一手放在上腹部或胸部，呼气下腹部下陷，该手也随之下沉，并稍加压力以增加腹压，使横膈上抬。吸气时上腹部抗此所加的压力，将腹部徐徐隆起。每次历时 3 分钟，如此反复就可促进膈肌收缩，增加活动范围。

（2）下胸带呼吸法：患者可用宽布带交叉缠于下胸部，呼气时收缩布带以挤压季肋部，吸气时对抗此部的压力，扩张下胸部和上腹部，同时慢慢放松布带。

6.病情自我监测

指导患者学会呼吸及脉搏的计算方法,若出现脉搏加快、呼吸急促、呼吸困难等不适症状,应及时就医。

7.发放健康教育卡片

制作老年人肺炎相关的健康教育卡片,发放给患者,并嘱咐家属监督其严格执行。

8.心理指导

小组成员对待患者应热情,并多与患者沟通,认真倾听患者的需求。采用心理疏导、心理支持、情绪转移等心理护理方法,及时消除患者的不良情绪;并通过患者家属及朋友了解患者的心理状态,及时进行心理疏导,让患者保持积极、乐观的心态。

## 七、居家护理

### (一)预防呼吸道感染

在寒冷的冬春季,减少外出,预防感冒。出门戴好口罩、帽子、围巾,做好保暖工作。雾霾天尽量少开窗,少出门,出门戴专业防护口罩。少去人多,空气污浊的公共场所。对呼吸道感染,做到早预防,早诊断,早治疗。

### (二)保持适宜的生活环境

天气好时,经常开窗通风,每天通风 2~3 次,每次以 15~30 分钟为宜。室内温湿度适宜,温度控制在 18~20 ℃,相对湿度控制在 55%~60%。避免过堂风,避免受凉。

### (三)良好的心理调适

老年人肺炎具有治疗慢、易反复的特点,易产生紧张、焦虑等负面情绪,鼓励家属陪伴照顾,帮助患者进行呼吸功能锻炼,消除不良情绪,保持乐观心态,嘱患者积极配合治疗。

### (四)药物控制

叮嘱患者按时、按量服用药物,每天定时做雾化等祛痰治疗,家属在雾化后协助患者拍背、咳痰。

### (五)养成良好的生活习惯

戒烟、戒酒,对于可下床活动的患者,每天有一定的运动量,以能耐受为宜。

### (六)协助翻身、拍背

协助翻身、拍背对于长期卧床的患者,家属应定时协助患者翻身、拍背,帮助患者有效的咳嗽、有效的咳痰。

### (七)老年人吸入性肺炎的预防与护理

吸入性肺炎主要是指口鼻咽部的分泌物和胃、食管的反流物误吸入下呼吸道,达肺泡及终末呼吸道,而引发的肺部炎性病变。老年人由于呼吸系统的老化,呼吸道防御功能的减退,同时常患有慢性疾病,所以老年人是发生吸入性肺炎的高危人群,预防老年人吸入性肺炎的发生变得尤为重要。

1.加强口腔护理

口咽部细菌聚集是导致吸入性肺炎的原因之一,所以,保持口腔的清洁、抑制细菌滋生尤为重要。另外,及时清除口腔内食物残渣和口腔内分泌物,有助于提高咳嗽反射敏感性。

2.选择正确的营养方式

对经口进食者饮水易呛咳时,鼓励患者食用黏稠的食物,并养成良好的进食习惯,如吃饭时坐起,下巴内收,缓慢而仔细的咀嚼。对长期卧床并留置胃管的患者,饭后 2 小时内保持半卧位,床头抬高 30°。

3.注意留置胃管的护理

对于留置胃管出院的患者,每个月来医院换 1 次胃管。饭前 1 小时给予患者拍背,协助患者有效咳嗽、有效咳痰。饭前检查胃管是否在胃内,给予回抽胃液,可抽出清亮胃液可进食。若无胃液,可把胃管前端打开放置在放有清水的小碗里,若无气泡则可鼻饲食物。鼻饲前,对于长期卧床的患者,床头抬高 30°~45°。拔除胃管前,嘱患者进行吞咽动作的锻炼,可以让患者少量进食黏稠食物或进行空吞咽训练,若吞咽较顺利,则 4~5 周可拔除胃管。若不顺利,则胃管可再留置一段时间。

(李　姗)

# 第二节　冠　心　病

## 一、概述

冠状动脉粥样硬化性心脏病指冠状动脉粥样硬化使管腔狭窄或阻塞,导致心肌缺血、缺氧而引起的心脏病,为动脉粥样硬化导致器官病变的最常见类型。它和冠状动脉功能性改变即冠状动脉痉挛一起,统称冠状动脉性心脏病(CHD),简称冠心病,也称缺血性心脏病。本病以心绞痛及心肌梗死型较常见。

## 二、流行病学

冠状动脉粥样硬化性心脏病在老年人中普遍存在并随着年龄的增长进行性加重。有研究发现,50 岁以上的个体半数以上至少存在一支冠状动脉的明显狭窄,狭窄的严重程度和数量随着年龄增加。性别与心血管的关系在 65 岁以后逆转,65 岁以前,男性心血管病发病率高于女性,65 岁以后女性超过男性,半数以上的急性心肌梗死发生在 65 岁以上和女性患者。

## 三、临床表现与并发症

### (一)心绞痛型的临床表现

1.症状

心绞痛以发作性胸痛为主要临床表现,疼痛的特点主要有以下几点。

(1)部位:主要在胸骨体上段或中段之后,可波及心前区,常放射至左肩,或至颈、咽或下颌部。

(2)性质:胸痛常为压迫、发闷或紧锁性,也可有烧灼感,但不尖锐,不像针刺或刀扎样痛,偶伴濒死的恐惧感。发作时,患者往往不自觉地停止原来的活动,直至症状缓解。

(3)诱因:发作常由体力劳动或情绪激动所激发,饱食、寒冷、吸烟、心动过速、休克等亦可诱发。

(4)持续时间:疼痛出现后常逐步加重,然后在 3~5 分钟逐渐消失,一般在停止原来诱发症

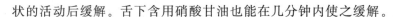

状的活动后缓解。舌下含用硝酸甘油也能在几分钟内使之缓解。

2.体征

心绞痛发作时常见心率增快、血压升高,表情焦虑、皮肤冷或出汗,有时出现第四或第三心音奔马律。缺血发作时可有暂时性心尖部收缩期杂音。可有第二心音逆分裂或出现交替脉。部分患者可出现肺部啰音。

### (二)心肌梗死型的临床表现

1.症状和体征

典型的症状为剧烈的、胸骨后压榨性或紧缩性疼痛,可放射至左臂,常伴有濒死感。这种不适类似于心绞痛,但其程度更高,持续时间更长(常大于 20 分钟),且休息和硝酸甘油不能缓解。疼痛可放射至颈、颌、背、肩、右臂和上腹部。

2.伴随症状

伴随症状可包括出汗、呼吸困难、乏力、头昏、心悸、精神错乱、消化不良、恶心或呕吐。

### (三)心绞痛并发症

心律失常、心肌梗死、心力衰竭。

### (四)心肌梗死的并发症

乳头肌功能失调或断裂、心脏破裂、室壁瘤、栓塞、心肌梗死后综合征。

## 四、治疗原则

### (一)心绞痛的治疗

治疗有两个主要目的,一是预防心肌梗死和猝死,改善预后;二是减轻症状和缺血发作,提高生活质量。

1.一般治疗

发作时立刻休息,一般患者在停止活动后症状即可消除。平时应尽量避免各种确知的诱发因素,如过度的体力活动、情绪激动、饱餐等,冬天注意保暖。调节饮食,特别是一次进食不宜过饱,避免油腻饮食,禁绝烟酒。调整日常生活与工作量;减轻精神负担;保持适当的体力活动,以不致发生疼痛症状为度;治疗高血压、糖尿病、贫血、甲状腺功能亢进症等相关疾病。

2.药物治疗

药物治疗首先考虑预防心肌梗死和死亡,其次是缓解症状、减轻缺血及改善生活质量。

(1)抗心绞痛和抗缺血治疗。①硝酸酯类药物:这类药物能降低心肌需氧,同时增加心肌供氧,从而缓解心绞痛。②β受体阻滞剂:机制是阻断拟交感胺类对心率和心收缩力的刺激作用,减慢心率、降低血压,减低心肌收缩力和耗氧量,从而缓解心绞痛的发作。③钙通道阻滞剂:本类药物可抑制心肌收缩,减少心肌氧耗;扩张冠状动脉,解除冠状动脉痉挛,改善心内膜下心肌的供血;扩张周围血管,降低动脉压,减轻心脏负荷;还降低血黏度,抗血小板聚集,改善心肌的微循环。

(2)预防心肌梗死和死亡的药物治疗。①抗血小板治疗:抗血小板治疗可抑制血小板在动脉粥样硬化斑块上的聚集,防止血栓形成。②降脂药物:降脂药物在治疗冠状动脉粥样硬化中起重要作用。他汀类药物可以使动脉粥样硬化斑块消退,显著延缓病变进展,减少不良心血管事件。③血管紧张素转换酶抑制剂:ACEI 能逆转左室肥厚、血管增厚,延缓动脉粥样硬化进展,能减少斑块破裂和血栓形成,另外有利于心肌供氧/氧耗平衡和心脏血流动力学,并降低交感神经活性。

(3)经皮冠状动脉介入治疗。

(4)冠状动脉旁路手术。

(5)运动锻炼。

### (二)心肌梗死的治疗

1.阿司匹林和口服抗血小板治疗

除非患者有明确的阿司匹林过敏史,所有急性心肌梗死患者都应立即给予阿司匹林治疗。

2.吸氧治疗

对所有怀疑急性心肌梗死的患者均给予鼻导管吸氧。对有严重肺水肿或心源性休克的患者应给予面罩吸氧或气管插管给氧。

3.硝酸甘油治疗

在考虑给予再灌注治疗前,应舌下含服硝酸甘油(0.4 mg)以判断 ST 段的抬高是否为冠状动脉痉挛所致。

4.再灌注治疗

急性心肌梗死的首要治疗目标是尽快给予再灌注治疗。所有症状发生 12 小时内就诊、有 ST 段抬高或新发左束支传导阻滞的心肌梗死患者均应考虑给予再灌注治疗。

## 五、护理干预

### (一)心绞痛

1.活动与休息

心绞痛发作时应立即停止正在进行的活动,休息片刻即可缓解。

2.心理护理

安慰患者,解除紧张不安情绪,以减少心肌耗氧。

3.遵医嘱

遵医嘱给予吸氧。

4.疼痛观察

评估患者疼痛的部位、性质、程度、持续时间,给予心电监护,描记疼痛发作时的心电图,严密监测生命体征变化,观察患者有无面色苍白、大汗、恶心、呕吐等。

5.用药护理

心绞痛发作时给予患者舌下含服硝酸甘油,用药后注意观察患者胸痛变化情况,如服药后 3~5 分钟仍不缓解可重复使用。用药过程中,注意观察药物不良反应,避免血压过低。

6.减少或避免诱因

疼痛缓解后,与患者一起分析引起心绞痛发作的诱因,如过劳、情绪激动、寒冷刺激等。注意调节饮食,禁烟酒。保持排便通畅,切忌用力排便,以免诱发心绞痛。

### (二)心肌梗死

1.饮食与休息

起病后 4~12 小时给予流质饮食,以减轻胃扩张。随后过渡到低脂、低胆固醇清淡饮食,提倡少食多餐。发病 12 小时内应绝对卧床休息,保持环境安静,限制探视。

2.给氧

遵医嘱给予氧疗,以增加心肌氧的供应,减轻缺血和疼痛。

3.心理护理

疼痛发作时应有专人陪伴,允许患者表达内心感受,给予心理支持,鼓励患者战胜疾病的信心。将监护仪的报警声尽量调低,以免影响患者休息。

4.止痛治疗的护理

遵医嘱给予吗啡或哌替啶止痛,注意有无呼吸抑制等不良反应。

5.活动

急性期24小时内绝对卧床休息,若病情稳定无并发症,24小时后可允许患者坐床边椅。指导患者进行腹式呼吸、关节被动与主动运动,逐渐过渡到床边活动。

6.排便

避免屏气用力排便,若出现排便困难,应立即告知医护人员,必要时应用缓泻剂或开塞露。

7.急性期严密心电监护

急性期严密心电监护,及时发现心率及心律的变化。监测电解质和酸碱平衡状况,因电解质紊乱和酸碱失衡时更容易并发心律失常。准备好急救药物和抢救设备,随时准备抢救。

## 六、延续护理

延续性护理通常是指从医院到家庭的护理延续,包括经由医院制订的出院计划、转诊、患者回归家庭或社区后的持续性随访和指导。

**(一)成立延续护理管理小组**

老年冠心病患者的延续性护理团队由患者的主治医师、责任护士、临床药师等组成,保证小组成员对延续护理的积极性,并进行规范化培训。

**(二)确定延续护理的方式**

患者出院前,准确、详细记录患者的相关信息,建立随访资料档案。老年冠心病延续性护理小组旨在为老年患者提供全方面的家庭护理指导,包括用药指导、饮食指导、康复指导、运动指导、病情自我监测指导等。由小组成员在出院后2周之内采用电话回访的形式实施。

**(三)延续护理的主要内容**

1.心绞痛

(1)合理膳食:宜摄入低热量、低脂、低胆固醇、低盐饮食,多食蔬菜、水果和粗纤维食物如芹菜、糙米等,避免暴饮暴食,注意少量多餐。

(2)控制体重:在饮食治疗的基础上,结合运动和行为治疗等综合治疗。

(3)适当运动:运动方式以有氧运动为主,注意运动的强度和时间因病情和个体差异而不同,必要时在医师指导下进行。

(4)戒烟限酒。

(5)减轻精神压力:逐渐改变性急易怒的性格,保持平和的心态,可采取放松技术或与他人交流的方式缓解压力。

(6)避免诱发因素:告知患者及家属过劳、情绪激动、饱餐、寒冷刺激等都是心绞痛发作的诱因,应注意尽量避免。

(7)病情自我监测指导:教会患者及家属心绞痛发作时的缓解方法,胸痛发作时应立即停止活动或舌下含服硝酸甘油。如服用硝酸甘油不缓解或心绞痛发作比以往频繁、程度加重、疼痛时间延长,应立即到医院就诊,警惕心肌梗死的发生。

(8)用药指导:指导患者出院后遵医嘱服药,不要擅自增减药量,自我监测药物的不良反应。外出时随身携带硝酸甘油以备急需。

(9)定期复查:告知患者应遵医嘱定期到医院复查心电图、血糖、血脂等。

2.心肌梗死

除心绞痛患者延续护理内容外,还应注意以下几点内容。

(1)饮食调节:急性心肌梗死恢复后的所有患者均应采用饮食调节,即低饱和脂肪和低胆固醇饮食。

(2)戒烟:戒烟是心肌梗死后的二级预防的重要措施,研究表明急性心肌梗死后继续吸烟再梗死和死亡危险性增高 22%～47%,积极劝导患者戒烟,并实施戒烟计划。

(3)心理指导:心肌梗死后患者焦虑情绪多来自对今后工作能力和生活质量的担心,应予以充分理解并指导患者保持乐观、平和的心情,正确对待自己的病情。

(4)康复指导:建议患者出院后进行康复训练,适当运动可以提高患者的心理健康水平和生活质量、延长存活时间。运动中以达到患者最大心率的 60%～65% 的低强度长期锻炼是安全有效的。运动方式包括步行、慢跑、打太极拳、骑自行车、游泳、健美操等,每周运动 3～4 天,开始时每次 10～15 分钟,逐渐延长到每天 30 分钟以上,避免剧烈活动、竞技性活动、活动时间过长。个人卫生活动、家务劳动、娱乐活动等也对患者有益。

(5)用药指导:指导患者遵医嘱用药,告知药物的作用和不良反应,并教会患者自行监测脉搏,定期门诊随诊。若胸痛发作频繁、程度加重、时间延长、服用硝酸酯类药物疗效下降时,提示急性心血管事件,应及时就医。

(6)照顾者指导:心肌梗死是心脏性猝死的高危因素,应教会家属心肺复苏的基本技术以备急用。

## 七、居家护理

### (一)心绞痛

1.按医嘱用药治疗

告知患者药物治疗的重要性,不可随意增减药量,外出随身携带硝酸甘油等药物以备急用。硝酸甘油见光易分解,应避光保存。

2.复诊

植入支架患者,应定时来院复诊。

3.保持乐观的心态

保持健康的生活方式,开朗乐观的心情,避免情绪激动。

4.改变不良生活方式

保证充足睡眠、劳逸结合。戒烟限酒。

5.监测血压

每天监测血压 2 次,保持收缩压在 16.0～18.7 kPa(120～140 mmHg)。

6.饮食指导

养成良好的饮食习惯,细嚼慢咽,避免饱餐。

7.适当身体锻炼

运动时间选择上午10点或下午2点,运动方式为步行、慢跑、打太极拳等。

8.身体不适及时就医

因老年患者疼痛反应迟钝,居家出现牙疼、咽部发紧、胃痛、肩痛、上臂发麻等情况,应高度警惕为心绞痛的不典型表现,应及时就医。

9.避免各种诱发因素

防止受凉和感冒,避免过劳和情绪激动、饱餐、排便用力。积极治疗高血压、高血脂、糖尿病等。

**(二)心肌梗死**

1.提高服药依从性

指导患者出院后遵医嘱服药,自我检测药物的不良反应,不要擅自调整药量,随身携带硝酸甘油、速效救心丸等药物以备急用。

2.病情自我监测,按时随诊

监测血压、心率,不适症状,若出现心绞痛或心肌梗死症状,应及时就医。定期复查,监测心电图、血糖、血脂等结果。

3.改变生活方式

日常饮食保证低盐低脂,避免饱餐,戒烟限酒,控制体重,根据自身情况适度运动,以慢走、打太极拳等有氧运动为主。

4.避免诱发因素

(1)不搬过重的物品,避免屏气用力诱发心肌梗死。

(2)保持心情愉悦,避免情绪激动。

(3)不在饱餐或饥饿时洗澡,水温与体温相当,洗澡时间不宜过长。

(4)注意气候变化,随着气温变化增减衣物。

5.家庭简易急救

(1)心肌梗死先兆识别:如患者在家中自觉心前区剧烈、持久疼痛,向手臂或肩部放射,伴随恶心、呕吐、黑矇等症状,或出现胃部不适、牙痛等症状,可能为心肌梗死先兆,应引起患者及家属重视。

(2)简易应急措施:立即停止任何体力活动、平息激动情绪,拨打120,服用硝酸甘油或速效救心丸等急救药物,缓慢坐靠沙发休息,尽量减少不必要的体位变动,以减轻心肌耗氧,在救援到来之前可做深呼吸、用力咳嗽动作,效果类似于胸外按压,是有效的自救方法。

(李 姗)

# 第三节 心力衰竭

## 一、概述

任何原因引起的初始心肌损伤,导致心脏结构或功能的变化,伴有心室充盈或射血能力受损的一组临床综合征称为心力衰竭。慢性心力衰竭是一个逐渐发生发展的过程,包括存在诱发心脏损伤的危险因素、心脏重构、有症状心力衰竭和顽固性心力衰竭四个阶段。

## 二、流行病学

随着人口老龄化进程的加快和高血压、冠心病等常见心血管病发病率的上升,心力衰竭的发病率正逐渐升高。国外有研究显示,老年人心力衰竭是主要的中老年疾病,在45～94岁年龄段,年龄每增加10岁,心力衰竭的发病率就升高两倍,50岁年龄段患病率为1%,而65岁以上人群可为6%～10%,到80岁增加了10倍。

## 三、临床表现与并发症

### (一)心肌收缩力减低

心肌收缩力减低主要表现为压力容积曲线右移,动脉压正常,射血分数下降。

### (二)心力衰竭

1.呼吸困难

呼吸困难是左心衰竭最突出的症状。根据肺充血程度,可表现为劳力性呼吸困难、夜间阵发性呼吸困难、端坐呼吸及急性肺水肿。

2.夜间阵发性呼吸困难

夜间阵发性呼吸困难是左心衰竭的早期表现,可间断或连续数夜发作,多在夜间熟睡2小时后,因胸闷、气急而突然惊醒,被迫坐起,可伴镇咳、喘鸣样呼吸或咳泡沫样痰。轻者端坐十几分钟至一小时后呼吸困难自行消失,又可平卧入睡,白天可无不适。

3.急性肺水肿

急性肺水肿是左心衰竭的主要表现,可突然发作,重度气急,端坐呼吸,面色灰白,口唇发绀,大汗淋漓,脉速而强,频频镇咳,咳出大量粉红色泡沫痰,严重时泡沫痰自口鼻涌出。

### (三)右心衰竭

主要临床表现有颈静脉充盈,肝大,压痛,肝颈静脉回流征阳性,周围水肿,以下垂部位明显。

### (四)老年心力衰竭

老年人心力衰竭症状多不典型。常伴有多种疾病并存,互相影响,掩盖或加重心脏病的症状及体征,导致诊断困难,易出现漏诊或误诊。老年人出现如下症状时,应鉴别是否为心力衰竭的表现。

(1)白天尿量减少,夜间尿量增加,体重有明显增加。

(2)血压较平时高。

(3)站立或坐位时不咳,平卧或夜间卧床后出现干咳。

(4)走路稍快或轻微劳动后即感心慌、胸闷、气促、脉搏快且不规则。休息时脉搏增加20次/分以上,或呼吸增加5次/分以上。

(5)睡觉时需垫高枕头,否则即感胸闷、气促,或睡眠2小时后会胸闷,气促而惊醒,坐起或起立片刻后可逐渐好转。

(6)咳嗽痰多呈白色泡沫状,劳累或轻微劳动后尤为明显。

(7)老年人的心肌梗死常疼痛不明显,多数因左心衰竭出现胸闷、气促、咳嗽而就诊。

## (五)并发症

心力衰竭可并发上呼吸道感染,严重者可发生昏迷,右心衰竭可致心源性肝硬化等。

# 四、治疗原则

### (一)一般治疗

**1.消除诱因**

应防止和积极处理可诱发心力衰竭或引起心力衰竭恶化的各种因素,如感染、心律失常、电解质紊乱、用药不当等。其中感染最为常见,故在季节交替时要引起患者注意。

**2.注意病变**

积极治疗和控制基础心血管病变。

**3.精神和心理治疗**

减少各种精神刺激包括对病情恶化与死亡的恐惧,加强心理疏导,培养乐观向上的态度,不仅可改善生活质量,还对长期预后有积极影响。

**4.调整生活方式**

应限制钠盐的摄入;限制液体摄入;宜采用低脂饮食,必须戒烟,肥胖者应减重。失代偿期须卧床休息,做一些被动运动,以防深静脉血栓形成,临床状况稳定后可做一些适当的体力活动,以不引起症状为度。

### (二)药物治疗

**1.血管紧张素转换酶抑制剂**

血管紧张素转换酶抑制剂(ACEI)是一种能降低心力衰竭死亡率、改善预后的药物,也是心力衰竭治疗的基石。

**2.β受体阻滞剂**

长期应用则可延缓或逆转心肌重构。β受体阻滞剂是 ACEI 以外,另一个可降低心力衰竭病死率并改善预后的药物。

**3.利尿剂**

这类药物可抑制肾小管重吸收钠和氯,从而控制心力衰竭时的水钠潴留,减少静脉回流,降低心脏的前负荷,达到减轻和消除全身水肿和肺淤血的目的。

**4.血管紧张素Ⅱ受体阻滞剂**

血管紧张素Ⅱ受体阻滞剂(ARB)和 ACEI 一样,也是一种阻断 RAAS 作用的药物。

**5.醛固酮受体阻滞剂**

醛固酮加剧了心力衰竭的发生和发展。心力衰竭时醛固酮分泌增加,在体内蓄积。ACEI 和 ARB 的应用均不可能遏制醛固酮的生成发挥作用,这是醛固酮受体阻滞剂应用的依据。

**6.地高辛**

洋地黄制剂不仅能发挥正性肌力作用,更重要的是可发挥生物学效应,可使位于心脏、主动脉弓和颈动脉窦压力感受器敏感性提高,也可使肾小管重吸收钠和肾脏分泌肾素减少。

### (三)心力衰竭的非药物治疗

**1.心脏再同步化治疗**

心脏再同步化治疗(CRT)不仅使心脏整体活动实现再同步化,且可拮抗神经内分泌系统的作用,逆转心肌重塑,还具有抗心律失常的效果,适用于心脏不同步、左室射血分数降低、标准药物治疗后仍有症状（NYHAⅢ、Ⅳ级）的患者。

2.心脏自动除颤复律器

心脏自动除颤复律器（ICD）适应证为心力衰竭伴左室射血分数低下，曾有过心脏停搏、心室颤动或伴血流动力学状态不稳定的室性心动过速的患者，此类患者植入 ICD 是作为二级预防以延长生存。

3.心脏移植

心脏移植主要适合于无其他可选择治疗方法的重度心力衰竭患者。

## 五、护理干预

### （一）活动与休息

让患者去半卧位或端坐位，限制活动量，尽量减少活动中的疲劳。

### （二）吸氧

遵医嘱给患者给氧。

### （三）保持良好环境

保持环境安静、舒适、空气通畅，限制探视；安慰鼓励患者，帮助树立战胜疾病的信心，家属给予积极的支持，以利于患者情绪的稳定。

### （四）水肿的评估

注意观察水肿的消长情况，每天测量体重，准确记录 24 小时出入量，并将其重要性告诉患者和家属，取得配合。

### （五）饮食护理

饮食上给予易咀嚼、易消化、富含维生素的食物，少量多餐，避免过饱；多食蔬菜、水果，补充维生素，保持大便通畅，防止干燥。如果缺钾可食用含钾高的海带、紫菜、瘦肉、橘子等。适当控制总热量，蛋白质也要适当控制。限制钠盐的摄入，每天食盐摄入量少于 5 g，服利尿剂者可适当放宽。限制含钠量高的食品如发酵面食、腌制品、海产品、罐头、味精、啤酒、碳酸饮料等，可用糖、醋、蒜调味，以增进食欲。

### （六）控制大便

告知患者勿用力大便，必要时使用缓泻剂。

### （七）输液的护理

控制输液量和速度，并告诉患者及家属此做法的重要性，以防其随意调快滴速，诱发急性肺水肿。

### （八）皮肤护理

协助患者经常更换体位；嘱其穿质地柔软、宽松的衣服；保持床褥柔软、平整、洁净，严重水肿者可使用气垫床；保持皮肤清洁，经常按摩骨隆突处，预防压疮的发生。

### （九）体力休息原则

Ⅰ级：不限制一般的体力活动，积极参加体育锻炼，但必须避免剧烈运动和重体力劳动。

Ⅱ级：适当限制体力活动，增加午睡时间，强调下午多休息，可不影响轻体力工作和家务劳动。

Ⅲ级：严格限制一般的体力活动，每天有充分的休息时间，但日常生活可以自理或在他人协助下自理。

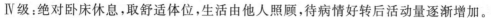

Ⅳ级:绝对卧床休息,取舒适体位,生活由他人照顾,待病情好转后活动量逐渐增加。

**(十)用药护理**

1.洋地黄类药物

应用洋地黄制剂应警惕其毒性反应的发生,主要包括:①胃肠道反应最早出现,有食欲缺乏、恶心、呕吐。②神经系统头痛、忧郁、无力、视力模糊、黄绿视。③心脏毒性表现为各种类型的心律失常,以室性心律失常尤其是室性早搏最为常见。当出现上述症状应立即停用洋地黄;补充钾盐和停用排钾利尿剂;纠正心律失常。

2.利尿剂的应用与护理

给药时间尽量选在白天,避免影响患者夜间睡眠。用药后观察 24 小时出入量、有无低血钾、有无高尿酸、体重是否减轻。

3.血管扩张剂的应用与护理

观察血压和脉搏,严格掌握滴速。硝普钠应现用现配、避光输液,避免长期大剂量使用。

4.ACEI 的应用与护理

观察血压、血钾、干咳、肾功能。

# 六、延续护理

对于老年心力衰竭患者,护理人员应根据患者病情制订相应的指导方案,为患者及家属提供正确且实用的指导。

**(一)成立延续护理管理小组**

老年心力衰竭患者延续性护理小组包括患者的主治医师、责任护士、药剂师等,保证小组成员对延续护理的积极性,并进行规范化培训。

**(二)确定延续护理的方式**

患者出院前由专人收集并准确记录延续护理患者的相关信息,建立随访资料档案。老年心力衰竭患者延续性护理小组应为患者提供全面的家庭护理指导,包括老年心力衰竭患者的容量管理、体重监测、皮肤护理、饮食指导、用药指导、病情变化的自我监测等。由小组成员在出院后 1 个月之内时采用电话回访及家庭访视的实施,全面了解患者的护理情况,适时调整护理计划。

**(三)延续护理的主要内容**

1.教会患者如何自测脉搏

将中指及示指放在桡动脉上,数一分钟,让患者演示步骤。

2.指导患者识别重要的症状、体征

头晕、视物模糊、呼吸短促、持续干咳、心悸、疲劳感增加、夜间阵发性呼吸困难、脚踝肿胀、尿量减少。

3.药物依从性

药物治疗是慢性心力衰竭患者首选的治疗方式,但是需要做好患者在用药期间的指导以及监督工作,告知患者用药治疗的目的,药物的适应证及其不良反应等,让患者有一个充分的心理准备,避免在用药过程中出现不适而放弃治疗,或是出现滥用药物的情况。如需服用强心类药物,指导患者每天在同一特定时间服用,在服用前检查脉搏,如小于 60 次/分或心脏节律不规则时,通知医师。

**4.运动干预**

在早期治疗时,在患者的身体状况允许前提下,可以鼓励患者进行适当锻炼,最好以慢走为主,告知患者运动期间需要家属在旁陪同,准备好急救的药物,避免过度运动。

**5.心理护理**

部分患者情绪波动较大,有可能会诱发心力衰竭,所以在治疗期间需要告知患者及其家属不良的情绪对疾病的危害性,使其能够尽可能保持良好及平和的情绪,避免情绪出现大起大落,其家属需要为患者创造一个温馨的家庭氛围,使其保持乐观的心态。

**6.其他注意事项**

(1)慢性心力衰竭患者容易出现水钠潴留的现象,所以在生活中需要严格限制患者对水、盐的摄入量,减少心脏负荷,同时需要告知患者及其家属在饮食方面需要把握低钠、低脂肪、低热量的原则,多食富含纤维素的蔬果食物,保持大便通畅,对于每天的液体出入量进行记录,若发现水钠潴留则需要及时纠正。

(2)建议患者每周至少测3次体重,若一周体重增加超过1.4 kg就及时就诊。

(3)指导应用利尿剂的患者适量增加钾的摄入,多吃含钾量高的食物,如香蕉、橘子汁等。

## 七、居家护理

心力衰竭患者的居家护理是一个长期的过程,在患者住院期间强化回家后自我康复意识及家属辅助康复技巧。出院后每月1次由负责护士以定期家访或电话访问的形式了解家属及患者的心理状态、饮食习惯、运动康复等进展情况,根据情况提出需要改进的方面,必要时进行门诊康复护理指导。

### (一)家庭用药指导

老年心力衰竭患者大多在家休养,应确保其回家后严格按照医嘱服药,切忌自作主张更改或停用,以免发生严重后果,并应熟悉常用药物的不良反应,这样有利于不良反应的早发现、早就医、早处理。自我保健可以减少入院次数,减轻家庭负担,住院的概率会减少一半左右。

### (二)避免诱发因素

感染是诱发心力衰竭的常见原因。告知心力衰竭老年患者的家属注意老年人感染特点:症状不典型、体温不是很高、仅表现为食欲缺乏、倦怠等。家属应密切监测病情变化,预防感染。尤其是季节交替时预防感冒,避免过度劳累、情绪激动、用力排便等。

### (三)饮食指导

饮食在心功能不全的康复中占重要地位,其原则为低钠、低热量、清淡易消化,足量维生素、无机盐,戒烟限酒,同时限制脂肪的摄入。还应少食多餐,因饱餐可诱发或加重心理衰竭。

### (四)改变生活方式

制订活动或锻炼计划,参加适当的体育活动,避免长期卧床。保证充足的睡眠。急性期及重症心力衰竭时应卧床休息,待心功能好转后应逐渐下床,适量活动,当出现脉搏>110次/分,或比休息时加快20次/分时,伴有气急、心悸、心绞痛发作或异搏感时应停止活动并休息,减少机体耗氧。

### (五)皮肤护理

慢性心力衰竭患者常被迫采取右侧卧位,所以应加强右侧骨隆突处皮肤的护理,预防压疮。可为患者定时翻身、按摩,动作需轻柔,防止皮肤擦伤。对于水肿严重患者,更应该加强全身皮肤护理。

### (六)家庭监测指导

指导患者家属学会监测意识、呼吸、心率、血压,观察咳嗽、排痰量与性质,准确记录 24 小时出入量,夜间睡眠、起夜、下肢有无水肿及程度。

### (七)原发病治疗

积极治疗控制高血压、冠心病、心肌梗死、瓣膜性心脏病、心肌炎、心包炎等。

### (八)常用药物指导

#### 1.血管扩张药

使用血管扩张药的过程中需检测血压,防止血压过低,引起重要器官血液灌注不足,发生晕厥、跌倒等。开始剂量宜小,并逐渐加至治疗量。

#### 2.利尿剂

老年人用利尿剂容易发生直立性低血压、低血钾、排痰困难等。应用利尿剂的患者应定期复查电解质,避免电解质紊乱致心律失常。应监测血压,同时关注老年患者痰液情况。

#### 3.洋地黄制剂

应告知患者及家属,洋地黄制剂的治疗浓度和中毒浓度很接近,应严格按照医嘱服药,并定时监测洋地黄血药浓度。同时在服药前,指导患者或家属自测脉搏,当心率<60 次/分时应停药,就医。患者及家属应能简单识别洋地黄制剂中毒的表现,其常见的毒性反应是胃肠道症状和室性心律失常,也易出现神经系统症状,表现为黄绿视。

#### 4.ACEI

老年心力衰竭患者可选用小剂量 ACEI,但应注意要严密监测血压,避免血压过低影响重要组织器官血液灌注。同时应用中需监测肾功能。对于同时应用 ACEI 类药物及保钾利尿剂的患者应监测血电解质变化,避免发生高钾血症。

#### 5.β 受体阻滞剂

老年人应用此药应从小剂量开始,不能突然停药。用药过程中需自测心率,心率低于 50 次/分时应慎用。

#### 6.镇静药

老年人精神紧张、恐惧、忧虑、失眠等,可用小剂量安定类制剂,但夜间应注意观察呼吸情况,防止发生呼吸衰竭。

### (九)居家运动时注意事项

(1)运动前、后测脉搏、血压,整个运动过程有专人陪护,确保安全。患者出现心绞痛、气喘加重、呼吸困难、体重增加或下肢水肿等异常情况时,立即停止运动。

(2)服用血管扩张剂时,应与运动时间错开。运动时避免出汗过多,否则易引起血压下降。

(3)运动前应避免饮酒,因为酒精可降低心肌的收缩性。

(4)制订 1 个锻炼计划,每周 3 次,每次 20~60 分钟。决定患者可以开始准备增加运动或开始运动计划的指标:可以不间断地说话,静息时心率低于 120 次/分,或日常活动时没有中等程度以上的疲劳感出现。

(5)每天监测体重:康复运动是一个长期过程,对很多患者而言,在家庭中的锻炼是更为实际的治疗选择,长期、规律的体育锻炼可以使者获益。

**(十)定期复查与就诊指导**

(1)定期复查血,心电图及评价心功能。

(2)每天定时自测体重,若1~3天体重增加了2 kg,或出现水肿加重应引起警惕,立即就诊。

(3)当静息时出现咳嗽、咳痰增多,不能平卧,稍活动感觉身体疲乏无力、呼吸困难、胸闷不适、眼前发黑、头晕等,近期血压忽高忽低,体重增加较多,踝部水肿加重、腹胀、食欲减退等情况,应及时到医院就诊。

(李　姗)

# 第四节　高　血　压

## 一、概述

年龄≥65岁、血压持续或3次以上非同日坐位血压收缩压≥18.7 kPa(140 mmHg)和(或)舒张压≥12.0 kPa(90 mmHg)可定义为老年高血压。若收缩压≥18.7 kPa(140 mmHg)及舒张压<12.0 kPa(90 mmHg),则定义为老年单纯收缩期高血压。

## 二、流行病学

随着年龄增长,高血压的患病率逐渐增加。有流行病学研究显示,在年龄<60岁的人群中,高血压的患病率为27%,但在≥80岁的老年人群中,高血压的患病率高达90%。

## 三、临床表现与并发症

老年人对血压升高可无任何自觉症状,或仅有轻度头晕、头痛、乏力、心悸、记忆力减退等症状,而往往以并发症为首发症状,如心力衰竭、突发的脑血管意外(脑出血或脑血栓形成),或合并冠心病、肾功能不全等。有些老年人在诊断了高血压以后,反而出现了"典型症状"。其特点如下。

**(一)收缩压增高、脉压增大**

随着年龄的增长,主动脉僵硬度增加,因此,收缩压在人的一生中逐渐增高,而舒张压在中年后期达峰并处于平台期,此后轻微下降。

**(二)血压波动性大**

常见血压昼夜规律异常,表现为夜间血压下降幅度<10%或超过20%,血压"晨风"现象增多,导致心、脑、肾等靶器官损害的危险增加。

**(三)直立性低血压**

直立性低血压在老年高血压中较多见,尤常见于降压治疗过程中。

**(四)常见靶器官损害**

1.心脏改变

心脏改变多可导致心肌肥厚、左心衰竭、心绞痛、心肌梗死、心力衰竭及猝死。

2.脑部改变

小动脉的微动脉瘤、脑动脉粥样硬化、缺血性脑血管病。

3.肾功能改变

肾小动脉硬化、肾动脉粥样硬化。

4.血管

除心、脑、肾、血管病变外,严重高血压可促使形成主动脉夹层并破裂,常可致命。

### (五)临床并发症

老年高血压患者随着病情进展,血压持续升高,造成靶器官损害,最终导致各种并发症。冠心病、脑卒中为常见且严重的并发症。

## 四、治疗原则

### (一)治疗策略

检查患者及全面评估其总危险后,判断患者属低危、中危、高危、极高危(表 9-1)。高危及极高危患者,无论经济条件如何,必须立即开始对高血压及并存的危险因素和临床情况进行药物治疗;中危患者,先观察患者的血压及其他危险因素数周,进一步了解情况,然后决定是否开始药物治疗;低危患者,观察患者相当一段时间,然后决定是否开始药物治疗。

表 9-1 高血压患者心血管风险水平分层

| 危险因素和病史 | 血压(mmHg) | | |
| --- | --- | --- | --- |
| | 1 级高血压 SBP<br>140~159 或 DBP 90~99 | 2 级高血压 SB<br>160~179 或 DBP 100~109 | 3 级高血压 SBP≥180<br>或 DBP≥110 |
| 无 | 低危 | 中危 | 高危 |
| 1~2 个其他危险因素 | 中危 | 中危 | 极高危 |
| ≥3 个其他危险因素,<br>或靶器官损害 | 高危 | 高危 | 极高危 |
| 临床并发症或合并糖尿病 | 极高危 | 极高危 | 极高危 |

注:1 mmHg=0.1 kPa。

### (二)非药物治疗

非药物治疗包括改善生活方式,消除不利于心理和身体健康的行为和习惯,达到减少高血压及其他心血管病的发病危险,具体内容:减重,建议体重指数($kg/m^2$)应控制在 24 以下;减少钠盐,WHO 建议每人每天食盐不超过 6 g。健康饮食习惯,注意补充钾和钙。多吃蔬菜、水果、鱼类,减少脂肪摄入;限制饮酒;增加体力活动,高血压患者根据自己的身体状况,决定自己的运动种类、强度、频度和持续运动时间;减轻精神压力,保持平衡心理。

### (三)药物治疗原则

老年人降压治疗应遵循个体化原则,宜平稳、缓慢,药物起始剂量要小,逐渐增加剂量;坚持长期治疗,需避免不规律服药或突然停药;为减少血压波动,平稳降压,宜选用起效平稳的长效降压药,此类药物能防止从夜间较低血压到清晨血压突然升高而引致的猝死、脑卒中和心脏病发作;多采用联合用药,选用不良反应相互抵消或不叠加的降压药物联合使用;需考虑到老年人易出现的不良反应,特别是直立性低血压,故降压治疗同时需监测不同体位尤其是立位血压,同时

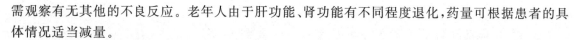

需观察有无其他的不良反应。老年人由于肝功能、肾功能有不同程度退化,药量可根据患者的具体情况适当减量。

### (四)目标血压

对所有患者降压治疗的目的是最大限度地降低远期心血管死亡率及罹患率的总危险。老年患者降压治疗应强调收缩压达标,同时应避免过度降低血压;在能耐受降压治疗的前提下,逐步降压达标,应避免过快降压。有研究指出,根据现有的数据,对所有高血压患者,推荐将血压降至 $17.3\sim18.6/10.7\sim11.3$ kPa(130~139/80~85 mmHg)的范围以内,尽可能接近 $17.3/10.7$ kPa(130/80 mmHg)。

### (五)降压药物选择

治疗老年高血压的理想降压药物应符合以下条件:平稳、有效;安全、不良反应少;服药简便、依从性好。多项临床试验表明,大部分高血压患者的血压都可以控制,但大多需要使用两种或两种以上的抗高血压药物。二药联合应用时,降压作用机制应具有互补性,因此,具有相加的降压,并可相互抵消或减轻不良反应。

## 五、护理干预

### (一)一般护理

#### 1.休息

早期患者宜适当休息,工作过度紧张者,血压较高,症状明显或伴有脏器损害表现者应充分休息。适当的休息和充分的睡眠对降低血压都有好处。要保持病室安静,光线柔和,尽量减少探视,保证充足的睡眠。护理操作亦相对集中,动作轻巧,防止过多干扰加重患者的不适感。当血压通过治疗稳定在理想水平,无明显脏器功能损害时,除了保证足够的休息外,还要注意生活起居有规律,不宜过度劳累,避免看情节恐怖、紧张的电视、电影,注意劳逸结合,运动量不宜太大,可进行适当的体育锻炼,如散步、打太极拳,不宜长期静坐或卧床。

#### 2.饮食

指导患者坚持低盐、低脂、低胆固醇饮食,限制动物脂肪、内脏、鱼子、软体动物、甲壳类动物,多吃新鲜蔬菜、水果,防止便秘。肥胖者控制体重,养成良好的饮食习惯:细嚼慢咽,避免过饱,少吃零食等。忌烟酒,咖啡和浓茶亦应尽量避免饮用。

#### 3.排便护理

避免用力排便,并告知患者用力排便的潜在危险,必要时遵医嘱应用缓泻剂。

#### 4.用药护理

指导患者遵医嘱按时正确降压药物治疗;密切观察患者用药后的效果及不良反应;指导患者服药后动作宜缓慢,警惕直立性低血压的发生。

#### 5.心理护理

鼓励患者表达自身感受;教会患者自我放松的方法;针对个体情况进行针对性心理护理;鼓励患者家属和朋友给予患者关心和支持,鼓励患者增强信心;解释高血压治疗的长期性、依从性的重要性。

### (二)观察病情

(1)测量血压应在固定条件下测量:测量前患者须静坐或静卧 30 分钟,同一血压计,同一侧肢体。

(2)当测量血压高于 21.3/13.3 kPa(160/100 mmHg),应及时告知医师并给予必要的处理。

(3)如发现患者血压急剧升高,同时伴头痛、呕吐等症状时,应考虑发生高血压危象的可能,应立即通知医师并让患者卧床、吸氧。同时备好快速降压药物、脱水剂等,如患者出现抽搐、躁动,则应注意安全。

(4)对有心、脑、肾并发症患者应严密观察血压波动情况,详细准确记录 24 小时出入量。

(5)对失眠或精神紧张者,要做好心理护理,同时配以药物治疗。

## 六、延续护理

对于老年高血压患者,护理人员应根据患者病情制订相应的指导方案,为患者及家属提供正确且实用的指导。

### (一)成立延续护理管理小组

老年高血压患者的延续性护理小组包括患者的主治医师、责任护士、药剂师等,保证小组成员对延续护理的积极性,并进行规范化培训。

### (二)确定延续护理的方式

患者出院前由专人收集、记录延续护理患者的相关信息,建立随访资料档案。老年高血压患者延续性护理小组旨在为患者提供全方位的家庭护理指导,应包含向患者及家属宣教高血压疾病知识、指导如何在家中准确测量及监测血压、高血压患者饮食原则、高血压用药指导、运动原则等。由小组成员在出院后 1 个月之内时采用电话回访及家庭访视的形式实施,全面了解患者的护理情况,适时调整护理计划。

### (三)延续护理的主要内容

(1)宣教高血压病知识,向患者及家属解释引起高血压的生物、心理、社会因素及高血压对机体的危害,以引起患者足够的重视。

(2)饮食控制,减少钠盐、动物脂肪、刺激性食物的摄入,忌烟酒。

(3)保持大便通畅,必要时用缓泻剂。

(4)指导患者合理安排生活,劳逸结合,定期测量血压。

(5)向患者或家属说明高血压病需坚持长期终身规则治疗和保健护理的重要性,定时服用降压药,自己不随意减量或停药,可在医师指导下加以调整,防止血压反跳。在服用降压药的过程中,要向患者说明坐位或平躺时起立,动作要尽量缓慢,特别是夜间起床小便时更要避免突然起立,以免血压突然降低引起晕厥而发生意外。

(6)提高患者心理调节能力,培养对自然环境和社会的良好适应能力,要改善控制自己的情感生活,不要过度兴奋、激动或发怒。避免情绪激动、过度紧张、焦虑及各种不良刺激。音乐对人的心理和情绪有调节作用,要鼓励患者多听音乐,陶冶情操。树立"坚持长期的饮食、运动、药物治疗,将血压控制在接近正常的水平"的信心。

## 七、居家护理

### (一)饮食调配

饮食合理调配,清淡为主。高血压人的饮食一定要搭配合理,做到均衡,尽量不要偏食,而且,食物以清淡为主,少吃过于油腻的食物,少摄入过多的动物脂肪,建议多吃一些青菜。

### （二）保持愉悦的心情

乐观的心态是健康非常重要的要素。高血压患者更是如此，因为不良情绪的刺激和过于紧张都会导致血压升高，甚至出现危险。要尽量安排丰富的生活，让他们开心快乐同时作为子女更要孝顺父母，不要跟他们产生矛盾和争执，多陪伴他们，让他们享受天伦之乐。

### （三）适当的运动

高血压的患者最好能够适当的运动，坚持每天散步、打太极拳，女性朋友可以跳跳广场舞、健美操，这些运动会提升身体的抵抗力，加快血液循环，加速新陈代谢。

### （四）预防便秘

高血压的患者一定要预防便秘，因为一旦便秘发生，很容导致血压迅速升高，从而增加心脏和脑血管的负担，一些心脏猝死的人往往是因为便秘而诱发。

### （五）保证良好的睡眠

高血压的患者一定要保证睡眠的质量和时间，一旦睡眠不好最容易导致血压升高，因此，高血压患者不能熬夜，睡觉时间也要保证 7 个小时。如果失眠，一定要想办法纠正。

### （六）坚持服用药物

一旦诊断为高血压，并且开始服用降压药，就不要随意停止和更换药物，这些要在医师的指导下才可以更换。突然的停药或者换药，都会引起血压不正常的波动，甚至会危及生命。

### （七）定期测量血压

建议有高血压患者的家里一定要备一个血压计，现在电子血压计应用的也很广泛，而且非常的简单易操作，可以广为利用。收缩压如果在 20.0 kPa(150 mmHg)以上，建议每天测量 1 次血压，如果血压稳定，建议每周至少测量 1 次血压。

### （八）发现情况及时就医

平时要注意观察，一旦患者出现一些严重的头痛、头晕、恶心，血压持续升高等情况时，千万不能大意，应立即到附近医院进行诊治，以免耽误病情。

（李　姗）

# 第五节　瘙　痒　症

## 一、概述

瘙痒是许多皮肤病的主要症状之一，可以伴或不伴明显的皮肤改变。国外有学者给瘙痒下了一个定义，即瘙痒是一种引起搔抓欲望的皮肤感觉。

老年人因皮脂腺功能退化、表皮和真皮萎缩、$Th_2$ 免疫应答增强及伴发其他系统疾病等原因，更易出现瘙痒症状，因此，临床上把发生于老年人（＞65 岁个体）的，无原发皮肤损害，又无明确瘙痒性系统性疾病的瘙痒统称为老年瘙痒症。

按照最新的瘙痒分类，老年瘙痒症可分为以下几个主要类型。

### （一）皮肤病引起的瘙痒

皮肤病引起的瘙痒指湿疹、皮肤干燥症、脂溢性皮炎、神经性皮炎、荨麻疹、药疹、疥疮、瘢痕

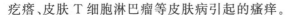

疙瘩、皮肤 T 细胞淋巴瘤等皮肤病引起的瘙痒。

**（二）药物引起的瘙痒**

药物引起的瘙痒指阿司匹林、阿片类药物、多黏菌素 B 等药物直接诱导炎症介质释放而引起，或如青霉素、磺胺、红霉素、氯丙嗪、雌激素等药物直接引起的瘙痒。

**（三）尿毒症性瘙痒**

尿毒症性瘙痒指慢性肾衰竭患者出现慢性全身性或局限性瘙痒，又称肾性瘙痒。

**（四）胆汁淤积性瘙痒**

胆汁淤积性瘙痒指严重的肝脏疾病如原发性胆汁肝硬化、风阻性胆总管结石、胆管癌等引起的瘙痒。

**（五）恶性肿瘤相关性瘙痒**

恶性肿瘤相关性瘙痒指皮肤 T 细胞淋巴瘤、霍奇金淋巴瘤、非霍奇金淋巴瘤、慢性淋巴细胞性白血病等患者出现的瘙痒，且顽固瘙痒患者提示预后不良。

**（六）精神性瘙痒**

精神性瘙痒指因精神因素，如精神紧张、情绪激动、抑郁焦虑、条件反射等引起或加重的瘙痒。

**（七）不明原因的瘙痒**

不明原因的瘙痒指有些老年人经询问病史、体检、实验室检查及影像学检查均不能找到原因的慢性瘙痒，称为不明原因的瘙痒（PUO）。

## 二、流行病学

关于老年人瘙痒的研究很少，研究的病例数和目的各异，尚无全面的流行病学调查，目前只有少数小样本或有显著选择偏倚人群的研究。

国外研究显示，65 岁以上老年住院患者中，瘙痒占住院病因的 11.5％，占住院病因排名第 3 位。我国相关研究显示，65 岁以上老年住院患者中瘙痒性皮肤病占 63.9％，其中女性（12％）比男性（11.2％）更为多见；根据季节性变化，老年性瘙痒发病率冬季为 12.8％，秋季为 12.7％；全身皮肤瘙痒的患者中，25.7％合并系统性疾病，其中糖尿病最常见，占 11.4％，其他常见并发症有脑血管意外、短暂性脑缺血、肾炎、贫血及甲状腺功能低下等。

老年瘙痒症是老年人最常见的瘙痒性疾病，发病率显著高于年轻人，占 40.7％。长期反复瘙痒会影响老年人的生活质量，可导致睡眠障碍和注意力下降。

## 三、临床表现与并发症

老年瘙痒症表现为皮肤干燥、瘙痒，瘙痒呈阵发性加重，疾病发生随年龄、季节而不同，常影响睡眠而导致情绪烦躁不安，给患者及其家庭带来极大痛苦和精神压力。临床上一般将老年瘙痒症分为全身性瘙痒症和局限性瘙痒症。主要表现如下。

**（一）全身性瘙痒症**

瘙痒一开始可局限于一处，后逐渐扩展至全身。患者瘙痒可为阵发性，也可为持续性，通常夜间显著。饮酒、情绪变化、接触物质、甚至某些暗示都可引起瘙痒发作或加重。瘙痒程度不同，部分老年患者自觉直至抓破流血方可缓解症状。查体时常会看到皮肤增厚、抓痕、血痂、色素沉着、湿疹样变化和苔藓化，并可出现继发感染而形成毛囊炎、脓疱疮、淋巴管炎等。瘙痒可严重影响睡眠、饮食，故会出现头晕、精神抑郁及食欲缺乏等神经衰弱表现。

## （二）局限性瘙痒症

临床上根据瘙痒部位不同分为肛门瘙痒、阴囊瘙痒、外阴瘙痒、头部瘙痒、小腿瘙痒等。表现为皮肤粗糙肥厚、抓痕、血痂。

## 四、治疗原则

老年瘙痒症的病因繁多而复杂，常伴发严重的系统性疾病，所以目前仍缺乏有关瘙痒治疗的标准方案。对于老年瘙痒一定要全面分析，特别是无原发皮肤损伤的慢性患者，应积极排查肝肾疾病、肿瘤等慢性病。老年人因皮肤老化、干燥、神经系统退行性变、药物耐受等原因，对止痒药物敏感性较低，故常需多种方案联合治疗，且疗程较长。瘙痒治疗方案必须依据年龄、原发病、服用药物、过敏史、瘙痒严重程度和对生活质量的影响程度而定，分为一般治疗、局部治疗、系统治疗、光疗和中医治疗。

### （一）一般治疗

（1）病因学治疗病理因素如某系统疾病、药物等引起的老年性皮肤瘙痒症应给予相应的病因学治疗，如避免接触变应原、停止应用可疑药物等。

（2）缓解瘙痒非病理因素引起的老年瘙痒症，镇静止痒和润泽皮肤是基本治疗原则，建议患者采取一般的缓解瘙痒的措施。①避免增加皮肤干燥的因素，如干燥的环境、热（如桑拿）、酒精敷布、冰袋、过度频繁的洗浴。②避免接触刺激性物质，如用乳酸依沙 γ 啶、洋甘菊、茶树精油的敷布。③避免食用过热及辛辣食物、大量热饮和酒精。④避免过度兴奋和压力。⑤使用温和的、非碱性肥皂，保湿洗浴剂和浴油（表面活性剂含量低的油）。使用微温的水，洗浴时间不超过20分钟，洗浴后立刻根据个人肤质使用护肤品。⑥如果存在原发皮肤疾病：擦干皮肤时勿用力揉搓，因为这样会使本来就损坏的皮肤剥离并造成进一步损害。⑦根据个人皮肤情况使用补水护肤品来进行日常保湿。⑧穿足够、柔软、宽松的衣服，比如棉质。⑨如果是特应性体质，避免房屋内有灰尘或尘螨，会加重瘙痒。⑩短期缓解瘙痒：使用含尿素乳液、樟脑-薄荷脑聚多卡醇、鞣酸，保湿剂或浓缩清凉剂。

### （二）局部治疗

老年人皮肤干燥，表皮和真皮均有不同程度退化，皮肤神经末梢更加敏感，可加重各种类型的瘙痒，因此，外用保湿剂是必需的基础用药。在止痒药物的选择上，应避免刺激性和易致敏的药物，如薄荷脑、辣椒素等。常用局部治疗药物有如下几种。

#### 1.各种止痒剂

炉甘石洗剂、5%多塞平霜、医学类皮肤保湿及修复剂、类固醇皮质软膏或霜剂外涂可缓解瘙痒，其中0.025%辣椒素霜对长期血透患者瘙痒症有较好的疗效，且无严重不良反应。除此之外，糠浴、硫磺浴或淀粉浴都有止痒效果。

#### 2.抗组胺药

5%多塞平对于治疗过敏性、接触性及微生物性皮炎有效。应用最大面积是皮肤总面积的10%，每天总剂量不得超过3 g，止痒效果15分钟起效。

#### 3.糖皮质激素

糖皮质激素有促进出汗、增加皮肤毛细血管血流、促进风团消退等作用。适用于各种湿疹、接触性皮炎、药疹、虫咬皮炎、局限性神经性皮炎、局限性瘙痒症、局限性银屑病等。短期使用糖皮质激素有效，长期使用可出现皮肤萎缩。常见不良反应有皮肤变薄萎缩、毛细血管扩张、皮肤干燥、皮肤机械性变脆、感染和感染扩散等。

4.钙调磷酸酶抑制剂

对于过敏性皮炎是强有力的止痒剂。

5.内源性大麻素

如大麻素或 N-软脂酰乙醇胺,能活化皮肤中大麻受体,研究显示可用于治疗过敏性皮炎、慢性肾衰竭、结节性痒疹和肛门的瘙痒。

6.麻醉药

局麻药物利多卡因和丙胺卡因的混合物在 30~60 分钟能渗透入皮肤,从而发挥止痒作用,增强其疗效。

(三)系统治疗

老年瘙痒一般较为顽固且原因复杂,单纯外用药物往往不能控制症状,因此系统治疗非常必要。常用药物如下。

1.抗组胺药

抗组胺药是使用最广泛的止痒剂,能和组胺竞争平滑肌、血管内皮细胞及神经组织等处组胺受体,是组胺依赖性瘙痒的首选疗法,如荨麻疹、血管性水肿、过敏性休克等。不良反应有口干、心动过速、视力模糊等。第一代抗组胺药 $H_1$ 受体拮抗剂如多塞平、酮替芬、去氯羟嗪和氯苯那敏等,对老年瘙痒更为适合。

2.免疫抑制剂

环孢素 A 可有效治疗以 T 细胞浸润为主的疾病,如扁平苔藓、药物、AD 及部分自身免疫病引起的瘙痒。沙利度胺可治疗各种难治性瘙痒,如结节性痒疹、光化性痒疹、扁平苔藓、移植物抗宿主病、肾源性瘙痒、硬皮病。

3.阿片受体阻滞剂/激动剂

μ-受体激动剂参与瘙痒的中枢调节,可治疗各类顽固性瘙痒,如尿毒症瘙痒、胆汁淤积性瘙痒、结节性痒疹和阿片类诱导的瘙痒;也可激活其他阿片受体,即 K-受体,可以减轻瘙痒。

4.抗抑郁药

三环类抗抑郁药盐酸多塞平同时具有抗组胺及抗毒蕈碱型乙酰胆碱受体的效果,低剂量的盐酸多塞平对于肾源性瘙痒、AD、各种非炎症性皮肤病性瘙痒及 HIV 介导的瘙痒均有效,亦可减轻真性红细胞增多症、癌旁瘙痒、胆汁淤积性瘙痒和结节性痒疹的瘙痒,抗抑郁药通常建议作为二线或三线止痒疗法。

5.抗癫痫药

加巴喷丁止痒作用基于调节钙离子通道、抑制谷氨酸合成及释放和抑制中枢神经系统 GABA 能通路,可用于治疗老年瘙痒、结节性痒疹、肱桡瘙痒、疱疹后瘙痒、胆汁淤积、烧伤后瘙痒、吗啡诱导的瘙痒、皮肤 T 细胞淋巴瘤、特发性瘙痒、肝源性及肾源性瘙痒。

6.非特异性止痒剂

常用药有普鲁卡因、10%葡萄糖酸钙、5%溴化钙或 10%硫代硫酸钠。

7.糖皮质激素

剂量为 1.0~1.5 mg/kg,症状缓解后逐渐减量,适用于严重瘙痒或瘙痒急性发作期。

8.性激素

男性用丙酸睾酮 25 mg 肌内注射,或口服甲睾酮 5 mg;女性用黄体酮 10 mg,肌内注射,或口服己烯雌酚 0.5 mg。生殖系统肿瘤或肝功能、肾功能不全者应忌用或慎用。

9.5-脂氧合酶抑制剂

齐留通、咪唑斯汀抑制白三烯 $B_4$ 的合成,明显减轻皮肤瘙痒。

10.考来烯胺

对于胆汁淤积性瘙痒有效,最佳剂量 12 g,然而长期使用会导致脂溶性维生素缺乏、恶心、胃胀气和便秘。

11.其他

有报道称自体输血疗法可缓解老年瘙痒。此外,常规药物治疗联合心理干预明显优于单纯的药物治疗,可显著改善患者生活质量。

### (四)紫外线

UV 光疗通过免疫调节、免疫抑制、抗感染作用及抑制炎症介质(如 IL-1、TNF-α,或释放抗炎神经肽),可有效辅助治疗多种慢性瘙痒,如炎症性皮肤病、CTCL(PUVA)、日光性荨麻疹、AD、结节性痒疹(PUVA)、水源性瘙痒、霍奇金氏淋巴瘤、肾源性瘙痒(UVB)、HIV 感染、妊娠期毛囊炎。窄谱 UVB 照射可以抑制真皮肥大细胞脱颗粒释放组胺,从而减轻瘙痒症状。对老年性瘙痒建议采用光疗法。

### (五)中医治疗

1.中医内治

(1)病因:老年瘙痒症属于中医的"痒风""风瘙痒"等范畴。中医认为本病的内因多与脏腑气血有关,外因常与风、湿、热、虫有关。总结古今病因病机的研究,老年瘙痒症或由老年人气血虚弱,精血不足,血虚生风而致痒;或年老体衰,肝风内动而致痒;或久病及络,脉络瘀阻,气血津液不布,肌肤失于濡养而致痒;或因气血不足,营卫失和而致痒等。

(2)辨证:老年瘙痒症辨证不外虚实两端,虚证可分为血虚风燥、阴虚阳亢、脾虚湿盛等型,实证可分为血热、湿热、血瘀、外邪侵袭等型。血虚风燥型,治以养血润燥止痒,可选当归饮子加减,药用当归、熟地、白芍、何首乌、阿胶等;阴虚阳亢型,治以滋阴潜阳、熄风止痒,可选潜阳熄风汤加减,药用生龙牡、代赭石、灵磁石、地黄、麦冬、枸杞子等药;脾虚湿盛型,治以健脾利湿止痒,可选除湿胃苓汤加减,药用茯苓、白术、厚朴、陈皮、泽泻等;血热型,治以清热凉血止痒,可选止痒熄风饮加减,药用生地、牡丹皮、丹参、赤芍、羚羊角、水牛角代等;湿热型,治以清热利湿止痒,可选龙胆泻肝汤加减,药用龙胆草、苦参、栀子、黄芩、川木通、泽泻等;血瘀型,治以活血化瘀通络,可选桃红四物汤加减,药用桃仁、红花、当归、赤芍、川芎等;风寒湿热等外邪侵袭者,治以祛风散寒除湿清热止痒,可选消风散加减,药用荆芥、防风、刺蒺藜、蝉衣等,寒重加麻黄、桂枝,热重加银花、连翘,湿重加羌活、秦艽。

2.中医外治

中医外治法主要包括药物外治法与非药物外治法。

(1)药物外治法:包括中药外洗、中药酊剂外擦、中药膏剂外涂、中药敷脐等。多选用具有祛风除湿、解毒杀虫、养血活血、凉血润燥作用的中药,如褚桃叶、苦参、黄柏、地肤子、蛇床子、白鲜皮、苍耳子、防风、当归、土槿皮、百部等。

(2)非药物疗法:包括针刺疗法、耳穴疗法、梅花针疗法、埋线疗法、拔罐疗法、刮痧疗法等。有研究报道,维生素 $B_1$、维生素 $B_{12}$ 穴位注射三阴交和咪唑斯汀加耳针疗法对治疗老年瘙痒症有一定疗效。

### 五、护理干预

#### (一)对症护理

减少皮肤机械性的损伤,老年人的皮肤变脆、变薄,当受到外力或锐器的刮拉时易造成损伤,且损伤后愈合较慢易造成感染。护士应指导老年人在日常生活中勤洗手、勤剪指甲,保持皮肤完整性,预防皮肤抓破感染,尽量避免搔抓,瘙痒难忍时用指腹按摩代替抓痒。要加强人员陪护巡查,对于患者的不适症应做到及时发现与处理。同时,老年人一般伴有高血压、心脏病、糖尿病等,在选择治疗药物,特别是在联合用药时,要坚持科学、合理的原则,护士应密切观察患者,防止出现各种并发症。

#### (二)皮肤护理

防止皮肤过分干燥是护理老年性皮肤瘙痒症的重要环节。合理沐浴,注意四忌:忌太勤、忌水过烫、忌搓揉过频、忌肥皂碱性太强。夜间瘙痒严重者可在睡前用温水淋浴,每次沐浴 10～20 分钟,水温 30～40 ℃,室温 22～24 ℃,沐浴后可用甘油水或润肤油脂。以保持皮肤湿润。内衣要宽松,最好选择本色的纯棉、麻、丝织物,布质要柔软,光滑,吸湿性强,以防摩擦皮肤,避免穿化纤、混纺织品内衣。鉴于皮肤温热时痒感往往加重,而皮肤凉快有助于消除瘙痒。因此要适当增减衣着和被褥。居室温度适宜,必要时使用空调,冬天室内空气干燥可适当加湿。另外,指导患者加强皮肤耐寒锻炼,可进行冷水浴。坚持冷水洗脸,冷水擦身,用冰块或冰袋敷皮肤瘙痒处,夏天尽量减少太阳照射及处在高温环境,以减轻瘙痒强迫感和减少诱发因素。指导患者勤洗手、及时修剪指甲,勿搔抓、摩擦皮肤,避免皮肤抓破而引起感染。皮肤瘙痒时搔抓不仅会使皮肤破损,还会继发皮炎、湿疹,而且搔抓可使局部的感觉因反复刺激而更加兴奋、敏感,使瘙痒进一步加重,越痒越抓,形成恶性循环。可选择含有薄荷、冰片的止痒药膏来止痒,同时可多用护肤霜。

#### (三)饮食护理

**1.补充维生素及微量元素**

注意增加膳食中部分维生素(如维生素 A、维生素 $B_6$)及锰的含量,以减轻和避免皮肤瘙痒的发生。富含维生素 A 的食物有动物肝脏、香蕉、胡萝卜、油菜、花菜等;富含维生素 $B_6$ 的食物有麦麸、马铃薯、豌豆、牛肝、肾、香蕉等;富含 B 族维生素的食物有黄豆、酵母、香菇等;富含锰的食物有大豆、红薯、菜花、大白菜、萝卜、西红柿、橘子、杏、瘦肉等。

**2.忌辛辣**

少吃辛辣刺激性食物,如烟、酒、辣椒、胡椒、大蒜、葱、芥末、生姜、咖啡等;避免食用鱼、虾、蟹等海产品,以免加重皮肤瘙痒。多食养血润燥食物,如芝麻、花生等,因气血充足才能营养肌肤,减少皮肤瘙痒的发生。

**3.补充水分**

应养成定时、定量喝水的习惯,每天不少于 1 500 mL,及时为身体补充水分,保持皮肤滋润,多食粗纤维食物,保持大便通畅,以减轻瘙痒。冬季多食富含维生素 A 的食物。

**4.特殊饮食**

尿毒症皮肤瘙痒患者应选择低盐、优质低蛋白饮食,蛋白质每天限制在 20～40 g,减少植物蛋白的摄入,限制米、面摄入量,禁食豆类及豆类制品、坚果类等植物蛋白含量高的食物,限制磷的摄入量,一般每天不超过 10 mg/kg;避免过多食用奶制品、动物内脏、花生、杏仁、巧克力和葡萄干、海产品、豆类等高磷食物。

### (四)药物熏蒸或沐浴的护理

在施行中医外治法过程中,应严格掌握禁忌证,尤其是利用中药熏蒸、全身药浴等方法时,对有严重心肺疾病的患者应禁用,高血压、糖尿病、有出血倾向、体质虚弱者慎用。治疗前,护士应详细向患者介绍目的、方法、注意事项及浴室信息指示灯的使用方法,使患者充分了解治疗的全过程及注意事项,根据患者体质、病情调节药浴水温、时间,保持室温在20~25 ℃;治疗中加强巡视,注意观察患者有无不适症状,以防意外(年老体弱者,浴温不宜过高,一般为30~35 ℃,入浴时应有专人协助),并对暴露部位做好保暖工作;治疗后避免吹风受凉,夏季让其自然晾干,秋冬季用柔软干毛巾擦拭,注意观察患者的药物疗效及不良反应等,并及时补充水分。

### (五)心理学干预

瘙痒引起了搔抓,搔抓又反过来刺激了炎性因子的合成和释放,进一步促进炎症反应和瘙痒,严重的瘙痒使人烦躁、焦虑,增加了心理患病的概率。由于瘙痒具有很强可主观性,不可避免的有心理成分,从而建立了首先定位于心因起源的皮肤病诊断。因此,首先治疗患者的皮肤病,然后根据其心理特点给予心理支持治疗。

护士要多与患者沟通,建立良好的护患关系,及时了解患者的思想动态、情绪变化,同时给予开导劝解。也可让患者多参加娱乐活动,如下棋、听音乐、聊天、看电视等,以减少对瘙痒的关注,不看刺激性强的影视节目,并养成早起、早睡的良好生活习惯。同时应积极采用心理分析、生物反馈疗法、催眠疗法、音乐疗法等心理治疗方法,帮助患者消除顾虑,减轻精神压力,保持良好心态,从而减轻患者瘙痒的程度。

## 六、延续护理

### (一)成立延续护理管理小组

延续护理管理小组包括患者的主治医师、责任护士、药剂师等,保证小组成员对延续护理的积极性,并进行规范化培训。

### (二)确定延续护理的方式

#### 1.系统出院指导

出院前1周对老年瘙痒症康复出院患者发放出院患者指导卡,卡上注明老年瘙痒症的健康教育内容,护士应针对老年人的特点,采用多样的方法如图文宣教、图文相册等形式,组织患者进行讲座,并请取得良好效果的患者现身说法。在生活方面,教育老年人合理休息,劳逸结合,保证睡眠,避免过度焦虑和运动。

#### 2.家庭随访

科室建立出院患者延续护理登记本,内容包括姓名、性别、年龄、入院诊断、出院诊断、入院日期、出院日期、家庭地址、电话号码、E-mail地址、最希望联系方式、联系时间段、皮肤瘙痒重点问题、患者对医疗护理工作满意度以及患者出院后情况反馈栏等。情况反馈栏包括出院患者精神、睡眠、皮肤瘙痒恢复情况、饮食、大小便、活动情况、是否按时用药、对随访质量的满意度及患者意见、相关医学知识普及、特殊要求(包括邮寄账单、购药、联系兄弟科室住院等)。根据患者的临床资料确定延续护理方案,由小组成员在出院后3个月之内时采用电话回访、微信、QQ、上门访视等多种访视实施,通过各种形式全面了解并指导老年患者皮肤瘙痒改善情况、用药情况和治疗依从性,适时调整护理计划。

3.举办培训班

提高老年瘙痒症患者的自护能力。培训前根据患者各自的需求进行登记,在了解患者需求的基础上,举办各种皮肤病、各种相关专科疾病如糖尿病等专题讲座。

4.建立患者俱乐部

患者俱乐部是由皮肤科专科医务人员组织的患者互助小组,由医护人员、患者、家属、社会志愿者共同参与,在相关医护人员的组织下,组织患者定期活动,对老年瘙痒症疾病的诊治、康复、自我护理组织小组讨论,或开展知识竞赛,同时进行经验交流,使患者可以相互支持,共同分享成功或分担苦恼,体会到社会的关心和支持,对疾病的恢复具有积极的作用。

(三)延续护理的主要内容

1.药物指导

告知患者及家属不同止痒药物的名称、机制、使用方法、不良反应等,嘱咐家属认真观察患者病情,及时全面发现可能诱发瘙痒的躯体不适,及时反馈给小组成员,注意观察药物的不良反应。

2.饮食指导

避免睡前摄入大量辛辣、不易消化的食物,睡前不饮用咖啡、浓茶及含酒精的刺激性饮料。

3.症状管理与识别

加强患者及家属对于老年瘙痒症的知识宣教,使其正确识别瘙痒症状并采用正确的措施进行缓解。做到"六忌"。

(1)忌摩擦:因患者不断搔抓摩擦而使皮损浸润、肥厚、苔藓样变,形成越抓越痒、越痒越抓的恶性循环。

(2)忌热水烫:热水烫皮肤促使病情恶化,特别是一些急性湿疹、皮炎,烫后皮肤毛细血管扩张,红肿、糜烂及渗出等更为严重。

(3)忌肥皂洗:应尽量避免使用肥皂等碱性洗涤剂,以免加剧瘙痒。

(4)忌搽化妆品:各种化妆品中都含有香精、色素、防腐剂等成分,这些成分中又有重金属铅、汞、铁及甲醛,会刺激皮肤,增加刺痒感。

(5)忌饮食不适宜:食用海鲜、鱼、虾、羊肉、春笋、浓茶、咖啡、酒类及辛辣刺激性食物等可使病情反复或加重,常吃新鲜绿色蔬菜、水果、肉皮等富含维生素C、维生素E及人体必需氨基酸的食物,以促进血液循环,改善表皮细胞代谢功能,减轻皮肤刺激程度。

(6)忌乱搽药物:根据病因和皮肤损害性质进行有针对性的治疗,不宜自行乱搽药。

4.居家环境

告知家属或患者家中存在的可诱发老年人瘙痒的环境因素,适当提供改善措施,如保持老年人卧室的整洁、安静、舒适,被褥清洁干燥,经常通风换气。

5.心理指导

小组人员对待患者应热情,多与患者沟通,并认真倾听,采用疏导、心理支持、情绪转移等心理护理方法,最大程度消除其不良情绪;小组成员帮助患者家属、朋友了解患者心理状态,积极参与患者的心理疏导,充分发挥家庭-社会支持系统的作用,消除影响患者瘙痒发作的心理因素。

# 七、居家护理

## (一)病情指导

(1)积极治疗原发病,身体不适及时就医。

（2）避免各种诱发因素局部皮肤病变、全身性疾病和心理因素。

**（二）用药指导**

用药方法、周期要严格遵循医师建议，不可随意增加或自行停止用药，按时到医院复查。

**（三）饮食指导**

1.注重增加膳食中的维生素

如维生素 A、B 族维生素及锰的含量，以减轻和避免皮肤瘙痒的发生。冬季多食富含维生素 A 的食物。少食甜食，少吃辛辣刺激性食物，如烟、酒、辣椒、胡椒、大蒜、葱、芥末、生姜、咖啡等；避免食用鱼、虾、蟹等海产品，以免加重皮肤瘙痒。

2.应养成定时定量喝水的习惯

每天不少于 1 500 mL，及时为身体补充水分，保持皮肤滋润，粗纤维食物，保持大便通畅，以减轻瘙痒。

3.低蛋白饮食

尿毒症皮肤瘙痒患者应选择低盐、优质低蛋白饮食，蛋白质每天限制在 20～40 g，减少植物蛋白的摄入，限制米、面摄入量，禁食豆类及豆类制品、坚果类等植物蛋白含量高的食物，限制磷的摄入量，一般每天不超过 10 mg/kg；避免过多食用奶制品、动物内脏、花生、杏仁、巧克力和葡萄干、海产品、豆类等高磷食物；勿饮用酒类、浓茶、咖啡等，勿食用辛辣、油腻之品；避免过冷或过热食物的刺激。

**（四）改变不良生活方式指导**

老年人保持生活规律，心情愉快，避免发怒和急躁，保持充足的睡眠，避免过度疲劳；注意居室环境明亮、卫生、简洁、通风良好、温度、湿度适宜；控制血糖是减轻糖尿病患者皮肤瘙痒的关键，对糖尿病患者要进行有关糖尿病知识的教育，指导定期监测血糖的变化情况，根据血糖值调整降糖药物，加强饮食的调理，坚持运动及心理疏导，可改善机体的代谢，降低血糖，从而减轻皮肤瘙痒症状。

**（五）适当的身体锻炼**

可促进皮肤的新陈代谢，提高皮肤对营养的吸收，还可促进汗液的分泌，减轻皮肤干燥，缓解瘙痒症状。

**（六）局部护理**

防止皮肤过分干燥是护理老年性皮肤瘙痒症的重要环节。合理沐浴，除炎热的夏季外每周洗澡 1～2 次即可，夜间瘙痒严重者可在睡前用温水淋浴。指导老年人在日常生活中勤洗手、勤剪指甲，保持皮肤完整性，预防皮肤抓破感染，尽量避免搔抓，瘙痒难忍时用指腹按摩代替抓痒。

**（七）穿衣指导**

老年人的内衣裤、毛巾、袜子等要宽松，不要选择毛纺或混纺的。这种质地的衣物对皮肤有刺激作用，又会使人体皮肤的水分减少，皮屑增多。另外，一些质量低劣的衣物中还含有过多的甲醛，引起皮肤瘙痒。最好选择本色的纯棉、麻、丝织物，布质要柔软，光滑，吸湿性强，以防摩擦皮肤，避免穿化纤、混纺织品内衣。鉴于皮肤温热时痒感往往加重，而皮肤凉快有助于消除瘙痒，增减衣着和被褥。居室温度适宜，必要时使用空调，冬天室内空气干燥可适当加湿。另外，指导用冰块或冰袋敷皮肤瘙痒处，夏天尽量减少太阳照射及处在高温环境，以减轻瘙痒强迫感和减少诱发因素；勤洗手、及时修剪指甲，勿搔抓、摩擦皮肤，避免皮肤抓破而引起感染。皮肤瘙痒时搔抓不仅会使皮肤破损，还会继发皮炎、湿疹，而且搔抓可使局部的感觉因反复刺激而更加兴奋、敏感,使瘙痒进一步加重,越痒越抓,形成恶性循环。

### (八)心理护理

10%以上全身性皮肤瘙痒是由心理性因素引起的。心理或精神因素,如焦虑、抑郁、精神严重变态等,均可引起皮肤瘙痒,并随情绪好坏加重或减轻。鼓励患者积极参加老年人健身操或者看电视、听音乐、聊天等,转移对痒的注意力,防止精神因素加重瘙痒。教会患者一些转移瘙痒的技巧,如呼吸松弛法、皮肤拍打法等,以减少对皮肤的搔抓。找出可能的心理原因加以疏导,或针对瘙痒而引起的心理异常进行开解。家属多了解老年人的思想动态、情绪变化,同时给予开导劝解,让患者多参加娱乐活动,如下棋、听音乐、聊天、看电视等,以减少对瘙痒的关注,不看刺激性强的影视节目,并养成早起、早睡的良好生活习惯。同时应积极采用心理分析、生物反馈疗法、催眠疗法、音乐疗法等心理治疗方法,帮助患者消除顾虑,减轻精神压力。保持良好心态,从而减轻患者瘙痒的程度。

（李　姗）

# 第六节　白　内　障

## 一、概述

老年性白内障是占全球第一位的致盲性眼病,其发病率及致盲率与年龄的增长密切相关,又称为年龄相关性白内障。50岁以上人群多发,多为双眼发病,但发病可有先有后。主要表现为无痛性、进行性视力减退。世界卫生组织(WTO)从群体防盲治盲的角度出发,将晶状体混浊且矫正视力不足0.5以下称为临床有意义的白内障。

## 二、流行病学

老年性白内障在各类白内障中所占比例最大,世界各国均在50%左右。视力<0.7,晶状体混浊并且无其他导致视力下降的眼病是我国白内障的诊断标准。据调查显示,我国白内障患病率50～59岁为5.23%～18.79%,60～69岁为43.2%～51.6%,70岁以上可为63.20%～86.91%,随着年龄的增加,白内障的患病率明显增高。男性患病率为40.40%,女性患病率为51.20%,女性白内障患病率明显高于男性。还有调查研究显示,白内障发生存在明显的地区差异,低纬度地区、高原地区、日照时间长地区的白内障患者患病率明显高于其他地区。

## 三、临床表现与并发症

### (一)临床表现

1.症状

视力呈渐进性无痛性减退,严重者仅存光感,眼前出现固定不动的黑点,亦可有单眼复视或多视、屈光改变等症状。

2.体征

根据晶状体开始出现的部位,老年性白内障分为3种类型:皮质性、核性及后囊下性,其中以皮质性白内障为最常见。

(1)皮质性白内障:根据病程可分为四期。①初发期:仅有晶状体周边部皮质混浊,呈楔状,尖端指向中央,瞳孔区透明不易看到混浊,无视力障碍。散瞳后检查,可见到楔状混浊或辐射状混浊。②未成熟期或称膨胀期:混浊逐渐向中央发展,并伸入瞳孔区,瞳孔区的晶状体也可见辐射状或弥漫性皮质混浊,视力明显减退。由于晶状体纤维水肿,将虹膜推向前,使前房变浅,可诱发闭角型青光眼急性发作。因晶状体皮质层尚未完全混浊,前皮质下仍有透明皮质,所以当裂隙光斜照到晶状体时,可看到虹膜的新月形投影现象,称虹膜投影,为此期特点。③成熟期:晶状体几乎全部混浊,视力仅剩光感或手动,前房深度恢复正常,虹膜投影消失。④过熟期:成熟期持续时间过长,晶状体皮质溶解液化,晶状体核下沉,躲开了瞳孔区,视力有所提高;由于核下沉,上方前房变深,虹膜失去支撑而出现虹膜震颤。液化的皮质漏到囊外时,可引起晶状体过敏性葡萄膜炎和晶状体溶解性青光眼。同时由于悬韧带的退行性变化,也可发生晶状体脱位。

(2)核性白内障:自晶状体的核发生混浊,逐渐向成年核进展。早期晶状体核呈黄白色混浊,由于周边部透明,因此视力不受影响,散瞳后眼底检查,瞳孔中央可见盘状黑影,可由周边部看清眼底。由于屈光指数的增加,可发生近视。当晶状体核逐渐呈深棕色或棕黑色,患者视力极度减退。

(3)后囊下白内障:自晶状体后囊膜下浅层皮质出现金黄色细小颗粒状的混浊,随着混浊的加重,散瞳后可见呈盘状混浊,患者出现明显的视力障碍。

### (二)并发症

**1.急性闭角型青光眼**

眼压急剧升高,眼部混合性充血,极浅的前房,有散大而固定的瞳孔。

**2.晶状体过敏性葡萄膜炎**

晶状体过敏性葡萄膜炎有眼痛、发红及视力减退史,眼压急剧升高,角膜水肿,房角开放,可能出现前房积脓,持续一段时间后,可形成周边虹膜前粘连及虹膜后粘连。

**3.晶状体溶解性青光眼**

晶状体溶解性青光眼是一种继发性开角型青光眼,多见于60~70岁老年人。均有视力减弱的长期白内障病史,突然发病,眼痛、结膜充血、视力锐减,伴同侧头痛,同时伴有全身症状,如恶心、呕吐、眼压急剧升高,常为 4.0~6.7 kPa(30~50 mmHg),有些患者可达 10.7 kPa(80 mmHg)以上。角膜常为弥漫性水肿,房角始终保持开放。

## 四、治疗原则

目前药物治疗效果不肯定,手术为治疗本病的主要方法。

### (一)手术治疗

**1.手术时机**

过去认为白内障成熟期为最佳手术时机。目前,由于白内障患者视力下降是一个缓慢的过程,某些要求精细视力的职业,在工作中将遇到很大困难,因此,只要患者的白内障足以影响他们的生活和工作即可行手术。

**2.手术方式**

(1)白内障囊外摘除及后房型人工晶状体植入术:手术将晶状体取出,保留完整的后囊膜,再植入后房型人工晶状体的术式。适用于成熟期白内障或角膜内皮不佳者,因术后可迅速恢复视

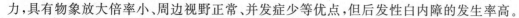

力,具有物象放大倍率小、周边视野正常、并发症少等优点,但后发性白内障的发生率高。

(2)超声乳化白内障吸出术:使晶状体核在囊袋内乳化后吸出,保留完整的后囊膜。是目前被公认的最安全的白内障手术方法之一,其优点是手术切口小,术后炎症反应轻,术后角膜散光小,视力恢复更快,手术时间短,并且可同时进行人工晶状体植入。

(3)白内障囊内摘除术:是将晶状体连同晶状体囊一起摘出。手术切口大,术后并发症多,不常用术式。

**(二)药物治疗**

1.局部用药

白内停、消白灵、法可灵、视明露、谷胱甘肽等。

2.口服用药

口服维生素 C、维生素 E 等抗氧化剂,补充锌等微量元素,以及应用中药:石斛夜光丸、杞菊地黄丸等。

## 五、护理干预

**(一)预防**

1.定期检查

教育中老年人要定期进行眼部检查,通过多种形式进行白内障知识宣传和教育,比如老年俱乐部、微信平台、社区服务站等。

2.戴深色眼镜

长时间的太阳光照射,可使晶状体蛋白质变性、变混,加大患白内障的可能性。外出时可戴深色眼镜或遮阳帽来减少太阳对眼睛的照射。

3.摄入足够的维生素 C 和蛋白质

维生素 C 能减弱光线对晶状体的损害,含维生素 C 丰富的食物有大枣、雪里红、西红柿、菠菜、油菜、山楂、柑橘、草莓等;在眼球角膜或视网膜、晶状体的日常代谢过程中需要消耗大量的蛋白质,应适当补充蛋白质,可多吃瘦肉、鱼类、蛋类、乳类和大豆制品等。

4.戒烟

有研究显示核性白内障与吸烟有关,戒烟能减低患白内障的风险。

5.健康的生活方式

生活有规律,注意劳逸结合,保持心情舒畅,避免过度情绪激动。

6.积极控制基础性疾病

积极治疗糖尿病、高血压、高血脂等全身性疾病。

**(二)围术期护理**

1.术前护理

(1)入院评估:①评估患者全身情况。是否有既往手术史、外伤史或有无青光眼、高血压、糖尿病、冠心病等病史。②评估患者视力下降时间、程度,发展的速度和治疗经过等。③评估患者生活自理能力:依据日常生活能力量表(ADL)评定;评估患者是否有跌倒坠床发生的风险,依据跌倒危险评估量表(Morse)评定。④测量生命体征:高血压患者注意患者血压控制水平,高血压容易引起手术中出血,如果患者过于紧张,术前可予镇静药以减少紧张焦虑的情绪,而且术中也要严密观测血压情况;糖尿病患者术前最好血糖能控制在正常水平,有些病史长患者很难控制在正常水平,最好空腹血糖控制在 8.3 mmol/L(150 mg/dL)以下;冠心病患者要了解其心功能状况,必要时需由专科医师进行风险评估。⑤做好环境宣教、安全宣教:责任护士向患者及家属介绍病房环境和安全措施,指导其使用呼叫器;走廊活动时扶着两侧的扶手;对于有跌倒、坠床风险的高危人群,在床头悬挂警示标识,提醒每班护士重点观察和护理,患者需要的物品放在方便取用的地方,嘱患者不能坐在床上去拿远处床头桌里的物品;指导患者掌握"3 个 30 秒":醒来睁开眼躺 30 秒,坐起 30 秒后再下床,下床站立 30 秒再开始走路。

(2)术前准备:①用通俗易懂的语言向患者介绍手术注意事项,消除患者对手术的恐惧感。嘱咐患者术中保持头部固定,不要左右移动,双手放在身体两侧;手术时消毒巾会覆盖口鼻,若出现呼吸不顺畅现象,请在手术开始前通知医师,给予持续吸氧治疗;术中如果出现身体不适时,如咳嗽、打喷嚏,可举手示意通知医师;术中也会出现牵拉情况,嘱患者不必过度紧张;患者应摘除手表、义齿、饰物、不化妆,穿开身的衣服,以应对术中意外的发生。交流的过程中应注意与患者的态度及语速,让年龄大的患者有时间接受并理解。②术前 3 天予抗生素眼药水滴眼,术前 1 天剪睫毛,生理盐水冲洗泪道及结膜囊,术晨再次冲洗结膜囊,术前 1 小时用复方托吡卡胺眼药水散瞳至瞳孔保持最大。术前核查医师用皮肤记号笔标记的术眼标识是否正确。③术前晚淋浴,男患者应刮胡须,更换干净的病号服。

(3)心理护理:由于长期的视力下降和随之而来的手术刺激,患者会出现烦躁不安、焦虑恐惧的心理,这种心理状态会影响患者的手术治疗效果,因此,做好老年性白内障患者全程的心理护理是手术成功的一项重要内容。术前护理人员应该多与患者交流,了解患者的心理状态,采用个性化的心理护理干预,不断鼓励患者积极接受并配合治疗。向患者介绍手术的方法、手术的成功率、手术的先进性;找手术治疗成功的患者现身说法,传授亲身手术治疗的体验;指导患者采用放松疗法、听音乐、深呼吸、转移注意力等;营造一个整洁、安静、舒心的病房环境同样可以减缓患者的焦虑情绪。

(4)饮食指导:嘱患者忌暴饮暴食,多食富含高纤维食物,宜清淡、低盐、低糖低脂、蛋白质丰富的食物及水果,保持大便通畅,必要时通知医师给予通便药物。

2.术中护理

(1)核对患者资料及术眼和人工晶状体的度数,护理人员要认真协助医师仔细检查超声乳化仪器的运转情况。

(2)搀扶患者至手术台上,摆好体位,尽可能地提高患者的舒适度。

(3)严密观测患者的生命体征,防止手术的刺激带来的应激反应,以防血压、血糖及心血管相关疾病的发作。

(4)护理人员应用亲切、温馨的语言和患者交流,以分散患者的注意力,消除患者的恐惧感。

3.术后护理

(1)术眼观察:①伤口敷料的观察,如观察敷料有无松动、渗血、渗液,保持伤口敷料清洁干燥;②眼痛的护理,主动询问患者是否有眼部不适,以免有些老年患者因怕麻烦而隐瞒,错过了及时治疗的最佳时期;如患者出现眼部疼痛时,评估疼痛的性质及程度,及时通知医师,遵医嘱采取相应的护理措施。

(2)药物治疗:术后用药为局部使用抗生素眼药水及糖皮质激素眼药水滴眼为主。滴眼药水前洗手,用无菌棉签轻拉患者的下眼睑,在距眼 2 cm 处将眼药水滴入下穹隆处,每次 1 滴或 2 滴,嘱患者轻轻闭眼 2 分钟以上,每种眼药相隔时间为 5~10 分钟。

（3）基础护理：术后患者应平卧位多休息，避免剧烈活动、头部晃动、低头取重物、突然坐起、弯腰、大声说笑、用力咳嗽和打喷嚏等，防止晶状体移位或脱出；患者术后不能揉眼睛，避免脏水进入术眼；术后由于术眼有纱布遮盖，协助其生活护理，如倒水、如厕、晨晚间护理，以防烫伤、跌倒等意外事件的发生；手术当天不能用热水泡脚。

（4）心理护理：经常关心患者，告诉患者术后会出现畏光、轻度红肿、异物感、流泪属正常术后反应，多在1周内逐渐消失，嘱患者不要过于紧张、焦虑，减轻患者因担心手术不成功所带来的心理负担。

（5）饮食指导：嘱患者勿食辛辣刺激性食物，勿喝浓茶、咖啡；不吃坚果类等比较硬的食物；多食蛋白质、钙质、微量元素、维生素含量丰富的食物；糖尿病患者应控制血糖，餐后2小时血糖应该控制在11.1 mmol/L（200 mg/dL）以下。

4.术后常见并发症与护理

（1）角膜水肿：表现为视力下降和异物感。

护理：①安抚患者，告知患者角膜水肿是术后常见并发症，通过积极的治疗和护理，轻度水肿多在数天内消失。②单纯的角膜水肿，一般可自行恢复，无须特殊治疗。术后早期角膜水肿，局部给予糖皮质激素眼药水滴眼，并予重组牛碱性成纤维细胞生长因子滴眼液滴眼促进角膜修复和再生；持续的角膜水肿或有大泡病变出现，应定期做内皮细胞检查，根据病因进行治疗。③嘱患者应严格卧床休息，取平卧位。

（2）前房积血：表现为视力急剧下降，并有眼前黑影飘动。

护理：①嘱患者少活动、多卧床休息，少者可自行吸收，多者可取半卧位。②密切观察血压变化。③保持大便通畅，嘱患者不要用力排便。

（3）高眼压症：表现为恶心、呕吐、眼胀、眼痛、头痛及视力下降等症状。

护理：①及时通知医师测量眼压。②遵医嘱予局部或全身应用降眼压药物。

（4）人工晶状体移位：表现为突然的视物模糊、复视、视力下降、眼痛、头痛等。

护理：①嘱患者平卧位安静休息，翻身等活动动作要轻、勿震动眼部。②一经确诊，及时行人工晶状体悬吊术。

（5）眼内炎：表现为眼痛、视力下降、球结膜水肿、睫状充血、前房积脓、玻璃体混浊，是白内障最严重的并发症。

护理：①立即通知医师，进行房水和玻璃体细菌培养，同时行眼内抗生素注射或联合玻璃体切割术治疗。②眼药隔离，眼药放置患者处，并予在床头卡上贴上隔离标识。③及时清洁患者眼周分泌物，更换敷料，保持眼部清洁。④最后给眼内炎患者点眼药，每次点完眼药一定要清洁双手。⑤心理护理：多关心患者，帮助患者重塑对治疗的信心。

## 六、延续护理

延续护理可以通过电话随访、家庭随访、建立患者俱乐部、构建信息化网络平台等形式来实现。

### （一）电话随访和家庭随访

1.制订随访计划

（1）责任护士根据患者的经济能力、社会角色、家庭背景、文化程度及居住地的医疗条件，制订个性化的健康教育手册，手册包含具体的出院指导内容，文字配合图片形式最好。

(2)出院前一天或当天对患者开展一对一的出院指导,给予健康教育手册。出院指导内容具体包括:①办理出院手续流程;②出院后到门诊复查时间;③眼药的使用方法;④术眼预防感染的指导;⑤生活方式调整的指导;⑥电话或家庭随访的时间。

2.随访内容

(1)了解患者用药依从性,是否遵医嘱每天按时点眼药及点眼药方法是否正确,是否有注意手卫生。

(2)了解患者视力恢复情况,和出院当天对比,是否有所提高或保持稳定。

(3)了解患者术眼是否存在并发症的发生。

(4)了解患者在生活及护理上是否得到了家庭的支持,是否是空巢老年人。

(5)了解患者心理状态,是否存在焦虑、抑郁情绪,是否对疾病的康复持有很大的信心。

(6)询问患者住院感受进行满意度调查,根据患者的需求不断改进医疗和护理服务。

## (二)建立患者俱乐部

患者俱乐部是由眼科专科医务人员组织的患者互助小组,由医护人员、患者、家属、社会志愿者共同参与,在眼科医护人员组织下,对疾病的诊治、康复、自我护理进行讲座和组织小组讨论,或开展知识竞赛,使患者相互支持与交流,共同分享成功或分担苦恼,得到社会的支持,树立战胜疾病的信心。

## (三)构建信息化网络平台

在信息化网络时代,网络已经步入了每个家庭,通过创建微信平台,随时发布有关老年性白内障疾病相关知识或健康知识讲座,患者也可以通过此平台进行康复咨询,达到普及知识的效果。

# 七、居家护理

居家护理是延续护理的一部分,在延续护理过程中,追踪了老年性白内障患者术后出院的居家护理需求,从而制订出更合理和有针对性的居家护理措施。

## (一)良好的遵医行为

患者出院回家后,离开了医护人员的管理和指导,有的患者记忆力差,忘记了用药,有的患者认为自己没有特殊感觉,不需要再继续点眼药治疗,而擅自停药,甚至有的患者没有按照出院指导来医院定期复查,因此,早期对患者进行居家护理干预尤为重要。

(1)向患者说明术后恢复期对影响手术效果的重要性。

(2)每天按时点眼药,正确的点眼药顺序,先点透明的眼药,再点混悬液类的眼药,混悬液类的眼药,使用前要摇匀,使用后予阴暗避光处保存。

## (二)注意保养眼睛

由于老年性白内障手术后视力恢复快,患者心情激动,就不注重保护眼睛,读书、看报甚至看电视时间过长,导致有些患者视力在术后恢复期,没有提高反而下降。

(1)嘱患者平时应该多休息,少用眼,适当的控制看书报和电视的时间,每次时间控制在半小时,然后闭眼休息一会,也可以去户外走走,看看绿色植物。

(2)有屈光改变的患者,不能继续戴之前的眼镜,待术后 3 个月视力稳定后,再次验光配镜。

## (三)建立健康的生活方式

(1)培养老年人良好的起居卫生习惯,注意平时手的卫生,点眼药之前一定要洗干净双手。

（2）培养良好的排便习惯,多食粗纤维含量高的食物和水果,避免用力排便。

（3）3个月内不能做剧烈运动,锻炼身体以散步为主。

（4）如果室外光线太强不适应,可戴上墨镜以遮挡强光。

（5）平时应注意保暖,防止感冒咳嗽,如已有咳嗽,应及时进行治疗,告诉患者咳嗽时将舌头顶住上腭,使气流缓慢地释放出来。

**（四）建立家庭支持系统**

由于患者家属在经济、精神及生活上的支持会直接影响着患者的遵医行为及心理状态,因此,更应重视患者家属健康教育,鼓励让家属和患者共同参与居家护理;近年来,我国空巢家庭一直呈上升之势,对于空巢老年人来说,在家自行护理存在一定的困难,所以,早期对空巢老年人进行居家护理干预,可以及时地对患者进行康复指导、督促其树立良好的用药依从性,同时在交流的过程中鼓励老年人积极融入到社会中,提高空巢老年人的生活质量。

（李　姗）

# 第十章　介入放射科相关护理

## 第一节　食管支架植入术

### 一、护理

#### （一）术前护理

1.护理评估

用钡餐检查观察病变部位、长度、狭窄程度，与周围脏器的关系、影像特征、并发症发生的相关性等。评估患者的心理、营养、疾病进展等状况。

2.心理护理

护理人员多关心、安慰、体贴、鼓励患者，耐心做好患者的沟通工作，向患者讲清手术的目的、意义、疗效及如何配合，可能发生的不良反应及相应的处理方法，消除恐惧心理取得信任，使患者在术前处于最佳心理状态，并积极配合治疗。

3.术前指导

（1）术前进食 4 小时。

（2）对高度梗阻，进食困难者，应静脉补充高营养，并纠正脱水和电解质紊乱。

（3）对有食管炎症及水肿的患者，按医嘱使用抗生素治疗，避免发生意外。

（4）术前用镇静剂与迷走神经抑制剂。

（5）指导患者术前更换手术衣裤。

4.其他准备

（1）创造一个安全、舒适、整洁、设备齐全、适合医师操作的环境，并根据患者情况选择合适型号的支架。

（2）术前行相关化验检查（血、尿、便三大常规，出凝血时间，肝功能、彩超等检查），并了解患者有无麻醉药物过敏史。

### (二)术后护理

**1.术后一般护理常规**

(1)支架植入时有可能引起误吸,注意保持患者头部位置不动,牙垫不可脱出,嘱患者不能吞咽唾液以免呛咳,观察呼吸、脉搏、面色变化,如有异常及时给予处理。术后2小时协助患者坐起拍背,深呼吸及有效咳痰,同时遵医嘱给予抗生素及营养支持治疗。

(2)密切观察生命体征的变化;主要观察有无恶心、呕吐情况;重点观察患者呕吐物的性状、颜色、数量、气味、与进食的关系,做到防止并及时发现消化道大出血。

(3)术后做到每天观察患者的口腔并认真做好患者口腔护理,防止术后霉菌感染。

(4)手术后1周,尤其第1~3天应严密观察病情变化,如出现胸骨后剧烈疼痛、气胸、皮下血肿、呕血、黑便或吞咽困难未能缓解等情况时,应考虑可能发生上述并发症,要及时与医师取得联系,必要时需手术治疗。

(5)为了预防胃酸反流及出血,术后即给制酸剂,同时服用胃黏膜保护剂。

**2.疼痛护理**

患者均出现不同程度的胸骨后疼痛,常为持续性胀痛,伴有烧灼感,由于扩张后压力增高而引起。若疼痛明显,按医嘱使用镇痛药物,密切观察药物的作用和不良反应。

**3.卧位护理**

(1)术后给患者取头高脚低半斜坡位,避免大幅度转身、弯腰动作。

(2)由于目前支架无"活瓣"作用,放置后很容易造成胃内容物的反流,引起严重的反流性食管炎,继之发生食管溃疡并发出血及吸入性肺炎,因此,嘱患者在进食前要保持相当时间的直立体位(30分钟左右),睡眠时床头抬高15°~30°,以防反流。

**4.饮食护理**

(1)植入支架半小时后指导患者饮温开水100 mL,如感觉吞咽通畅,2小时后可指导患者进流质饮食,如豆浆、牛奶、米汤等易于消化的食物。

(2)术后鼓励患者多饮水,使支架扩张到最佳状态。

(3)术后一周内进流质,逐渐改为半流质、软食。

(4)少食多餐,细嚼慢咽,严禁硬、粗、粗纤维及刺激性食物(如韭菜、芹菜,鸡、猪等骨头,辣椒、烟、酒、碳酸饮料等),防止食物卡在支架上。

(5)食物温度在40~50 ℃,严禁冷饮、冷水,禁服片剂及胶囊药物,可将药片研成粉末状再服,以免支架发生移位。

(6)每次进食前后均服温开水约100 mL,以便冲洗支架上的食物残渣和碎屑,养成经常饮水的习惯。

(7)避免剧烈活动及呕吐,注意饮食卫生。

**5.预防压疮**

保持床单清洁、干燥、平整,用软枕衬垫改变体位,骨隆突部位敷贴皮肤保护膜,防止局部长期受压,翻身时避免拖拽、推拉,必要时使用防压疮气垫。

### (三)术后并发症护理

**1.疼痛、不适和异物感**

由于病灶的生长,使管腔变得狭窄,支架植入后因强行撑开管腔而引起胸骨后痛、不适和异物感,可适当给予止疼药物,一般5~7天可缓解。出现恶心、呕吐者给予甲氧氯普胺等对症治

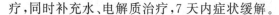

疗,同时补充水、电解质治疗,7 天内症状缓解。

2.胃食管反流

食管下段病变放置支架后影响贲门收缩功能,患者自觉恶心、呕吐、反酸、胃灼热和胸痛,可给予多潘立酮餐前 30 分钟口服,进食尽量取坐位或抬高床头,进食 1 小时后再取卧位,以缓解反流症状。

3.出血

植入支架后,给予 8% 去甲肾上腺素生理盐水局部喷洒,密切观察生命体征及大便的情况。必要时给予抑酸和止血药。

4.穿孔

植入支架时用力过大或导引钢丝插入受阻时还盲目插入所致。穿孔时患者有剧烈疼痛或喝水呛咳,一般穿孔可用覆膜食管支架,严重穿孔则应选择手术治疗。

## 二、康复指导

(1)定期复查,如有不适及时就诊。

(2)向患者及家属说明其手术虽能缓解患者吞咽困难,但晚期易发生支架阻塞、移位、狭窄及反流性食管炎等情况。告知其避免进食粗糙、粗纤维、硬质及刺激性食物。

(3)支架植入只是姑息治疗,仍需定期进行食管恶性肿瘤的放化疗。

(4)保证充足的营养和休息,促进疾病早日康复。

## 三、健康指导

### (一)远期效应观察

(1)定期复查胸部 X 线片,了解支架位置是否正确,有无移位、脱落等情况。

(2)告诫患者出院后可能出现的并发症如支架阻塞、脱落、移位产生的餐后呕吐、进食困难,反流性食管炎产生的反酸、嗳气、胃灼热感等症状,消化道出血产生的呕血、黑便等,建议患者及时就诊。

(3)术后一般每 3 个月随诊 1 次,其中重点复查胸部 X 线片借此了解支架放置的位置,一旦发现支架移位、脱落或再次梗阻等异常情况,应再次就诊行支架重新植入或支架再通。

### (二)功能锻炼

在院外按照出院前医师指导的方法、时间进行功能锻炼,使其受损部位或肢体逐渐恢复功能,从而提高生活质量。

### (三)活动、休息与饮食

要做好患者的健康教育,指导患者出院后生活要有规律,正确进食,对疾病有正确的认识,树立战胜疾病的信念。

### (四)服药指导

根据医嘱服药,不能擅自减药或者停药,有情况及时与医师取得联系。

(胡玉莹)

# 第二节　胃与十二指肠支架植入术

## 一、护理

### (一)术前护理

#### 1.护理评估

评估病变发生的部位、与周围脏器的关系、影像特征、并发症发生的相关性等。评估患者的心理、营养、疾病进展等状况。

#### 2.心理护理

针对性地做好心理疏导工作,应向患者及家属讲解手术的原因、解剖结构和支架植入术的路径,可能出现的并发症及应对方法,并交代注意事项,使患者情绪放松,取得患者及家属的理解及合作,积极主动地配合手术。

#### 3.术前指导

(1)术前必须禁食、禁水6小时以上,必要时应予胃肠减压或用异物钳取出残留的食物,保证胃内清洁。

(2)患者如装有活动的义齿嘱其取出,以免检查中误吸或误咽,并取下患者上身金属的纽扣、腰带及其他金属饰物。

(3)指导患者术前更换手术衣裤。

#### 4.其他准备

(1)术前查心电图、出凝血时间、凝血酶原时间、血常规,谨慎排除手术禁忌证。

(2)做好抗生素皮试和碘过敏试验。

(3)静脉补液补充营养,维持水电解质平衡,改善全身状况,提高患者的手术耐受性。

### (二)术后护理

#### 1.术后一般护理常规

(1)密切监测生命体征(特别是血压、心率)和可能出现的症状,如有无发热、腹痛、腹胀、恶心、呕吐、呕血、便血、黄疸等情况,出现异常立即通知医师。

(2)观察恶心呕吐情况,支架植入以后,部分患者进食后仍会出现呕吐现象,在排除梗阻及支架不张堵塞情况,不需特殊处理,2～3天后即可缓解。

#### 2.疼痛护理

(1)腹痛是金属支架植入后较常见的并发症,程度不一,可能是植入支架后因支架内径过大或病变本身的原因导致狭窄处承受过大的张力,横向压迫正常组织造成的。必要时可给予口服镇痛药物或肌内注射止痛针。

(2)对支架植入当日有剧烈疼痛的患者,需要排除穿孔可能期间护士耐心向患者解释疼痛的原因,以消除其紧张心理。

### (三)卧位护理

术后卧床休息1～3天,避免剧烈活动引起支架移位。

**(四)饮食护理**

(1)术后 2 小时可进温凉的流质食物,如米汤、脱脂牛奶等,逐渐过渡到半流质食物,如粥、烂面条、蒸蛋等,注意补充足够的营养。

(2)食物温度应适中,不宜太烫太冷,防止支架移位。

(3)禁食坚硬等食物,给予短纤维细碎的食物,禁食长纤维大团块的食物,防止支架堵塞。

**(五)预防压疮**

保持床单清洁、干燥、平整,用软枕衬垫改变体位,骨隆突部位敷贴皮肤保护膜,防止局部长期受压,翻身时避免拖拽、推拉,必要时使用防压疮气垫。

**(六)并发症预防的护理**

**1.腹痛、腹胀**

患者术后 1～3 天多有腹痛、腹胀,准确评估腹痛的性质、程度,给患者及家属解释腹痛的原因及过程,一般能忍受无须特殊处理,1～2 周腹痛减轻或消失,严重者使用镇痛药。

**2.出血、穿孔**

术后可能出现出血、穿孔,密切观察患者的面色,监测生命体征的变化,注意有无呕血、黑便情况,认真辨别腹痛的性质,早发现早干预。

**3.支架移位或脱落**

金属支架的持续膨胀状态及两端膨大的喇叭口设计可有效预防移位。进食过冷过热的食物或暴饮暴食或肿瘤生长均可使支架移位,临床表现为再次的恶心、呕吐,所以对患者及家属严格的饮食指导及健康教育极其重要。必要时术后行 X 线摄片,观察支架的位置及展开情况。

## 二、康复指导

(1)给予心理疏导,协助生活护理,加强功能锻炼,提高患者的生活自理能力。定期复查,如有不适及时就诊。

(2)向患者及家属讲解避免进食粗糙、粗纤维、硬质及刺激性食物。

(3)保证充足的营养和休息,促进疾病早日康复。

## 三、健康指导

**(一)远期效应观察**

定期复查胃镜,了解支架位置是否正确,有无移位、脱落等情况。

**(二)功能锻炼**

在院外按照出院前医师指导的方法、时间进行功能锻炼,使其受损部位或肢体逐渐恢复功能,从而提高生活质量。

**(三)活动、休息与饮食**

养成良好的生活习惯,保持心情舒畅,注意劳逸结合;进食少渣、粗纤维素含量少的饮食,避免进食粘糯及刺激性食物,以免食物堵塞支架。

**(四)服药指导**

遵医嘱按时服药,定期到医院复查,及时了解病情及支架通畅情况。

(胡玉莹)

# 第三节　下肢静脉血栓形成

## 一、概述

下肢静脉血栓形成是指血液在下肢深静脉腔内不正常凝结引起的疾病,血栓脱落可引起肺栓塞(PE)。

如早期未得到及时有效的治疗,血栓可机化,常遗留静脉功能不全,称为 DVT 后综合征(PTS)。下肢深静脉血栓形成在临床上是一种常见病、多发病。

## 二、病理解剖

静脉血栓可分为:①红血栓或凝固血栓,组成比较均匀,血小板和白细胞散在分布在红细胞及纤维素的胶状块内。②白血栓,包括纤维素、成层的血小板和白细胞,只有极少的红细胞。③混合血栓,最常见,包含白血栓组成头部,板层状的红血栓和白血栓构成体部,红血栓或板层状的血栓构成尾部。

下肢静脉血栓形成有些病例起源于小腿静脉,也有些病例起源于股静脉、髂静脉。静脉血栓形成后,在血栓远侧静脉压力升高所引起的一系列病理生理变化,如小静脉甚至毛细静脉处于明显的淤血状态,毛细血管的渗透压因静脉压力改变而升高,血管内皮细胞内缺氧而渗透性增加,以致血管内液体成分向外渗出,移向组织间隙,往往造成肢体肿胀。如有红细胞渗出于血管外,其代谢产物含铁血黄素,形成皮肤色素沉着。在静脉血栓形成时,可伴有不同程度的动脉痉挛,在动脉搏动减弱的情况下,会引起淋巴淤滞,淋巴回流障碍,加重肢体的肿胀。静脉系统存在着深浅 2 组,深浅静脉之间又存在着广泛的交通支,在深部,吻合支可通过骨盆静脉丛抵达对侧的髂内静脉,这些静脉的适应性扩张,促使血栓远侧静脉血向心回流。血栓的蔓延可沿静脉血流方向。向近心端延伸,如小腿的血栓可以继续延伸至下腔静脉。当血栓完全阻塞静脉主干后,就可以逆行延伸。血栓的碎块还可以脱落,随血流经右心,继之栓塞于肺动脉,即并发肺栓塞。另一方面血栓可机化、再管化和再内膜化,使静脉腔恢复一定程度的通畅。血栓机化的过程。自外周开始,逐渐向中央进行。机化的另一重要过程,是内皮细胞的生长,并穿透入血栓,这是再管化的重要组成部分。机化的最后结果,将使静脉恢复一定程度的功能。但因管腔受纤维组织收缩作用的影响。以及静脉瓣膜本身遭受破坏,使瓣膜消失,或呈肥厚状黏附于管壁,从而导致继发性深静脉瓣膜功能不全,产生静脉血栓形成后综合征。

## 三、临床表现

此病由于发病隐匿,早期症状多不典型,一旦出现临床症状时,其症状往往较重。由于血栓形成与高凝状态、外伤或盆腔和腹部手术、产后等卧床有关,除下肢静脉血液回流障碍的症状外,可以合并有其他系统疾病的症状和体征。

临床上根据血栓发生的部位、病程及临床分型不同有不同的临床表现。

### （一）中央型

中央型多发生于髂股静脉,左侧多于右侧。特征为起病急,患侧髂窝、股三角区有疼痛和触痛,下肢明显肿胀,浅静脉扩张,皮温及体温增高。

### （二）周围型

周围型包括股静脉及小腿深静脉血栓形成。前者主要表现为大腿肿胀疼痛,但下肢肿胀不明显;后者的临床特征为突然出现的小腿剧痛,患肢不能踏平着地,行走时症状加重;小腿肿胀并且有深压痛,Homans 征阳性(距小腿关节过度背屈试验时小腿剧痛)。

### （三）混合型

混合型主要表现为全下肢普遍性肿胀、剧痛、苍白和压痛,常伴有体温升高和脉搏加快;若病情继续发展可导致下肢动脉受压而出现血供障碍,表现为足背和胫后动脉搏动消失,进而足背和小腿出现水疱,皮肤温度明显降低并呈发绀色;如不及时处理,可发生肢体坏死。

## 四、影像学诊断

### （一）静脉造影

下肢静脉造影分上行性和下行性静脉造影术,前者主要用来显示股静脉,由下而上充盈,检查下肢静脉有无阻塞。后者需使用插管得以实现,显示髂静脉和下腔静脉内有无血栓蔓延,优于前者。

### （二）超声多普勒检查

彩超表现为血栓呈低回声、不均质回声或高回声,静脉管腔增宽等。此法无创伤性,可以反复检查,方便、简便、迅速、有效。

### （三）CT 血管造影

CT 血管造影对疑有血栓部位进行扫描,可以显示血栓及侧支血管。有些静脉造影不能显示出来的血栓,用 CT 检测可能发现。

### （四）放射性核素检查

肺灌注/肺通气、下肢静脉显像是诊断肺血栓栓塞症和下肢深静脉病变的有效方法。

## 五、诊断与鉴别要点

根据下肢静脉血栓形成的临床表现可以做出初步诊断,确诊方法包括超声显像、静脉造影、CTA、MRI 及放射性核素检查。

## 六、适应证和禁忌证

### （一）适应证

经影像学检查确诊的 DVT 患者,年龄一般≤70 岁,血压≤21.3/14.7 kPa(160/110 mmHg),近期(14 天)内无活动性出血的患者。

### （二）禁忌证

(1)严重出血倾向,近期有内脏活动性出血。

(2)颅内出血或颅脑手术史 3 个月之内。

(3)患者的身体状况极差,有严重的并发症。

(4)凝血功能障碍。

(5)心、肝、肾等脏器功能严重损害者。

## 七、术前护理

### (一)心理疏导

由于患者突发肢体肿胀、疼痛、功能障碍,易出现焦虑和恐惧。护理人员应主动、热情地向患者及家属解释本病发生的原因、介入手术的意义和必要性,以及手术经过和注意事项,关心体贴患者,减轻其紧张、恐惧心理,增强战胜疾病的信心。必要时用成功的病例现身教育,以取得患者的合作,积极配合治疗。

### (二)卧床休息

(1)急性期患者应绝对卧床休息 10～14 天,避免床上过度活动,患肢制动并禁止按摩及热敷,以防血栓脱落。

(2)抬高患肢高于心脏平面 20～30 cm,以促进血液回流,防止静脉淤血,减轻水肿与疼痛。

### (三)饮食指导

患者进低脂、纤维素丰富易消化的食物,以保持大便通畅,避免用力大便致腹压增高,影响下肢血液回流。

### (四)戒烟

劝患者禁烟,以防烟中尼古丁引起血管收缩,影响血液循环。

### (五)病情观察

观察患肢皮肤颜色、温度、肿胀程度,每天测量患肢与健肢平面的周径并做好记录,以判断血管通畅情况,评估治疗效果。观察患者有无胸痛、呼吸困难、咯血、血压下降等异常情况,如出现上述症状应立即嘱患者平卧,给予高浓度氧气吸入,避免深呼吸、咳嗽、剧烈翻动,并且立即报告医师。

### (六)完善术前准备

除做好常规准备外,还应:①协助完善各项术前检查。②重点了解出凝血系统的功能状态,有无介入手术禁忌证。③术前训练患者床上排便,以防术后不习惯床上排便引起尿潴留,术前 2～3 天进少渣饮食。

## 八、术中护理配合

(1)患者平卧于手术床上,头偏向一侧。护理配合:热情接待患者入室,做好心理疏导,稳定患者情绪。核对患者姓名、性别、科室、床号、住院号、诊断及造影剂过敏试验结果。协助患者采取适当的体位;妥善放置头架。连接心电、血压及指脉氧监测。建立静脉通路。准备手术物品并备好器械台。协助医师完成手消毒、穿手术衣、戴无菌手套。

(2)皮肤消毒:消毒右侧颈部,消毒范围上至耳垂,下至锁骨下缘;必要时准备腹股沟区域,消毒范围上至脐部,下至大腿中部。护理配合:聚维酮碘消毒剂消毒手术部位皮肤,并协助铺单。

(3)经股静脉或颈内静脉途径插管,行肺动脉、下腔静脉及髂股静脉造影检查。护理配合:递送穿刺针、6F 穿刺鞘、0.035 in 导丝(150 cm)、5F 单弯导管、5F 猪尾导管、5F Cobra 导管。

(4)必要时将滤器置入下腔静脉。护理配合:递送 0.035 in 加硬导丝(260 cm)、下腔静脉滤器。

（5）置入溶栓导管。护理配合：递送溶栓导管（8～16孔）。

（6）必要时给予台上溶栓治疗。护理配合：配制并递送溶栓药物。

（7）必要时行滤器取出术。递送球囊、支架术中常规病情观察。①严密监测患者心率、血压、脉搏、呼吸等生命体征的变化，发现异常及时报告医师处理。②观察患者面色，倾听其主诉并给予心理支持。

（8）必要时行狭窄段扩张或支架置入术。护理配合：留置溶栓导管固定，递送敷贴、纱布及橡皮筋，妥善包扎固定鞘管及留置导管；留置导管需贴导管标识并注明外置长度。留置溶栓导管护理，保持导管通畅，防止扭曲折叠；严格无菌操作；定期推注肝素水，防止导管内血栓形成。

（9）妥善固定留置溶栓导管。递送3M敷贴覆盖穿刺点，固定留置导管，递送纱布，妥善包扎。护送患者安返病房。

## 九、术后护理

### （一）常规护理

（1）密切观察穿刺部位有无局部渗血或皮下血肿形成。

（2）密切观察穿刺侧肢体足背动脉搏动情况、皮肤颜色、温度及毛细血管充盈时间，询问有无疼痛及感觉障碍。

（3）心理护理：患者由于术后常常在右颈部留置导管及导管鞘，使患者产生不适感，护理人员应给患者解释留置导管的作用及注意事项，关心体贴患者，使患者情绪稳定，配合治疗和护理。

（4）出血：出血为下肢静脉血栓介入治疗过程中的并非常见的并发症，但是一旦发生内脏出血，特别是颅内出血可以导致患者的死亡，应给予高度重视。一旦发生穿刺部位、皮肤黏膜、牙龈、消化道、中枢神经系统等出血，应立即停止使用抗凝和溶栓药物。

（5）生命体征的观察：加强生命体征的监护，术后遵医嘱测血压、脉搏、呼吸直至平稳，同时观察有无对比剂反应及肺栓塞的发生。如果有异常现象，应协助医师及时处理。

（6）溶栓导管的护理：妥善固定，防止脱出、受压、扭曲和折曲、阻塞。溶栓导管引出部皮肤每天用0.5%聚维酮碘消毒，并根据情况更换敷料，防止局部感染和菌血症的发生。按医嘱执行导管内用药，导管部分和完全脱出后根据情况无菌操作下缓慢送入或者去导管室处理。在治疗过程中要保持导管的妥善固定，必要时行超声或造影调整导管位置，以提高血栓内药物浓度，发挥理想疗效。

（7）足背静脉溶栓的方法和护理：当采取足背留置针静脉推注尿激酶时，可根据栓塞部位扎止血带，最常用的是在大腿、膝关节上、距小腿关节（踝关节）上方各扎止血带一根，目的是阻断表浅静脉，让药物通过深静脉注入，以达到更好的溶栓效果，推注完毕后从肢体远端每间隔5分钟依次去除止血带。注意扎止血带应松紧适宜，并按时松解。

（8）抗凝的护理：根据医嘱常规给予肝素或低分子肝素5 000 U皮下注射，注射完毕应延长按压时间，并更换注射部位，观察出凝血时间及有无牙龈和皮肤黏膜等出血现象。

（9）预防感染：术后遵医嘱应用抗生素治疗，保持穿刺点的清洁，密切观察体温的变化，预防感染的发生。

（10）卧床的护理：由于保留导管溶栓的患者需要卧床休息，对于年龄较大和肥胖的患者，应定时给予翻身和背部按摩以防压疮的发生。

### (二)并发症的观察与护理

**1.肺栓塞**

下肢静脉血栓形成最大的危害在于能引起严重的致命性肺栓塞,是栓子脱落堵塞肺动脉所致。主要表现为呼吸困难、胸痛、咯血、咳嗽等症状。一旦出现肺动脉栓塞的症状和体征,应紧急给予肺动脉溶栓治疗。为预防肺栓塞的发生,可使用下腔静脉滤器,并且在溶栓过程中动作要轻柔,防止栓子脱落。未放置滤器的患者,术后应让其严格卧床;备好抢救药品及器材;严密观察病情变化,必要时监测心电图与血气分析。

**2.局部出血**

局部出血发生在腘静脉或股静脉穿刺点处,以后者多见,主要与肢体活动、使用抗凝及溶栓药物有关。应压迫止血并及时更换辅料。

**3.感染**

穿刺点局部感染常见于留置溶栓导管的患者。应观察穿刺点有无红肿及脓性分泌物,定时测量体温,定期换药。留置导管期间,使用抗生素,可有效地防治感染。

**4.脑出血**

下肢静脉血栓形成的治疗通常是溶栓和抗凝同时进行,特别是年龄较大,病程较长,尿激酶及肝素用量较大的患者,容易发生出血。在用药过程中,护理人员应严密观察有无颅内出血倾向,定时检查凝血功能。重视患者主诉,如出现头痛、恶心、呕吐等症状时,应警惕颅内出血的发生并即刻给予头颅 CT 检查。

**5.滤器并发症**

下腔静脉滤器置入术后可能发生滤器移位、血栓闭塞或穿孔。护理人员应了解滤器的种类和型号,以便于对可能发生的并发症进行判断。滤器移位多移向近心端,一般无临床症状,如果滤器移位至右心房、右心室、肺动脉可引起心律失常和心脏压塞。若出现血压下降、心率增快、面色苍白及末梢循环障碍等休克表现及有腹痛、背痛等,立即通知医师进行抢救。术后 1 个月、6 个月、12 个月分别摄卧位腹部 X 线片,观察滤器的形态、位置。

**6.下腔静脉阻塞**

常发生在大量血栓脱落陷入滤器时,若血栓脱落至下腔静脉滤器内而阻断下腔静脉血液时,患者则出现由一侧下肢肿胀发展为双侧下肢肿胀。

## 十、健康教育

(1)对既往有周围血管疾病史的高危患者,应采取积极的预防措施,避免血栓形成。①指导患者避免久站、坐时双膝交叉过久,休息时抬高患肢。②术后、产后患者早期下床活动,经常按摩下肢,以促进血液循环,防止发生下肢静脉血栓。③告知患者腰带不要过紧、勿穿紧身衣服,以免影响血液循环。④指导患者进行适当的体育锻炼,增加血管壁的弹性,如散步、抬腿、打拳等活动。

(2)控制饮食,减少动物脂肪的摄入,饮食宜清淡易消化,戒烟、酒。

(3)要有自我保健意识,保持心情愉快。

(4)根据医嘱服用抗凝药,预防血栓再形成,告知患者用药的注意事项及与食物的相互影响,如菠菜、动物肝脏可降低药效,阿司匹林、二甲双胍合用增加抗凝作用等。服药期间如出现牙龈出血、小便颜色发红、女性患者月经过多等异常情况,应及时和医师联系,调整服药剂量。

（5）定期复查：术后前 4 周，每周复查凝血酶原时间 1 次。每月复查 1 次多普勒超声、腹部 CT 检查等，如出现下肢肿胀、皮肤颜色、温度有异常情况，应及时复诊。

（胡玉莹）

# 第四节　急性肠系膜上动脉栓塞

## 一、概述

急性肠系膜上动脉栓塞是指栓子进入肠系膜上动脉，发生急性动脉血管栓塞，使肠系膜上动脉血供突然减少或消失，导致肠管急性缺血坏死。此病起病急骤，病情凶险，预后差。多因肠管大面积坏死而引起败血症，中毒性休克，多器官功能衰竭而死亡。

## 二、临床表现

### （一）症状

急性肠系膜上动脉栓塞典型的临床表现为起病急骤，持续性剧烈腹痛或慢性进行性加剧，多见于上腹部，亦可波及全腹，伴有呕吐、腹泻、腹胀、休克等。

### （二）体征

早期腹部体征轻微，可出现 Bergan 三联征，即剧烈的上腹或脐周疼痛而无相应的腹部体征；心律不齐伴有心脏病或房颤；剧烈的胃肠道症状，晚期由于肠坏死和腹膜炎的发生，出现腹部压痛、反跳痛、肌紧张等腹膜刺激征，可有血性呕吐物或血便，腹腔穿刺可抽出血性液体。

### （三）并发症

并发症可出现肠缺血性坏死、血栓再次形成及肠瘘等。

## 三、诊断要点

（1）有与本病有关的诱因，如房颤、动脉硬化、心脏瓣膜病、血液高凝状态等。

（2）病情进行性加重，腹部穿刺抽出血性液体。

（3）腹部压痛、反跳痛症状明显，伴有腹肌紧张，腹膜炎严重患者呈板状腹。症状与体征不相符，解痉及强效止痛药物效果不佳。

（4）DSA 是肠系膜血管是否有栓塞或者狭窄诊断的金标准。

（5）CTA 可以判断肠系膜上动脉是否有栓塞或者狭窄。

## 四、治疗要点

### （一）内科治疗

扩张肠系膜血管及解除肠管痉挛，肝素全身抗凝、祛聚保守治疗。同时去除诱发疾病，如心律失常、防止其他栓子脱落等。

### （二）外科治疗

确诊后，除了年老体弱合并严重的心、脑、肺血管疾病及重要脏器功能障碍不能耐受手术，同时未发现肠坏死迹象者,均应立即行手术治疗,未能确诊但出现腹膜炎、腹腔抽出血性液体也是手术的指征。手术的方式主要有以下3种:肠系膜上动脉取栓术、肠系膜上动脉血管旁路术、肠切除吻合。

### (三)介入治疗

目前主要的介入治疗方法有3种:局部导管溶栓术、球囊血管成形术和支架植入术。

1.介入治疗的适应证

(1)肠系膜上动脉主干阻塞、无明确肠管坏死证据、血管造影可见肠系膜上动脉开口者,可考虑首先采用介入技术开通血管,如果治疗成功(完全或大部分清除栓塞)、临床症状缓解,可继续保留导管溶栓、严密观察,不必急于手术。如果经介入治疗后症状无缓解,即使开通了肠系膜上动脉,亦应考虑手术治疗。

(2)存在外科治疗的高风险因素(如心脏病、慢性阻塞性肺气肿、动脉夹层等)、确诊时无肠坏死证据,可以选择介入治疗。

(3)外科治疗后再发血栓、无再次手术机会者,有进一步治疗价值者。

2.介入治疗的禁忌证

(1)就诊时已有肠坏死的临床表现。

(2)存在不利的血管解剖因素,如严重动脉迂曲、合并腹主动脉瘤-肠系膜动脉瘤,预期操作难度大、风险高、技术成功率低。

(3)存在严重的肾功能不全,不是绝对禁忌证,但介入治疗后预后较差。

## 五、专科护理评估

### (一)腹部体征评估

评估患者有无腹痛,及腹痛的部位、性质、时间及疼痛程度,有无腹膜炎表现。

### (二)胃肠道评估

观察患者有无恶心、呕吐、黑便等情况,呕吐早期主要为肠痉挛所致,为胃内容物;若呕吐物为咖啡渣样,则提示进展至肠管坏死渗出。血便多为柏油色或暗红色,若持续出现则为肠管坏死开始的表现。

## 六、术前护理

### (一)心理护理

由于起病急,伴有剧烈腹痛,病情复杂凶险,病死率高,且需急诊手术,患者及家属担心手术后的效果、并发症等,会产生焦虑、恐惧心理。

### (二)病情观察

急性肠系膜上动脉栓塞具有发病急,病情进展迅速,症状体征不典型,误诊率、病死率高等特点。因此,早期诊断非常重要。护士应密切观察病情变化,详细询问病史,注意临床表现,观察患者腹部体征、腹痛特点。该病所致的腹痛程度剧烈,进展快。早期呈局限性、间歇性,而腹肌紧张、反跳痛不如细菌或化学性腹膜炎严重,阳性体征不明显。也有的患者随着肠管坏死反而感觉腹痛绞痛减轻或消失。因此,腹部体征与疼痛的剧烈程度不成比例,是本病早期表现的特点。晚期可出现持续性腹痛,肠鸣音减弱,可能出现大面积肠坏死,应立即通知医师,必要时转入外科行开腹探查。

### (三)术前准备

**1.健康教育和心理护理**

向患者及家属简要介绍介入手术的目的、方式,根据患者和家属的文化程度及需求,可采用口头讲解、书面材料、幻灯、视频、微信公众号等方式。了解患者是否对手术有思想顾虑,协同主管医师共同针对性地予以帮助和解释。鼓励患者树立信心积极配合治疗。

**2.评估过敏史**

评估患者有无碘剂用药史和过敏史,若有应及时报告医师。

**3.饮食要求**

局麻患者术前不需禁食,一般嘱患者进食清淡、易消化的饮食即可。需全麻者术前禁食 8~12 小时,禁饮 4~6 小时,如术晨有降压药物口服,仍需按常规服用,降糖药物根据术晨血糖情况遵医嘱服用或停服。

**4.生活护理**

术前一天训练患者卧床排尿、排便,以便提高其术后卧床的适应性。术前晚沐浴或擦浴,保证充足睡眠。

**5.检查皮肤和动脉搏动**

检查拟手术入路区域皮肤有无瘢痕、感染等,术前一般不需常规备皮,若穿刺点毛发较多,在手术当天使用电动剃毛刀或脱毛膏备皮,避免使用剃须刀,防止剃须刀损伤皮肤而增加感染机会。触摸标记双侧足背动脉及上肢桡动脉搏动最明显处,以便术后对比。有异常情况及时报告主管医师。

**6.入室前准备**

嘱患者术日晨取下活动义齿、眼镜、发卡、手表、首饰等交由家属妥善保管,更换干净手术服,入介入手术室前排空膀胱。

**7.核对交接**

核对患者手腕带、病历、术中用药、影像学(CT、MRI 等)资料等,一并送入介入手术室,与手术室护士交接。

### (四)术前检查

**1.实验室检查**

检查项目详见表 10-1

**表 10-1 急性肠系膜上动脉介入术前的特殊化验**

| 检查项目 | 目的及意义 | 结果判断 |
| --- | --- | --- |
| D-二聚体 | 评价血栓或栓塞的重要指标,反映纤维蛋白溶解功能。 | 正常值<200 μg/L,升高表明体内存在着频繁的纤维蛋白降解过程,即存在血栓。 |
| 肠型脂肪酸结合蛋白 | 当肠道缺血时释放入血,理论上是目前诊断肠缺血的最佳指标。 | 正常值<10 ng/L,过高说明有肠管坏死。 |
| L-乳酸、D-乳酸、谷胱甘肽巯基转移酶 | 评价有无缺血-再灌注损伤的指标。 | 升高可提示肠道存在缺血-再灌注损伤。 |

**2.影像学检查**

(1)超声:超声检查为诊断肠系膜血管病的一种经济、简单、无创的检查方法,可以显示受累动脉的血栓或血流缺损,腹腔内游离液体、肠壁增厚同时,如发现腹腔内游离液体,可以在超声引导下行腹腔穿刺术。

(2)CT:螺旋 CT 是诊断急性肠系膜缺血的快捷、正确的影像学检查方法之一,其增强扫描动脉期图像可直接显示肠系膜动脉内充盈缺损,此外,还包括肠腔扩张积液、肠壁增厚、腹水等间接征象。

(3)DSA:动脉造影仍是诊断缺血性肠病的金标准,可以提供病变部位、程度及侧支循环状况,并可进行治疗。但其存在可能假阳性、造影剂的肾脏毒性。因此要严格掌握时机,指征须个体化,适于只有不明原因腹痛,而无腹膜炎体征患者。

## 七、术后护理

### (一)体位与活动

留置溶栓导管者,给予平卧位,床头抬起应低于 30°,穿刺侧下肢制动,另一侧肢体的弯曲活动。

### (二)营养支持

由于疾病原因,患者术前相当一段时间不能正常进食,而且个体差异也很大,需要护士因人而异进行饮食指导。术前腹痛与进食无关的患者,术后即可进软食。一般术后 12~24 小时禁食水或进流质饮食,2~4 天进半流质饮食,且少量多餐,进食量逐渐增加,术后 2 周开始进软食。腹泻者给予完全肠道外营养,待腹泻减轻后,逐渐过渡至软食。

### (三)抗凝治疗的护理

患者术后合理应用抗凝溶栓药物至关重要,能有效降低术后复发率和病死率。患者常规应用低分子肝素钙注射液 0.4 mL 腹壁皮下注射,每天两次。同时注意有无出血倾向,如溶栓导管敷料处有无渗血,一般术后 3~4 天易发生,有无皮肤黏膜、牙龈等出血,有无血尿、黑便、脑出血等,加强凝血功能的监测。

### (四)腹部体征观察

术后患者如出现腹痛,原因可能有肠管痉挛,肠坏死。因此,应观察疼痛的部位、性质及持续时间,有无恶心、呕吐等伴随症状。观察大便的次数、量、颜色及性状。观察肠鸣音的次数。如腹痛由阵发性转为持续性,剧烈难忍,血便伴肠鸣音减弱或消失,出现急腹症症状,可考虑肠坏死可能。排除肠坏死,待腹痛性质确定后,可根据疼痛规范化治疗方法酌情给予镇痛药,使患者处于无痛状态。

### (五)胃肠减压的护理

留置胃肠减压的患者,应保持胃肠减压管通畅,妥善固定在相应位置,观察胃液的量、性质、颜色,注意有无应激性溃疡的发生。护士应告知患者带管的注意事项,嘱其勿牵拉,防止脱落,更换引流袋时严格无菌操,作预防逆行感染。

### (六)感染的护理

患者因肠管广泛缺血、坏死、导管损伤等使机体抵抗力降低,因此预防感染极为重要。遵医嘱给予足量、有效的抗生素;密切观察体温变化,出现高热及时给予降温处理,一般低于 38.5 ℃可不予处理,38.5~39 ℃可给予物理降温,如温水擦浴等。高于 39 ℃可酌情给予药物降温。

### (七)防止电解质和酸碱失衡

患者由于肠管缺血、感染、呕吐、小肠功能紊乱等因素,常易引起电解质紊乱和酸碱失衡,尤

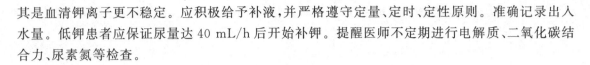

其是血清钾离子更不稳定。应积极给予补液,并严格遵守定量、定时、定性原则。准确记录出入水量。低钾患者应保证尿量达 40 mL/h 后开始补钾。提醒医师不定期进行电解质、二氧化碳结合力、尿素氮等检查。

### 八、出院指导

(1)出院后应注意饮食,2 个月内鼓励患者少量多餐饮食,进食量逐渐增加,不宜过饱,以免增加肠道负担。低脂肪摄入,减少血栓再形成的机会。

(2)出院后仍需注意排便情况及腹部感觉。随着活动量逐渐增加,观察体重是否增加。

(3)支架植入的患者,口服华法林或利伐沙班每天 1 次,至少连用半年。口服华法林应定期监测凝血指标,使 INR(国际标准化比值)延长至 2.0~3.0。用药期间注意有无鼻出血、齿龈出血、血尿等情况发生。半年后改用阿司匹林 50~100 mg 口服,每天 1 次,终身服用,不用监测凝血指标。

(4)建议在出院后 3 个月、6 个月、12 个月来院复查肠系膜动脉血流情况。

(胡玉莹)

# 第五节 肾动脉狭窄

### 一、概述

肾动脉狭窄(RAS)是各种原因引起的单侧或双侧肾动脉主干或分支狭窄。其病因复杂,包括动脉粥样硬化、纤维肌性动脉壁发育异常及大动脉炎等。肾动脉硬化性狭窄是全身性疾病的一部分,主要侵犯肾动脉开口处,或由腹主动脉硬化延伸至肾动脉。

### 二、临床表现

肾动脉狭窄多见于中老年人。

(1)高血压多数患者平时无症状,往往在体检时发现高血压。少数患者可有头晕、头痛等主诉。一般来说,肾动脉狭窄性高血压有特殊的临床特点,包括 2 个方面:①血压持续增高,尤以舒张压增高明显,一般降压药物难以控制,常伴有心血管病变及头晕、胸闷、心悸、恶心呕吐及视力减退等。②常伴有腰痛,部分患者出现血尿及蛋白尿。

(2)体征部分患者中腹部可闻及血管杂音。

(3)急性肾衰竭表现为血清肌酐进行性升高,特别是在应用血管紧张素转换酶抑制剂和利尿剂后。

(4)慢性肾衰竭随疾病进展逐渐出现蛋白尿、尿量减少、电解质异常和氮质血症等慢性肾衰竭表现。

(5)粥样硬化性心脏病和高血压性心脏病、左心室肥厚。

(6)可伴有严重的视网膜病变及反复发作性肺水肿。

与非肾动脉狭窄患者比较,在冠心病、高血压、高脂血症、肾功能不全、低钾血症、双肾不等大和血管杂音等方面差异有统计学意义（$P<0.05$）。肾动脉狭窄患者更易并发冠心病和脑卒中。

### 三、诊断要点

（1）符合肾动脉狭窄的症状和体征。

（2）卡托普利-肾素激发试验和卡托普利-放射性核素检查：敏感性和特异性均达到90%以上。

（3）影像检查：肾动脉彩色多普勒超声、计算机断层扫描（CT）、磁共振成像（MRI）、血管造影（CTA）、数字减影血管造影（DSA）等检查。多普勒超声检查诊断肾动脉狭窄的阳性与阴性预测值均在90%以上，磁共振成像（MRI）诊断的特异性可达97%，CT扫描敏感性和特异性分别达98%和94%。肾动脉造影对肾动脉狭窄诊断最有价值，是诊断肾血管疾病的金标准，可反映肾动脉狭窄的部位、范围、程度、病变性质、远端分支及侧支循环情况。

### 四、治疗要点

#### （一）内科治疗

肾动脉狭窄的内科治疗包括对原发病的治疗和肾动脉狭窄导致的高血压的治疗等方面，如降脂、降压、保护肾功能等。常用的药物包括他汀类、贝特类和烟酸类降脂药物及血管紧张素转换酶抑制剂、血管紧张素受体拮抗剂、钙通道阻滞剂等降压药物。

#### （二）外科治疗

对于狭窄段较长，狭窄程度严重及狭窄部位靠近肾动脉根部者可采用外科手段治疗，如腹主动脉-肾动脉旁路术、脾动脉-肾动脉旁路术等血管旁路术或自体大隐静脉原位肾动脉重建术等。

#### （三）介入治疗

近年来对肾动脉狭窄多采用微创介入治疗手段，包括经皮腔内肾血管成形术（PTRA）及经皮腔内肾动脉支架植入术（PTRAS）。

介入治疗适应证包括动脉粥样硬化性肾动脉狭窄、肌纤维发育不良导致的肾动脉狭窄、大动脉炎性肾动脉狭窄非动脉炎活动期，以及放疗、肾移植、肾脏血管手术等引起的肾动脉狭窄等。

介入治疗禁忌证包括严重肾动脉狭窄或闭塞，导管、导丝不能通过、主动脉斑块引起的肾动脉开口处狭窄、凝血功能异常、肾动脉段以下的分支狭窄、狭窄段过长、病变广泛、大动脉炎活动期或病变部位有钙化等情况。

### 五、专科护理评估

（1）生命体征尤其是血压，如有异常或双上肢、上下肢血压差异超过正常范围及时报告医师，指导进一步检查治疗。

（2）症状体征观察了解患者是否有头痛、头晕及其他不适，如恶心、呕吐、视物模糊、心悸等症状。听诊腹部是否有血管杂音。

（3）用药评估使用降压药物、抗血小板聚集药物、抗凝药物等期间应密切关注血压变化和凝血功能，观察有无出血倾向，如有无牙龈出血、血尿、便血及皮肤出血点，有无神志改变及生命体征的变化等。

（4）对比剂肾病的危险性评估确定对比剂肾病的危险分级和干预措施。评估患者肾功能的情况，密切观察患者的尿素氮、肌酐值。了解既往史如有无慢性肾脏疾病史等，有无食物药物过

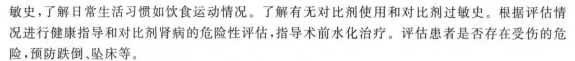

敏史,了解日常生活习惯如饮食运动情况。了解有无对比剂使用和对比剂过敏史。根据评估情况进行健康指导和对比剂肾病的危险性评估,指导术前水化治疗。评估患者是否存在受伤的危险,预防跌倒、坠床等。

(5)和管床医师共同确定患者高血压分期分级。

(6)监测腹部体征变化和高血压危象。

(7)检查股动脉和足背动脉搏动,了解有无搏动减弱或消失。

## 六、术前护理

### (一)一般护理

(1)根据评估情况进行饮食、运动指导和日常生活习惯、疾病管理指导。低盐、低脂饮食为宜,鼓励患者多吃富含水溶性维生素和膳食纤维的食物如新鲜蔬菜、水果、粗粮等,鼓励患者多饮水,忌食辛辣、刺激及胆固醇高的食物,禁止吸烟。保持大便通畅,避免用力大便,防止血压进一步升高。

(2)注意休息。转头、变换体位等动作宜缓慢,预防脑供血不足、直立性低血压,严格防范跌倒、坠床等。有高血压危象患者严格卧床休息。

(3)保持情绪平稳。了解患者疾病知识掌握情况和对疾病的心理反应,予以针对性心理疏导,帮助患者建立积极乐观的治疗心态,保持积极稳定的情绪,减轻负性情绪。避免环境中的不良刺激,避免情绪过度激动。

(4)创造安静、整洁、舒适的休息和睡眠环境,保证充足的睡眠。

### (二)术前检查护理

遵医嘱完善实验室检查、心电图、胸片及各项专科检查(表 10-2),并告知患者及家属各项检查化验的意义和注意事项,指导患者配合检查。老年患者遵医嘱进行心、肺功能检查。

表 10-2 肾动脉狭窄常用临床检查

| 检查项目 | 目的 | 意义 |
| --- | --- | --- |
| 肾动脉彩色多普勒 | 明确病变动脉部位、狭窄程度、斑块钙化情况 | 明确病变部位、程度等 |
| 卡托普利-放射性核素检查和卡托普利-肾素激发试验 | 提供肾脏结构形态信息,反映肾脏灌注情况 | 无创性筛选肾血管性高血压,提高肾动脉狭窄的检出率 |
| CT、MRI | 显示动脉硬化的斑块,动脉管壁与周围组织的关系 | 明确诊断,确定治疗方法 |
| 肾动脉造影 | 反映肾动脉狭窄的部位、范围、程度、病变性质、远端分支情况 | 诊断肾血管疾病的"金指标" |

### (三)术前准备

(1)完善各项常规检查,包括凝血功能检查和肾功能检查等,排除手术禁忌证。

(2)术日清晨遵医嘱口服负荷量双联抗血小板药物,如氯吡格雷、阿司匹林等。术前一周内已常规剂量使用上述两类药物者不必给予负荷量。

(3)遵医嘱术前使用镇静、镇痛药物。

(4)糖尿病患者,使空腹血糖稳定在 8.0 mmol/L 以下,餐后 2 小时血糖控制在 10.0 mmol/L

以下。高血压患者,控制血压在 18.7/12.0 kPa(140/90 mmHg)以下。

## 七、术后护理

### (一)严密监测生命体征

遵医嘱监测心电、血压、血氧饱和度等至正常范围。肾动脉球囊扩张和(或)支架植入术后,狭窄的动脉得以扩张,动脉血运重建,血压会明显改变,因此,术后低血压是常见而危险的并发症。严密监测血压变化是术后护理的重点。术后每 30 分钟测血压,一般 2 小时后根据病情改为每小时测量,12 小时后改为每 2 小时测量。注意患者血压降低后有无头昏、恶心等症状,嘱有上述症状的患者卧床休息,勿剧烈活动。

### (二)并发症的观察和处理

(1)急性低血压是术后常见而极危险的并发症,常由血容量不足导致。如血压下降至正常值以下,或高血压患者血压下降速度过快,要加快补液速度或遵医嘱应用升压药。

(2)肾动脉夹层肾动脉内膜损伤可导致肾动脉夹层形成。术后要密切观察肾功能和尿量,严格控制血压,同时观察患者有无血压骤降、腰背部疼痛等现象,预防夹层破裂。

(3)其他并发症如肾动脉穿孔或破裂、肾动脉分支末端穿破、肾包膜下出血、肾衰竭、异位栓塞、肾动脉闭塞、夹层或肾动脉瘤、肾动脉主干破裂、肾动脉分支破裂、肾包膜下出血、再狭窄、肾动脉血栓形成等,发生率较低,但一旦发生,后果均较严重,须认真观察患者生命体征和局部表现,观察尿的情况,重视患者主诉,发现异常及时处理。

## 八、出院指导

### (一)一般指导

(1)嘱患者保持良好的、愉悦的情绪,避免精神刺激和过度紧张。工作生活规律,适度有氧运动。

(2)进食富含膳食纤维、水溶性维生素、低脂肪、低胆固醇、低盐饮食。根据肾功能状况调整蛋白质和磷的摄入。

(3)告知患者戒烟、戒酒,饮食要清淡,注意劳逸结合,预防感染。

(4)指导患者及家属学会测量血压并记录。

### (二)用药指导

告知患者肾动脉支架植入术后有肾动脉再狭窄或闭塞的可能,应口服氯吡格雷 75 mg/d,至少 3 个月;阿司匹林 100 mg/d,至少 3 个月。遵医嘱进行严格、长期的抗凝治疗,密切观察有无自发性出血情况,如皮下出血点、瘀斑、牙龈出血等。定期检测出凝血时间和血清肌酐变化。

### (三)复诊要求

出院 1~2 个月门诊复查。期间出现血压过高或过低、牙龈出血、皮下出血、血尿、腰痛等不适时及时就诊。

(胡玉莹)

# 参 考 文 献

[1] 李蕾,刘静,周春霞.护理学[M].北京:中国纺织出版社,2023.

[2] 李晓林,席云芝,付林林,等.护理学基础理论与常见病护理[M].上海:上海科学普及出版社,2022.

[3] 蒋薇,向婕.护理学基础[M].重庆:重庆大学出版社,2023.

[4] 钟彬彬,马玲俐,解晓玉,等.护理学规范与临床应用[M].哈尔滨:黑龙江科学技术出版社,2022.

[5] 高莉.社区护理学[M].长沙:中南大学出版社,2023.

[6] 李葆华,赵志新.传染病护理学[M].北京:人民卫生出版社,2022.

[7] 刘厚荣.现代护理学基础概要[M].武汉:湖北科学技术出版社,2023.

[8] 宋文娟,赵锐锐,辛凌云,等.现代护理学规范与临床实践[M].哈尔滨:黑龙江科学技术出版社,2022.

[9] 李玉珑,龙璇,崔晓燕,等.新编现代护理学实践[M].上海:上海科学技术文献出版社,2023.

[10] 甄继飞,张莉莎,刘真真,等.实用护理学技术与临床实践[M].哈尔滨:黑龙江科学技术出版社,2022.

[11] 裴先波.老年护理学[M].武汉:武汉大学出版社,2023.

[12] 曲丽萍,郭妍妍,马真真,等.临床护理学基础与护理实践[M].哈尔滨:黑龙江科学技术出版社,2022.

[13] 王建敏.临床护理学基础与操作经验[M].上海:上海交通大学出版社,2023.

[14] 矫妮妮,张丽,邢琳琳,等.实用护理学规范与临床实践[M].哈尔滨:黑龙江科学技术出版社,2022.

[15] 刘晓丽,李娜,王月娟,等.护理学研究与临床[M].上海:上海交通大学出版社,2023.

[16] 韩江英,由淑萍.护理学基础[M].北京:高等教育出版社,2023.

[17] 李花.护理学疾病技术规范[M].武汉:湖北科学技术出版社,2022.

[18] 曾谷清,卢中秋,汤珺,等.外科护理学[M].长沙:中南大学出版社,2022.

[19] 林慧.护理学导论[M].北京:中国医药科技出版社,2023.

[20] 张建惠,冯梅梅,刘克莲,等.现代临床护理学基础[M].哈尔滨:黑龙江科学技术出版

社,2022.

[21] 林瑞华,王亭亭,迟金菊.护理学基础与护理管理[M].上海:上海交通大学出版社,2023.

[22] 王丽霞,李倩,孙郴,等.护理学临床思维与实践[M].哈尔滨:黑龙江科学技术出版社,2022.

[23] 王晓燕,王雪梅,徐阳.介入治疗护理学[M].南京:东南大学出版社,2023.

[24] 张文华,韩瑞英,刘国才,等.护理学规范与临床实践[M].哈尔滨:黑龙江科学技术出版社,2022.

[25] 付路丽,王欢欢,张敏娅.临床护理学[M].北京:中国纺织出版社,2023.

[26] 李春梅.护理学基础[M].成都:西南交通大学出版社,2022.

[27] 庄凡.医学护理学基础与护理方法[M].北京:中国纺织出版社,2023.

[28] 张彦梅,孙苗苗,王平,等.护理学导论与护理实践[M].哈尔滨:黑龙江科学技术出版社,2022.

[29] 唐冬君,满敏,张霞.全科护理学[M].沈阳:辽宁科学技术出版社,2022.

[30] 王雪琴,汪苗.养老护理学[M].合肥:中国科学技术大学出版社,2023.

[31] 孙珊珊,周金秋,解恒群,等.临床护理学与护理管理[M].上海:上海交通大学出版社,2023.

[32] 孙颖芳.护理学临床思维[M].武汉:湖北科学技术出版社,2022.

[33] 于翠翠.实用护理学基础与各科护理实践[M].北京:中国纺织出版社,2022.

[34] 王交莉.实用临床护理学[M].武汉:湖北科学技术出版社,2022.

[35] 李晶晶,刘晓楠,孙田田,等.护理学基础与专科实践[M].上海:上海科学技术文献出版社,2023.

[36] 董远萍.急诊急救护理对急腹症患者院内并发症发生率的影响[J].中文科技期刊数据库(引文版)医药卫生,2023(4):119-121.

[37] 王帅,宋艳玲,李雪微,等.人性化优质护理服务在呼吸衰竭护理中的效果[J].中文科技期刊数据库(全文版)医药卫生,2023(5):149-152.

[38] 沈艳芳,王晓焕.临床路径在胃十二指肠溃疡患者护理中的应用效果观察[J].中文科技期刊数据库(全文版)医药卫生,2023(9):88-91.

[39] 冯红娜,陈秋强,李清雅.早期康复护理干预对锁骨骨折内固定术后肩关节功能影响分析[J].中文科技期刊数据库(全文版)医药卫生,2023(8):160-163.

[40] 李桂霞.舒适护理在钢板内固定治疗锁骨骨折患者护理中的应用[J].中国医药指南,2023,21(7):35-38.